JN494394

임상검사 경영관리학

Clinical Laboratory Management

Sang Wu Chang, MBA
Laboratory Manager & Professor*
Cancer Resaerch Institute, Bionfra
College of Medicine
Seoul National University
Konyang University*

Kim Young-Kwon, Ph.D.
Dean & Professor
Department of Biomedical Laboratory Science
College of Medical Sciences
Konyang University

Dae Sik Kim, Ph.D.
Director & Professor
Department of Biomedical Lab Science
Dongnam Health College

Wan Soo Choi, Ph.D.
Director & Professor
Department of Biomedical Laboratory Science
Dong Eui Institute of Technology, University

Dong Jin Jung, LLD
Laboratory Manager & Professor*
Department of Laboratory Medicine
Dong San Medical Center
Gae Myung University
Daegu Health University*

[Father of Clinical Laboratory Management]

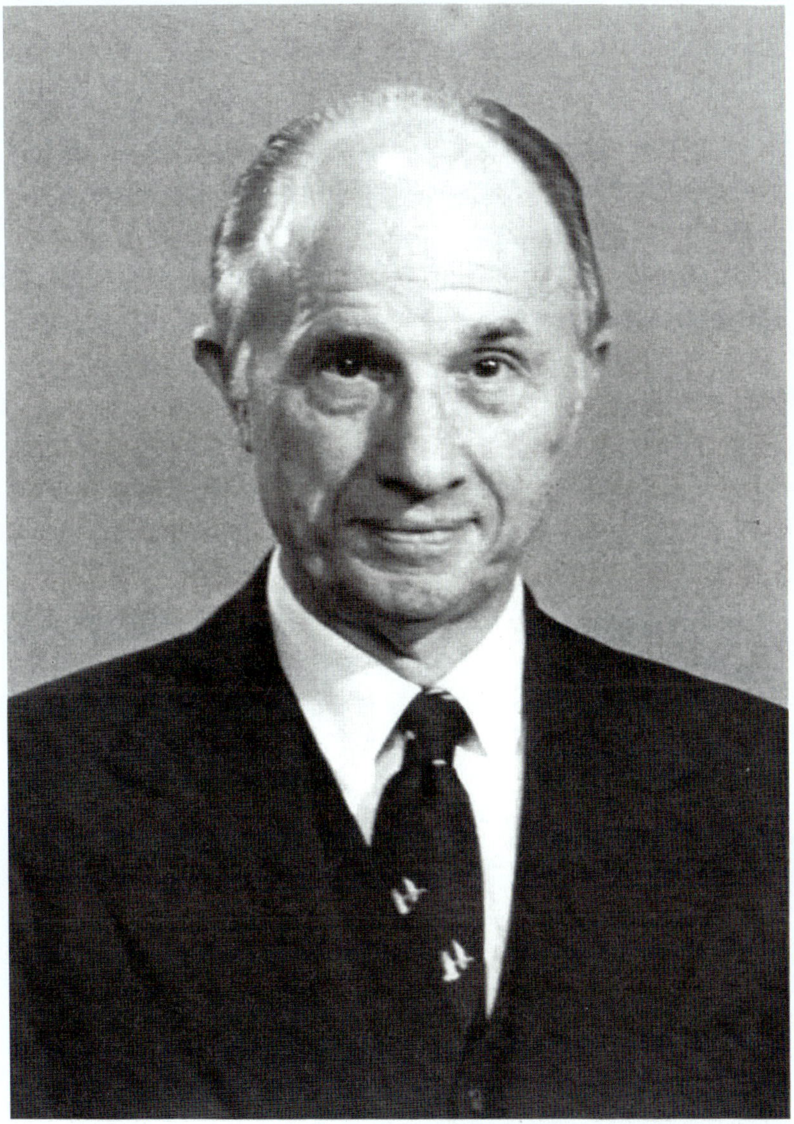

William O. Umiker, MD

Professor William O. Umiker, an advocate of clinical laboratory management, both August 30, 1916, Dr. Umiker played a major role in bring about a renewed interest in clinical laboratory management through all over the world.

추천사

장상우 선생과 그의 공동저자들이 집필한 "임상검사 경영관리학"는 독특한 책이다. 우리는 경영관리학에 대한 수많은 책들을 발견할 수 있지만 그러나 검사실 관리자들의 필요한 요구에 초점을 맞춘 책들은 적은 편이다. 저자들의 포괄적인 저서는 모든 중요한 검사실 경영관리활동과 검사실을 지휘하기 위해서 필요한 능력을 묘사하고 있다.

저자들은 진단검사의학의 전문적 또는 경영관리적 측면들에서 실전적인 많은 경험들을 가지고 있다. 그리고 그들은 모든 검사실 지도자들이 직면하는 운영관리와 사람문제들을 잘 알고 있다. 더욱더 중요한 것은 저자들은 이러한 문제를 해결하는 방법을 알고 그들의 독자들과 이러한 경영관리지식을 공유하도록 하는 방법을 알고 있다.

이 책의 우수한 일면은 검사실 설계, 장비관리, 정도개선, 검사실 재정 및 원가관리와 같은 경영관리활동 등을 다룬 것이다. 그들은 독자들이 알고자 하는 검사실 안전관리, 충원, 면허, 방침, 지도력 기술들에 대하여 기술하였다. 내가 특별하게 관심을 가지는 마케팅과 고객만족의 장들이 나를 감동시켰다.

이 책은 검사실 관리자들이 그들의 새로운 책임들을 그들 스스로 준비하는데 현명한 기회를 제공하고 있다. 이 책은 검사실 경험이나 대학에서 경영관리학 교육을 받지 않고 검사실에 들어온 사람들이나 또는 기술적 전문적인 검사실 역할들을 촉진시킬 수 있다는 것은 확실하다.

실전에서 근무하는 진단검사의학과의 관리자들이나 감독들을 위해서 이 책을 검사실 경영관리 참고 서적으로 사용될 수 있다고 생각된다. 그리고 모든 진단검사의학과장이나 검사실 행정 관리자들의 책장에 한 권씩 가지고 있어야할 책이다.

윌리암 오 유미커 교수
허시의료원, 임상병리과
펜실바니아 주립대학

Foreword

The book, Clinical Laboratory Management by Sang Wu Chang is unique. We can find many excellent books on business management, but there are few that focus on the specific need of laboratory managers. Mr. Chang's comprehensive opus explains every major management activity and competency needed to direct a medical laboratory.

Mr. Chang has many years of practical experience in the professional and managerial aspects of laboratory medicine. He knows the operational and people problems that face every medical laboratory leader. More importantly, he knows how to solve these problems, and shares this knowledge with his readers.

One portion of this excellent book deals with administrative activities such as laboratory design, equipment, quality improvement, finance and cost control. The other portion concerns personnel, am aspect frequently neglected by other authors Mr. Chang tells you all you need to know about laboratory safety, staffing, licensure, policy, training, and leadership skills. Because of my special interests, I was very impressed by the chapters on marketing and customer satisfaction.

This book provides an outstanding opportunity for newly appointed laboratory managers to prepare themselves for their new responsibilities. This is true whether they come to the laboratory with a business education devoid of laboratory experience, or are promoted from technical or professional laboratory roles. For practicing supervisors and managers, this book can serve as a management reference manual. It should be on the book shelf of every medical laboratory administrator and manager.

William Umiker, M.D.
Adjunct Professor of Clinical Pathology
Hershey Medical Center
Department of Clinical Pathology
Pennsylvania State University

머 리 말

사람은 자신이 소유한 지식정보에 근거하여 의사결정을 하게 되므로 변화하는 새로운 지식정보에 대한 지속적인 교육과 훈련을 통해서 능력을 개발해야 조직생활에서 쉽게 적용하고 성공할 수 있다.

이태리, 그리스 등의 남유럽을 시발점으로 세계경제가 위기 상황으로 빠져들면서 국내 경기도 그 경기침체의 영향을 크게 받고 있다는 사실을 부정할 수가 없다. 최근 국내 대학병원과 대형병원도 계속 외래환자가 줄고 주5일제 여파로 주말 병상가동률이 떨어져 울상이다. 게다가 건강보험 수가인상폭도 병원계의 기대에 턱없이 낮기 때문에 병원 살림의 앞날을 더욱 난감하게 하고 있다. 이러한 상황에서 활로를 모색하고 있는 의료기관들은 장기적인 안목에서 병원 인력의 경쟁력이 병원의 경쟁력이라고 판단, 경영 마인드 제고를 중심으로 한 직원교육을 활발히 실시해 향후 병원경영에서 원동력으로 삼고 있다. 특히 독자가 쉽게 알 수 있도록 내용을 표와 그림을 삽입하고 간추려서 체계적으로 이해가 되도록 노력을 하였다.

최근 병원에서의 직원 교육은 종전의 서비스 교육에서 탈피해 병원 경영목표는 물론 리더십, 병원마케팅, 회계 및 재무관리 등 경영 전문성 확보를 목표로 하고 있어 병원직원 교육에서 새로운 전기가 마련됐다. 이러한 현실에서 임상검사실 운영관리에 다소 도움이 되고자하여 새로운 경영관리 기법들을 도입하기 위하여 최신의 "임상검사 경영관리학"를 출판하게 되었다.

조직의 주어진 목적을 달성하기 위해서는 조직 내에서 질적인 경영관리 지식에 의존해야 한다. 진단검사의학 분야도 예외일 수 없기 때문에 질적 검사서비스의 제공과 효율적인 검사결과를 산출하기 위해서는 경영관리 원칙들을 철저하게 응용해야 한다. 대한진단검사의학회에서도 수련의 목표지침서에서 검사실 운영관리 교육을 실시하도록 규정하고 있으며, 보건대학에서도 강의가 개설되어 있어 제대로 된 한글판 참고서의 필요성이 높았다.

진단검사의학 분야는 병원의 다른 부서들에 비하여 과학적인 경영관리기술의 응용과 실전이 늦은 편이다. 진단검사의학의 환경도 기술적, 사회적, 경제적, 법률적 환경의 변화로 수차례 격동의 시대를 겪어왔다. 이럴 때일수록 환자중심의료, 원가관리, 재무관리, 인적자원문제, 정도관리 등을 다루기 위한 관리자와 구성원들의 역할이 증대하고 있다. 또한 조직의 효율성과 효과성을 향상시키기 위해서 경영관리 기술이 필요한 시점이다. 그 구성원들에게 일을 잘하라고 말하지만 올바른 일을 올바르게 처리하고 과학적인 의사결정에 관련된 경영관리 기술을 교육을 하고 훈련했을 때 진단검사의학과의 유효성이 향상될 수 있다.

환자들의 기대를 충족시키기 위해서 직원들에게 임무를 부여해주고 참여시켜서 그들의 능력과 재능을 최대한 발휘하도록 조직 환경을 조성하고 관리하는데 필요한 모든 경영관리 기법들을 책자에 포함시키고자 노력하였다. 대학에서 임상검사 경영관리의 기초와 실전적인 교육을 하는데 이해가 쉽도록 핵심적인 내용으로 구성하고, 업무현장에서 근무하는 직원들이나 관리자의 위치에 있는 사람들에게도 필요한 지식정보를 제공하도록 이론과 실전적인 내용들을 포괄적으로 포함하였으며, 특히 외국의 진단검사의학 수련의 과정이나 대학들에서 사용하는 100여권의 교제들을 참고하여 우리의 실정에 맞도록 재구성하였다.

책자의 핵심내용은 임상검사 경영관리학의 본질, 운영관리, 인적자원관리, 원가관리, 재무관리, 마케팅관리, 임상검사정보체계(LIS), 의사소통 등인데 위기를 성공의 기회로 도전하는데 필요한 기법들을 모두 포함시켰다.

각자의 조직들은 각기 다른 자원들로 구성되어 있으므로 각기 다른 문제들을 가지고 있다. 검사시스템을 개선하고 생산성을 향상시키려면 직장에서 출현하는 문제들을 과거의 사고방식으로는 풀리지 않으므로 새로운 지식정보의 활용으로 해결해야 한다. 오늘날의 무한 경쟁의 현실에서는 새로운 지식정보를 끊임없이 배우고 행동으로 옮기는 사람이나 조직만이 경쟁에서 살아남을 수 있고, 위기를 피하기보다는 도전하여 성공의 기회로 만들어야 성공할 수 있다.

임상검사실을 책임지고 있는 진단검사의학 전문의와 검사실장, 실무를 담당하는 임상병리사들에게 필수적인 임사검사실 운영 지침서로 역할을 할 수 있을 것이다. 또한 진단검사의학을 공부하는 전공의나 보건대학에서 공부하는 학생들에게는 참고서로 구실을 할 수 있을 것으로 사료된다. 특히 임상검사 경영관리학의 기초편은 학생들이 졸업 후 실무에 신속하게 적응하고 흥미를 느낄 수 있도록 내용을 배려하였다. 그리고 임상검사 경영관리의 원칙은 병원 내 다른 부서와 큰 차이가 없기 때문에 이들 부서의 근무자나 진단검사 시약이나 검사장비 공급자에게도 많은 도움이 될 것으로 확신한다.

책자에 대한 내용 구성과 방향을 제안하여 주시고 임상검사 경영관리에 대한 많은 책자를 기증해 주신 펜실베이니아 주립대학의 밀턴 S 헬시 의료원(Pennsylvania State University, Milton S. Hershey Medical Center) 진단검사의학과에 계시는 William O. Umiker 교수님께 깊은 감사를 드리며, 일본후생성 병원경영관리원의 임상검사경영관리 자료들을 제공하여 주신 일본 동경 SRL검사센터의 게지 하야마(Kenji Hayama) 경영이사님, 인적자원관리 분야의 책자를 기증해 주신 전남대학교 경영대학 박성수 교수님과 김종재 교수님께 감사를 드립니다.

인적자원개발학회(ASTD), 미국임상검사경영관리학회(CLMA), 미국품질학회(ASQ), 미국병원협회(AHA), 미국병원경영정보관리학회(HIMSS)의 출판물을 담당하신 분들의 도움을 많이 받았습니다. 이미 작고하셨습니다만 야망과 도전정신을 심어주신 미국 UCLA, Center for the Health Science에 근무하셨던 John M. Adams, MD, PhD 교수님의 은혜를 잊을 수 없습니다.

여러 가지로 도움을 주신 서울대학병원 김철우 교수님, 고려대학교 구로병원 강은영 교수님, 전남대학병원 양동욱 교수님과 고 유주용 교수님, 을지보건대학 박정오 교수님께 깊은 감사를 드립니다.

정도관리 자료를 주신 한국바이오협회 양재혁 실장님과 일본의 주 임상경로와 마케팅 자료를 주신 오홍백 실장님 그리고 김대근 실장님께 감사를 드리며, 관리자로서 업무현장의 지식정보를 제공해주신 서울대학병원 김동찬 실장님, 한양대학병원 이귀순 실장님, 부산 좋은강안병원 이진매 실장님과 그 외에도 여러 가지 형태로 도움을 주신 선생님들께 감사를 드립니다.

2013년 3월 1일

장 상 우 · 김 영 권 · 김 대 식 · 정 동 진 · 최 완 수

참여저자

조현찬
교수
강동성심병원, 진단검사의학과

문해란
대표이사
에스엘에스

김영권
학장 및 교수
건양대학교, 보건과학대학, 임상병리과

김대식
학과장 및 교수
동남보건대학, 임상병리과

장상우
검사실장 및 외래교수*
서울의대, 암연구소, 바이인프라
건양대학교*

정동진
검사실장 및 외래교수*
계명대학교 동산의료원, 진단검사의학과
대구보건대학*

최완수
교수
동의과학대학, 임상병리과

차경호
감독
서울성모병원, 진단검사의학과, 임상화학검사실

정우복
교수
동남보건대학, 임상병리과

오정도
감독
경국대학병원, 진단검사의학과, 혈액검사실

최종태
검사실장
분당제생병원, 진단검사의학과

백병윤
감독
서울아산병원, 진단검사의학과, 임상화학검사실

강경령
검사실장
강동성심병원, 진단검사의학과

서한익
검사실장
이원의료재단, 진단검사부

대표저자 약력

장상우
전남대학교 대학원 졸업
서강대학교 외래교수
광주보건대학 외래교수
전남대학병원 진단검사의학과
성가롤로병원 검사실장
가천의대병원, 진담검사의학과 감독
가천의대동인천길병원, 검사실장
ASQ Fellow
ASCLS, AACC, ASM, CLMA, AMA, 정회원
건양대학교 외래교수
서울의대 암연구소, Bioinfra QC Consultant

김영권
한남대학교 대학원 이학박사
American Society for Microbiology 정회원
한국임상미생물학교수회 회장
한국임상병리학과 교수협의회 회장
대한의생명과학회 회장
대한임상검사학회 편집위원장
대한유전검사학회 회장
미국임상병리사협회 한국위원회 위원
한국균학회 학술위원
대한의생명과학회 이사장
건양대학교 임상병리과 교수
건양대학교 의과학대학 학장

김대식
단국대학교 대학원 이학박사
동남보건대학 임상병리과 교수
동남보건대학 학과장

정동진
한국해양대학교 대학원 법학박사
계명대학교 동산의료원 검사실장 및 외래교수
대구대학교 외래교수

최완수
조선대학교 대학원 이학박사
광양대학교 임상병리과 교수
동의과학대학 임상병리과 교수
동의과학대학 학과장

목 차

제4장 인적자원관리 / 김대식·오정도·정동진

제5장 검사실 회계 관리 / 조현찬·백병윤·최완수

제6장 검사실 재무 관리 / 김영권 • 백병윤 • 김대식 • 장상우

제7장 검사실 마케팅 관리 / 장상우 • 차경호 • 정우복

제8장 의사소통 / 김영권·장상우·차경호·최완수

chapter 01 임상검사경영관리학의 본질

Nature of Clinical Laboratory Management

1 임상검사경영관리의 개념과 성립배경

경영학(business administration)이란 미국의 Joseph Wharton교수가 1881년도에 펜실바니아 대학 이사회(the Trustees of the University of Pennsylvania)에 "finance and economy"라는 경영학과를 설립하도록 제안하면서 설립이 되었다.

1980년대 후반에는 법률적 규제, 비용억제, 생산성 향상을 통해서 병원의 검사실이 수익 발생점으로부터 원가중심점으로 환원되는 시기였다. 임상검사경영관리학은 경영학에서 유래된 것으로 오늘날에는 경쟁력증가를 위한 검사실의 운영관리에 필수적으로 필요한 학문으로 발전하고 있으나 우리나라는 아직도 극히 소수의 대학에서만 강의하고 있는 실정이다. 국가가 경제적 위기에 빠져있는데도 병원경영자는 병원의 효율적이고 합리적 경영을 위한 검사실의 관리자가 임상검사경영관리학회에 대한 관심이 낮은 것은 그들 자신이 경영사고가 없기 때문이다. 최근에는 병원의 최고경영자들이 이에 대한 관심이 크게 향상되었다. 즉 임삼검사경영관리학이란 진단검사경영관리학을 의미한다.

1) 경영관리의 개념(Concepts of Management)

사회의 최소 조직단위는 2인 이상으로 구성된 가정으로부터 출발하며 이들은 사회를 배경으로 삶을 개척해 나간다. 사람은 성장해가면서 가정, 학교, 기업, 병원, 연구소 등에서 하나의 조직 구성원으로 근무하게 된다. 조직이란 두 사람 이상의 집단이지만 공식화가 군대처럼 강력한 조직에서 부터 동창회 같은 친목단체에서는 공식화의 정도가 매우 약한 조직들이 있으나, 모든 조직들은 그 특성은 다르지만 조직이 해야 할 공통적인 활동을 가지고 있으며 그 조직목표들을 달성하기 위하여 구성원들의 능력에 따라서 적재적소에 사람들을 배치하고 이들의 제활동을 유기적으로 관리하는 기술이 필요하다.

경영학은 이론이 많다고 하여 'jungle theory'라고 말한다. 1916년에 프랑스의 Henry Fayol이 경영관리론을 발표한 이래 제학자들 간에 발표한 수많은 경영관리의 정의 가운데 현시대에 어울리는 것들은 다음과 같다.

(1) G. R. Terry의 경영관리개념

G. R. Terry 경영관리란 "타인의 노력을 통해서 일정한 목표를 달성하는 것이다."라고 정의하였다.

(2) P. Hersey와 K. H. Blanchard의 경영관리개념

경영관리(management)란 "조직의 목표달성을 위해서 개인이나 집단과 더불어 그들을 통하여 달성해 가는 과정이다."라고 말하였다.

(3) R. Apply의 경영관리개념

경영관리란 "타인을 통해서 일을 시키는 것이다."라고 정의하였다.

(4) L. S. Herry의 경영관리개념

경영관리란 "일정한 조직목표를 달성하기 위하여 창의력의 개발, 계획화, 조직화, 동기부여, 의사소통 및 통제의 과정을 통하여 제자원과 제활동을 조정하는 것이다."라고 정의하였다.

여러 가지의 개념정의를 종합하면 경영관리란 "일정한 목적을 달성하기 위하여 자원과 과업을 통합하는 과정이다."라고 정의된다. 조직은 공통적 특성으로 자원, 과업, 목표를 가지고 있기 마련이다. 엄격하게 말하면 직장이란 급료를 지급해주므로 조직(병원)의 목표달성을 위해서 강력하게 구속하는 구속조직이다.

경영관리란 "경영목적들을 효율적으로 성취하기 위하여 조직전체의 제활동을 계획하고 조직하여 지휘하고 통제하여 모든 활동들을 조정하는 조직적 과정이다.

(5) 임상검사경영관리(Clinical Laboratory Management)

임상검사경영관리학이란 "제자원을 검사실 조직 시스템에 투입하여, 임상검사서비스를 개선하기 위하여 배운 지식과 습득한 기술을 최대로 활용 할 수 있도록 환경을 조성하고 관리하는 것이다."

미국에서는 1976년도에 미국임상검사경영관리학회(Clinical Laboratory management Association: CLMA)가 창립되어 임상검사경영관리학의 발전에 크게 기여하였다. 미국의 의료환경은 검사실의 경영관리에 매우 불리하게 전개되므로 합리적이고 효율적인 검사실 경영을 위해서 원가를 절감시키고 생산성을 향상시키지 않고는 생존할 수 없기 때문에 진료과장은 물론이고 검사실장의 경영전문화가 절실하게 요구되었다. 그리고 각 부서에서 책임을 맡고 있는 사람들을 위해서 임상병리 감독제를 도입하여 검사실의 번영과 발전에 크게 기여하고 있어서 직원들의 생산성 향상에 그 기여도가 매우 크다 하겠다.

1980년대부터는 미국임상병리사협회(ISCLT)를 시작으로 학회나 협회에서 주는 민간자격증시험에 임상병리사 국가시험에 임상검사경영관리학을 포함하였고 그 후에 미국임상검사과학회(ASCLS)와 미국임상병리학회(ASCP) 그리고 미국임상병리사협회(AMT) 등에서 국가고시에 임상검사경영관리학을 포함시켰다.

아무리 유능하고 박식한 진료과장이나 행정과장이 있어도 그 구성원들이 잘 협력하여주지 않으면 결과적으로 상사인 관리자들은 업무성과가 떨어지게 되어 그 책임을 면하기가 어렵다. 현장업무에서 필요하다면 적극적이고 개방적인 대학에 의뢰하여 학생들의 교과과정에 반영되도록 새로운 이론을 교육하도록 맞춤교육을 요구하고 그 학생들이 졸업하면 채용할 수 있다면 그 검사실은 산학협동에 의한 현장업무에서 탁월한 검사 수행도에 기여할 수 있을 것이다.

이러한 협동적 교육 체계는 양자 모두에게 승리의 게임이 될 것이다. 그래서 대학이나 검사실은 경쟁력이 있는 조직으로 변신하게 만든다. 대학도 이제는 경쟁력 있는 교과과정으로 대전환이 필요하다. 대학의 교육이란 미래사회에 필요한 인재를 육성하는 기관이므로 앞으로 업무현장에서 필요한 지식정보를 교육하여 경쟁력 있는 대학으로 신속하게 전환해야 차별화전략으로 성공할 수 있다.

우리나라가 1997년 11월에 국가부도사태로 직면하게 되었는가의 근본원인은 업무현장에서 근무하는 사람들이 지식격차에 의해서 발생된 결과이다. 만약에 국가의 모든 조직의 업무현장에서 일하는 사람들이 그 시스템을 효율적이고 과학적으로 통제하고 관리했다면 미래사회에 발생할 가상 시나리오들의 상황전개에 효율적으로 대체할 수 있는 시스템이 개발되었을 것이다.

이제는 현장업무에서 사용할 수 있는 지식정보를 교육하는 것이 개인과 학교 그리고 직장과 국가발전에 기여할 수 있기 때문에 이제는 살아있는 지식을 교육해야 한다. 검사실 조직을 이윤이 나는 조직으로 전환하기 위한 것이 임상검사경영관리학이다. 그러면 우리는 임상검사경영관리의 성립배경을 알아야 한다.

2) 임상검사경영관리의 성립배경

진단검사실의 관리자는 진료과장, 전문의, 행정과장, 임상병리 감독으로 구성되는데 진료와 행정 그리고 section의 부서장이며 최고관리자는 진료과장이다. 검사실의 운영에서 이윤을 올리고 생산성을 향상시키려면 관리자들 외에 그 구성원들의 지원과 협동체계에 의해서 이루어진다.

검사실 관리자들은 현재나 미래에 있어서 돈, 장비, 경영관리 인력에 대한 4가지의 기본적인 문제들에 직면하게 된다. 오늘날의 진단검사의학 분야에서도 동일한 문제에 직면해 있다.

진담검사의학이란 과학적 원리에 근거하여 체액을 물리적 방법이나 화학적 방법을 통하여 분석하고 그 결과를 해석하는 실증적 과학으로서 과학적 진단에 객관적인 정보를 제공하는 분야이다.

임상검사실의 운영관리는 환자진료의 역할과 급격하게 변화하는 건강진료, 규제, 법규, 경제적 환경의 영향을 받기 때문에 전통적인 기업경영보다 교육과 연구라는 업무 때문에 오히려 더 복잡하다. 임상검사경영관리학은 미국에서 시작되었는데 경영관리교육이나 경영관리기술은 1960년대 이전에는 임상검사 분야에서는 알려져 있지 않았다. 그러나 1960년대와 1970년대에는 진단검사의학분야에 대한 태도변화가 자동화, 자동검사결과의 처리와 관리, 운영시스템의 관리에 대한 복합적 요인들로 하여금 수요의 일치에 의해서 급속하게 성장하게 되었고 그 필요성이 명백해졌다.

미국에서는 1960년대와 1970년대에 임상검사의 수요가 급격하게 증가하여 검사실들이 증가함으로써 질병통제센터(Center for Disease Control and Prevention : CDC)내에 검사실 경영관리 자문국(laboratory consultation office)이 생겨서 신속하게 성장하는 새로운 검사실의 경영관리에 대한 자문을 하여 지원하였고 같은 연도에 미국임상검사경영관리학회(CLMA)가 창립되었다. 미국에서 진단검사산업의 크기는 1996년도 380억 불 시장이며 그중에서 병원이 46%, 개업의 검사실이 15%, 검사센터가 39%를 차지하고 있다. 1995년도에 미국보건재정청(Health Care Financial Agency : HCFA)에 의하면 152,000개의 검사실이 등록되었다.

특히 1983년에 동일한 질병에 대하여 동일한 수가를 적용하는 포괄 수과제(Diagnostic Related Group: DRG)를 포함해서 진료비 지불제도(prospective payment system)의 도입과 1989년 자원중심상대가치척도(resource-based relative value system)에 따른 진료난이도에 의한 외과계와 비 외과진료에 따라서 차등하여 진료비를 지급하므로 인한 검사수요의 혁신적인 감소로 검사실의 수익성과 감량경영 그리고 구조조정에 압력을 받게 되어 노인복지보험(medicare)에서는 1993년도에 33억 불이나 지급감소효과를 얻게 되어 국가재정지출을 억제할 수 있었다.

검사실이 병원의 전체 총수익의 20%를 차지하지만 우리나라도 지금 시범으로 시행하는 포괄수가제나 자원중심상대가치척도의 도입으로 정부의 의료비 절감정책으로 앞으로 병원에서 검사실의 수익성이나 기여도는 낮아질 전망이다. 더욱이 우리나라는 경제의 불안정으로 인하여 검사실의 경영관리는 오직 살아남기 위한 생존전략으로 등장하게 되었다.

이제는 교육기관인 대학이나 병원검사실이 이러한 변화하는 검사실의 환경에서 살아남기 위해서 과학적인 경영관리기법에 의존하지 않고는 생존 할 수 없으므로 관리자들은 물론이고 검사실에서 근무하는 그 구성원들도 각자의 위치에서 원가를 절감시키고 생산성을 향상시켜서 그 잉여로 줄어드는 수익성의 향상에 기여하도록 노력해야 한다.

미국에서는 1970년대와 1980년대에 수많은 임상검사경영관리의 훈련교육과정들과 임상병리행정과장(clinical laboratory director : CLDir)과 임상병리감독(clinical laboratory supervisor : CLSup)에 대한 민간자격증제도의 도입이 시작되었다. 그리고 1980년부터는 국가고시의 민간자격증시험에 임상검사경영관리를 포함시켰다.

진단검사의학이 급속하게 신장되어 검사실 근무자들이 그들의 전문성과 개인적 독립성을 유지하고 임상검사서비스의 질을 향상시키고 보호하기 위해서는 지도력, 인적자원의 개발, 대인간의 갈등, 협상과 갈등관리, 의사결정, 의사소통, 통기부여, 전략적 계획, 집단관리, 예산과 재무적 통제, 인적자원관리, 마케팅 등에서 숙련의 필요성이 절실해졌다.

3) 임상검사경영관리의 대부(William O. Umiker, MD)

임상검사경영관리 분야에 기여한 사람들은 여러 사람들이 있는데 Jack E. Newell, MD, Fred Grover, HIST와 Peter Wallace, FIST, R.M. Shuffstall, MD와 Brecharr Hemmaplarph, PhD, MBA, John R. Snyder, PhD,MT, Arthur I. Larsen, MD, Caren Cari, Lionel A. Varnadoe, PhD,MT, Eleanor M. Trevers, Umiker 교수님 등이다.

(1) William O. Umiker, MD의 업적

Medical Laboratory Observer를 통해서 가장 많은 업적을 남겼는데 특히 1982년 The Effective Laboratory Supervisor, Interviewing Skills for Laboratory Supervisor, Performance Standards for Laboratory Supervisor, Coping With Difficult People in the Health Care Setting, The Customer-Focused Laboratory, The Empowered Laboratory, Management Skills for New Health Care Supervisor 등을 저술하고 많은 창의적인 글을 쓴 Pennsylvania University의 Hershey Medical Center, Department of Clinical Pathology에 계신 William O. Umiker, MD 교수를 임상검사경영관리의 선구자라고 할 수 있다.

4) 대한임상검사경영관리학회(대한임상검사정보학회)의 창립

미국의 ASCP나 ASCLS, AAB에서는 검사실장이나 감독에 대한 민간자격증을 주고 있는 ASCLS, AAB, AMT, ASCP 등의 학문적 발전에 기여가 컸으며 Florida나 Montana주에서는 주 면허시험으로 임상검사행정과장 시험을 실시하여 검사실 경영관리학의 번영과 발전에 기여하였다. Africa의 Cameroon 공화국은 수년 전에 임상검사경영관리학회를 창설하고 대학에서도 강의하고 있다.

특히 William O. Umiker 교수는 한국에서 임상검사경영관리학회를 창설할 것을 적극적으로 권장하고 자신이 집필한 책 10권을 기증하여 책을 집필하도록 저작권을 허락하여준 것이 학회를 창설하고 새로운 학문을 도입하기 위하여 교재를 개발하는 데 크게 기여하였다. 엄격하게 말하면 Umiker 교수님이 창설자이다.

고 곽연식 교수님 말처럼 해박한 지식을 소유한 전문의 선생님들과 공급자의 관리자들이 참여하지 못한 것이 몹시 아쉬운 추억이 되었다. 학문이 발전하려면 관련조직이 3위 일체가 되어야 더욱 발전할 수 있다는 것을 부정하지 못할 것이다.

학회창립은 필자를 중심으로 1996년 6월 20일 7명(오홍백, 안용호, 장상우, 정수경, 조경진, 최연일, 강경령)이 모여서 학회창립배경을 설명하고 토의를 하고 학회를 창립할 것을 결의하고 본격적인 임상검사경영관리 연구회의 활동을 2년간 시작한 동기가 되었다. 그리고 서울삼성병원 송운홍 실장이 전국 240개 종합병원에 학회창립 안내장을 발송하여 참여를 독려하였다.

대한임상검사경영관리학회(Korean Medical Laboratory Management Association)는 1998년 6월 13일 지리산 뉴프라자 호텔에서 대한임상병리사협회의 추계 학술대회에서 상임이사회의 승인을 받고 9번째의 분과학회로 창립하였다. 그리고 2009년 제6대 송운홍 회장이 학회명칭을 대한임상검사정보학회로 개명을 하였다.

그 필요성의 이유는 검사실 경제학, 의료보험, 기기관리, 임상검사정보체계, 정도관리 등이 시대적 필요에 의해서 업무현장에서 검사실의 경쟁력을 강화하기 위한 수단으로 신규 직원들의 채용에서 경쟁력이 있는 임상병리사를 선별하여 채용함으로써 대학에서도 임상검사경영관리학를 개설하여 강의하는 대학이 증가하고 있다. 그 이유는 현장의 업무처리과정에서 컴퓨터를 통한 업무를 비롯해서 정확한 검사결과와 검사실 조직의 유효성의 증대에 따른 것이다.

2 경영관리의 현대적 접근방법

경영학은 사경제를 중심으로 독일의 경영경제학과 실전중심의 미국경영학으로 구분한다. 경영학은 이론이 많다고 하여 H.D. Koontz는 경영이론의 밀림이라고 말하였다.

경영학은 고전적인 과학적 관리, 통제시스템과 행동과학적 측면의 인간관계론과 조직행동론 그리고 경영과학 측면의 관리기술과 기능, 관리자의 역할을 거쳐서 근대적 방법인 시스템적 접근방법으로 발전하였으며 요약하면 다음과 같다.

1) 경영관리의 접근법의 유형들

(1) 실증사례접근법

경영자의 현실경험과 관리측면의 사례연구를 분석하여 발생한 경영문제점을 해결하는 데 필요한 경영관리 접근법을 습득하는 데 있다.

(2) 대인간 행동접근법

경영관리 활동은 주어진 과업을 수행하는 활동으로 대인간의 행동을 연구대상으로 하는 것이다.

(3) 집단행동접근법

조직의 집단행동을 대상으로 구성원들의 행동을 포괄적인 대상으로 조직의 효율성을 검증하는 것이다.

(4) 사회협동체계적 접근법

사회협동체계 내에서 인간과 문화적 상호관계체계를 규명하는 것이다.

(5) 사회기술체계적 접근법

경영관관리 연구에서 사회체계와 기술체계의 상호관계를 연구대상으로 한다.

(6) 의사결정론적 접근법

합리적인 의사결정이 경영자의 핵심 임무로 보는 것에 근거하고 있다.

(7) 시스템적 접근법

시스템이란 하나가 전체를 구성하는 기능단위로서 상호결합한 하나의 집합체로 보는 것이다.

(8) 경영과학적 접근법

경영과학현상을 수학적 모형과 과정의 시스템으로 이해하려는 접근방식을 말한다.

(9) 상황론적 접근법

경영자는 현실적으로 직면하는 일련의 상황에 의존한다는 사실에 근거한다.

(10) 관리자의 역할 접근법

경영에서 관리자가 현실적으로 직면하는 경영관리활동과 역할에 근거하는 것이다.

(11) 운영적 접근법

조직 내에서 경영관리는 조직 구성원들의 업무수행과정에서 분석하는 것을 대상으로 하는 접근법이다.

현대적 접근방법 중에서 대표적인 시스템적 접근법과 상황적합접근법을 좀 더 기술하면 아래와 같다.

2) 시스템적 접근법

조직은 상호의존적인 면과 목적을 가지고 있다. 하나의 조직화되고 복잡한 전체로서 복잡하거나 통일된 하나의 전체를 형성하는 사물과 부분의 결합체를 말한다. 조직시스템은 다수의 많은 하위 시스템과 상호작용하고 조직목표 달성에 기여해야한다.

시스템의 기본 형태는 **그림 1-1**의 진단검사시스템같이 투입, 변환과정, 산출 간의 상호작용이다.

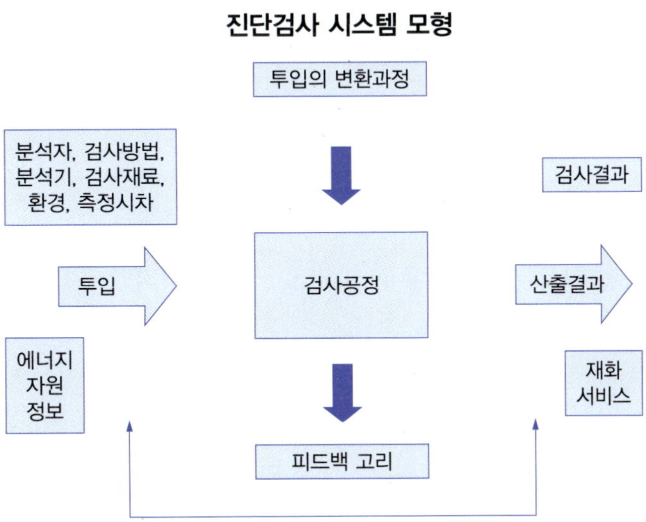

그림 1-1. 진단검사시스템의 모형

3) 상황적합접근법

(1) 개념의 정의

상황적합 접근법은 조직의 상황요인을 조건변수로 하여 내부의 특성변수와 성과관계를 특정화한 이론이다.

현대사회조직은 모든 내 · 외부환경에 적응할 수 있는 최선의 조직은 없으며 내 · 외부환경이 상이하면 유효한 조직도 달라질 수밖에 없다는 것이 상황적합이론이다.

(2) 상황적합이론의 모형(그림 1-2)

그림 1-2와 같이 상황적합이론은 상위 시스템의 환경과 하위 시스템 간의 상호작용으로 시스템 내 · 외부와 조직 환경이 어떤 조건하에서는 조직의 유효성이 증가하는가를 규명하는 개념이다.

그림 1-2의 상황적합이론 모형과 같이 각 변수 간의 적합관계는 조직의 유효성의 창출을 뜻한다. 그래서 3가지 변수들은 상항변수, 조직 특성변수, 조직 성과변수이다.

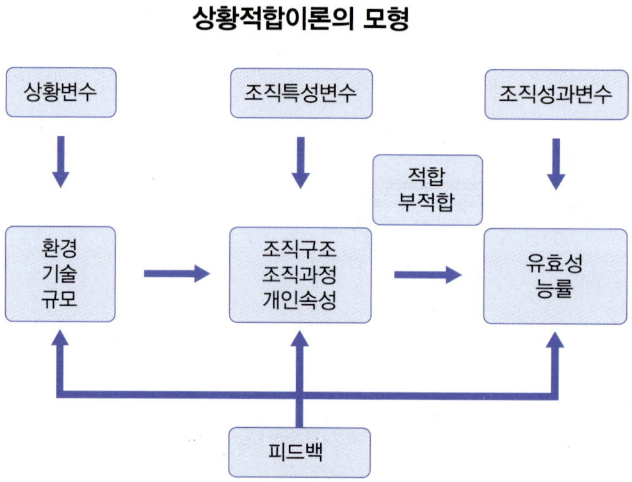

그림 1-2. 상황적합이론 모형

(3) 상황적합 이론의 특성

3가지 변수 간의 관계가 적합 내지는 부적합을 평가하고, 그 유효성이 결정된다. 즉 상황적합개념을 뜻하며 그 특징을 요약하면 아래와 같다.

① 직장조직과 관련된 환경 간의 관계를 분석한다.

② 환경과 조직 구조간의 적응성을 분석한다.

③ 세분화된 접근방식을 전체의 하나로 된 틀을 제공해준다.

④ 개방시스템으로서 접근방법이 시스템의 생존가능성을 설명해준다.

⑤ 조직과 환경 간에 변수들의 특성화는 사실현상의 연관된 실증적 연구를 가능하게 해준다.

가장 효과적인 조직목적을 달성하기 위하여 고유의 조직 환경특성에 적절하게 반응하는 것이 기본개념으로 경영사상과 실무에 크게 기여하였다.

(4) 조직이론에 영향을 준 요인들

① 인간관계론 같은 미시적 개인행동보다는 거시적 환경과의 관계를 밝히는 거시적 조직론의 틀을 제시하였다.

② 미시적 개인관점보다는 거시적 환경변화에 높은 적응력을 제시하여 전략적이고 동태적 조직론의 전개가 가능하다.

③ 조직전체의 상황관계의 설명이 가능한 통합이론을 구축하게 하였다.

(5) 문제점과 적용의 한계

① 조직과 환경의 관계가 불분명하다.

② 환경의 유형과 실질적 대응연구가 부족하다.

③ 환경과 조직의 변화에서 조직의 환경변화에 적응하는 과정의 인식이 부족하다.

④ 환경이 조직을 규제하는 것보다 조직이 환경을 선택할 수 있다.

3 검사실의 생산시스템

검사실의 생산성이란 검사실 조직 시스템 내에 시약, 장비, 사람, 정보 등의 자원을 투입해서 변환과정을 통해서 고객이 만족할 수 있는 검사서비스인 생산물을 제공하는 것이다.

자본주의에서 조직은 이윤추구에 있으므로 검사실의 생산성을 개선시키는 방법을 이해하기 위해서는 또는 임상검사서비스로부터 보다 더 수익을 증가시키기 위해서는 검사실 관리자는 전통적인 기업경영원리나 모형은 생산성이나 재무적 기능들에서 기업의 운영측면과 깊이 연관성이 있다.

검사실의 운영이나 생산은 가검물을 분석하고 검사결과를 산출하는 것이다. 검사실은 진료과장이나 행정과장이 검사실 규모에 따라서 관리운영하며 직원들은 진료의사의 처방에 의해서 검사실에서 정보, 사람, 재료, 장비 등의 투입요소들의 효율적인 결합을 통해서 검사결과를 산출한다.

그림 1-3의 경영관리과정에서와 같이 검사결과의 이용관계는 이용, 운영, 재정에 대한 자유경제시장원리에 의하면 검사가격의 결정은 검사실 수익에 강력하게 영향을 주고 직원급료와 복지혜택에 대한 결정은 검사실 지출에 지대한 영향을 준다. 병원의 최고경영자인 원장은 검사실의 총 수익이나 이윤을 결정한다.

예를 들면 이윤을 위해서 검사가격을 올리는 의사결정을 하면 검사건수가 줄어들고 수익을 올리기보다는 전체적으로 검사건수의 감소를 유도하게 만든다. 검사실의 생산성은 검사건수가 줄어들어 고통을 받게 된다. 임상검사센터들 역시 기업의 판매모형에 비교되어질 수 있다.

대부분의 비의료기관들은 marketing, 생산, 원가, 재정으로 구분하지만 marketing부서는 제품이나 서비스 그리고 유사시장을 동정할 필요가 있다. 생산부서는 검사서비스를 효율적으로 제공하고 재무부서는 제품이나 서비스를 제공하고 마케팅을 하고 이윤을 남기고 파는 것을 조사한다. 검사센터 같으면 3가지의 동일한 부서를 가져야 한다.

병원의 검사실에서 marketing과 판매기능은 정상적으로는 존재하지 않지만 이의 활용이 가능하다. 검사의 이용에 관련된 것인데 진료의사들이 검사이용과 검사결과의 건수를 통제하고 있다. 질병을 진단하기 위해서는 검사실의 검사를 처방에 의해서 결국 검사 건수와 검사유형들을 결정하고 검사실에서 생산을 결정하게 된다. 그리고 직접적으로 검사실 운영과 생산기능에 영향을 주고 궁극적으로 검사실의 비용, 수익, 이윤에 영향을 주게 된다.

개업의 검사실(physician's office laboratory)이나 외래환자전문병원에서는 일부 검사 업무를 외주하는 outsourcing을 위해서 검사센터로 검사를 의뢰하고 검사센터에서는 전형적인 산업의 기업모형으로써 거의 비의료기관과 유사하고 검사량이 증가하면 판매나 marketing이 검사실 검사와 서비스를 새로운 위치에서 검사실의 이윤을 확실하게 하는 궁극적인 생존역할을 해야 한다.

경영관리란 타인을 통해서 일을 시키는 활동이며 사람들은 일을 시키도록 지도력을 요구하는 활동과 관련된다. 검사실의 관리자들은 직무나 책임을 효율적으로 수행하기 위하여 기초의학, 진단검사의학 그리고 경영관리지식과 경험을 소유해야 한다.

1) 경영학은 과학이냐 기술이냐?

(1) 현대경영학이란 이론과 실천에 근거한 과학과 기술을 결합한 양면성을 가진 사회과학의 일부분이다. 경영학의 학문적 성격은 이론과학과 실천과학으로 2가지의 성격을 가진 실천적 이론과학이다.

(2) 현대경영학이란 이론을 기반으로 한 응용범위 내에서 이론을 초월하여 기술에만 전적으로 의존하는 것은 아니며 과학기술을 전제로 한 것이다.

(3) 경영학이란 학문적 특성으로 이론과 실천과학기술이라는 관점에서 요약할 수 있고 연구대상은 기업 조직과 관리적 행동으로써 기업이라는 조직에서 직무를 중심으로 인간 상호 간에 발생되는 사회현상을 대상으로 하는 인과관계를 규명하는 하나이며 사회과학이다.

4 경영의 행동원칙(Principles of Management Behavior)

경영의 행동원칙은 수익성 원칙, 경제성 원칙, 생산성, 능률과 유효성 그리고 조직 균형이다.

1) 수익성의 원칙(profit principle)

수익성의 원칙이란 경영학의 연구대상이 자본주의체제하에서 기업이기 때문에 필연적으로 수익성과 이윤성 그리고 영리성을 추구하게 된다.

수익성이란 순수한 화폐가치상의 비율인 수익률에 따른 기업의 행동원칙이며 수식으로 표시하면 수익률이 된다.

자본수익성=이익/투입자본=이익/생산(판매)=생산(판매)/투입자본

수익성의 원칙은 기업활동의 대가로 최대 또는 최고의 수익성에 따라서 이윤극대화 원칙과 직결된다. 조직은 수익성의 추구를 통해서 성장하게 된다.

2) 경제성의 원칙(economy principle)

일반적으로 경제성의 원칙이란 최소의 비용으로 최대의 효과를 달성하기 위한 어떤 가치나 효과를 최소의 비용이나 희생으로 달성하는 것이다.

경영학이 돈벌이라는 수익성의 원칙을 대신해서 경제성의 개념이 도입되었다.

경제성=산출/투입=성과/희생=효과/비용=가치/원가=목표/수단

병원이나 공기업 등도 경영행동원칙이 적용되므로 현대경영학의 경험대상은 수익성보다 경제성의 원칙이라고 결론을 내릴 수 있다.

3) 생산성의 원칙(productivity principle)

경제성의 원칙이 인간행위의 합리성의 원칙이 지향하는 가치로 표현한다면 그 가치는 물량적으로 표현할 때

생산성이라고 한다.

검사실 조직에 투입량과 산출량에 대한 양적 비율로 표현하면 그 수식은 다음과 같다.

생산성=산출량/투입량

생산성의 척도는 생산에 필요한 제요소의 투입량과 산출량이다. 즉 수익성의 원칙과 경제성의 원칙을 결합한 경제적 가치로 측정된 생산성으로 표현할 수 있다. 생산성이란 투입된 생산요소와 산출유형에 따라서 노동생산성, 자본생산성, 부가가치 생산성 등으로 구분하여 계산할 수 있다.

4) 능률과 유효성의 원리

경제성이나 생산성과 유사한 개념으로 능률과 유효성의 원리가 경영의사결과과정을 주도하는 경영활동단계의 지침이 된다.

유효성은 검사실 조직시스템의 성과로 환경과의 관계를 전제로 조직의 균형에서 실현하는 것이다.

유효성이란 개별직원들의 단순성과가 아니라 집단성과로서 시너지 효과이다. 경영능률이란 검사실 조직 시스템 내에 제자원들을 투입하여 생산 증가분에 대한 투입자원의 비율이다.

능률이 높으면 검사실 경영은 더 능률적이 된다. 이와 상반되게 검사실의 생산과정에서 검사실 조직시스템에 투입되는 자원들이 보다 더 낭비되고 효율적으로 활용되지 못할 때에 검사실 조직은 비능률적이 된다.

경영의 유효성이란 검사실 조직목표달성의 관점에서 본 자원의 활용정도라고 정의할 수 있다. 검사실 조직이 갖고 있는 자원으로서 조직목표를 더 달성할 때에 유효성이 높아진다. 검사실 관리자가 운영목표의 달성을 못하거나 투입자원을 낭비하는 경우는 검사실 운영은 실패한 것이다.

목표는 달성했어도 투입자원을 낭비하거나 자원 낭비가 없어도 목표달성에 못 미치는 경우는 검사실 운영이 잘못된 것이다. 성공적인 검사실 경영관리는 투입자원의 극대화와 조직목표달성과 능률과 유효성이 동시에 성취되어야 한다.

5) 조직의 균형(Organization Equilibrium)

C. I. Barnard는 조직의 존속과 발전을 위해서는 조직의 대내적 균형이 유지되어야 한다고 말하였다. 이것은 개인이 조직에 대하여 기여하고 공헌하는 만큼의 만족을 유인하고 조직에서 얻는 상태이다. 조직 시스템의 종합적 성과를 의미하는 유효성의 관점에서 조직의 균형이 요구된다.

균형이란 상반된 힘의 평형상태를 말한다. 경영의사결정에서 합리성의 원리의 추구는 균형상태의 실현에 필요하다. 만약 병원 검사실 조직이 제공하는 직원들의 투입노력에 비하여 보상적 유인이나 만족이 조직에 대한 개인의 공헌보다 적어서 검사실 조직을 구성하는 모든 직원들이 떠난다면 조직은 존속하지 못한다.

C. I. Barnard는 조직유지의 기본요소를 공헌의지, 의사소통, 공동목표로 규정하고 외부적으로 기업과 환경 그리고 내부적으로 조직과 개인 사이에 균형상태가 존재함으로써 조직은 능률성과 유효성의 유지가 가능하다고 말하였다. 그러나 조직의 균형을 유지하고 존속하기 위해서는 필요조건으로 유인이 공헌보다 크거나 같아야 한다. 유인이란 임금, 기타의 경제적 보상이며 공헌이란 조직 참가자의 기회비용으로 이 조직에 참여하지 않고 독립하든지 다른 조직에 참가할 때 얻을 수 있는 보상이다.

5 경영관리 기능(Management Function)

1) 경영관리 과정의 의의(management process)

경영관리기능을 경영관리 과정이라고 한다. 검사실 조직의 계획된 목적을 합리적으로 달성하기 위하여 보다 구체적인 경영관리 활동 내지 경영관리 기능을 말한다. 즉, 검사실의 관리자가 목표를 수행할 기본 기능으로써 경영관리 과정이다. 검사실 조직의 관리자는 경영관리 활동을 보다 구체적으로 목표를 설정하고 달성계획을 수립하여 그 활동을 조직화하여 구성원들(직원들)을 배치하고 그들을 지휘 및 동기 부여를 유발시켜 검사실의 모든 활동을 통제하는 일련의 과정을 통해서 이루어진다.

경영관리 기능인 경영관리 과정은 Henry Fayol의 관리과정학파에 의해서 창조되었다. 학자들에 따라서 수많은 관리과정이 있지만 병원 검사실 조직 같은 서비스 조직의 유용한 경영관리 과정은 계획화, 조직화, 지휘화, 통제화로 상세한 내용은 다음과 같다.

2)경영관리 과정의 핵심

John R. Snyder와 David S. Wilkinson은 1998년에 (p10)에서 "임상검사경영관리의 과업은 목표의 달성을 위해서 자원들을 통합하고 조정하는 것이다."라고 말하였다. 계획화는 장 · 단기계획을 수립하고 활동을 계획하는 것이다.

지시화는 관리적 리더십을 최상으로 묘사하는 것이다. 통제화는 경영관리 과정의 최종결론으로써 조직화하여 지시된 일의 최종결과가 처음과 일치하게 되는 것이다. J. R. Snyder와 D. S. Wilkinson의 경영관리모형은 **그림 1-3**과 같다.

Pennsylvania State University, Milton S. Hershery Medical Center, Department of Clinical Pathology의

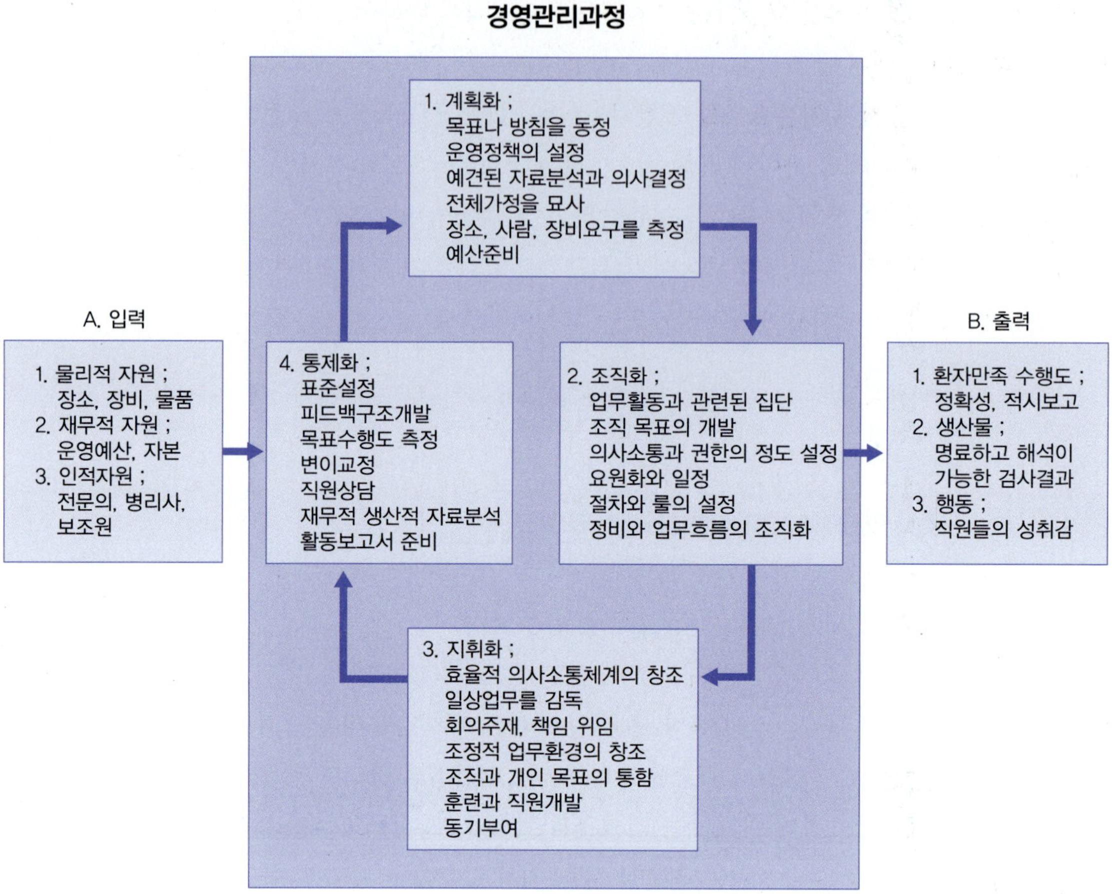

그림 1-3. 경영관리과정

William O. Umiker, MD 교수는 경영관리의 핵심과정으로 계획화(planning), 조직화(organizing), 지시화(directing), 통제화(controlling), 조정화(coordinating)라고 말하였다.

(1) 경영관리과정의 5가지 기능(William O. Umiker)

① 계획화란 예산, 새로운 검사방법과 절차, 목표와 방침, 보수교육이 라고 규정하였다.

② 조직화는 직위기술서, 장비나 작업장의 위치, 물품보관

③ 지휘화는 신규직원의 선발과 소개, 일정 할당, 훈련, 지도, 고충해결

④ 통제화는 정책과 공정한 룰, 검사 수행도 표준, 수행도 평가, 검사 의 질, 안전, 원가, 재고관리, 상담, 규칙

⑤ 조정화는 다른 과, 서비스, 부서 내의 다른 section과의 협력

P. Marvin에 의하면 전형적인 관리자들은 다른 사람 지도에 40%, 기술적 또는 전문적 일에 40%, 훈련, 상담, 평가에 15%, 기타업무에 5%의 시간을 소비한다고 한다.

(2) 경영관리과정의 4가지 기능(L. A. Varnadoe)

Lionel A. Varnadoe는 1996년도에 출판한 Medical Laboratory Management and Supervision에서 경영관리 과정을 계획화, 지휘화, 통제화로 구분하였다.

계획화란 목표를 동정, 최근 상황을 평가, 통제화로 구분하고, 목표설정, 필요한 필요자원의 예측, 계획을 실행, 피드백의 획득이라고 말하였고, 조직화는 공식조직과 비공식조직의 활동으로 분류했으며 지휘화는 지도력, 시간할당, 통제화는 명령, 추적, 수정이라고 말했다.

임상검사실에 적합한 경영관리 과정이란 **그림 1-3**과같이 계획화, 조직화, 지휘화, 통제화의 기능으로 구성된다.

병원의 하나의 하위 시스템이 임상검사실이다. 검사실의 경영목표는 병원의 목표에 일치하는 계획의 수립이 필요하다. 조직이 고유의 목표를 달성하기 위해서는 계획, 조직화, 지휘화, 통제화의 업무 기능을 통해서 가능하다. 이러한 순환과정의 반복을 통해서 조직이 성장하고 발전하는 것이다. 이것을 경영관리의 순환(management process cycle)이라고 한다. 이들에 대한 각자의 기능과 업무 범위는 다음과 같다.

William O. Umiker는 "계획화란 설정된 목표와 목적을 달성하기 위하여 돈, 물품, 장비, 사람과 같은 자원들을 최상의 활용을 위한 결정이다."라고 정의하였다.

① 계획화(planning)

검사실 조직 활동의 목표와 목표달성 방법을 설득하는 모든 의사결정이다. 앞으로 행동과정의 대안을 선택하는 것으로 경영관리 과정의 기본적인 출발점이다. 검사실의 계획이 검사실의 발전과 번영에 크게 기여하므로 계획화가 성공을 좌우하게 만든다.

a. 계획화 과정의 요인들

가. 요구를 평가한다.	나. 목표, 목적, 우선권을 규정한다.	다. 대체안의 고려를 한다.
라. 사용할 방법을 선택	마. 절차의 결정	바. 책임의 할당
사. 책임의 할당	아. 결과평가와 피드백의 획득	자. 필요하면 교정활동을 취하라

② 조직화(organizing)

계획된 검사실 활동들을 보다 유효하게 달성하기 위하여 행동목표를 구체화시키고 업무를 분할하여 체계화시키는 기능이다. 즉 각종 직무에 관련된 책임과 권한의 규정을 통해서 직원과 업무를 결합시키는 활동이다.

계획이 설계된 후에는 첫 단계는 필요한 자원들과 사람들을 함께 모아서 계획을 실행으로 옮기기 위한 조직구조를 개발하는 것이다. 최대의 관심은 모든 자원들의 효율적인 이용을 위해서 방향설정이 되어야 하고 계획된 설계의 목표와 방침들이 성취되게끔 강화하는 것이다. 조직과정의 추진들은 전체계획(master plan)의 지속적인 교정이 필요하다. 조직과정이란 두 개의 차원들이 있는데 그것은 작업 집단의 공식계층과 조직에서 형성된 비공식조직의 상호관계이다. 비공식조직이란 친교, 사회집단, 취미, 운동 등의 개인연결망같이 얽힌 대인간의 집단이다. 현명한 관리자는 공식조직과 비공식조직 관계의 이점을 잘 활용하는 사람이다.

③ 지휘화(Directing)

지휘화는 관리자가 검사실 조직활동을 수행하기 위하여 부하직원들을 지휘하고 지도하여 감독함으로써 계획과의 차이가 없는 집행활동을 하도록 부하들을 지도하는 기능이다.

즉 지휘화는 동기부여, 지도력의 형태와 접근방법, 의사소통 등의 대인적 관계 측면보다 밀접한 관계를 가진다.

지휘화는 모든 경영관리기능들을 가장 잘 알아볼 수 있는 것으로 필요한 하루의 업무들이 잘 진행되는가를 확인하기 위하여 관찰하는 것이다. 이것은 인간요인의 측면에서 지도력과 관리기술들이 가장 중요한 위치에 오도록 하는 것이며 계획이 진행되는 과정이다. 발생한 문제의 신속한 본질이나 관리자의 관심에 대한 수요 때문에 관리자는 사람들을 모아두고 검사실시스템에서 잡아두는 것이다.

계획화나 조직화의 단계에서 관대하게 봐주는 실수들은 이 시점에서는 뻔뻔스런 일이 된다. 가끔은 관리자들의 실수를 논쟁의 좌절이나 스트레스로 시간낭비를 가져오게 할 것이 아니라 그들의 목표나 방침들을 향해서 진실한 업무의 진행과정을 갖도록 노력해야 한다. 각기 경영관리과정에서 시간을 할당하는 것은 이러한 함정을 피하기 위해서 관리자를 강화해야 한다. 그리고 항상 조직에는 공정한 운영 룰이 적용이 되어야 한다.

④ 통제화(Controlling)

통제화는 경영활동에서 모든 활동이 설정된 계획과 표준에 일치하도록 검토하고 시정하여 평가하는 기능이다. 통제과정에서 나타나는 결과는 이를 계획수립에 반영시킴으로써 보다 효과적인 경영활동을 할 수 있게 된다.

경영관리과정의 기술들은 서로가 연관되어 작용하는 하나의 과정이다. 각 기능의 상호관련은 경영자원을 중심으로 동태적인 기능을 수행하면서 모든 기능들이 통일된 관련성을 가지고 계속하여 반복되는 과정이 경영순환과정이다. 즉 P→D→S이다. 가장 중요한 요인은 계획이다.

Peter Drucker는 교육의 2가지 측면을 지적하였는데 첫 번째는 교육을 명확하게 이해하도록 하는 것이고, 두 번째는 교육을 추적할 수 있도록 강화해주는 점검이다. 이것은 인생의 모든 측면에서 중요한 원칙이다. 다음과 같은 시나리오들에서 그 산출결과를 생각해보자.

(1) 교육 후 점검확인의 함정들

① 선생은 하나의 주제를 완전하게 다루지만 학생들은 그 주제가 시험 에 출제되지 않는다고 생각한다.

② 법률은 통과되었어도 그것을 강화하기 위한 규정이 없다.

③ 회사가 하나의 청구서를 보내지만 회수하기 위한 노력을 하지 않는 다.

④ 관리자가 직원들에게 10개의 과업을 주지만 직원들은 그중에서 2가지 정도의 문제만을 물어본다는 것을 알고 있다.

⑤ 부모가 아이들에게 그런 행동을 하지 말라고 말하지만 그 어린이들은 부모가 점검하고 성가시게 하지 않을 것이라고 생각하고 있다.

우리는 여기에서 통제화(controlling)의 필요성의 강조는 3가지의 경영관리과정에서 설정한 우선권을 점검하는 것이다. 통제기능은 설정된 방침들의 측정과 피드백의 구조이다. 통제화는 필요한 개선점을 동정하고 성공을 결정하기 위하여 원래의 전체계획과 함께 실질적으로 무엇이 달성되었는가를 비교하고 경영관리기능의 고리를 완전하게 하고 재순환을 시키는 것을 경영관리의 순환이라고 한다.

3) 경영계획과정

(1) 조직이 성취하고자 하는 목표를 결정하라.
(2) 병원이 하려는 계획과 비교하여 정보를 모으고 최근 상황을 평가하라.
(3) 조직목표를 달성하기 위한 시간표와 기간을 설정하라.
(4) 병원의 요구하는 미래 방향으로 움직일 방침을 설정하라.
(5) 수요의 요구를 예측하고 자원을 활용하라.
(6) 계획을 실행하기 위한 필요한 단계들을 결정하라.
(7) 계획의 성공을 지속적으로 평가하고 필요한 교정을 실행하기 위한 피드백 구조를 구축하라.

(1) 목표의 동정

검사실 조직이 어디서 무엇을 할 것인가를 동정해야 한다. 모든 사람들이 모든 일을 할 수 없기 때문에 그래서 우선순위를 설정해야 한다. 예를 들면 계획과정에서 검사실의 지시에 대한 결정에서 관리자들은 이런 문제들이 요구될 수 있다. 즉 검사실이 현재의 검사서비스를 동일수준에서 제공하기를 원하는지 아니면 본질을 변화하여 환자들이나 진료의사들이 새로운 서비스나 계획의 개발을 요구하는지를 알아야 한다. 어떤 검사과정들의 요구가 증가하는지? 참고 검사들의 수량과 유형들의 증가 ? 특수한 영역의 검사서비스에 초점을 지속적으로 맞추기 위한 불만 등을 알아서 목표설정에 고려해야 한다.

이러한 질문들의 응답결과들은 검사실 직원들, 진료의사들, 환자들, 공급자들, 그리고 병원직원들로부터 받은 정보와 피드백으로부터 나온다. 즉 사실에 근거한 자료의 관리가 중요하다.

검사실 관리자들은 질문과정으로부터 얻은 응답이나 통찰력으로부터 문제들을 동정하고 검사실의 목표와 방향을 설정할 수 있다.

(2) 최근 상황의 평가

어디로 가야할 것인가를 결정하는 데 필요한 것을 어떻게 얻고 어떻게 해야 하는지를 알아야 한다. 최근의 가능한 자원들을 무엇이며 계획의 기초를 제공하기 위하여 어떻게 정리될 수 있는지를 이해해야 한다. 관리자들은 부서 내에서 광범위한 지식을 가지고 있는 사람을 찾지만 요구되는 목표의 지식에 대하여 검사실 자산의 목록표를 만드는 것이 계획과정의 다음 단계들을 안내하고 통찰력을 제공할 수 있다.

① 경영관리 기능의 중요성

의사결정과정의 계획에 관련된 모든 사람들을 포함해야 하기 때문에 계획과정에서 강조되어야 할 핵심이다.

(3) 시간표를 설정하라

요구된 목표들이나 최근의 능력이 동정되면 수요기간 내에서 목표들을 달성하는데 검사실의 잠재능력은 평가될 수 있다. 시간 요인은 계획이 실행되도록 결정하는 핵심 요인이다. 대개의 모든 계획들은 짧은 시간적 강요에 의해서 많은 제한을 받게 됨으로써 단계들의 상황이 너무 오랜 기간을 초월하여 개선하도록 강화하는 것이다. 시간표 범위 내에서의 목표들은 관리자들이 그들의 조직이 1, 2, 5년에 대한 계획을 강화하는 것이다.

1~2년의 계획은 단기적 계획이며 3~5년의 계획은 장기적 계획이며 어떤 목표를 성취하기 위해서는 10~20년 계획을 설정한다.

(4) 방침들의 설정

계획단계에서 관리자들은 방침을 명확하게 동정해야 하고 그것을 달성하기 위해서 최상의 길을 선택해야 한다. 계획은 집단이 요구하는 방침을 달성하기 위해서 허락하는 목표의 설정에 의해서 실행되어간다.

목표와 방침 사이의 차이를 이해하는 것은 이 단계에서는 필수적이다. 목표(goals)는 조직의 광범위하고 오랜 기간 동안의 야망이지만, 방침들(objectives)은 관리자가 목표를 성취하기 위해서 검사실의 목표는 검사실 업무를 위해서 검사소요시간을 개선하기 위한 것이다. 방침은 아침 7시까지 환자 차트에 모든 FBS를 수행할 수 있게 목표를 지원하는 것이다. 목표란 성취될 때에 정확하게 결정하기는 곤란하지만, 보다 더 이성적이고 이해가 어렵고 훌륭한 표시자이다. 좋은 방침의 4가지의 기본특성들은 다음과 같다.

① 좋은 방침의 4가지 기본 특성들

가. 명확히 동정하고 이해한다.

나. 획득 가능하고 실제적이어야 한다.

다. 달성하기 위한 엄격한 기간을 가진다.

라. 측정하라

(5) 자원의 요구들을 예측하라

자원의 요구들이란 설계의 통합, 계획과정의 각 단계에서 주되게 고려되어야 하는 목표와 각 방침들의 가능성 등이다. 최근까지 갖고 있는 다양한 자원들과 필요한 자산의 부가적 획득가능성에 대해 토의가 되어야 한다. 이런 요인들을 고려하여 관리라는 처음 단계로 돌아와서 목표들을 수정하는 것이다. 설정된 방침들의 시간표 내에서 배열은 적절한 장비, 기기, 물품, 작업장, 사람들의 습득과 활용으로 구성되어야 한다. 검사실 예산의 개발과 운영자본은 이런 과업을 달성하기 위하여 기본적인 수단이다.

(6) 계획의 실행

좋은 계획에 대한 설계의 구축은 어떤 장애물이나 장애를 예상하고 극복하기 위한 전략이다. 관리자는 계획을 실행하고 요구된 검사 수행도를 달성하기 위해서 2가지의 기본적인 도구를 가져야 한다. 즉 설득도구(tool of persuasion)와 관리도구(tool of control)이다.

설득의 도구는 사람들을 통해서 함께 일하도록 초점을 맞추고 설득하는 것이다.

관리의 도구란 제자원들의 할당과 관련된 것이다. 이러한 적절한 도구들의 결합과 선택은 실행전략의 성공에 결정적인 해결책이 된다.

설득의 도구들이란 의사소통, 참여, 동기부여, 교육, 훈련, 협동, 신뢰구축, 지원, 자문, 피드백, 정보공유, 책임 등이다. 이런 도구들은 사람들의 마음을 움직이게 하는 중요한 인적관리기술들이다. 관리자의 직위와 공식적인 권한의 힘으로 관리자들은 2개의 관리도구들을 가지는데 경영관리의 유지와 획득이 중요하다. 이것들은 예산과정을 통해서 직원들의 수와 장비 그리고 물품공급의 선택에 대한 재무적 자원들의 할당과 직원, 업무일정, 그리고 직무할당과정이다.

이러한 2가지의 선택권한의 균형이 관리자의 계획을 성공적으로 이끌게 해준다. 이러한 도구들의 사용거절과 부적절한 사용은 실패를 가져오게 만든다. 어떤 계획의 설계에 직원을 참여시키면 관리자들은 그들의 지원과 계획의 개선을 강화하게 만들어 준다. 물품과 직원들의 요구들 그리고 모든 것들에 대한 적절한 고려는 검사실 운영의 활력을 줄 수 있는 하나의 중요한 요인이다.

(7) 피드백구조를 창조하라

계획은 추진되는 과정에서 진행상황에 대한 정보에 근거해서 수정과 교정이 될 수 있도록 설계되어야 한다.

경영관리과정의 고리(loop of management process)를 완성하는 이 단계에서는 평가를 위한 자료수집과 계획적 순환의 지속성을 요구한다. 즉 검사실 업무에 대하여 계획화, 조직화, 지휘화, 통제화의 반복적 순환과정을 통해서 재계획에 반영하여 검사실 조직이 발전하게 된다. (경영관리 순환)정보들이 취합될 수 있고 교정은 여러 가지 방법들을 통해서 도입될 수 있다.

① 정보획득과 교정방법들

가. 관리자와 직원들 간에 공식회의는 현재 상태를 평가하고 필요한 조정을 취하는 데 도움을 줄 수 있다.
나. 검사수행도의 안내표준들은 계획과정을 측정하기 위하여 설정되어 질 수 있다.
다. 직원들이나 환자들과의 비공식적 회의나 대화들은 문제를 밝히고 개선을 하는데 도움을 줄 수 있다.
라. 지연되는 문제들의 분석과 유형의 분석은 관리자의 책임이다.

이런 본질과 지식정보 그리고 피드백 자원들은 경영관리과정의 지속적인 본질을 알 수 있게 하여 준다. 계획과정의 완성은 관리자에게 다음 단계를 진행하기 위한 준비이며 그것은 계획을 조직화하는 것이다. 검사실의 계획목표를 달성하기 위해서 조직화하는 것이다.

6 관리자의 역할(Role of Manager)

1) 관리계층과 의사결정범위

그림 1-4와 같이 H.I. Ansoft는 조직계층과 의사결정구조의 범위는 최고관리자, 중간관리자, 최 일선 관리자에 따라서 3가지로 순차적으로 전략적 의사결정, 관리적 의사결정, 업무적 의사결정으로 구분하였다. 즉 최고관리자는 전략적 의사결정이 대부분이며 동시에 관리적 의사결정을 담당한다. 중간 관리자는 관리적 의사결정이 대부분이면서 상위의 전략적 면과 하위의 업무기술적인 면을 동시에 담당한다. 하위 관리자인 병리감독은 전략적 업무범위는 없고 대부분 기술적 면과 일부 관리적 면을 담당하는 것이다.

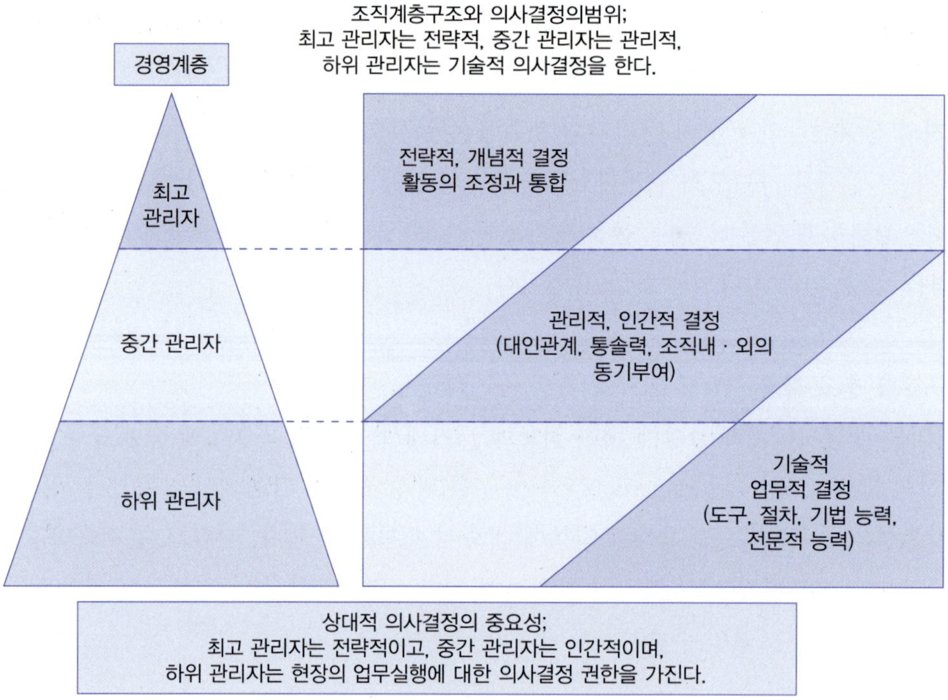

그림 1-4. 조직계층과 의사결정의 범위

(1) 최고 관리자의 전략적 의사결정

진담검사의학과의 진료과장은 병원 전체측면에서 보면 중간관리자이면서 자체에서 보면 최고관리자이고, 전문의와 검사실장은 중간관리자이며, 각부서의 책임자는 일선관리자이다.

조직규모에 따라서 최고관리자는 병원의 내 · 외부적 환경의 변화에 따라서 제자원의 배분에 대한 의사결정을 한다. 이것은 성장계획, 서비스다양화, 시장지위, 서비스 개발이 포함된다.

(2) 중간 관리자의 관리적 의사결정

최고관리자가 결정한 전략적 의사결정을 구체화하여 제자원을 활용하여 성과가 극대화하도록 조직구조의 변경, 정보흐름, 유통경로로 자본, 자재, 장비조달이 포함된다.

(3) 최일선의 관리자로서 업무적 의사결정

상사의 전략적, 관리적 의사결정을 구체화하여 제자원의 변환과정에서 능률과 수익성을 최대화하는 의사결정이 대부분이다. 즉 자원배분, 일정계획, 업무감독, 통제활동 등이다.

경영관리란 타인을 통해서 일을 시키는 활동이다. 관리자란 타인을 통해서 일을 시키도록 지도력을 발휘하는 사람이다. 진단검사의학과 관리자는 다음과 같은 기준의 능력을 소유해야 한다. 관리자로서 의무와 책임을 다하기 위하여 효율적으로 역할을 하기 위해서는 진단검사의학, 임상병리과학, 기초과학의 응용, 운영관리지식과 경험을 소유해야 한다. 의사는 개업을 하거나 병원에서 대부분 부서책임자로 근무하기 때문에 미국이나 국내 일부 의과대학에서 의료경영학을 강의하는 대학이 늘어나고 있다. Eleanor M. Trevers, MD는 진단검사의학과장에게 요구되는 일상적인 능력을 다음과 같이 묘사하였다.

2) 진단검사의학과장의 능력

(1) 의학 공동체에서 동료구성원으로서 역할

(2) 임상검사서비스의 가치와 이용에 대한 검사수행도의 표준을 규정하고 실행하며 관리하는 능력

(3) 환자진단과 관리를 위한 검사자료를 이용하고 상호관계를 처리하는 능력

(4) 목표설정을 위한 전략계획을 실행하고 의료환경에 적절하게 자원들을 개발하고 배치하는 노력

(5) 의료공동체와 지역사회와 함께 법률적 지역적 집행집단으로써 신뢰 할 수 있도록 효율적으로 관리하는 능력

(6) 재무관리의 책임 · 예산계획 및 통제를 포함해서 임상검사서비스를 능률적이고 효율적으로 집행하는 능력

(7) 임상 의사들에게 검사자료의 해석과 상호관계를 효율적으로 의사소 통하는 능력

(8) 검사실이나 지역사회 그리고 의료를 위한 교육방향을 제공하는 능력

(9) 조직의 사명을 적절하게 교육하고 조사하고 개발하는 능력

이와 같은 기준은 환자들에게 의료서비스의 질을 개선하기 위한 지침으로써 제공되는 것이다. 관리자는 급변하는 변화의 사회에서는 전략가로서 역할하는 것이 필요하다. 효율적인 임상검사경영관리의 전략설정은 검사실의 내 · 외부적인 환경을 평가하는 데 있다. 내부적 환경에서 검사실 전략은 시장점유율, 생산라인, 재무목표, 지역의료공동체에서의 역할 · 자본운영의 원천에 대한 제한 등을 이해해야 한다. 내부적인 환경에서 관리자는 장비의 수명과 상태, 직원의 타당성과 균형, 급료구조, 상환유형과 자원을 평가하고 결국은 검사실의 투입량과 복잡성에 대한 작업량을 분석해야 한다.

만약 검사실이 연구개발의 실행과 함께 의사나 병리사를 양성하고 교육시키는 곳이라면 검사실 지출에 대한 효과는 역시 평가되어야 한다. 검사실의 관리자는 지도자로서 그들의 문제들, 좌절, 한계점을 극복하고 사람들과 즐겁게 일하는 것이다. 관리자들의 사회적 욕구들이 많아도 그것을 운영, 교육, 조사연구에 대한 책임의 균형을 위한 업무는 쉽진 않지만 그들의 요구들을 진실로 보살피고 직원들의 도움을 설득시킨다면 그것을 성취하는 것은 쉬운 일이다.

미국병원의 경우 진료단위 독립채산제를 도입하는 경우에는 하나의 독립된 부서로서 수입과 지출에 근거하여 임금인상과 지출의 범위를 결정해야 하는 책임이 따르므로 총괄적으로 관리하는 기술이 필요하므로 **표 1-1** 과같이 검사실의 효율성과 유효성을 관리하는 활동과 도구들이 필요하다.

표 1-1. 검사실의 효율성과 유효성을 관리하는 활동과 도구들

활동	도구들
수익과 비용분석	경영정보체계
	재무회계체계
이용률 측정	경영정보체계
	비율분석
생산성측정	경영정보체계
	재무회계체계
	비율분석
정도관리와 비용결정	세분화 원가분석법
	경영정보체계
자원예산	자원할당법
	손익분기점법
	경영정보체계
운영수행도의 측정	경영정보체계
	이용율 분석
	재무회계체계
	비율분석
재무상태 측정	경영정보체계
	재무회계분석
	변동비분석
	비용-용량이익분석
	비율분석

Source : Travers E. M., et al., Clinical Laboratory Management, Williams & Wilkins 1997, P 6.

3) 관리자의 기능(Function of Manager)

병원은 진료와 행정이 이원화되어 있다. 진단검사의학과장이나 검사실장은 병원의 중간관리자로서 병원의 목표를 달성하기 위하여 분할된 단위조직인 검사실의 목표를 성취하기 위해서 운영정책을 세우고 실행계획을 세우는 계획화, 계획된 목표들을 달성하기 위하여 직원들 각자의 직무를 분류하고 일을 할당하는 조직화, 직원들의 활동을 유지하고 확보하기 위한 동기부여와 상호이해, 그리고 견해가 대립되는 모든 활동과 직원들의 노력을 결합하고 통일화해서 조화시키는 조정화는 과업의 기준과 지시에 따라서 일을 실행시키는 가를 확인하고 감독하는 통제화라는 순환과정을 통해서 본연의 검사실 목적을 달성할 수 있다. 즉 관리자의 기능은 계획화, 조직화, 조정화, 통제화를 통해서 가능하다.

4) 관리자의 역할(Role of Manager)

관리자의 역할이란 다양하고 조직의 특성이나 유형에 따라서 상이하다. 일반적으로 서비스 분야에 적합한 Minztberg의 관리자의 역할들은 대인적 역할, 정보적 역할, 의사결정의 역할로 구분한다.

(1) 대인적 역할(Role of Interpersonal Relation)

부서의 상징적인 관리자는 진단검사의학과장이나 행정을 책임지는 임상검사행정관리자는 상사가 진료에 전념하도록 그 책임을 져야 한다. 행정관리자는 사회적, 법률적 의무를 수행하는 역할, 직원들이 검사실 목표에 맞게 일하도록 조정하고 통제하는 지도자의 역할, 검사실 목표에 맞게 일하도록 조정하고 통제하는 지도자의 역할, 검사실 외부환경과 관련된 외부인과의 관계유지를 위한 섭외자의 역할이 있다. 구성원들에게 동기를 부여하고 충원 및 훈련 그리고 교육하는 책임을 수행하고 조직의 목표를 달성하게 하는 일, 채용, 승진, 훈련, 지휘, 해고에 관련된 일 등이다. 미국에서는 임상검사행정관리자의 면허증이나 자격증을 가진 사람이 검사실의 재무통제와 검사실 운영에 따른 책임을 지며 진료과장과 협의하고 동의를 구한다. 검사실의 관리자의 역할과 업무영역이 엄격하게 세분화되어있고 직무명세서에 따라서 관리자를 채용하므로 자체 내에서 적격한 관리자의 후보가 없으면 외부에서 유입시킨다.

(2) 정보적 역할(Role of Information Relation)

병원의 목표에 부합하는 검사실의 목표를 달성하려면 검사실내 · 외의 정보를 수집하고 안내하는 역할, 수집된 정보를 관리계층의 하위자에게 전달하는 역할, 검사실의 성과와 문제점들에 대한 정보를 상사에게 알리는 대변인의 역할 등이다. 검사실내에서 일어나는 일들을 계속적으로 주시하고 유용한 정보를 찾아내서 분석하고 검토하는 일, 검사실 내외에서 얻은 정보를 직원들에게 전달하는 일, 검사실 정책, 계획, 활동을 상사에게 알리는 일 등이며 중간관리자는 중요한 문제에 대하여 책무로써 상사에게 보고할 의무가 있다.

(3) 의사결정의 역할(Role of decision making)

검사실의 변화에 대한 정보를 바탕으로 업무를 추진해 가는 도전가적인 역할 등이 있다. 당면한 중요문제들의 해결을 모색하는 문제처리자의 역할, 검사실 내의 제자원의 활용과 관련된 의사결정에 대한 자원배분자의 역할, 직원들과 검사실 내의 집단 간 중재를 하는 중재자의 역할 등이 있다. 검사실의 현재 상태를 개선하기 위하여 업무계획을 포착하고 새로운 검사서비스를 개발하고, 새장비의 구입, 공식구조의 재조정 등에 대한 아이디어의 창조, 불확실성의 위기상황에서 수정조치를 취하는 일, 직원들 간에 갈등을 조장하고 선의의 경쟁을 유발하기 위한 공정한 룰에 입각한 갈등을 조정하고 파업을 예방하는 일, 인적자원과 물적 자원, 예산의 적절한 배분의 책임, 안전관리, 수입과 지출에 따른 재무 관리와 통제, 재고 조사와 원가 분석을 통하여 경제적으로 운영하는 일 등이다.

검사실장은 행정관리자로서 보고와 동의라는 절차과정을 거쳐서 검사실의 운영관리에 모든 책임을 지고 진료과장을 지원하는 사람이다. 그러나 운영관리에 검사실의 집행을 위한 교육과 훈련과정이 전무하여 수련의 과정이나 임상병리사를 양성하는 대학에서 임상검사경영관리학에 대한 체계적인 교육과정이 결여되어 있다. 미국에서는 1980년대부터 국가시험에 임상검사경영관리학을 출제하고 대학에서도 강의하고 있으므로 우리나라도 대학에서 임상검사경영관리학을 교육하고 국가시험에 포함해야 할 것이다.

임상검사경영관리에 대한 지식정보의 결여로 권한 위양을 수용하지 않고 무사 안일하게 적당주의를 택하는 사람들은 그 권한 위양에 따른 책임을 면해보려는 심리적 현상이지만 결국은 무능한 관리자로 보게 된다.

생산성을 향상시키고 성과급제를 도입하는 조직에서는 능력부재의 실장은 팀장으로 능력 있는 사람으로 대체하므로 적당주의나 무사 안일한 자세를 지양하고 자기 개발을 통해서 한 단계 발전하는 방법을 찾는 것이 현명하다.

엄격하게 말하면 관리자의 역할이란 의무와 권한과 책임이지만 유능한 관리자란 직원들에게 바람직한 미래의 비전을 제시하고 정책과 인력을 개발하여 전개함으로써 검사실의 목표를 달성하도록 해야 한다. 지도력이란 조직목표의 달성을 위해서 구성원들에게 영향력을 행사하는 과정이다.

5) 관리자들의 일의 범위들

Karen R. Karni , Karen R. Vischochil, Patrica A. Amos는 1982년도에 출판한 Clinical Laboratory Management, PP. 63-66에서 진단검사의학과장, 검사실장, 부서의 감독에 대하여 하는 일을 다음과 같이 묘사하였다.

(1) 진단검사의학과장(director of physician and patient services)

진단검사의학과장은 운영방침과 검사규칙의 설정을 지원하고, 근무시간 내의 동등한 작업량의 전제, 진료부서의 검사의뢰 및 해석과 조언, 의학교육이 학술적 책임, 진단검사의학 분야의 보수교육과 강의, 세포조직검사, 골수검사의 해석과 상담, 전화 상담, 부재 시 대리과장의 지명 등으로 묘사하였다.

(2) 검사실장(director of administrative and technical service)

검사실장은 검사서비스의 최근 술식편람의 준비와 유지를 위한 책임을 포함해서 정도관리의 실행과 모든 검사실의 절차의 확립, 업무 표준에 미달 시에 작업량의 조절, 개인수행도의 지시, 요구된 기술적 감독의 다양성의 보장, 정도관리표준과 업무흐름을 유지할 수 있는 유자격자의 채용, 수행된 모든 절차의 적절한 업무수행도의 강화, 검사실 예산기능의 수행과 통제, 신규직원의 상담과 훈련, 기술적 보수 교육, 자격과 동등한 업무의 할당, 전화상담, 진료과장의 부재 시에 대비하여 그 일을 수행할 대리과정의 지명에 대한 조언 등이다.

(3) 임상병리감독(technical supervisor, clinical laboratory supervisor)

임상병리감독은 각 부서에서 검사결과의 타당성, 정확성, 검사방법을 강화하고 정도관리의 실행, 효율적인 인력의 이용과 적절성의 제공을 위한 일상 업무일정의 준비, 작업량과 동일한 물품과 시약의 유지와 보관, 방침 절차 안전관리의 기술적 지시사항의 제공, 예산문제, 인력추천, 물품과 장비의 필요성에 대한 준비를 위해서 검사실장을 지원, 매년 필요한 최근 업무편람의 작성과 조사 및 갱신의 유지, 장비나 기계의 최상의 운영상태를 유지, 성능이상의 인식과 교정활동, 부서 직원의 감독, 부서 직원의 선발 이동 규제 제재 해고 등에 대하여 검사실장에게 조언하는 것이다. 즉 진료과장 행정과장 병리감독의 위계질서에 의해서 조직이 유지 발전된다. 진단검사의학과의 조직 시스템은 **그림** 1-5와 같다.

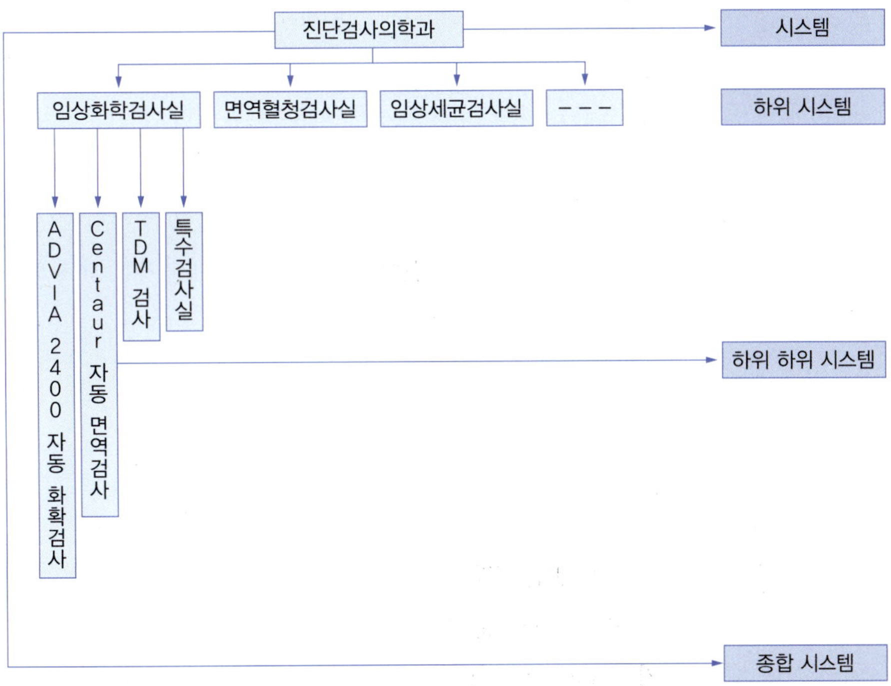

그림 1-5. 진단검사의학과 시스템의 형태

6) 진단검사의학과 경영관리자의 혁신

의료분야에서 진단검사의학이 과학적 진단에 중요한 지식정보로 활용되지 시작하면서 지속적인 성장이 되었다. **그림 1-3**의 통합임상병리검사 시스템(integrated laboratory system : ILS)과 같이 각 임상병리 검사시스템들을 질적이고 유기적인 결합에 의한 통합시스템을 운영하기 위해서는 시스템관리자(system manager)의 역할이 증가해야 한다.

그림 1-5의 임상검사경영관리학이 혁신되어 온 과정을 임상검사경영관리(clinical laboratory management review : CLMR)에 Jan W. Steiner, Judy Lien, Janet B. Castillo가 발표한 내용은 다음과 같다(volume 2. No. 1. 1997. PP. 6~14).

1950년대 초에 병리실의 복잡성이 증가하여 근무 중 교육과 경험을 통해서 병리실 관리자는 주임 병리사(chief technologist)가 운영을 책임졌다. 1960년대와 1970년대에는 병리실 관리자(lab manager)는 학사나 전문대학을 졸업한 병리사가 운영하였으며 1970년대 후반에서 1980년대 중반에는 이학석사(master of science : MS)로 격상되면서 행정과장(lab administration director)으로 호칭이 바뀌었고 1980년대 중반에는 경영학 석사(master of business administration : MBA)로 바뀌었으며 앞으로도 계속 집행되는 전문경영자로서 지속될 것이다. 2000년대에는 경영공학이나 의료정보학 그리고 임상검사경영관리학을 전공한 MBA 석사학위를 소유한 병리사가 시스템관리자로서 분할된 검사실팀의 경영에 책임자로 등장할 것이다. 특히 1976년 미국의 질병통제센터(CDC) 내에 임상병리경영자문실(laboratory management consulting office)을 개설하였을 때에 병리실경영관리가 본격적으로 시작되었다. 임상병리실의 전문관리자는 1980년대에 미국임상병리과학학회(ASCLS)와 미국임상병리학회(ASCP)에서 임상검사경영관리자의 자격증을 줄 때부터 활성화되었다. AAB에서도 유사한 자격증을 주고 있다. 즉 clinical lab director와 supervisor 등이다.

그림 1-5의 현대화된 통합병리실의 경우 분산병리실로 구성된 팀들의 운영을 위하여 전문병리사(specialist)보다는 종합병리사(multi skilled generalist)의 교육과 훈련이 강화되어 종합예술가를 배출하게 된다.

7 기업경영관리기술의 응용

임상검사실에서 각 검사서비스에 대하여 생산과정을 개선하는 방법이나 보다 더 큰 수익을 산출하는 방법을 이해하는 것이 필요하다. 검사실 관리자는 검사실 운영에 전형적인 기업경영모형을 적용해야 한다.

기업모형이란 생산성이나 재무적 기능들과 함께 기업의 운영측면에 관련된 것이다. 기업 모형에서 생산성 기능들과 재무적 기능들의 관계는 다음과 같다.

생산성 기능이란 검사실 조직 시스템에 사람, 물자, 자원, 정보 등을 투입해서 조직의 변환과정을 통해서 산출물인 검사결과를 획득하는 것이다. 즉 투입물은 검사실의 자원들이고 산출물이란 검사비의 청구가 가능한

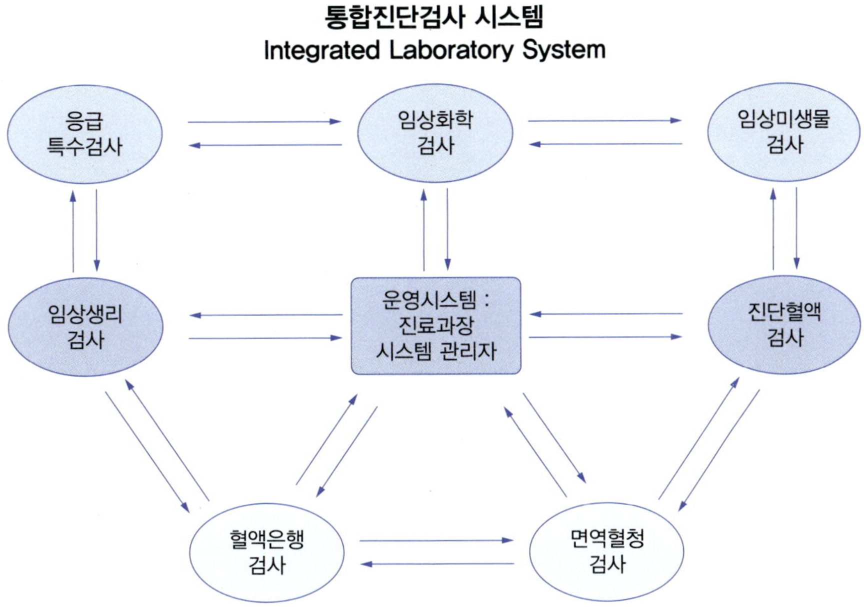

그림 1–6. 통합진단검사 시스템

검사서비스이다. **표 1-2**와 같이 Eleanor M. Trevers와 Kenneth McClachey는 1997년에 출판한 임상검사경영관리 P. 4에서 생산성 기능과 재무적 기능의 관계식을 다음과 같이 묘사하였다.

표 1–2. 검사실 관리자의 책임들(생산성과 재무적 기능)

생산성 기능	재무적 기능
1. 투입물 = 1 = 검사실 자원들	1. 비용 = (고정비 + 변동비)
2. 산출물 = 청구가 가능한 검사 서비스	2. 청구율 = 수익
등 식	
생산성 = (산출/투입)	이윤 = (수익 – 비용)

Source : Eleanor M. Trevers, Kenneth MeClachey. Clinical Laboratory Management, William & Wilkinson, Co.1997. P. 4

기업경영모형에서는 영리조직으로 한계이윤을 가지지만 비영리조직에서는 기여이윤을 가지며 이윤이란 긍정적인 면과 부정적인 면을 가지고 있다. 검사실의 전체 총 비용이 총수익을 초과하여 이윤이 발생되지 않는다면 모든 검사업무를 병원 밖으로 수탁으로 의뢰하는 outsourcing을 해야 할 것이다.

검사실의 운영이나 생산은 가검물을 처리하고 검사결과를 생산하는 것이다. 그래서 검사실의 규모의 크기에 의해서 진료과장이나 검사실장의 통제아래 검사실이 있어야 한다. 검사실의 구성원들은 사람, 물자, 장비 같은 투입요소들의 효율적인 결합에 의해서 임상의사들의 처방전에 의한 검사서비스의 산출물을 생산하고 있다.

병원의 최고 경영자는 검사실의 재무적 수행도를 관찰하고 있기 때문에 관리자는 검사실의 수익성에 강력하게 영향을 주는 검사가격에 대한 의사결정이나 직원급료와 후생복지혜택이 검사실 지출비용에 지대하게 영향을 준다는 것을 인식해야 한다.

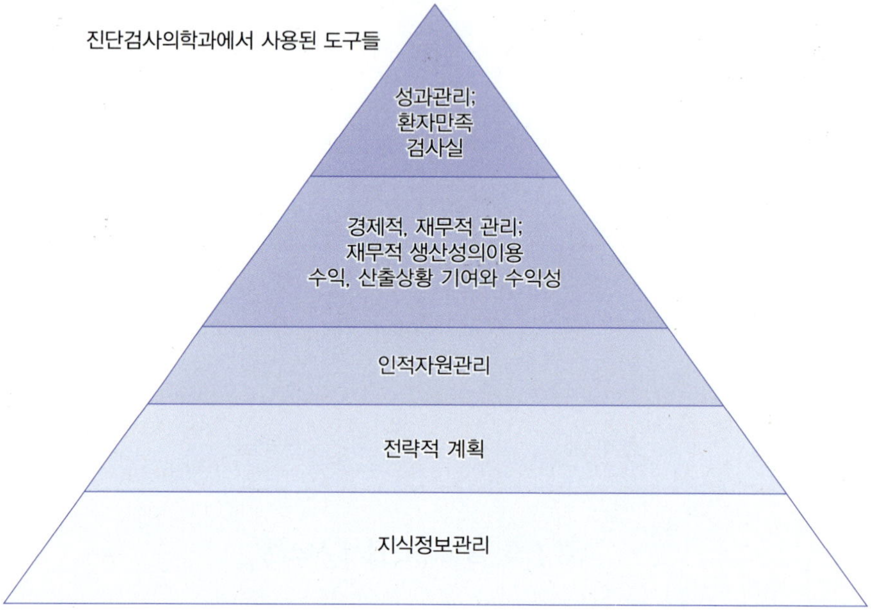

그림 1-7. 효율적이고 능률적인 검사관리를 위한 도구들과 활동들

병원은 비용을 초과하여 수익이 있어야 재투자 내지는 상황변화에 따른 현금 지급의 유동성이 좋아진다.

예를 들면 자유경쟁체제하에서 영리조직의 최고경영자의 결정이 검사가격을 올리므로 검사건수나 검사처방이 감소하여 전체의 수익이 증가하기 보다는 감소하게 될 것이다. 그래서 검사실의 생산성은 검사건수의 감소로 인하여 고통을 받게 된다.

검사결과를 생산하는데 요구되는 기능들은 운영기능으로 생산기능과 재무 기능으로 나누며 운영기능들은 검체획득과 처리, 분석기능으로 재무자원과 인적자원이 있으며 설비유지 및 보수, 자료 처리, 사무적 기능들이 있다.

생산기능들은 청구 가능한 검사결과, 청구 불가능한 검사결과, 계산, 검사결과의 해석이나 상담, 전송 등에 대한 의료정보가 있으며 재무기능으로는 수익산출, 비용계산(원가계산), 이익분석 등이 있다.

검사실을 효율적이고 능률적으로 관리하기 위해서는 필요한 도구들의 사용과 활용을 고려해야 한다.

그림 1-7은 검사실의 효율성과 능률적인 관리를 위해서 필요한 도구들이나 활동들이다.

즉 피라미드의 기초는 지식정보의 관리이며, 계획, 경향분석, 기타 분석 훈련을 위해서 절대 필요하다. 지식정보관리는 동료집단과 검사실의 표준을 비교하는 것을 측정하고, 생산성을 개선시키고 수익을 산출하고 기여와 보상 등을 개선하기 위하여 시도될 수 있다.

전략적 계획은 자신의 검사실에 대한 강점과 약점 그리고 위협과 기회들을 분석하는 도구를 사용하여 미래에 대한 비전으로 활용해야 한다. 다음의 필요한 도구는 인적자원관리이다. 이러한 모든 도구들은 커다란 만족과 기쁨으로 관리자들에게 제공되어야 한다. 모든 기술적 과학적 자원들은 진단검사의학의 전문성을 가능하게 하고 인간의 마음과 개성은 가치 있는 환자진료를 생산하고 비용과 낭비를 줄이는 창의성에 지식과 경험을 옮기도록 허락하는 유일한 자원이다.

그 다음 단계의 두 번째 상단의 경제적 재무적 관리는 비용관리의 문제와 높은 이익을 낳은 수익성을 강화하면서 건강진료를 하는 데 있다. 이것은 경제적 재무적 도구들을 사용하여 경쟁 환경에서 생존하는 방법에 대하여 고려될 수 있는 항목을 제공해준다.

피라미드의 최상단에 있는 산출결과관리는 다른 비의료적 사업들로부터 검사실사업을 차별화하려는 도구들이다. 궁극적인 목적은 인적자원의 기술들을 사용하고 검사결과의 측정으로 환자의 과학적 진료와 안전에 검사실이 생명에 관련된 부서이기 때문에 의학적 또는 과학적 기술을 관리 의료의 실행에서 보여주어야 하므로 검사실 관리자들을 교육할 필요가 있다.

산출결과관리는 가능한 가장 저렴한 검사가격에서 건강과 질병의 임상적 또는 사업적 기능으로 제공되어야 한다. 효율적인 경영관리시스템을 개발하기 위하여 필요한 도구들은 **그림** 1-7에서와 같이 검사실을 효율적이고 능률적으로 요구되어진 활동들이 결합하는 것이다.

8 의료환경의 변화(Change of Medical Environment)

개인이나 조직이 지속적으로 성장하기 위해서는 변화에 적응은 불가피한 현상이다. 그러나 변화의 요구는 심리적 불균형에 대응하려는 사람들이 더 많기 때문에 변화에 저항원리를 이용하면 직원들의 변화의 저항을 관리하는 데 매우 유용하다. 왜 사람들은 개인적 성장을 원하면서도 변화 그 자체에 저항하는가를 이해하고 관리방법을 강구해야 변화의 대응에 성공할 수 있다.

변화의 저항원리는 사람들이 저항을 극복하는 방법을 위해서 저항과 성공수준에서 구성되는데 지식의 결여는 변화의 저항을 극복하는 강도는 다음 수준에서 저항을 감소시켜 준다.

변화의 저항을 극복하는 방법은 지식의 결여, 능력의 결여, 의지의 결여로 첫 단계의 지식의 결여는 교육을 통해서 새로운 지식을 공급하여 주면 능력의 결여를 극복하게 지원해 주고 의지의 결여를 극복하게 됨으로써 그 변화의 저항을 극복하게 해 준다.

즉 변화에 대한 의지를 더 가지도록 하기 위해서는 지식과 기술을 구성원들에게 지원해 줌으로써 그들의 저항을 극복하게 할 수 있다. 변화에 구성원들이 적응하게 하기 위해서는 교육과 훈련을 통해서 새로운 지식 정보를 지속적으로 제공하는 학습조직의 역할이 필요하나 사람들은 모든 의사결정은 지식 정보에 근거하여 그것을 분석하고 최선책을 찾게 된다.

변화란 현재의 검사 시스템의 변화이므로 변화의 장애요인은 현재의 시스템과 직원 그리고 제자원들이다. 기존의 시스템을 고정하고서 변화를 시도한다는 것은 불가능하다. 특히 검사실은 인적 서비스 조직으로 노동 집약적 산업(labor - intensive industry)이므로 특이한 경영관리 기술들이 요구된다. 그래서 관리자들은 검사실의 효율성을 위해서는 조직 시스템이 다양한 인격 집단과 조화를 이루게 해야 한다. 모든 조직은 나름대로 자신들의 특성인 조직 문화를 가지고 있다. 문화란 강점과 약점을 가진 조직을 통해서 강력한 힘이 있는 영향력을 가진 사람들의 행동양식이다. 좋은 것이건 나쁜 것이건 간에 힘이 있는 영향력 때문에 문화는 검사실 업무의 성공에 대하여 중요한 결과를 준다.

검사실의 내부적 환경에 또는 문화적 환경에 영향을 주는 요인들은 다음과 같다.

1) 검사실 내부적 환경에 영향을 주는 요인들

(1) 급격한 보상의 감소
(2) 진단검사전문의들의 병원 중심에서 집단 개업으로 이동
(3) 교육과 연구 시간의 감소
(4) 안전관리, 법률적 요구 등으로 검사실 운영비의 증가
(5) 검사실 회계목적이 이익에서 비용중심으로 이동
(6) 병리사의 승급의 결여로 컴퓨터, 판매업, 다른 사업으로 전환하므로 손실증가
(7) 복잡성과 검사량을 증가 시키는 수요의 성장
(8) 검사실 관리자들에게 병원 경영관리의 만족을 위하여 경영 관리의무의 증가
(9) 해부병리 분야의 생산성의 요구
(10) 신규 장비 구입의 자본 결여
(11) 피할 수 없는 진료중심 검사로 영역의 이행
(12) 단순검사 및 정교한 자동분석기로 인하여 임상 병리사의 손실과 진료 중심검사가 일상 검사로 이행
(13) 진단검사의학과장과 검사실장의 경계면의 약점

2) 검사실 환경의 문화적 요인들

검사실 내부 환경에 영향을 주는 문화적 이행의 근본 요인들은 다음과 같다.

(1) 세력다툼
(2) 기술진보.
(3) 운영비 관리를 위한 조직 능력의 부재
(4) 생산성 감소
(5) 시장 실패와 조직유지 실패.
(6) 흡수합병에 의한 검사 센타들의 성장으로 인한 경쟁의 증가.

(7) 전문가의 경쟁(전문 직업인의 경쟁)
(8) 조직에서 개인적 기반의 지원 실패.
(9) 통제 불능 수요와 진료의사의 활용실패

검사실 내부의 문제들 중에서 특히 검사실 전체의 생존과 재무적 성공에 가장 위협적인 요인들은 보상의 감소와 운영비의 증가이다. 불필요한 운영비를 감소시키기 위해서 가장 지출이 큰 부분을 관리해야 한다.

고객만족 진료를 위해서 진료위치에서 검사의 수요와 양의 증가 등이 앞으로 닥칠 검사실의 가장 위협요인들이며 기술적 자본으로 인한 진료중심 검사기술의 발전으로 분산 검사실 내지 간호위치에서 검사로의 이행, 이동검사실의 이동, 진단검사의학과장과 검사실장의 경계에서는 검사실은 진료와 운영에 대한 2가지 측면의 지식의 결합이 필요하다.

그리고 진료과장의 사업가로서 활동의 결여인데 1993년 미국의학협회(AMA)의 편집장에 의하면 진단검사의학과장은 사업가적 의사결정을 하지 못하는 것으로 지적하였다. 운영관리환경의 복잡성으로 전문경영자가 검사실을 경영할 필요가 증가하였다. 미국에서는 포괄 수가제(DRG)와 자원 중심가치 수가제(RBRVS)로 이행함으로써 재무적 보상이 감소되었다. 그리고 기술 습득, 노사관리, 인적자원 개발, 법규, 보상, 재무관리 등에서 복잡성이 증가되어 검사실 경영관리에 전문경영자로서 자질을 갖추게 수련의 과정이나 임상병리사의 교육을 담당하는 대학에서 기초적인 임상검사경영관리학을 교육해야 할 필요가 증가하였다.

그래서 진단검사의학과장이나 검사실장의 역할의 변화가 필요하다. 검사실의 최고관리자는 진단검사의학과장이지만, 전문 관리자로서 검사실장의 역할은 조직화, 마케팅, 의사소통, 예산 및 재무통제, 원가분석, 재고관리, 검사실의 자원인 사람과 제자원들의 관리를 위한 설득기술 등이 필요하다.

1986년 P.A. Lambird에 의하면 진단검사의학과장에 대해 다음 3가지 역할을 강조하였다. 검사자료의 해석, 검사자료의 생산에 관련된 자본과 사람의 관리, 정도관리의 보장, 정규교육을 통한 의학자원의 질과 연구이다.

3) 검사실 내부 환경의 변화

(1) 모든 자원으로부터 보상의 감소
(2) 검사실 운영비의 증가
(3) 검사수요 양 검사의 복잡성 증가
(4) 진료중심 검사의 위협
(5) 장비나 기술진보의 기술적 발전
(6) 의사와 운영 관리자와의 협력
(7) 진단검사의학 전문의의 수요의 증가
(8) 장비대체나 구매 할 자본의 결여

(9) 이익 중심으로부터 원가중심으로 이동
(10) 진단검사의학전문의의 병원 중심에서 집단 개업으로 이동
(11) 기술적 직업에서 중요한 직원의 손실

1980년 이래 미국에서는 임상병리사의 신규채용과 유지의 감소로 임상병리사를 양성하는 임상병리과학 학과의 대학이 400개가 문을 닫았다. 특히 잠재적 성장의 한계성, 존경, 급료 때문에 임상병리과학 대신에 사업이나 컴퓨터 업무를 택하는 여성 임상병리과학자들의 전직 현상이 현저히 증가하였다.

4) 검사실 외부환경의 변화

검사실의 운영관리는 내부적 환경요인이 아니고 검사실 외부 환경의 요인에 의해서 더 영향을 받는다. 성공적인 검사실 운영의 목표들은 다음과 같다.

① 성공적인 검사실의 운영목표
② 시장 점유율(marketing share)은 적절한 수입원으로 증가되어야 한다.
③ 자본은 관리되어야 한다.

5) 병원의 감량경영(Downsizing of Hospital)

미국에서는 1984년에 비하여 1985년도와 비교하면 입원환자가 국가조사에서 5.4%가 감소하였고, 1995년의 경우 과잉 병상 수는 150,000~200,000개로 증가하였다. 관리의료조직(managed care organization: MCO)인 건강보전조직(HMO)와 Prefered Provided Organization(PPO)의 성장으로 입원 환자 이용률이 현저히 감소하고 수익이 감소하였다.

6) 병원의 구조조정(Restructuring of Hospital)

구조조정이란 "시스템이나 조직을 새로운 방법으로 조정하는 것이다."라고 정의한다.

미국은 병원의 구조조정이 진단검사의학 분야에 1970년대부터 비계획적으로 또는 강제적으로 예고 없이 자발적으로 시작되었다. 특히 운영비의 절감을 위해서 병원 간의 연합, 소유권의 이전, 경영계약(위탁경영), 대여 등으로 병원의 1/3이 연합병원(Chain hospital)의 형태로 바뀌었다. 개인병원들과 연합병원들 간에 연합개발 형태의 병원이 계속되고 있다.

(1) 구조조정방법(Restructuring method)

구조조정방법은 검사실 조직과 인력을 조사하여 다음과 같은 방법으로 실행을 한다.

① 업무처리절차를 단순화하거나 통폐합하여 직원 수를 줄인다.

② 급여가 높은 업무를 분석하고 단순업무에는 낮은 급여자로 대체한다.

③ 복수업무를 수행하도록 교차부서별 훈련(cross-training)하여 직원 수를 감소시키고 검사 과정을 단축시킨다.

④ 업무량 증가 시에는 연장근로를 적용하되 신규직원채용 인건비와 비슷하면 새 직원을 채 용한다.

⑤ 업무량의 시차별 변이가 크면 시차근무제를 도입한다.

⑥ 유휴업무는 변형근로시간제를 도입한다.

⑦ 단순한 업무는 용역회사에 용역을 준다.

⑧ 손익분기점이 길고 변동비의 증가폭이 크면 수탁 검사로 의뢰한다.

7) 병원 서비스의 다양화(Diversification of Hospital)

병원 서비스의 다양화는 재무적 이윤감소와 외래환자 시설의 감소로 인하여 병원의 환경에 적응하기 위해서 서비스의 다양화를 확대하기 위하여 협동적 목적과 법률적 구조를 변화 시켰다. 오늘날은 결국 병원이 건강센터의 역할을 하게 되었다.

8) 병원 서비스의 다양화 활동들

(1) 통원중심 의료 서비스
(2) 통원외과진료
(3) 가정간호
(4) 장기간의 진료
(5) 포괄적 고령 환자 진료
(6) 건강교육과 예방
(7) 직업건강
(8) 다양한 진단검사업무에 신규투자
(9) 약물진료
(10) 정보 및 컴퓨터 진료
(11) 비 건강 서비스

9) 비영리병원(Nonprofit Hospital)

미국 병원의 2/3은 비영리 병원이다. 병원 내의 재무적 구조의 특성은 관리자들이 영리 병원의 한계이익과 비영리 병원의 기여이윤을 얻기 위한 목표들 사이의 다양성을 이해하는 것이 중요하다.

병원에서 관리자들의 역할에 영향을 주는 주원인들은 감량경영, 구조조정, outsourcing, reengineering benchmarking 등이다. 검사실의 환경은 고전적인 문화로부터 새로운 문화로 이해되고 있다. 옛날의 병원은 기업처럼 수익성과 이윤이 좋았으나 오늘날은 재무적 운영비는 증가하고 보상은 줄어들고 있는 것이 커다란 위협요인이다. 운영비에 큰 비중을 차지하는 불필요한 인건비를 줄이고 시약이나 물품을 절약하고 할인을 통해서 그 비용을 감소시키는 방법들을 개발해야 한다.

9 전략적 검사실 경영관리사고(Strategic Laboratory Management Thinking)

1) 임상검사 경영관리학(Clinical laboratory management)

임상검사경영관리학이란 운영관리, 인적자원관리, 재무 및 회계관리, 마케팅 관리가 그 핵심이며, 임상검사정보체계(LIS),정도경영, 안전관리, 장비관리, 재고관리 등으로 구성된 학문이다. 경영관리란 경영목적을 효율적으로 달성하기 위하여 조직체의 제 활동을 계획, 조직, 지휘, 통제하고 모든 활동을 조정하는 조직적 과정이다. 임상검사영관리학이란 "제자원을 검사실 조직시스템 내에 투입하여 임상검사서비스를 개선하기 위해서 배운 지식과 습득된 기술을 최대로 발휘할 수 있도록 환경을 조정하고 관리하는 것이다".

Lawrence Apply에 의하면 관리자란 "타인을 통해서 일을 시키도록 요구하는 직위에 있는 사람이다."이라고 정의하였다. 정말로 병원의 경영관리가 위기상황에 직면한 현실에서 잘 훈련된 검사실 관리자가 얼마나 있느냐가 중요하다. 병원의 최고경영자들도 국가적 위기로 인하여 병원경영이 어려우니까 원장들이 진료나 행정의 중간관리자들의 중요성을 절실히 인식하고 직접 경영교육을 직접 시키기에 이르렀다.

시대적 요구에 적응하고 능력 있는 관리자를 양성하려고 한다면, 관리자의 양성과정에 참여하도록 적극지원을 해야 할 것이다. 그리고 왜 우리는 임상검사경영관리학을 대학에서도 교육하지 않고 현장에서도 교육하고 훈련하지 못했는가를 한번 생각해보아야 한다. 개인이나 조직이 무사안일한 사고방식을 가지고 있으면 미래의 비전이나 전략적 정책개발의 결여로 미래에 도래할 현실을 예견하지 못하게 된다.

이제는 대학도 살아남기 위해서는 기존의 안일한 고전적인 사고의 틀에서 깨어나서 교육기관으로서 미래사회에 필요한 인적자원을 교육하고 양성하여 시대에 맞는 교육과정을 혁신적으로 개혁하여 창의적이고 차별화된 인적자원을 배출해야 할 것이다. 요즘에는 일부의 대학에서 현장에서 필요한 새로운 이론과 창의적인 차별화 전략을 개발하기 위해서 임상검사경영관리학이나 정도경영 그리고 임상검사정보체계(LIS) 등의 교과과정의 개발에 열을 올리고 있다. 교육기관의 궁극적인 목적은 미래사회에 필요한 인적자원을 교육하고 개발하여 공급해야 할 책임이 있다. 그리고 업무현장에서도 신규직원들을 채용 시에는 교과과정의 내용을 살피고 시대가 요구하는 내용을 포함하고 있는지를 보고서 선발하는 것이 재교육으로 인한 시간낭비와 소요비용을 예방할 수 있으며 무한경쟁의 시대에서 시간과 비용을 절감할 수 있어 조직의 업무 수행도를 크게 향상시킬 수 있어 노동생산성이 향상된다. 이제는 임상병리실이 살아남기 위한 생존전략으로 협회나 학회의 차원에서 임상검사경영관리과정에 대한 연수과정을 개발하여 민간자격증으로 연계되도록 정책적 배려가 절실한 실정이다.

1998년도에 Singapole에서 열린 세계임상병리과학학회(IAMLT)의 종합학술대회의 program을 보면 one day symposium으로 임상검사경영관리분야가 차지하는 실정에 비하면 우리의 현실을 너무나 뒤떨어져 있다는 것을 깨닫게 된다. 내용은 좀 부실한 것 같지만 시작단계에서는 성공적이라고 믿어진다.

Singapole에서는 임상검사경영관리분야의 석사와 박사과정이 개설되어 있어서 관리자를 체계적이고 과학적으로 육성하고 있다는 것을 생각하면 우리협회의 과거 임원들은 무엇을 했는가를 한번 생각해 봐야 할 일이다. 누가 협회의 지도자를 했느냐가 중요한 것이 아니고 무슨 일을 어떻게 성취하고 위대한 업적을 어떻게 남겼느냐가 중요하다.

1960년에 France로부터 독립한 Africa Cameroon도 임상검사경영관리학회를 우리보다 더 먼저 만들고 대학에서 교육하고 있는데 우리나라도 분과학회로 임상검사경영관학회를 창설한 것은 경제의 동요 속에서 검사실을 과학적으로 운영하고 관리하기 위해서 또는 우리의 앞날을 위해서 다행한 일이다. 분과학회를 만들어만 놓으면 잘되겠지 하는 생각보다 더 성장할 수 있도록 적극적이고 정책적 지원이 있을 때에 성공할 수 있다. 지도자란 회원들에게 바람직한 미래의 비전을 제시하고 그것을 실행으로 옮기도록 하는 실행과정이 중요하다. 비전이란 미래의 바람직한 우리들의 참 모습이므로 모든 구성원들은 이의 달성을 위해서 분투노력하여 그것을 성취하도록 헌신적인 협동심을 발휘해야 한다.

2) 관리자의 양성(Training & Development for Lab Manager)

우리나라는 약 700개의 병원이 있어서 개발되지 않은 행정 관리자가 721명이 있고 임상병리감독은 857명이 있다. 이러한 잠재인력개발이 가능한 분야를 찾아내서 인적자원을 개발해야 한다. 외국의 학회나 협회들은 별도의 독립된 임상병리인적자원개발원을 가지고 있으며 경력개발계획에 따른 교육과 훈련 program이 매우 잘 운영되고 있다. 미국임상병리과학학회(American Society for Clinical Laboratory Science: ASCLS), 미국생체분석학회(American Association Bioanalysts: AAB), 미국임상병리학회(American Society for Clinical Pathologists: ASCP), 미국임상병리사협회(American Medical Technologists: AMT) 등에서는 전문 관리자를 교육하고 훈련하여 개인과 조직의 발전에 크게 기여하고 있다.

그러나 1997년도에 제정된 민간자격증기본법이 제정되었으므로 일정한 교육과정만 이수하면 해당자격증을 발급해주는 한국직업능력개발원의 기준과 규정에 따라야 할 것이다.

3) 관리의료로 변화하는 의료환경(Changing Healthcare Environment)

개인은 조직구성원이므로 조직을 떠나서는 생존할 수 없다. 그래서 개인은 환경과 끊임없이 성장을 위한 상호작용을 한다. 개인들이 모여서 집단을 이루고 이들 집단들이 모여서 사회조직을 구성한다. 그래서 개인이나 조직은 사회 시스템 내에서 조직환경의 상호작용에 의해서 영향을 받게 되므로 진단검사의학과도 피할 수 없이 선의의 경쟁과 갈등을 통해서 개인들이나 조직들이 성장하고 발전하게 된다.

병원도 사회의 하나의 하위시스템이므로 사회경제적 환경변수에 의해서 영향을 받게 된다. 사회환경변수란 정부, 은행, 제삼자 지불인, 의료보험공단, 고객, 사회단체, 경쟁병원 등에 따라서 직접적이나 간접적으로 영향을 받는다. 사회시스템을 구성하는 환경변수들에 의해서 검사실경영도 직접적으로 영향을 받게 된다. 그래서 이들 변수의 변화에 대처하기 위해서는 의료환경의 변화를 예측할 수 있을 때에 가능하다. 각 변수가 변화함에 따라서 가정한 시나리오에 대한 대응책의 수립이 필요하다. 현실에서 직면한 의료환경의 변수들은 아래와 같다.

과학적인 검사실의 운영을 위해서는 앞으로 직면할 의료환경변수들을 예측하고 대응할 수 있어야 병원이 살아남을 수 있다. 위기에 억압을 받기보다는 장래의 비전을 내다보고 새로운 시대환경에 맞는 경영전략을 새로 짜야할 것이다.

2000년대 후반에 확대 실시하는 포괄수가제(DRG)는 동일한 상병에 대하여 표준수가제를 도입하여 동일한 보험급여를 적용하므로 과잉진료를 예방하고 주 진료시스템(cretical path care system)을 정착시킴으로써 치료기간을 단축하고 치료비용을 절감하는 데 기여하게 하지만, 의료의 질을 감소할 수 있다는 우려가 있지만 꼭 필요한 진료행위를 하지 않는 데 따른 부작용을 피하기 위하여 노력하게 되므로 의료의 질을 강화하려고 하고 차별화된 의료서비스를 선도하기 위하여 고객만족을 초월하여 고객충성전략을 강화하게 될 것이다. 이렇게 되면 재원일수의 감소, 불필요한 검사나 엑스선 촬영의 감소를 가져오게 될 것이다.

미국은 1983년대 초에 도입한 DRG의 도입으로 인하여 병동가동률이 현격하게 감소하여 크게는 40~50%, 적게는 20~30%의 감소를 가져와 간호과, 진담검사의학과, 방사선과 등의 분야에서 감량경영(downsizing)으로 인하여 시스템이나 조직을 새로운 방법으로 조정하는 구조조정(restructuring)을 통해서 정말로 능력 있고 유능한 인적자원들을 재정비하여 조직의 탄력성과 효율성을 개선하는 데 활용하여 병원검사실의 경쟁력을 향상시켰다.

지금 한국의 모텔을 개발하는 자원중심 상대가치척도수가제(RBRVS)는 진료행위의 난이도에 따라서 상대적으로 의료가치를 인정하고 보험급여를 차등화하는 방법으로써 외과적 진료와 비외과적 진료로 구분하여 진료난이도에 다른 의료의 상대적 가치를 인정하여 의료비용을 절감하려는 기법으로 미국에서는 1989년도에 medicare(노인복지보험과 장애자보험 등)에 적용하고 있다. 그래서 수술을 하지 않은 진료부서나 보조 진료과는 보험급여가 매우 제한적이므로 임상검사서비스의 급여는 줄어들게 될 가능성이 상존하고 있어서 매우 불리한 입장에 있다.

관리의료조직(managed care organization: MCO)은 일정기간 동안 의료공급자와 의료서비스 수혜자조직 간에 계약을 통해서 network로 연결된 진료행위가 이루어짐으로써 의료서비스의 양과 질에 따라서 재계약이 이루어지므로 재계약을 하지 않을 수도 있다. **표 1-3**과 같이 MCO가 2000년에는 80%를 차치하게 되고 2010년이 되면 관리의료조직의 진료범위는 95%를 차지하게 되므로 고전적인 의료행위는 완전히 없어지게 된다. PPO와 HMO를 합한 것이 MCO이다. Managed care organization(MCO)은 preffered provider organization(PPO)과 health maintenance organization(HMO)을 결합한 것이다.

표 1-3. 관리의료조직의 성장도표

의료보장의 유형	1980	1990	2000	2010
고전적인 의료보장	95%	24%	5%	0%
변형된 의료보장	0%	17%	15%	5%
Preferred Provider Organizations; PPO	0%	37%	50%	60%
Health Maintenance Organizations; HMO	5%	22%	30%	35%
Total	100%	100%	100%	100%

Source: Schorield S., Building a cost competitive laboratory structure, Clinical Laboratory Management Association, Seminar Syllabus, Richmond, VA. April 26, 1995; 5

4) 세계경제의 위기

감사원에 따르면 문민정부 출범 시 430억 불이던 외채가 5년간에 1,530억 불로 증가되었고 외국의 현지진출 한국기업이 차용한 외화를 합치면 2,100억 불이나 된다. 세계화라는 명제 아래서 과소비를 조장함으로써 저축이 크게 줄어들어 은행들이 돈이 없어서 외국에서 달러를 빌려와서 기업에 대출하여주고 이윤을 남겨왔다. 그리고 기업들이 고용에 기여하였다.

세계경제의 위기는 남유럽으로부터 시작이 되었다. IMF에 따르면 선진 34개국의 GDP 대비 국가채무 비율은 평균 73.6%이지만, 그리스(153.2), 포르투갈(112.4), 스페인(79.0), 이탈리아(123.4)로 높다. 그리스는 GDP 대비 국가부채가 161.7%로 긴축재정에 들어갔다.

기획재정부의 2012~2016년 중 · 장기 재무관리계획을 보면 심상치가 않다. 2011년도 기준으로 공기업을 포함한 국가부채는 444조 원으로 2011년에 비하여 1년만에 15.8%(2조 원)가 증가하였다.

2007년과 2011년 사이 공공기관 부채는 247조 원에서 496조 원으로 2배 증가하였다. 공기업의 부채를 해결하려면 강력한 구조조정이 필요하다. 공기업 부채에 대하여 국가의 관리감독이 강화되어야한다. 1999년~2010년의 가계부채 증가율은 연평균 11.7%이다.

가계부채의 경우 증가속도가 경제규모나 소득증가에 비해 빠르기 때문에 국가재정과 함께 민간부채관리에 만전을 기할 필요가 있다고 지적했다.

이러한 상황에서도 미래에 도래할 전략적 분석이나 전략적 대응전략과 위기관리방법의 결여 때문이다. 문제의 핵심은 불필요한 소비를 감소시키고 이익이 나는 수출전략품목을 증가시켜서 전략적으로 총체적 시스템으로 관리하여 단계적이고 구체적인 방법들을 강구하고 실행해야 한다.

즉 달러의 소모가 가장 큰 것부터 우선순위를 결정하고 이것을 감소시켜야 하며 이익이 많은 제품을 수출전략품목으로 설정하고 육성해야 할 것이다. 효율성이란 이들을 동시에 관리하므로 가능하다. 위기상황에서 우선순위의 결정은 다음과 같은 원리에 순응해야 성공할 수 있다.

(1) 위기상황에서 우선순위의 결정

① 중요하고 급한 것을 제일 먼저 한다.

② 급하지 않으면 중요한 것을 한다.

③ 중요하지 않으면 급한 것을 먼저 한다.

(2) 80/20의 법칙(파레토분석)

이태리의 경제학자 Vilfred Pareto(1848~1923)가 19세기에 부의 분배를 연구하고 부의 80%는 소수의 사람들에 의해서 지배되고 있다는 소득불평등이론을 발표하였다. 품질경영의 대가인 Joseph Juran 박사가 로렌츠의 도표방법을 이용하여 V. Pareto의 명성을 기리기 위하여 Pareto chart라고 규정하고 80/20의 규칙을 파레토분포라고 불렀다. 이 법칙은 여러 가지 측면에서 적용하면 다음과 같다.

① 80%의 지출은 20%의 소수요인들에 의해서 발생된다.

② 80%의 경제는 20%의 소수에 의해서 결정된다.

③ 20%의 조치가 80%의 개선을 가져온다.

④ 고객의 20%로부터 80%의 이익을 가져온다.

⑤ 고객의 20%로부터 80%의 불만이 발생된다.

⑥ 20%의 직원들이 80%의 일을 한다.

⑦ 전화의 80%는 20%의 소수의 직원들이 사용한다.

⑧ 80%의 부는 20%의 소수의 사람들에 의해서 지배된다.

우리는 80/20의 법칙의 (8)번째의 말에 관심을 가져야한다. 이들은 어떻게 보면 특권층에 속한다고 볼 수 있다. 오늘날 처한 한국경제의 상황도 20%의 소수의 사람들에 의해서 80%의 문제를 발생시키고 있은 것은 부인하지 못한다. 다수의 서민들은 금 모으기 운동을 했지만 20%의 소수의 특권층은 gold bar에 투자하여 환차익만 노리고 있는 사람들도 있었다. 어떻게 보면 이들 소수는 다수의 사람들이 국가의 안녕과 질서유지에 기여하고 있는 덕분에 이들은 덕을 보고 있다고 볼 수 있다. 목전에 자신의 이익만을 생각하다 보니 국가경제의 장래에 미치는 영향들은 생각하지 못한 것이다. 그러나 이들의 참여를 유도하기 위한 유인책들이 자유시장 경쟁에 기여하도록 배려하는 기술이 필요하다. 수요나 경쟁력이 없은 산업은 과감하게 퇴출이나 구조조정을 하고 산업을 재편성해야 국가경제에 기여할 수 있다.

사람이나 조직이 미래를 정확하게 예측할 수 있다면 틀림없이 성공할 수 있을 것이다. 미래를 상상하고 효율적으로 대처하는 것은 중요하지만 가끔은 치우칠 수도 있다는 것을 알아야 한다. 그래서 조직의 관리계층의 관리자들의 계획은 보다 효율적으로 미래에 대처하는 광범위한 기술을 개발해야 한다. 미래의 경향의 실험, 대체 시나리오의 결합, 새로운 비전의 창조, 그리고 전략의 개발에 의해서 조직들은 미래의 불확실성을 보다 더 바람직하게 준비할 수 있다. 우리는 미래의 가상 시나리오들을 예측하고 미래사회에 직면할 경제상황에 대하여 대응방법과 관리통제수단을 효율적으로 관리했다면 경제의 동요는 일어나지 않았을 것이다.

미래 사고에서 일반적으로 출현하는 것은 어쨌든지 간에 변화를 최소화하기 위한 계획이 중요하다. 조직의 모든 수준에서 지도자들은 보통 그들의 과거경험이 미래에 공정하고 신뢰성 있는 지침이라고 생각하고 있다.

미래란 단순히 그들이 경험했던 유사한 더 낳은 세계가 올 것이라고 생각하지만 이런 유형의 변화전반의 연속성은 그 가정을 실수로 유도하게 만든다.

이런 추세에 대처하기 위해서는 조직은 미래에 직면할 수 있는 위험과 기회 그리고 창조하기 위한 의식적 노력이 만들어져야한다. 미래의 일을 실행하기 위한 최초의 노력에도 불구하고 수많은 개인들과 조직들이 실패하는 것은 불충분한 의사결정에서 발생된다. 사람들이 2~3년의 변화의 가치를 위해서 10년을 내다 보아야 한다.

5) 미래의 가정(Assumptions about the Future)

미래에 대한 가능한 두 가지 중요한 가정을 할 수 있는데 다음과 같다.

그것은 미래는 불확실하다는 것이고 그리고 일이 성공할 것인가 아니면 실패할 것이 무엇이냐에 의해서 미래의 주된 양상들을 선택하고 창조하는 것이다.

(1) 미래는 불확실하다(The Future is Uncertain)

어떤 환경에서도 정확한 예측은 단순한 것이 아니지만 조직의 경영관리 역시 같은 양상이다. 불확실성을 줄이면서 불확실성에서 효율적으로 살 수 있고 그것을 창조적으로 적응해야 한다. 자신의 조직을 위해서 대체적인 미래환경이나 핵심경향을 이해하고 자신의 공동체가 창조적이고 효율성을 강화할 수 있어야 한다.

(2) 성공과 실패에 대한 미래의 주된 양상을 선택하고 창조해야 한다.

미래는 항상 불확실하고 관리의 범위를 초월하는 것이 많지만 거기에는 우리가 통제할 수 있는 미래의 보다 큰 측면이 있다. 미래의 경향감각이 분명하게 관련된 비전전략 그리고 시나리오들은 우리가 추구하는 미래의 모습을 보다 더 좋게 만들 수 있다.

6) 미래의 관리에 관련된 역할들

미래는 우리가 사용하는 미래연구와 비전 모두를 포함한 어휘로 사용하지만 이것들은 참여의 도움, 방향설정 그리고 기여에서 방향전환이다. **그림 1-8**의 전략적 경영관리활동에서와 같이 시나리오(scenarios)와 경향에서 보여주는 관리자체는 근본위치로부터 이동하는 것이다.

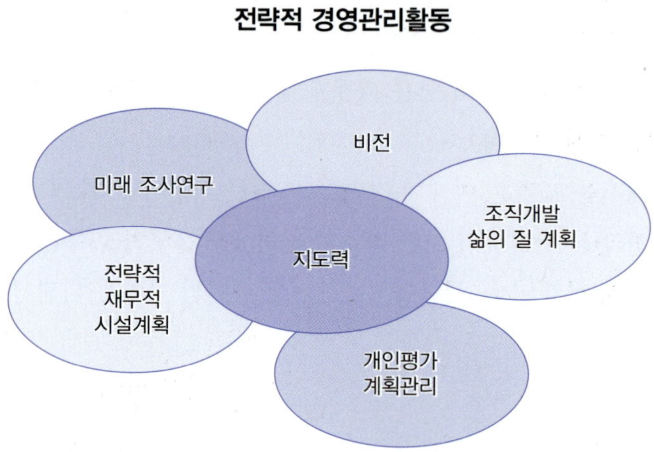

그림 1-8. 전략적 경영관리활동

7) 미래기술들(Future Techniques)

대체할 미래의 동조자들과 선구자들은 미래의 불확실성에 대한 방법조정을 이해하기 위하여 기본도구들을 사용할 것에 초점을 맞추는 것이다. 즉 경향, 시나리오, 비전, 전략이다. 이러한 도구들을 어떻게 그들의 비전을 계획하고 달성하는 데 조직의 이익을 위해서 사용하는가를 규정하고 설정해야 한다.

미래란 상상을 자극하고, 창조성을 강화하고, 위협과 기회의 동정에 의해서 현명한 조치를 위한 하나의 도구이며 우리의 가치에 중요한 결과와 가능한 미래의 선택들에 관련되어야 한다. 전문가들은 미래란 정확하게 예견될 수 있은 범위라고 말한다. 특히 그들은 선호하는 미래나 또는 비전영역에서의 일이나 표준을 위해서 자신들의 역할이 아니라고 강변하지만 **그림 1-9**는 경영관리활동과 관련된 미래의 위치를 설정하고 있다. Earl Klay는 전략경영관리와 미래연구에서 참여에 대한 필요한 차별화, 방향설정, 활동에 기여, 관리와 경영관리라는 **그림 1-9**의 모델을 사용하였다.

(1) 경향(Trends)

경향이란 관측자를 위해서 너무나 중요한 부분에서 변화의 양상에 너무 많은 시간을 보낸다. 미래보다 더 앞을 내다보는 것은 위협이나 기회들을 환기시키는 것이 중요하다. 긍정적인 변화는 변화될 것이 무엇인가에 대하여 우리가 앞일을 내다보는 범위를 촉진시킬 수가 있다. 경향이란 정보기술들의 본질과 속도, 사회적 가치,

행동과 같이 방향으로 이동할 수도 있다.

(2) 시나리오(Scenario)

시나리오란 미래의 그럴듯한 영역에 초점을 맞추는 것이다. 경향이 확실히 시간이 지나서 특별한 주제들 즉 인구통계, 정보기술, 관리의 변화들에 초점을 맞추지만 미래분석은 미래의 유사한 포괄적 상황을 얻기 위하여 필요한 것이다. 강력한 도구는 미래의 상황범위을 안내하는 경향상태와 어떻게 상호작용하는가를 고려하기 위하여 개발되어야 한다. 즉 이것을 시나리오라고 한다.

그림 1-8에서 겹치는 부분은 전략적 경영관리분야이다. 전략적 경영관리활동의 외부적 요인들은 참여, 기여, 방향 그리고 관리이며 내부적 요인으로는 리더십을 중심으로 미래연구, 비전, 전략적 재무 관리적 그리고 설비계획, 직무평가와 계획관리, 조직개발과 삶에 대한 계획으로 구성된다.

현재의 병원의 검사실 경영관리의 미래의 그럴듯한 가능한 미래영역에 초점을 맞추기 위해서는 미래의 병원 검사실경영에 영향을 줄 수 있는 미지의 요인들에 의해서 결정된다. **그림** 1-9의 그럴듯한 미래 가능한 영역의 시나리오들에서와 같이 그럴듯하게 발생될 미래 가능한 영역에 영향을 미치는 요인변수들 즉 미지의 요인 i에서 n까지의 요인들이 결정적인 변수로 작용하여 미래를 예측할 수 있다.

미래의 병원경영관리에 영향을 주는 미지의 요인변수에 대한 각각의 통합 시스템의 측면에서 상황변수를 고려하여 이에 대응하기 위한 전략적 계획과 준비가 선행되어야 함을 인식해야 한다. 오늘날처럼 변화의 속도가 급격하게 일어나는 상황에서는 이러한 미래의 그럴듯한 가능한 분야에 대한 비전과 전략이 있어야 병원조직의 생존과 밀접한 관계를 가지게 된다.

시나리오(scenario)는 그럴듯한 미래의 보다 더 포괄적인 차별화의 상태를 뜻한다. 시나리오는 미래의 상태이기 때문에 가능성의 다양한 범위를 고려하기 위하여 허락되어야 한다. **그림** 1-9의 왼쪽에서와 같이 시나리오는 그럴듯한 것이 무엇이며 미지의 요인들이 발생된다면 가능하게 만드는 것이 무엇인가를 동정하는 것에 의해서 미래의 불확실성을 예측하는 것이다.

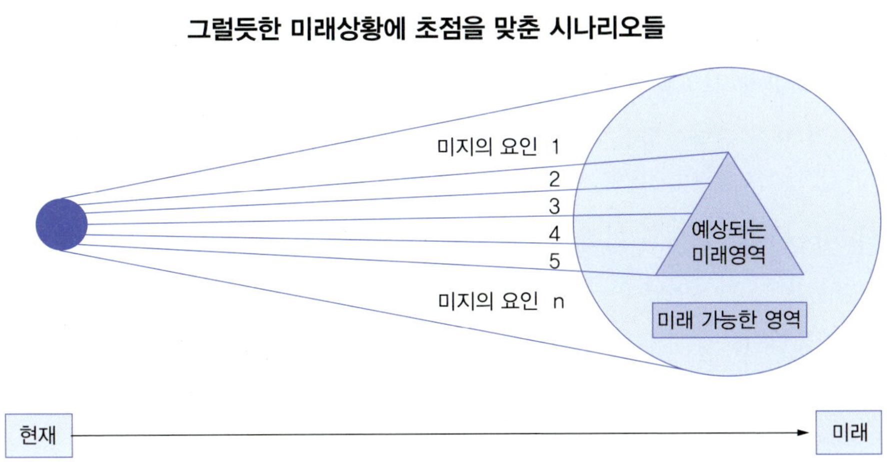

그림 1-9. 그럴듯한 미래에 초점을 맞춘 시나리오들

시나리오는 상호작용의 힘에 의한 상황에 따라서 취해진 미래로 가는 길을 묘사한 것이다. 시나리오는 다양한 방법들이나 상세한 항목들의 다양성에서 개발되어질 수 있으나 그럴듯하고 도전적인 것이어야 한다.

Scenarios는 우리가 모르는 발생되는 가정이나 모험들을 포함해서 최근의 생각과 미래에 대하여 모두를 배울 수 있도록 강력한 힘을 제공한다. 시나리오 각본들은 학습에 있어서 투자로 표현한다. 원형을 회전하는 전형적인 4가지 시나리오들의 상황을 개발하는 데 가장 도움을 준다는 것을 발견하게 해준다.

첫 번째 가능한 공식적인 것으로는 미래에 접근하는 것이 조직의 가정이 솔직하게 만들어져야 하고 그들이 존재하는 것을 예측해야 한다.

첫 번째 시나리오는 최근 경향들의 최상의 추측과 추정에 의지하게 된다.

두 번째 시나리오는 틀리게 진행되는 것이 무엇인지를 검토해야 한다.

어떠한 조직을 위해서라도 적절해야 하고 나타나는 부정적인 사건의 주된 범위를 고려해야 한다.

세 번째와 네 번째 시나리오들은 사용자의 모험에 지속적으로 도전하는 것이다. 이들은 구조적으로 다른 상황들을 조사하는 것이다. 이런 것 중에서 결국 하나는 설득이며 추구된 비전방향들의 분야에서 개인이나 조직의 중요한 부분이 노출된다면 나타날 것이 무엇인가를 노출하기 위하여 솔직하게 상상해야 한다.

시나리오들의 경향은 사용자들이 현재를 초월하여 함께 허용해야 하며 위협과 기회의 차별화 형태를 노출시켜야 한다. 전략적 개발이란 말에 있어서 시나리오들은 창조적 사고를 자극하기 위하여 가끔 사용되며 최근이나 잠재적이고 전략적인 강력한 힘을 실험하기 위한 것이다.

(3) 비전(Vision)

비전이란 우리들이 달성한 미래의 모습이다. 우리는 경향, 그럴듯한 미래, 시나리오에 관련된 무슨 일이 일어날 것인가에 대하여 생각을 하게 되는 것은 우리가 선호하는 일이 무엇인가를 구체화할 수 있고 선호하는 미래나 비전을 창출해내도록 고려하는 것이다.

우리가 창조하기를 원하는 비전이 미래의 선호하는 의견을 고무하는 것이다. 시나리오는 앞을 내다본 미래이다. 창조를 제공하고 위협과 기회들을 동정하는 것이다. 이것들은 상상력을 확장시키고, 비전은 미래의 우리들이 접해야 할 마음이므로 이것을 성취하도록 협력하고 분투노력해야 한다.

그림 1-10의 비전의 역할에서는 병원검사실이란 내부적 환경이나 외부적 환경사이에서 미래의 그럴듯한 가능한 병원검사실전략에 따른 전략방향을 위해서는 성공을 위한 임계요인들과 경쟁적 위치가 요인변수로 작용한다.

그럴듯한 미래의 시나리오는 위협과 기회가 존재하며 병원검사실의 위치에서는 강점과 약점을 고려하여 비전을 제시할 수 있어야 한다. 비전이란 미래에 우리가 보여주어야 할 우리들의 바람직한 모습으로 우리가 성취해야 할 구성원들의 목표이다.

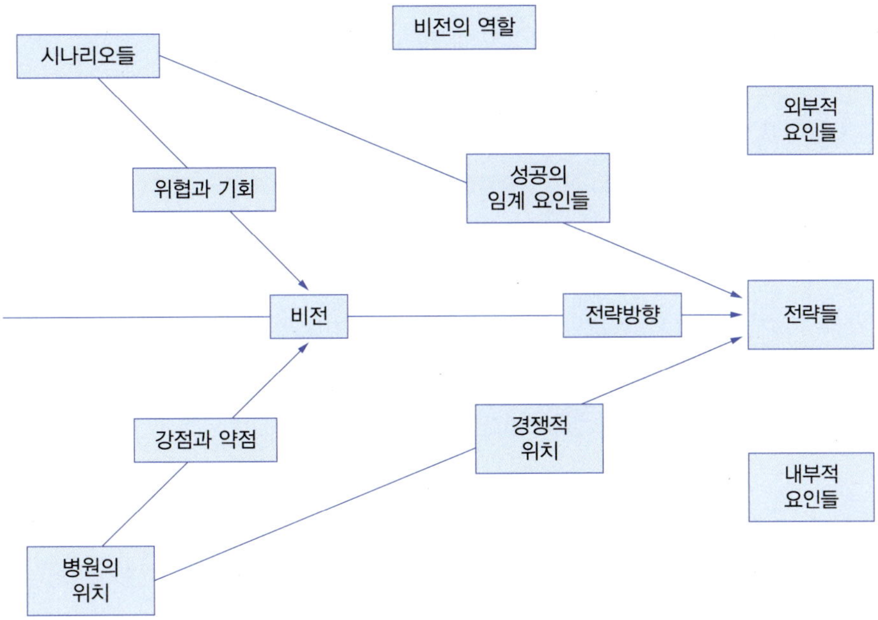

그림 1-10. 비전의 역할

(4) 전략(Strategies)

옛날에는 비전을 가졌지만 전략적이란 비전을 성취하도록 노력하는 데 초점을 맞추는 것이 필요하다. 전략들이란 우리의 비전은 성취하기 위한 가장 중요한 활동들이다.

그림 1-10의 비전의 역할은 시나리오, 비전, 전략들의 상호관계를 동정하는 것이다. 비전이란 **그림 1-10**의 왼쪽 한가운데 위치의 외부적 환경의 기회들과 위협들에 의해서 길잡이 역할들을 하는 것이며, 시나리오들 중에서 가장 최상으로 요약될 수 있다.

비전이란 역시 각자의 경쟁위치에서 강점과 약점에 대한 병원검사실조직 공동체의 내부적인 요인들에 의해서 결정된다. 정보의 강화에 의해서 비전을 가지지 않을 수 없는 것이며 우리가 가지기를 원하는 것이나 우리가 창조해야 할 것이 무엇인가의 상태를 촉진시키는 것이다.

이 시점에서 각자의 조직과 그 구성원들이 해야 할 일과 방향에 대한 대응전략을 정확하게 설정하고 실행해야 생존하게 될 것이며, 미래의 의료환경의 경향에 따른 그 대체 시나리오들을 개발하고 미래의 비전을 결합하여 대응전략을 세워야 한다.

10 관리자의 경영관리지식

성공적인 검사실 경영관리 요인들

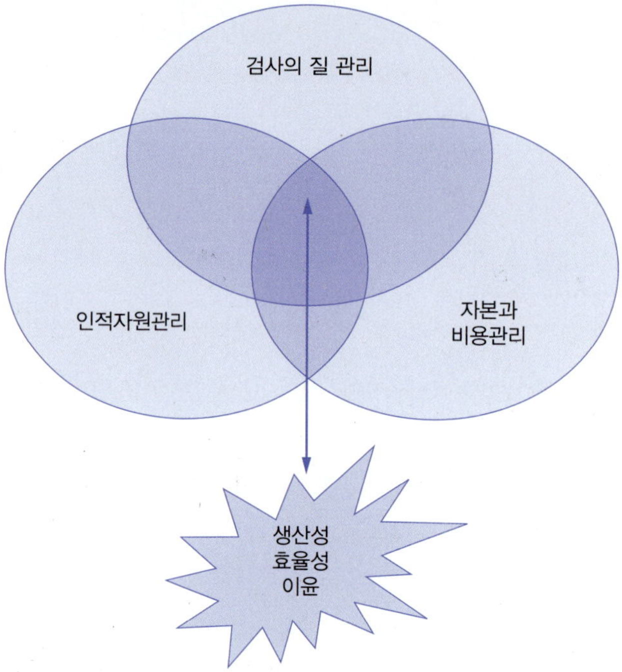

그림 1-11. 성공적인 검사실 경영관리 요인들

관리자(manager)란 "타인을 통해서 일을 시키는 사람이다." 즉 진담검사의학과의 목적을 달성하기 위하여 직원들에게 할당된 일을 시키고 그 결과에 대하여 기본적으로 책임을 지는 사람을 관리자라고 한다. 진단검사의학과의 관리자는 진단검사의학과장, 검사실장, 병리감독으로 직위를 수행하는 데 필요한 의무를 부여하고 그 일을 실행하는 데 필요한 권한을 위임해주고 권한행사에 따른 책임과 책무를 부여하는 것이다.

1) 성공하는 관리자의 경영관리 요인들

(1) 인적자원관리(사람이 조직을 성공하게 또는 실패하게 만듦)
(2) 검사의 질 관리(최소한의 정도관리 체계를 유지)
(3) 자본과 비용관리(수익에서 비용을 차감한 것이 이익)
성공하는 관리자가 되려면 3가지 요인을 잘 관리하는 기술이 필수이다.

2) 검사실 경제학(세계경제의 위기)

(1) 그리스의 전체 실업률은 15%이고 청년 실업률은 50%
(2) 세계8대 경제 강국인 이탈리아의 실업률은 10%이고 청년 실업률은 36%로 매년 4만 명이 해외로 떠남
(3) 포르투갈의 실업률은 15%이고 스페인의 실업률은 25%
(4) 실업률이 15%를 넘으면 전문직종도 실업영향을 받음
(5) 원인은 거대한 복지확대정책과 국가부채의 증가로 긴축정책

SBS에서 2012년 10월 28일 11시에 "세 나라의 운명 교향곡"에 대하여 방송하여 위기에 처한 나라들의 공통점을 지적하였다. 세계경제는 몇십 년 간격으로 호황과 불황의 주기가 온다. 그리스나 이탈리아는 한국보다 복지확대를 먼저 실시하였으나 경제위기와 복지위기에 직면에 해있다. 그리스의 GDP 대비 국가 부채가 161.7%가 되어 긴축재정에 들어갔다. 즉 그리스는 지하경제가 GDP의 25%에 달하고 부정부패의 늪에서 해매고 있다.

한국의 국가부채가 2011년 GDP의 2.3배이고 공기업을 포함하면 69%이며 10년간 매년 11.1배 증가하였다. 한국도 이들 국가와 매우 유사한 구조를 가지고 있다. 경제가 안 좋으면 지출을 줄이므로 아파도 병원에 안 가게 됨으로써 병원 수익이 감소하게 되어 병원들이 구조조정이나 감량경영에 돌입하게 된다.

3) 관리자의 원가와 재무관리개념

(1) 수익에서 비용을 차감한 것이 이익이라는 기본개념을 숙지하고 조직을 관리
(2) 병원장은 주기적으로 대차대조표나 손익계산서를 통해서 각 부서의 총수익과 총비용을 차감한 총이익을 파악(계층 간에 상호신뢰의 의사소통이 무너지면 문제가 발생함)
(3) 유능한 관리자를 양성하려면 3~5년 이상 필요함
(4) 부서의 독립채산제의 도입으로 전문 관리자의 양성의 필요
(5) 병원장에게 경영관리개념이 부족하면 관리자를 순환근무를 조장
(6) 주기적으로 경영관리 교육의 실시(원가 및 재무관리 포함)
(7) 경영관리기술을 가진 관리자의 양성
(8) 채용 시에 임상검사 경영관리학이나 정도관리 이수자에 가산점 부여제도 도입(즉 현장에서 바로 사용할 수 있는 살아 있는 교육내용을 참조)

개인은 직장의 영향을 받게 되고 사회조직은 국가경제의 영향을 받으며 국가경제는 국제경제의 영향을 받는다. 사회직장에 참여하게 되면 조직의 규범과 조직의 규범에 적응하는 방법을 알아야 한다. 특히 성공하기를 바라는 사람은 위기관리의 기술을 익혀야 한다.

어떤 병원들은 과를 잘 운영하고 있는데도 병원장이 경영마인드가 부족해서 과장이나 실장을 무조건 몇 년

을 주기로 교체하는 것은 경영관리기술의 부재로 인한 유능한 인재를 잃게 되므로 조직에 큰 손실을 주게 된다. 그러나 경영관리기술이 일반화되었다면 가능하겠지만 한국의 현실은 다르고 경영교육을 받은 유능한 전문 관리자가 많지 않다는 것이 제약이다.

4) 관리자의 순환근무의 장단점(독립채산제조직)

(1) 현대조직은 전문 관리자를 채용하여 독립채산제를 도입하여 책임감을 증대
(2) 동일직위에 장기근무하면 무사 안일로 생산성이 낮아짐
(3) 직원들의 숙련도가 비슷하면 순환근무는 부서 간이나 동일부서 내에서 실시
(4) 개인의 업무능력의 차이로 책임의식이 상이함을 인지
(5) 주기적 순환근무의 단점은 전문 관리자의 부재로 경영관리의 손실이 더 큼
(6) 보직이 단기간이면 조직에 대한 충성심이 낮으므로 위기관리가 취약함
(7) 관리자는 직위명세표에 기재된 학력과 경력에 합당한 사람을 채용
(직장 내에 적격자가 없으면 간부직원(head hunt)은 외부에서 스카우트로 채용)
(8) 관리자는 누구나 할 수 있다는 풍토조성으로 무사 안일한 환경조성
(9) 경험을 통한 경영관리기술의 배제
(10) 중 · 장기계획이나 비전을 지속적으로 실행하는 데 많은 제약이 됨
(11) 다수 직원들에게 관리자의 기회를 제공(경영관리능력개발 무시로 숙련과정에 시행착오가 발생되어 경영손실 감수)

직원들이 한 부서에서 장기근무를 하면 업무지각태도가 낮아져서 무사안일한 사고방식으로 생산성이 낮아지므로 순환근무를 시킨다. 일반적으로 최일선의 병리감독 직급에서 부서장 간이나 직원들 간에 타부서 또는 동일부서의 다른 업무에 배치하는 것이 좋다.

그러나 진료과장이나 검사실장을 주기적으로 순환시키는 장점은 차례로 돌아가면서 함으로써 조직 분위기에서는 다수 직원들에게 나도 때가 되면 관리자가 된다는 기대와 희망을 줄 수 있다.

단점은 일정기간만 보직을 유지한다는 것 때문에 중 · 장기 계획이나 비전을 실행한다는 것을 불가능하게 만들고 이제 경영관리기술을 좀 알만한 시점에서 그만둠으로써 유능한 관리자가 없는 조직분위기를 만들므로 관리자에 대한 존경심이나 충성심이 현저히 낮아지게 만든다.

더욱이 서비스단위의 독립체산제를 도입하는 병원에서는 과장과 실장 등 핵심간부만 채용을 하고 나머지 직원은 책임자가 책임경영을 하기 위하여 진담검사의학과장이나 검사실장의 채용 시에는 병원 인적자원관리에 배치된 직무명세서에 기재된 학벌과 경력 등의 제시조건에 부합하는 사람을 채용하고 자체 검사실에서 직무명세서에 해당하는 조건을 가진 사람이 없다면 간부직원(head hunt)은 외부에서 스카우트로 채용하는 것이 좋다.

5) 영리병원의 도입(외부한경에 적용)

(1) ISO 15189의 의학검실의 인정제도 도입

영리병원이 2002년 처음 허용된 이후 국민들의 반대로 진전이 없었는데 2012년 10월 29일 보건 복지부가 영리병원 관련 시행규칙을 공포하였다. 인천 송도 경제자유구역에 한국에서는 처음으로 영리병원이 들어서게 된다.

영리병원이 들어서면 고객의 범위는 국내외에 있는 모든 환자로 확대하게 된다. 이런 상황에서는 국제표준인 ISO15189 의학검사실 표준을 도입해야 한다. 이미 지식경제부에서는 병리과와 핵의학분야에 ISO 15189를 시범도입을 하였고 진단검사의학 분야에도 2012년 11월에 도입하기로 결정하였다. 특히 이민을 가는 경우 ISO 15189에서 인정하는 검사실에서 검사하도록 요구하는데 한국에는 ISO 15189에서 인증하는 병원 검사실이 없기 때문에 중국이나 일본에 가서 검사를 받아야 하는 실정이다.

(2) 영리병원 도입의 단점

① 경쟁을 통한 의료산업 선진화가 가능하지만 병원비의 상승
(고가 장비 도입으로 의료비가 10~20배 높음)

② 건강보험이 적용되지 않아 일반 의료서비스의 질은 저하(한국의 공공의료가 50%)

③ 일부 부유층의 고객들만 앞서가는 의료서비스의 수혜(빈부의 차별의료서비스)

④ 동일한 의료 직급수준에서 급료가 10배 정도 차이 발생

⑤ 지나친 영리추구로 권위주의가 발생 우려

이런 상황에서 해외환자의 유치를 위해서 경쟁이 치열하여 고가장비의 도입, 외국환자의 비자 발행과 공항으로부터 병원까지 안내가 필수상황이 되었다. 영리병원은 주식회사이므로 다른 사업에 진출할 수가 있고 투자자들을 유치하기가 쉽다는 이점이 있다.

6) 관리자의 권위주의화의 문제점(잘 나아갈 때에 조심해야한다)

1) 그 권위주의의 폐쇄성으로 인해 권위주의화 되는 경향

2) 높은 공식성은 동조과잉, 지나친 형식주의, 보수주의화를 초래

3) 응집성은 집단사고를 촉진한다.

4) 수단으로 규칙이 목적보다 중요시된다.

5) 직원들의 인간적 가치 실현이 곤란하다.

(1) 통제위주의 구조 및 관리전략은 직원들의 자율성과 창의성을 억압

(2) 외재적 동기 부여는 조직몰입도의 제고에 역부족

(3) 개인의 발전에 기여하는 측면이 미흡하다.

연습문제

1. 경영관리개념의 정의 중 틀린 것은 ?

1) 타인의 노력을 통해서 일정한 목표를 달성하는 것이다.

2) 조직목표달성을 위해서 개인이나 집단과 더불어 그 들을 통하여 달성해 가는 과정이다.

3) 타인을 통해서 일을 시키는 것이다.

4) 조직목표와 무관하게 개인목표만 달성하면 된다.

5) 일정한 조직목표를 달성하기 위하여 자원과 과업을 통합하는 과정이다.

2. 경영학의 탄생에 기여한 사람은 ?

1) Josph Whartson 2) William Taylor 3) Henry ford

4) Kurt Lewin 5) Rolence Apply

3. 진단검사경영관리학의 아버지라고 부르는 사람은 ?

1) William O. Umiker, MD 2) Herry Fayol 3) Gerald P. Boe

4) Caren Cari 5) Eleanor L. Travers

4. 경영의 행동원칙이 아닌 것은 ?

1) 수익성의 원칙 2) 경제성의 원칙 3) 생산성의 원칙

4) 능률과 유효성의 원칙 5) 조직의 불균형의 원칙

5. 경영관리과정의 5가지 기능이 아닌 것은 ?

1) 계획화 2) 조직화 3) 지휘화 4) 통제화 5) 조정화 6) 리더쉽

6. 경영관리과정 중 틀린 것은 ?

1) 계획화는 예산, 새로운 검사방법과 절차, 목표와 방침, 보수교육이다.

2) 조직화는 직무기술서, 장비나 작업장의 위치, 물품보관

3) 지휘화는 신규 직원의 선발과 소개, 일정할당, 훈련, 지도, 고충해결

4) 통제화는 정책과 공정한 룰, 검사 수행도표준, 수행도평가, 검사의 질, 안전관리, 원가분석, 재고관리, 상담, 규칙 등

5) 조정화는 타 부서, 서비스, 과내의 타 부서와 협력 등.

6) 지도력이란 부하나 상사를 설득시키는 능력과 무관하다.

7. 계획화 과정의 요인들이 아닌 것은 ?

1) 요구를 평가하고 목표, 목적, 우선권을 규정을 한다.

2) 대체 안의 고려와 사용 할 방법의 선택한다.

3) 절차의 결정과 책임의 할당을 한다.

4) 결과평가와 피드백의 획득과 교정활동을 취한다.

5) 행동의 가능성을 행동으로 발현시키는 과정이다.

8. 경영계획과정이 아닌 것은 ?

1) 조직이 달성하고자 하는 목표를 하라.

2) 병원이 하려는 계획과 비교하여 정보를 모으고 최근 상황을 평가하라.

3) 조기목표를 달성하기 위한 시간표와 기간을 설정하라

4) 병원이 요구하는 미래방향으로 움직일 방침을 설정하라

5) 검사수요를 예측하고 자원을 활용하라

6) 계획을 실행할 단계들을 결정하라

7) 조직목표보다 개인목표를 우선시하라.

9. 관리자의 기능이 아닌 것은 ?

1) 대인적 역할　　2) 정보적 역할

3) 의사결정의 역할　　4) 개인적 역할

10. 임상검사 행정관리자의 혁신과정이 아닌 것은 ?

1) 50년대는 수석 병리사 1.2급 병리사

2) 70년대는 행정과장 MS

3) 80년대는 MBA

4) 2000년대는 임상병리경영관리학 석사, 경영공학석사, 의료정보학석사

5) 90년대는 기계공학석사

11. 생산성과 무관한 것은 ?

1) 산출/투입　　2) 이윤　　3) 수익-비용　　4) 산출물과 투입물　　5) 비효율성

12. 다음중 가장 이상적인 관리자 상은 ?

1) 의지와 능력이 있는 관리자
2) 의지는 있으나 능력이 없는 관리자,
3) 의지도 능력도 없는 관리자
4) 능력은 있으나 의지가 없는 관리자,
5) 무능한 관리자.

13. 관리자의 역할 중 틀린 것은 ?

1) 고객을 옹호한다
2) 표준의 추진자
3) 변화의 창조자,
4) 동반자와 설계자
5) 조정자와 의사전달자
6) 팀구축과 통합자
7) 관리자가 하고자 하는 대로 개인적인 목표를 추구한다.

14. 위기상황에서 가장 우선순위가 높은 것은 ?

1) 중요하고 급한 것을 먼저 실행한다.
2) 급하지 않으면 중요한 것을 한다.
3) 중요하지 않으면 급한 것을 먼저 한다.
4) 특별한 순서가 없다.

15. 80/20의 법칙과 무관한 것은 ?

1) Vifred Pareto
2) Pareto Chart
3) Joseph Juran,
4) 부의 분배의 소득불평등 이론
5) 특성요인도

16. 미래를 예측하는 기술들이 아닌 것은 ?

1) 경향
2) 시나리오(Scenario)
3) 비전
4) 전략
5) 정확성

정답 1. ④ 2. ① 3. ① 4. ⑤ 5. ⑥ 6. ⑥ 7. ⑤ 8. ⑦ 9. ④ 10. ⑤ 11. ⑤ 12. ① 13. ⑦ 14. ① 15. ⑤ 16. ⑤

chapter 02

운영관리

Operation Management

오늘날 검사실 설계의 기본 개념 변화의 가장 중요한 요인은 다면적 측면에서 변화를 실현하는 것으로 예기치 않은 변화에 유동적으로 적응하는 능력이 요구된다. 개선될 효율성의 장애를 줄이는 것이 구조적 조직적 장벽이지만, 현대화된 검사실의 설계와 관리에 필요한 구성요소들은 폭넓게 인식하는 것이 중요하다.

검사실의 운영관리는 병원의 진료전달체계의 구성요소로 통합되고 필요하지만 총비용은 경쟁적 압력으로 급속하게 감소하고 있다. 그러나 성장하려면 업무, 개혁, 구조조정을 다시 정의하여야 하고, 일반적으로 각 부서들은 변화의 요구에 일치하기 위한 자신을 재창조해야 한다.

검사실의 일부분이나 모든 면에서 재설계하는 것은 전체 재정이나 운영의 효율성 내에서 필요한 비용의 지출이 요구된다. 새로운 업무를 수행하기 위해서는 요구되는 면적을 이해시키려면 최적의 설계를 위해서는 단기 및 장기 계획의 요구가 필요하게 된다.

검사실의 특성과 규모의 경제에 의해서 조직구조가 다르기 마련이다. 검사실의 목표를 효율적이고 합리적으로 성취하기 위해서 검사실을 설계하고, 개인들의 경험과 능력에 따라서 업무범위를 할당하고, 적재적소에 필요한 사람들을 배치하고 검사실에서 업무를 실행하기 위하여 운영방침과 절차를 규정하고, 장비, 시약 등의 제자원들을 효과적으로 결합하여 일정계획에 따라서 검사를 진행하도록 해야 한다. 검사업무의 성과는 투입된 인건비, 감가상각비, 변동비 등을 제외하고 이윤이 발생되어 생산에 투입할 수 있는 생산성의 유지와 향상이 중요하다.

1 검사실 조직구조와 관리

진단검사의학과의 조직은 구조와 과정의 상호작용을 다루는 과정으로서 업무구조와 상호관계를 묘사한 것을 입증시키는 것이다. 검사실 조직의 핵심 요인들의 가치는 수행할 업무, 일을 하는 개인들, 그리고 작업장으로서 검사실이다.

조직이란 목표추구를 위한 일련의 사람들의 모임으로서 역할, 기능, 책임이 분할되어 합리적인 협동 활동을 하는 체계적인 상호관계의 구조이다.

검사실의 목표를 달성하기 위하여 조직화하는 과정에서는 자동화나 전자동화, 검사량, 검사의 질, 조직의 특성과 크기, 성장 목표에 따라서 검사실 직원들의 수가 결정되고, 장비, 시약, 사람 등의 제자원의 효율적인 활동을 통해서 조직의 목표가 달성된다.

1) 시스템으로써 업무조직(Business Organization as System)

시스템(system)이란 공동목표를 향해서 함께 일하는 상호작용과 독립된 요소들의 집합 이다. 즉, 시스템이란 전체의 목표를 달성하기 위해서 함께 작용하는 일련의 구성요소의 집합이다. 검사실 시스템이란 외부자원으로부터 투입된 자원이나 지시를 받고 이것을 내부 적 변환 과정을 통해서 외부 이용자인 환자들에게 검사서비스를 전달하는 것이다.

(1) 조직시스템으로써 기능(Function of Organizational System)

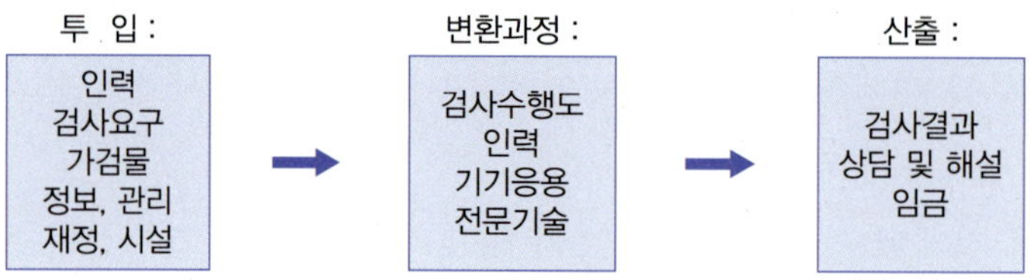

그림 2-1. 시스템으로써 검사실(The Laboratory as System)

조직 활동은 조직시스템이 운영을 계속한다면 지속적으로 관리되어야 한다. 즉 검사실 조직활동은 투입과 변환과정 그리고 산출의 지속적인 순환과정으로 이루어진다.

그림 2-1의 검사실 조직시스템에 지속적인 투입은 변환과정을 통해서 검사서비스를 생산하는 것이다. 각 단계는 특수한 요구들과 수행 임무를 가진다.

① 투입(Input)

투입구조를 통해서 필요한 자원들이 획득되고 교환된다.

지식정보, 재정, 사람은 검사실 생산물과 검사서비스의 판매를 통해서 얻은 화폐로 조달된다. 정부기관과 동일하게 사회기관들도 재무적 자원들이 예상하는 서비스로 전달되고 보상으로 제공된다. 이 단계는 검사실 조직의 생산 서비스를 위해서 요구된다.

② 변환과정(Transformation Process)

입력경로를 통해서 받은 자원들은 검사실 조직을 통해서 제공된 생산 서비스로 변환된다. 이러한 변환은 검사실 목표를 위해 설정된 임무를 수행하는 조직의 내부 활동에 의해서 달성된다. 변환과정은 고객들과 직원들 모두의 필요와 욕망에 지속적인 관심을 요구하여 지속적인 자기규제의 통제장치를 통해서 달성된다.

③ 산출물(Output)

산출물 구조를 통해서 생산된 검사서비스는 고객인 환자들에게 전달된다. 산출단계에서 고객을 만족시키고 투입 과정에서의 서비스를 변환하여 돈이나 기금배당 같은 대가로 받는다. 목표의 달성에 실패하는 것은 조직의 적법성에 도전하는 결과이다.

그림 2-1과 같이 검사실은 시약, 공급, 그리고 검사 요구를 받고 그 검사 결과를 얻기 위해서 필요한 검사과정을 수행하며, 검사실 내에서 기기와 인력을 이용하여 검사과정에서 생산된 부산물과 소비에 따른 파급 효과를 다른 부서에 전달하는 일도 한다.

검사실에 가장 영향을 주는 사람은 관리자로서 이들의 행동과 특성이 조직 분위기에 막강한 영향을 주므로 이들의 선발 시에는 특히 경력과 학력 그리고 잠재능력과 재능을 고려해야 조직이 성공한다. 그래서 관리자는 합리적이고 효율적인 인도와 적절한 전망으로서 예기된 문제들을 예상해야 한다.

(2) 조직의 힘으로 관리자의 직무를 실현

① 검사실 조직의 수명

사람처럼 조직도 수명이 있다. 모든 조직 시스템처럼 조직들은 출발점, 안정기, 조직이 종료되거나 새로이 시작되는 단계로 구분된다.

② 조직의 외부환경

엄격하게 말하면 조직의 외부 환경요인들은 관리자의 영향권 밖의 일이다. 그러나 조직의 특성과 능력을 구체화해야 한다. 외부환경은 일반 경제상태, 법률과 규제, 환율, 이자율, 정부의 경제정책, 고객행동, 경쟁상황, 자원의 기금, 가능한 일, 기후상태 등에 의해서 검사실 경영이 영향을 받는다.

③ 조직내부 문화

많은 관리자들은 조직 자체와 직원들의 생각, 생활유형, 전통에 의해서 방해를 받는다는 것을 발견하고 자신들 부서의 모든 측면을 그들이 관리한다고 생각하기 때문에 좌절감에 빠지게 된다. 즉, 조직문화는 조직구성원이 평소에 공유하는 가치관, 신념, 이념과 관습, 규범과 전통, 그리고 지식과 기술들을 포괄하는 총체적 개념이다.

새로 탄생한 무경력 관리자들은 완전한 조직 배경의 조사가 없이 변화를 시도하고 내 방식으로 항상 실행한다는 식으로 처리하고 비평을 받아주지 않음으로써 실수를 만든다.

설명이 불합리하지만 거기에는 어떤 방법에서 왜 그런 상황이 전개되는지에 대한 가 치 있는 이유들이 있기 마련이다. 가장 중요한 것은 조직 내부에서 열심히 일하고 생산성이 높은 사람이나 부서는 그 가치를 인정해 주고 능력 있고 가치 창출이 많은 사람들을 보상해 주고 성장하게 조직 분위기를 공정한 룰에 의해 집행하고 유지해야 한다.

2) 조직구조

조직에는 공식 조직과 비공식 조직이 존재하고 있다. 공식 조직이란 병원에서 관리계층에 따른 직위상의 공적업무의 수행을 위해서 생긴 것이고 비공식 조직은 공적인 업무 수행보다는 학교, 취미, 교회, 지연, 연구활동 등에 의해서 이루어지는 사적 조직을 뜻한다.

관리자들은 공적 조직과 비공식 조직을 결합하여 효율적으로 활용하면 업무능률을 향상시키는 데 기여할 수 있다. 조직구조에 의하여 결정되지 않는다면 지도력의 결정자로서 지도력의 유형은 강력하게 영향을 받게 된다. 조직의 구조적 설계는 공식 조직의 구조이다.

공식 조직은 지시된 조직의 의무를 실행하기 위하여 부여된 권한과 책임이 주어지고 조직의 소유자인 경영자로부터 부여받은 공식적 직위이다. 공식 조직 구조에서는 구성원들이 누구의 감독을 받아야 하는지 부서 내에서 어떤 사람들과 관련되는 일을 하는지, 누구와 함께 일을 해야 하는지, 그들의 상사를 누가 감독하는지를 알아야 한다.

공식 조직에서는 조직 도표 상에서 공식적으로 그려질 수 있는 특이한 조직의 계획을 포함하는데 그것이 명령의 연쇄(chain of command)와 책임의 연쇄(chain of control) 그리고 관리의 범위(span of control)를 명확하게 이해하기 위해서 필요하다.

공식 조직 구조는 **그림** 2-2, **그림** 2-3이 있는데 병원의 크기와 조직유형에 따라서 조직 구조가 다르다. 공식 조직에서 관리자는 병원장의 요구와 직원들의 요구에 대하여 적절한 균형을 유지시키는 일이 중요하다.

관리자가 직원들을 옹호하면 최고경영자가 싫어하고 병원장을 옹호하면 직원들이 경계하는데 적절하게 탄력성을 유지할 필요가 있다. 직원들의 요구는 높은 급료, 보다 많은 복지혜택, 직무만족, 원활한 승진 등이고 경영자의 요구는 비용억제, 보다 더 좋은 생산서비스, 이익, 고객만족 등이다.

그림 2-4의 관리자 위치에서의 요구에서와 같이 경영자와 직원들의 양쪽 요구들을 균형 있게 결합하는 것이

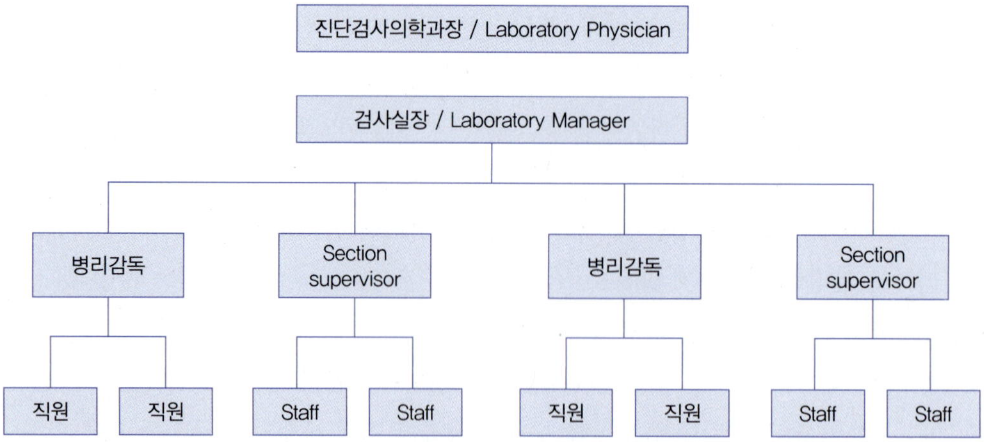

그림 2-2. 수평 조직구조(팀조직)

Source: Lionel A. Varnadoe, Medical laboratory Management and Supervision :operation, Review, and Study Guide, F. A. Davis Co. 1996.9.18.

라고 William O. Umiker, MD는 강조하였다.

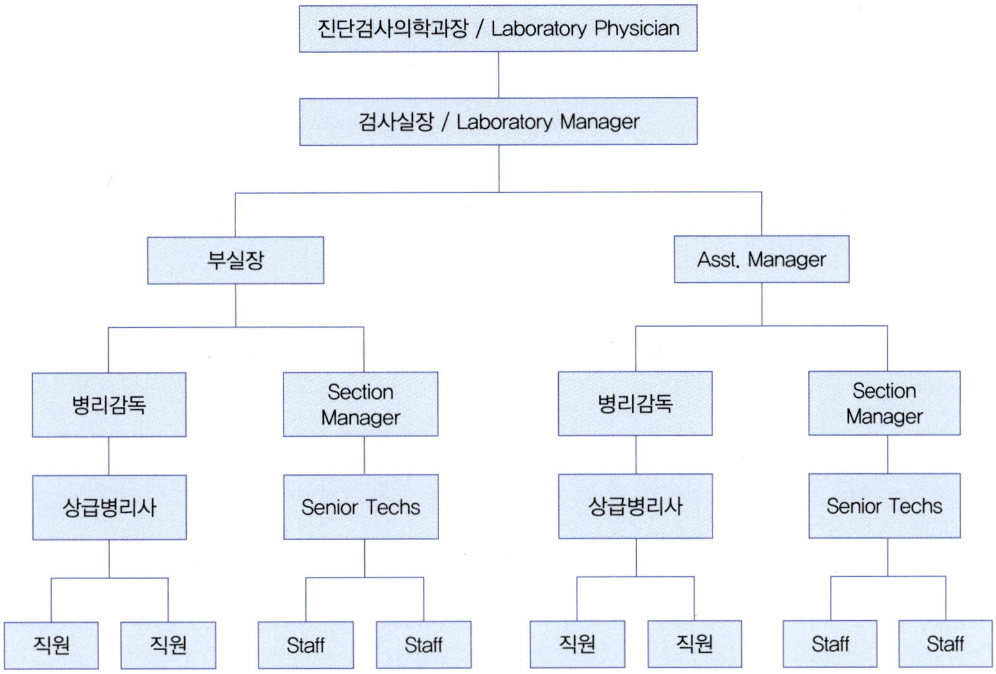

그림 2-3. 다계층 조직구조

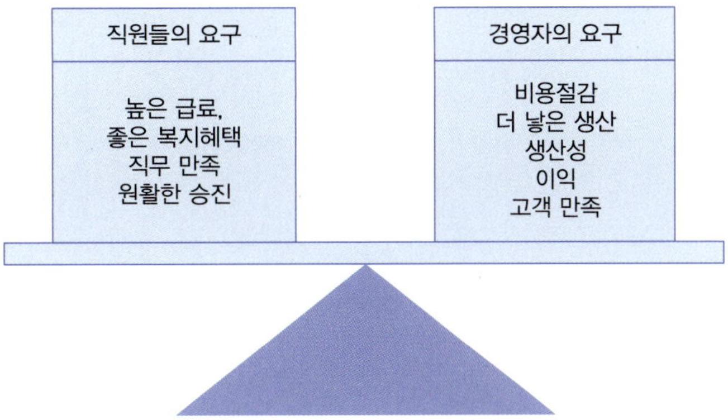

그림 2-4. 관리자 위치에서의 요구

Source : William O. Umiker, the Effective Laboratory Supervisor, Medical Economics company,Inc. 1982. P. 7

그림 2-5의 관리자 의무의 핵심내용은 구매, 청구, 일상관계, 교육, 원가계산, 인사, 예산, 조정과 실행 등이다.

구매는 주문과 재고조사, 청구는 검사수가와 검사코드의 변화,

일상 관계는 직무요건과 참고,

교육은 근무 중 교육과 보수교육, 시청각 교육,

원가계산은 물품, 급료, 생산성, 검사건수, 수익,

인사는 면담, 채용, 배치, 신입사원교육, 방침, 직무기술서,
평가, 규칙과 제제, 상담, 봉급체계이며,
예산은 임금, 물품, 장비, 생산성, 인원, 자본기기, 기타비용이고,
조정과 실행은 부서 간 협력과 통신, 새로운 방침과 절차 등이 포함된다.

3) 공식 조직 구조(Formal Organization Structure)

공식 조직구조는 **그림** 2-2의 수평적 설계에 의한 수평조직과 **그림** 2-3의 수직적 설계에 의한 다계층 조직으로 나누는데 전자는 생산성 향상과 상급자의 권한위양을 통한 책임과 책무의 확대이고 후자는 전통적인 고전적 조직으로써 관리계층의 수가 많아서 권한위양이 분산되어 책임감의 회피기회를 준다. 다계층 조직에 비하여 소계층 조직이 변화하는 의료환경에서 신속하게 대처할 수 있어 상황적합에 신속한 장점이 있다.

자본주의 경제는 기업의 이윤 추구이므로 조직이 잉여 생산성을 가질 때만이 재투자와 조직의 유지존속 그리고 성장과 발전에 기여할 수 있다. 어떤 조직이 생산성 향상에 기여하는 가를 인식하고 조직을 재설계를 해야 한다.

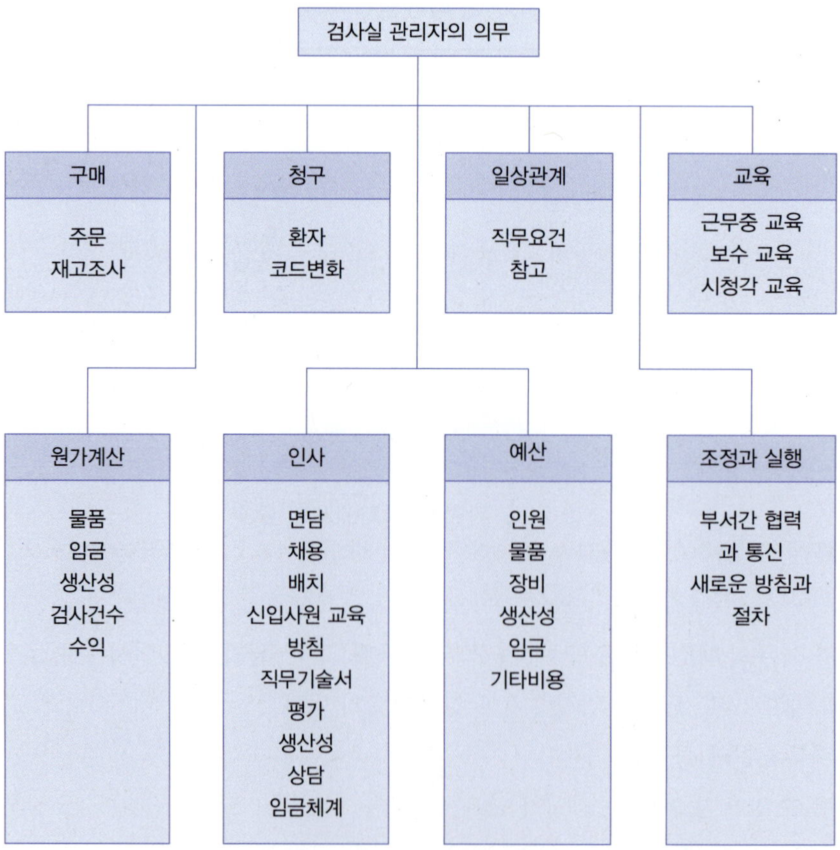

그림 2-5. 관리자의 의무

팀 경영은 전통적인 관리계층의 다수로 인하여 권한이 여러 사람들에게 분산되어 있어서 책임한계가 적지만 팀 경영에 의한 능력급이나 연봉제의 도입에서는 소계층 조직으로써 상사가 가지는 다수의 권한위양을 받으므로 그 책임이 증가한다. 소계층 조직 구조의 수평 조직은 결재선이 줄어서 현장에 신속한 적응으로 기동성을 발휘할 수 있다.

그림 2-2의 소계층 조직에서는 검사실장(laboratory manager) 밑에 2개로 분할된 부서의 감독이 있고 그 구성원들이 있지만, **그림 2-3**의 다 계층조직에서는 검사실장, 주간부 실장, 야간부 실장 밑에 병리감독, 상급 병리사, 직원이 있다.

관리자들은 검사실 조직구조의 설계에 고려할 4가지 핵심 요인들은 다음과 같다.

(1) 조직구조의 설계 시 고려요인들

① 활동영역과 요인들을 설계

② 적절한 선택, 모형설계, 전략

③ 권한의 범위

④ 조직도

조직구조를 효율적이고 능률적으로 설계하기 위하여 필요한 정보는 경영관리계획으로부터 가능한 준비되어야 한다. 조직설계의 실행은 경영관리계획 기능의 중요한 활동요인이며, 계획과정의 진행에서 하나의 주제를 단순하고 면밀하게 조사하는 것에 초점을 맞추는 것이다.

① 활동영역과 요인들의 설계

조직구조의 설계 시에 중요한 관심 3가지는 수행할 과업, 관련된 사람, 일할 장소가 있어야 한다.

실행할 목표는 계획을 어떻게 설정하는가를 결정하는 데 관심이 집중된다. 즉 장비의 유형, 자동화의 수준, 향상될 검사서비스의 본질은 직무를 수행해야 할 최상의 방법이 무엇이며, 일을 수행하기 위해서 필요한 것이 무엇인가를 결정하는 모든 요인들이 표본이다.

필요한 사람과 일을 실행하기 위한 유용성은 관리자가 사업계획을 어떻게 조직하는가에 따라서 강력한 영향을 미치게 된다. 직원들의 지식과 현재의 기술들은 필요한 감독범위와 수준을 결정한다.

관리자는 치밀한 감독과 훈련이 요구된다는 것을 알아야 한다. 직원들이 관리자로부터 제한된 감독을 받고 독립적으로 일을 수행할 수 있는가? 동기부여는 감독보다는 직원들 스스로 일하도록 하기 위하여 직원들을 조직하고 어떻게 결정하는가에 따른 중요한 고려 사항이다. 개인들의 재능, 교육수준, 개성, 조직구성원들의 문화적 배경들은 조직계획에 고려할 필요가 있다.

어디에서 일을 실행할 것인가는 3번째 제한 요인이다. 즉 가능한 검사실의 총면적, 창고의 넓이, 작업자와 감독자의 접근성과 눈으로 쉽게 확인할 수 있는 시계, 휴게실의 접근성은 어떻게 검사실을 조직할 것인가에 영향을 줄 수 있는 물리적 활동범위에 속한다. 예를 들면 감독자와 근무자의 의사소통이 곤란하고 제한을 받게 만든다면 분리된 작업장은 광범위한 감독을 요구하는 세밀한 일의 수행이 방해된다. 따라서 작은 작업집단이나 자신의 감독자와 일하도록 요구될 수 있다. 큰 검사실에서 넓은 개방적 공간에서는 어디서나 근무자들이 지원을 신속하게 요청할 수 있으므로 개인적 감독의 필요성이 적다.

② 전략과 모형의 설계

구조적 조직계획의 본질은 집단구성원 간이나 집단 내의 사람들 사이의 상호 관계이다. 이런 전제하에서 조직구조 전략들이나 모형들은 관료적 모형과 상황론적 모형으로 크게 나눈다.

가. 관료적 조직모형

관료적 조직모형은 조직계층의 공식적인 명령의 연쇄에 의지하고 사람들 간의 상호관계에 전체적인 초점을 맞춘다. 관료조직의 장점은 작업장의 특수한 영역에서 책임질 사람이 누구이며, 감독하는 사람이 누구인가를 명확하게 이해할 수 있다.

관료조직의 모형은 2가지 유형으로 분류할 수 있는데 관리수준의 유지는 관리자의 최고 관리계층에 의해서 실행되어진다. 이런 모형은 치밀한 보고로 각 하위 부서를 치밀하게 관리 유지하여 활동 전에 본부로부터 모든 의사결정이 점검되도록 요구하는 중앙집권적 시스템의 일부분이다.

그러나 분권 경영관리 구조는 가능한 작업장에서 일하는 사람이 의사결정을 가지도록 하고 그 책임을 지는 것이다. 20세기 초 사회 과학자인 Max Weber는 관료적 조직모형의 5가지 특성을 아래와 같이 기술하였다.

㉮ 관료적 조직모형의 특성

a. 직무는 공식적으로 직무상 의무가 설정된다.

b. 관리계층 중심의 명령의 연쇄

c. 규칙과 역할을 철저하게 응용한다.

d. 조직시스템은 감정의 개입이 없이 형식주의적 개성으로 일한다.

e. 채용과 해고는 자격과 업무 수행 능력에 근거한다.

나. 상황론적 조직모형

상황론적 조직모형은 작업환경에 의해서 지시된 특별한 직무요구에 조직구조를 맞추도록 시도한다. 이것은 실행할 작업의 유형과 독립적으로 일하기 위한 직원들의 능력과 조사에 의해서 달성된다.

Joa Woodward 는 소량생산, 대량 일괄 생산, 장기 지속적 생산을 가지는 생산 과정으로 3가지의 생산 유형에 근거한 기술적 조직유형을 개발하였다.

그는 소량생산과 장기 생산과정이 성공적인 조직에서는 조직구조가 유사하다는 것을 발견하였다. 즉 직무기술서보다 더 느슨하게 교정되면 될수록 실질적으로 일하는 사람들에게 보다 더 권한위양을 하는 것이다. 그러나 성공적인 조직들은 자동일괄 생산설비와 같이 대량생산 기술에 관련되고 근무자의 감독을 철저히 하도록 하여 생산체계의 관리와 엄격한 보고를 요구하는 지배적 경영관리를 유지하는 것으로 보았다.

모든 조직들은 공식 조직과 비공식 조직으로 구성되었다. 공식 조직구조는 조직의 사명과 계획을 위해서 설계되지만 비공식 조직구조는 직원들 간의 인간관계의 상호작용에 의해서 형성된 상호 관계의 결과로 생긴다. 이 두 개의 조직의 힘은 동시에 존재하고 또는 지속적으로 작용하며 검사실 조직의 성공과 방향에 압력으로 작용한다.

직장 내에서 공식 조직과 비공식 조직은 집단 내에서 사람들 간의 기능이 어떻게 일어나는가에 의지하기 때문에 일반적으로 많은 문제들을 가지고 있다. 이들 조직은 모두 지도자, 추종자, 목적과 사명, 문제를 어떻게 처리하는가에 대한 공유된 의견들, 업무 수행도와 기여의 기대, 예상목표에 불일치하는 사람들에 대한 제재를 가지고 있는데 **표 2-1**의 공식 집단과 비공식 집단의 특성은 **표 2-1**과 같다.

표 2-1. 공식 집단과 비공식 집단의 특성

집단의 자질	공식 조직	비공식 조직
지 도 자	약 속	카리스마
추 종 자	유인의 보상	개인적 매력
목 적	이익과 사회목표	동료의 동인
일을 어떻게 실행해야 하는가의 공유된 의견	조 직 중 심	사회적 행동양식과 관행
업무 수행도와 기여의 예상	조직의 상벌정책	문 제 중 심
제 재	조직의 상벌정책	동료의 압력

source : Lionel A. Varnadore. Medical Laboratory Management and Supervision ; Operation. Review and Study Guide. F.A. Davis Co, 1996. P. 20.

③ 권한의 범위(Span of Authority)

그림 2-6은 검사실 방침과 절차에 관련된 지시가 다른 사람들에게 의사소통되었다는 것을 통해서 하나의 전달수단으로써 조직구조에 의해서 필요한 역할을 보여주고 있다. 이 조직구조는 전체 검사실 시스템이 규율을 잘 지키는 수단으로 목적을 성취하기 위해서 또는 협동적 수단으로써 목적을 향해서 진행되기를 기대한다면 권한의 순응을 필요로 한다는 것을 명백하게 보여주고 있다.

모든 조직에서 의무와 책임과 권한과 책무를 분명하게 직무 기술서에 묘사하는 것이 결여되어 있다면 검사실 직원들의 검사 수행도를 떨어뜨리는 주원인이 된다. 이런 경영관리 기술의 활용이 없이는 생산성 향상에 한계가 있게 된다.

가. 권한(Authority)

권한의 개념과 권한의 실행방법 그리고 권한위양은 검사실 운영에 매우 중요한 요인이며 조직의 구조상 피할 수 없는 일이다. 조직에서 권한이란 권한위임으로 공식적인 직무 분류에 의해서 개인들이 기여한 것에 대한 보상 그리고 벌을 결정하여 조직을 움직이게 하여 지정된 목표와 책임의 달성을 확실하게 하기 위해서 사용한다.

간단히 말하면 권한이란 활동하기 위한 지배력이다. 권한이란 말은 가끔 비슷한 어휘로 권력, 영향력, 지식,

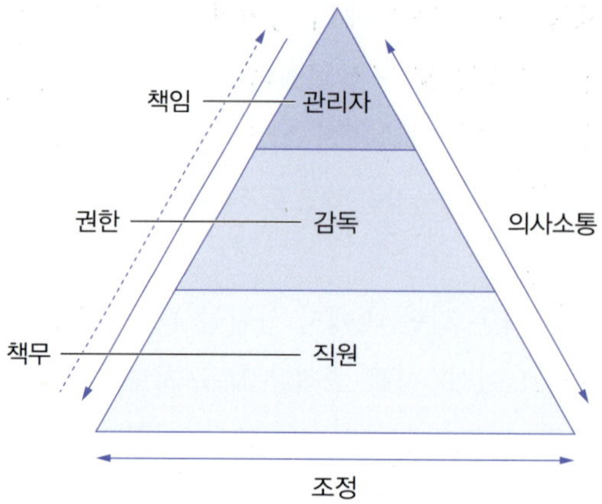

그림 2-6. 검사실의 조직구조
Source : WHO. Principle of management health laboratories, WHO. 1993. P. 36.

지배라는 말로 사용한다. 다른 두 개의 개념들은 연상, 약속과 책임, 낮은 신분 따위에서 벗어날 권한의 좋은 초상화이다.

관리자의 범위는 의사결정의 진행이 개인들의 권한 측정을 묘사하기 전에 상급자로서 점검해야 한다. 이것은 가장 중요하면서 명확해야 한다. 관리자들은 그들의 권한에 대한 직무를 수행할 때 가지고 있다고 말하지만, 실행하기 전에 다른 사람들과 함께 조사한다면 그들의 권한과 권력은 제한되고 진실한 권한은 어디에도 존재하지 않는다. 충분한 권한은 특이한 작업 환경이나 직무를 위해서 책임이 따라야 한다.

나. 책임(Responsibility)

책임과 권한은 동일한 연장상의 위치에 있어야 한다. 권한위양에 의한 책임을 명백하게 하기 위해서는 권한할당이 없는 상황에서 모든 사람들이 직무를 수행하게 만들기보다는 오히려 남의 죄를 대신 지는 희생자로 만드는 것을 피하기 위하여 노력하고 책임을 전가시키지 못하게 해야 한다. 일의 할당과 직무 기술서가 책임과 권한 모두를 정확한 양으로 묘사한다면 그들의 사명과 과업을 완성하기 위하여 조직에너지의 조화 있는 흐름이 이루어지게 된다. 직원들이 그들의 임무를 실행하는 데 있어서 그들이 무엇을 해야 할지를 이해하게 만들어야 한다.

다. 직무관련 권한(Job-Related Authority)

권한과 책임의 결합은 직무 기술서에 기록한다. 좋은 직무기술서는 직무를 할당 할 때에 근무자가 가지는 권한의 범위를 상세하게 기록해야 한다. 이것을 실행하는 하나의 수단은 권한의 수준을 지적하는 권한의 등급과 함께 각 직무와 업무할당을 결합하는 것이다.

예를 들면 권한의 정도는 1에서 4라는 척도로 높은 데서 낮은 데로 등급을 매겨야 한다. 권한의 등급 1은 가장 강력한 지배적 권한으로 직접 권한을 행사하고 책임을 진다. 그러나 권한의 등급 4는 자신이 행동할 권한이 없다. 각 등급의 내용은 다음과 같다.

표 2-2. 검사실 업무와 권한 수준의 척도

과업	권한등급
* 검사 편람에 따라서 검사를 실행한다.	1
* 특별한 경우에 검사 술식과 방침을 변경한다.	3
* 검사 불가능한 검체의 기각	1
* 장비 보전의 실행	1
* 공급자로부터 외부지원 요청	2
* 추가 직원의 요청(근무초과)	2
* 일상처방의 공급	2
* 특수한 공급의 승인, 급행송료의 허락	3
* 직원의 징계	3

권한등급 1 : 정규적인 업무의 일부분으로 사전조사가 필요 없으며 권한 행사에 따른 책임을 진다. 보고는 일상적인 경로를 통해서 한다.

권한등급 2 : 필요한 행동을 취하고 정상적인 업무일정 동안에 가능한 곧 감독자에게 알린다.

권한등급 3 : 조정하기 전에 감독자와 조사를 하고 필요하면 감독자와 접촉하기 전에 응급 조치를 취한다.

권한등급 4 : 진행하기 전에 어떤 의사결정도 명확하게 해야 한다.

직무 기술서 : 야간 감독자

표 2-2와 같이 권한 등급 1은 독단적 권한행사이며, 등급 2, 3, 4로 상승하면 조금씩 권한은 줄어드는 반면에 업무의 중요성은 더 강하다. 이것을 직무 기술서에 기록하는 것은 권한과 책임의 결합에 대한 중대한 특성 때문이다. 특히 등급 3, 4는 근무자의 책임에 대한 의무를 명확하게 하기 위해서 직무 기술서에 명시되어 있어야 한다.

라. 권한의 유형과 역할(Types and Roles of Authority)

공식적인 권한은 조직구조에서 부서의 역할과 관리자의 역할에 따라서 구분된다. 직계관리자(line manager)는 조직의 관료적 계층을 통해서 직접 권한에 영향을 준다. 참모와 기능적 관리자는 다른 관리자들과의 상호관계나 그들이 제공하는 서비스를 통해서 그들에게 권한을 행사한다.

직계권한(line authority)은 병원중심 검사실에서는 2가지 유형들을 가지고 있다. 부서 경계 내에서의 권한은 경영 감독자로부터 부서장, 감독에 이르기까지 직선경로를 이용하며, 병원 내에서의 권한은 다른 부서에 지원을 제공하여 관리함으로써 이루어진다.

참모 권한(staff authority)은 기획실이나 인적자원 관리과 같은 참모부서를 통해서 실행된다. 즉 상급 부서에서 서비스를 지원하는 영역으로부터 생긴다. 참모 부서에서는 추천의 요청, 특수 보고서의 제공, 기술분야에서 조언과 지원, 절차나 보고서의 촉진, 병원 정책의 개발에 의해서 영향력을 행사한다. 참모부서의 권력은 애매하고 표현하기 곤란하지만 검사실 관리자는 그들의 충고나 조언을 위험을 무릅쓰고 무시하는 경우가 있다.

검사실에서 참모 기능의 예는 다양하지만, 이러한 기능은 안전 관리자나 정도 관리자가 일개 부서의 부서감독에게 변화를 실행시킬 수 있는 능력에 좌우되지만 그들의 권고는 부서의 정책이나 효율적인 직무수행을 실행하기 위한 부서의 정책에 매우 무게 있게 영향력을 행사한다.

기능적 참모(functional staff)는 병원과 검사실에서 의사들의 상호관계를 가장 잘 묘사하는 것이다. 의사들은 검사실 직원들을 직접 관리 감독을 하고 있지 않지만 명백하게 규정된 권한의 범위 내에서 지도를 강화하는 권한을 가지고 있다. 기능적 권한(functional authority)이란 특수한 전문 영역에서 전문성을 관리하고 실행하기 위하여 특수한 분야에서 전문가로 있는 회계사, 의사, 특수 전문가로 허락된 사람이다.

권한의 3가지 유형에서,

직계 권한은 조직의 공식 구조에 의한 직계 경로를 통하여 행사하는 관리자나 감독자의 권한이고,

참모 권한은 검사실 정도 관리자나 안전관리를 조정하고 관리하는 전문 관리자이며,

기능적 권한은 특수한 전문 분야에서 전문가로 일하는 의사, 기술사, 공인회계사 등이다.

검사실의 조직에서 관리자나 부서감독은 직원들을 감독하기 위하여 직계 권한을 가지고 있으며, 병원에 검사서비스를 제공하는 자체는 참모 권한이고, 참고치의 설정, 임상 직선성, 채혈기준, 환자 준비 같은 검사 변수들을 설정하는 것은 검사실의 기능적 권한이다.

마. 권한위양(Delegation of Authority)

a. 권한위양

권한위양은 직무수행을 위해서 권한과 책임을 다른 사람에게 전달하는 것이다. 이러한 정의는 단순한 것처럼 보이지만 정말로 위험을 내포하고 있다. 권한은 관리의 포기와 손실을 수반하는 위험과 함께 다른 사람에게 진실을 암시하는 것이다. 맡은 일에 대한 직무는 그들의 직원들에게 관리자가 가지고 있는 신뢰를 알릴 수 있게 된다. 재주가 뛰어났다고 하더라도 관리자가 모든 것을 다 할 수는 없다. 언제든지 필요할 때에는 관리자는 지원을 요구하고 다른 사람에게 의무를 할당해야 한다.

b. 권한위양의 경로(Delegation Routes)

모든 권한은 상급자로부터 하급자로 위양된다.

즉 공식적인 조직구조를 통해서 권한이 위양된다. 권한이란 영구적일 수도 있고 일시적 일 수도 있다. 일시적 권한위양이란 짧은 기간 이내에 상사로부터 정상적으로 받은 권한과 책임의 일부를 할당하여 부여받은 것이다. 예를 들면 임상검사실 관리자가 가능한 구매를 위해서 기계를 평가하고 검사 결과에 대한 기록에 대한 직무를 부서의 감독에게 권한을 위양하는 것이다. 즉 일을 시키는 것이 아니라 그 일을 실행하기 위해서 권한을 주는 것이다.

이런 일은 정상적으로 관리자의 일부분의 의무이지만, 다른 사람들에게 일을 할당하는 것이며, 병리 감

독이 상급 병리사에게 또는 상급 병리사가 일반 병리사에게 권한을 위양할 수 있지만 최종적인 책임은 그 일 처리에 따라서 함께 하는 것으로 면책권은 아니다.

그래서 관리자는 불안한 임상 병리 감독이나 참모의 능력을 믿지 못하면 권한위양을 싫어한다. 현명한 직원들은 상사가 신뢰할 수 있는 능력을 갖추고 신뢰를 구축하는 것이 다양한 기회에 도전 가능성을 부여받을 수 있게 된다.

c. 권한위양의 시기(Delegation Time)

권한위양의 시기는 언제, 어떻게, 무엇을, 누구에게 할 것인가를 결정하는 것이 매우 중요한 요인들이다. 제일 먼저 할 일은 할당할 직원의 능력을 알아내는 것이다. 관리자는 실행 하고자 하는 분야에서 최근의 경험이나 지식이 있는 사람이 없다면 각 부서의 부서 감독들로부터 최소한의 안내와 적은 훈련으로 추진할 일을 실행할 잠재적 사람을 찾아야 한다. 이런 과정은 추진할 일을 성공적으로 달성하기 위해서 관리자가 직원을 개발할 최상의 좋은 기회이며, 직무확대의 경험을 제공하고 개인을 선발하고 검사실이 전문적으로 성장하는데 기여할 수 있지만 적당한 사람이 없다면 외부에서 신규직원을 채용하여 시간과 경비를 절약하도록 할 수 있다.

권한위양의 요인들은 시간관리와 과업의 본질에 집중하게 하는 것이 중요하다. 관리자는 자신의 시간이 없어서 또는 작업량의 좌절에서 시간 압박으로 다른 사람들에게 하도록 맞추어진 일을 권한위양한다는 것으로 보이지 않게 해야 한다. 권한위양은 종합적 경영계획의 긍정적인 측면이 있어야 하고 모든 직원들의 능력과 기술에 혜택을 주도록 해야 한다.

그리고 만약에 실질적으로 일을 수행하기보다는 할당된 일을 실행하기 위하여 필요한 교육들을 제공하고 훈련하는 기간이 너무 길면 권한위양은 관리자들을 위해서 불합리한 상황을 만들 수 있다. 이러한 진퇴양난을 피하기 위해서는 권한위양은 관리자가 도전하려는 계획에 따라 직원들의 능력을 신뢰할 수 있게 개발되도록 계속 교육과 같은 계획을 통해서 장기간의 직원 개발교육이 되어야 한다.

d. 권한위양의 공포(Fear of Delegation)

관리자나 직원들 중에서 어느 쪽인가에서 신뢰성이 결여된다면 관리자는 권한위양의 두려움을 가지게 되고 직원들에게 벌을 주는 개인으로 전락하게 된다. 관리자의 지도력의 유형이란 직원들이 그들을 어떻게 지각하느냐에 따라서 지도력의 유형을 결정하게 만든다.

관리자들은 사람들이 본질적으로 게으르고 일을 싫어하고 일반적으로 책임을 회피하는 X 이론에 가깝고 솔선이 결여되어 있다고 느끼면 권한위양을 하지 않을 것이나, 이와는 반대로 Y 이론에 가깝다면 권한위양을 거절하지 않을 것이다.

즉 직원들이 대조적으로 책임감이 강하고 좋은 직무를 수행하도록 원하며 본질적으로 숙련되고 직원들이 성장하기 위해서 창의성을 촉진하고 지식 시야를 확장하려고 한다면 권한위양은 더 하게 마련이다. 권한위양은 받을 수 있는 조직 환경과 직원들의 태도에 따라서 상이하며 직원의 성숙도, 충성심, 능력 등에 의해서 권한위양의 범위는 넓어지게 되므로 권한위양의 공포는 없어지게 된다.

④ 조직도(Organization Chart)

조직도는 구조적 계획과 권한위양의 공식적인 사항이 기록된 전체지도이다. 개인과 집단사이의 관료적 상호관계를 명확하게 보여주는 것이 조직도이다. 하나의 강조할 점은 조직도는 구조적 계획의 시각적 묘사뿐만이 아니고 한계범위를 보여주는 것이다. 이것은 조직원 누구나 수분 안에 도표를 묘사할 수 있어야 한다.

효율적인 조직 시스템은 업무 흐름의 분석, 업무 본질의 이해, 다양한 부서들 간에 매끄러운 업무관계를 함께 달성하기 위하여 어떻게 최상으로 결합하는 방법에 대하여 최종적인 계획과 관련된다. 조직도표는 부서들이 함께 결합하고 계획하는 하나의 기술이다.

모든 조직도표들은 완성 후에 개인적 편람에 철해두어야 한다. 조직도의 분석은 검사실의 가장 중요한 특성을 나타낸 것이다. 이것은 구성원 각자 간의 상호 관계를 보여주고 다른 사람과 어떻게 의사소통을 시키고 상호 작용하는지 방법을 보여주는 것이다. 즉 검사실 지도자의 경영관리 철학에 대한 줄거리를 제공하는 것이다.

가. 조직구조와 권한의 원칙들

조직구조, 권한, 설계원칙의 개념화는 불가피하다. 어떤 조직에도 기본 계획에 고려되는 것은 부분화, 분권화, 명령의 연쇄, 수량의 원칙, 관리의 범위, 예외의 원칙 등이 있다.

a. 부문화(Departmentalization)

부문화는 생산과정의 전문화를 위해서 집단으로 나누는 것을 촉진하는 것이다. 검사실의 규모가 커지면 임상미생물학, 임상화학, 혈액학, 혈액은행, 면역학, 유전자진단 검사실 등으로 전문화하는 것이다.

b. 분권화(Decentralization)

분권화는 의사 결정과정을 가능한 실질적으로 일을 실행하는 사람들에게 접근하도록 하는 것이다. 즉 분권조직이란 결정권한 및 관리권한이 하위계층에 대폭적으로 위양되어 각 부문 관리자들이 자주적으로 결정을 내릴 수 있는 조직 형태이다.

c. 명령의 연쇄(Chain of Command)

명령의 연쇄란 한 사람의 하위자는 항상 한 사람의 직속 상위자로부터 명령과 지시를 받아야 한다는 명령 일원화의 원칙이다.

명령계통이 일원화되지 못하고 명령에 복선이 생기면 조직은 불안정해지고 상하 관계가 불명확해져서 책임이 애매해지고 조직 능률이 떨어진다.

Willian O. Umiker, MD는 명령의 연쇄란 "각기 직원은 하나 이상의 상사를 가지지 않는다는 것이다." 라고 말하였다. 검사실 근무자들은 간호사, 의사, 환자, 그들의 감독자를 포함해서 다양한 자원들로부터 지시나 검사 처방을 받는다.

하나의 관리자는 할당된 일을 실행하기 위하여 필요한 사람과 자원들을 관리하고 조정해야 하며, 오직 하나의 상사에게 보고해야 한다는 원칙이 명령의 연쇄이다.

d. 계층화의 원칙(Scalar Principle)

계층화의 원칙이란 권한의 연쇄는 위에서 아래로 연결되어야 하며, 항상 준비되어야 한다. 계층 조직의 구성은 조직을 통하여 의사소통 경로, 경영관리, 작업장의 혼란의 예방, 운영의 몰락, 이해관계의 경쟁에 의한 권한의 방해 범위를 명확하고 분명하게 설계되어야 한다.

e. 관리의 범위(Span of Control)

관리의 범위란 감독 한계의 원칙을 말한다. 능률적인 감독을 위해서는 한 사람이 지휘 감독할 수 있는 부하의 수를 적정하게 제한해야 한다는 원칙이다. 감독의 범위가 너무 넓으면 의사소통 및 감독과 조정이 곤란해서 조직의 능률이 저하되며, 이와 반대로 감독의 범위가 너무 작으면 지나친 감독으로 인하여 하위자의 창의성과 자주성의 발휘가 방해된다. 감독한계의 범위는 일정한 기준이 있는 것이 아니라 관리자의 개인적 능력의 차이, 직무 내용, 부하의 능력, 의사소통의 난이도 등에 따라 다르며 상위직은 4~8명, 하위직은 8~15명이나 진단검사의학 업무의 난이도가 높은 경우에는 4~8명이다.

f. 조정의 원칙(Principle of Coordination)

구성원의 분담업무는 조직의 전체적인 관점에서 가장 효율적으로 수행될 수 있도록 상호 통합되어야 한다는 원칙이다. 부서 간의 상이한 목표로 인하여 생기는 마찰을 최소화하고 협동적인 인간관계를 통해서 조직 운영의 효율성을 위해서 조종의 원칙이 불가피하다.

g. 예외의 원칙(Exception Principle)

예외의 원칙이란 관리자나 직원들이 모든 상세한 일에 대하여 그들의 감독자와 함께 점검할 필요가 없이 그들이 직무를 수행하도록 허락하는 것이다. 상위자가 권한위양을 함으로써 일상적인 업무에서 해방되어 보다 더 중요한 예외적 업무에 전념할 수 있게 되는데 이것을 예외의 원칙이라고 한다.

나. 관리자의 우선권의 평가

직원들은 대게 무의식적으로 어떤 일의 우선권의 결정을 긴급성에 근거하여 의사 결정을 한다. 사람들은 중요한 활동보다는 급한 활동에 더 관심을 가진다. Eisenhower 장군은 긴급성과 중요성 사이에는 상반된 관계가 있음을 관찰하였다. 그는 부하 장교들에게 급하지 않으면 중요한 것을 더 중요하지 않으면 급한 것을 하라고 말하였다. 모든 계층의 관리자들에게는 매우 가치있는 관찰이다.

그림 2-7의 아이젠하워 격자는 중요성과 긴급성에 대한 병렬상자를 사용하여 의사 결정을 하면 성공률이 높

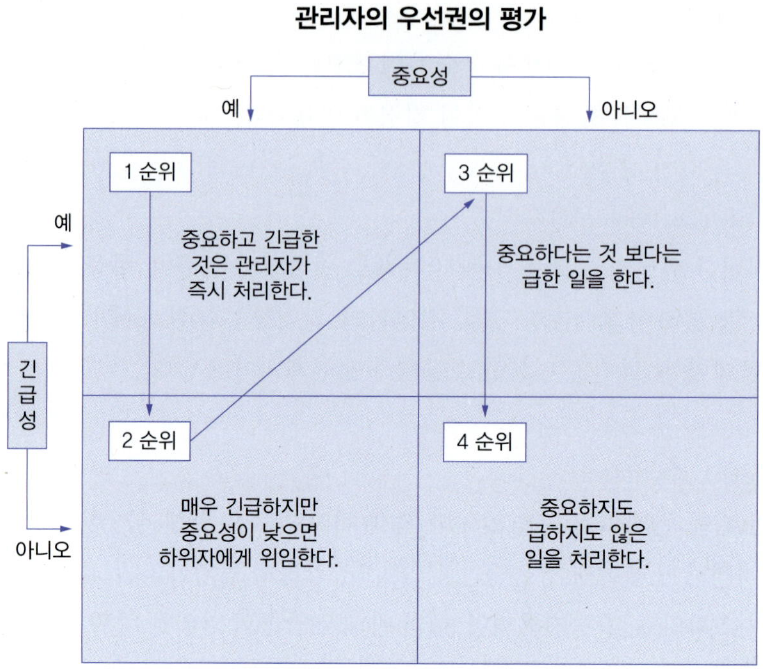

그림 2-7. Eisenhower Grid

고 효율적이다.

a. 우선권의 평가

a) 중요하고 긴급한 것은 관리자가 즉시 처리한다.

b) 매우 긴급하지만 중요성이 떨어지면 병리감독이나 다른 사람에게 위임한다.

c) 중요성과 긴급성이 떨어지는 것은 보류한다. 어떤 일이 발생되거나 계획을 할 때에 는 아이젠하워 격자를 사용하면 우선순위의 결정에 도움이 된다.

⑤ 관리자의 지식 경영(Knowledge Management for Manager)

사람은 주어진 지식 정보에 의해서 의사 결정을 하므로 정보에 대한 지식을 누가 더 많이 가지고 있느냐가 중요하다. 그래서 다양한 지식 정보원을 가지고 있으면 자신의 세계를 넓게 만들어 준다.

정보원이란 지식 정보를 제공해 주는 수단으로써 연수회의 참석, 학술회의 참석, 신간도서의 탐독, 전문학회의 잡지, Internet의 정보를 탐색, 새로운 정보를 가지고 있는 사람에게 접근 등을 통하여 새로운 정보를 얻을 수 있다.

급변하는 현실 사회에서는 관리자 한 사람이 관리계층의 직원들을 효율적으로 관리하는 데 한계성이 있으므로 직무에 따라서 의무를 부여해주고 그 일 처리에 따른 권한을 위양해 주고 그 권한 행사에 따른 책임을 부여하고 집행 결과를 상사에게 보고하는 책무를 부여하므로 분할된 업무를 총체적 시스템으로 관리하고 통제할 수 있다.

직장에는 3가지 유형의 사람들이 있는데 꼭 있어야 할 사람, 있어도 없어도 무방한 사람, 있어서는 곤란한 사람으로 분류한다. 가장 바람직한 유형은 꼭 있어야 할 사람이다. 오늘날은 정보화 사회의 발전으로 지식기반 경제로 신속하게 이행하고 있어서 현실에서 접하는 문제들은 낡은 지식으로는 풀리지 않는다.

그 이유는 새로운 장비의 설치, 새로운 검사법의 응용, 직원들의 가치관의 이동, 경쟁의 심화, 정부의 규제, 의료법의 개정, 전략적 경영 등으로 새로운 시스템들은 새로운 지식정보로 풀어야 문제가 쉽게 풀린다. 우리는 어항의 금붕어가 살도록 주기적으로 새로운 물을 공급해주지만 관리자는 자신의 관리 능력개선이나 직원들의 잠재능력개발을 위해서 새로운 지식 정보원에 무관심한 것은 무능한 관리자임에 틀림이 없다.

이러한 새로운 지식 정보를 획득하도록 지원이나 교육은 없으면서 여러분들이 일을 잘해 달라고 부탁하는 것은 모순이다. 핵심은 일을 잘할 수 있는 방법을 알려주기 위해서 새로운 지식을 주기적으로 제공하기 위하여 매년 말에 다음 연도의 검사실 운영 계획에 신간 도서 구입, 전문학회의 잡지 구독, 연수회나 학회참석 등에 소요되는 예산을 편성하고 실행하는 것이다.

개인들의 능력 평가에서는 직원교육과 자비부담 연수교육 등에 대한 것을 종합적으로 평가하고 개인별 인력평가 기록부에 기록하고 필요시에 그들을 적절하게 활용하는 것이다. 일 년에 책을 한 권도 사서 보지 않은 관리자나 직원들은 정보의 제약으로 자기 개발의 기회를 포기하는 사람이다. 관리자는 자리만 지키면 되는 것이 아니라 직원들보다 더 학습하고 새로운 지식을 소유하고 있어야 부하 직원들을 지도하고 지원하는 데 용이하다.

가. 지속적인 지식 정보원(Continuous Knowledge Resources)

a. 전문학회에 가입하든지 회지를 구독한다.

b. 연수회나 Seminar에 참석한다.

c. 전문지식인과 접속한다.

d. Internet에서 필요한 정보를 탐색한다.

e. 신문이나 방송에서 필요한 Program을 본다.

f. 전문도서실을 방문하여 필요한 지식을 얻는다.

나. 임상검사경영관리분야의 Web Site

a. 미국임상검사경영관리학회(CLMA) http://www.clma.org

b. 미국경영자협회(AMA) http://www.amanet.org

c. 미국병원협회(AHA) http://www.aha.org

d. 미국병원경영관리정보학회(HIMSS) http://www. himss.org

e. 미국병원경영관리학회(ACHE) http://www.ache.org

f. Medical Laboratory Observer(MLO)

http://www.medec.com/ntml/products/Productpage/mlo.html

g. John Hopkins laboratory Management

http://pathology.jhu.edu/imcs.html

h. Advance for Medical Laboratory Professional

http://www.advanceweb.com/mt/mt/ntml

2 검사실 설계(Laboratory Design)

검사실의 설계와 건축에서는 검사 수행이 논리적으로 진행되어야 한다. 청사진을 만드는 것과 동시에 출발되지는 않으나 검사실은 예비분석, 기능적 분석과정, 개발설계, 작업도표를 거쳐서 최종적으로 건축이 시작된다.

아이디어를 계획으로 완성시키는 것이 필요하다. 다양한 설계는 각자의 검사실 규모와 장비, 인력, 자원, 재정지원, 병원의 목표에 따라서 설계된다. 옛날의 전형적인 검사실의 설계는 하위 검사실인 각 부서를 분리한 검사실이었으나 관리자의 감독 곤란과 협력적 지원의 결여, 그리고 많은 면적과 경비가 들어서 오늘날에는 개방된 한 시야 검사실(one visual laboratory)로 발전하였다. 즉 핵심은 개방 검사실(open laboratory)로 이행하였다.

검사실 관리자가 설계과정에서 첫 번째 투입하는 의사결정은 앉아서 일할 것인가 서서 일할 것인가의 활용이다. 설계에 참여하면 잘 설계되고 효율적인 검사실이 될 것을 요구한다. 오늘날 검사실 설계의 필수적인 요인들은 조직 구조나 조직 벽을 고려하여 효율성을 개선하기 위하여 장애물을 감소시키는 것이 핵심이다.

업무가 연계된 경우 직원들의 이동거리(동선)를 최소화하여 작업대 위에서 연속적으로 검체를 검사하기 위해서 필요한 기기, 시약, 물품들을 순서대로 정렬하여 근접 거리에 두고서 일을 하므로 업무 능률을 향상시키도록 고려해서 설계해야 한다. 즉 시간 동작 연구(time and motion study)에 의해서 몇 단계의 동작에 의해서 검사가 완료되는가를 고려해야 한다. 가장 중요하게 고려해야 할 점은 환자가 고객이므로 검사와 관련된 내과, 소아과, 산부인과 등과 접근이 용이하도록 교차왕래로 인한 불편을 감소시켜서 혼란을 예방해야 한다는 것이다.

검사실에서 전체적인 업무흐름은 접수 위치에서 인접한 장소를 중심으로 혈액 검사실, 임상화학 검사실, 요화학 및 기생충 검사실 등이 위치해야 하고 응급 검사실은 응급의학과와 인접 위치에 설정해야 한다. 검사 업무의 흐름과 설계는 검사실 경영 관리 기능들의 계획과 조직화의 주요한 성공 요인이다.

검사실이 어디에 위치해야 하는가, 검체를 어떻게 수령하고 처리하는가, 작업공간이나 장비들의 물리적 배치와 정렬은 검사실의 운영에 직접적으로 영향을 준다. 업무의 흐름, 검사과정, 업무분석, 자동화의 범위 등을 고려하여 설계해야 한다.

물리적 구조, 작업장이나 업무의 상호관계는 직무분석을 다루는 경영관리학의 인접 학문인 경영공학의 영역이다. 물리적이나 구조적인 업무흐름과 설계는 2가지 측면의 구성요인들을 가지고 있는데 고객과 이용자들과의 접촉 그리고 검사실 내에서 어떻게 업무를 처리하는가에 대한 내부적 검사과정의 조화를 이루는 데 있다. 대형병원, 검사센터, 개업의 검사실 같은 모든 검사실에 동일하게 응용될 요인들이다.

1) 고객과 다른 이용자들과 접촉(Interface With Customers and Other Users)

검사실은 고객인 환자들과 다른 이용자들과 2가지 방향에서 상호작용해야 한다.

첫째는 가검물의 요구와 수령 그리고 검사 의뢰이며, 정보나 검사 결과의 반환이다. 이러한 지리적 문제들의 해결은 보통 검사실의 지리적 서비스에서 결정해야 한다.

둘째는 정보나 검사결과의 반환이 모든 실전적인 목표들을 해결해 주어야 한다. 보다 더 넓은 즉시 telecommunication, 컴퓨터 연결(internet), 전송, 검사실의 물리적 접근을 고려해야 한다.

(1) 검체 획득 문제

검사실은 환자와 직접 접촉할 필요 없이 검체를 모으고 검사실 근무자들에게 즉시 전달하기 위해서 중간 위치에 검체 접수실이 있어야 한다. 이러한 특징은 서비스 노력의 중심으로 검사실을 만들기 때문이다. 이러한 점에서 검체 위치로 가검물을 운반하는 시간과 관련되는 것은 외래환자 검사를 위하여 가장 경쟁력 있는 선택으로써 신속 검사실을 만드는 것이다. 그리고 검사 전달체계와 장비선택의 개선으로 변화되어야 한다. 검사전달체계의 변화는 기술진보 전략적 위치로 이동, 진료중심검사, 환자만족 검사 등이 있다.

① 검사전달체계의 변화

가. 기술진보

기술진보는 위성검사실과 중앙검사실 모두를 변화시킬 것이다. 사용과 변조의 용이성은 수술장, 중환자실, 응급실, 침상 검사나 진료 위치검사로 실행하도록 더욱 촉진시킬 것이다. 그리고 검사 과정과 묶음검사(profile)를 실시하는 장비들의 비용과 효율성의 개선이 중점적으로 이루어질 것이다.

나. 전략적 위치로 이동

병원 내의 외래환자 진료과들, 종양학, 입원환자들, 위성검사실인 개업의 검사실, 할인점, 백화점, 임시 진료센터 같은 전략위치에서 검사할 검체를 채혈하고 운반하도록 허락하게 될 것이다.

다. 당일 검사 서비스 제공

야간이나 당일 검사 서비스로 고객들에게 신속한 서비스를 제공하게 되고, 임상화학, 혈청학, 혈액학, 요화학, 미생물학 등의 분야에서 로봇을 이용한 conveyer system인 전자동화 검사실(total laboratory automation : TLA)의 설치가 증가할 것이다.

Virginia University Hospital Laboratory는 중환자실에서 robot center를 설치하여 간호사가 검체를 채혈하여 robot unit에 놓으면 검사를 하고 그 결과는 컴퓨터 연결망을 통해서 central laboratories로 전송되고 병리사는 적절한 정도관리 결과를 조사하고 승인하면 그 검사결과는 그들의 진료단위에 신속하게 전달된다.

(2) 중앙검사실(Central Laboratories)

진료과의 진료위치에서 직접 검사하는 진료중심검사가 장소나 논리적 문제의 특성에도 불구하고 엄청나게 큰 이익을 주기 때문에 모든 것을 해결할 수는 없어도 오늘날의 의료 환경에서는 경쟁의 심화와 고객요구에 초점을 맞추는 관계로 피하기가 곤란하다.

이용의 용이성과 진료비용의 관심, 건강 진료서비스의 전달에 중요한 영향을 계속 가지게 할 것이다. 그러나 많은 검체를 전략적으로 처리하는 중앙 검사실은 가치 있는 검사진료 전달체계로 계속해서 유지될 것이다. 즉 어디까지나 위성 검사실이나 진료중심 검사는 보조검사실의 역할이다.

규모의 경제(economics of scale)에 의하여 대량 검체 처리가 가능하여 원가나 일괄 검사장비(profiling instruments) 그리고 필요한 잘 훈련된 직원들에 의해서 높은 효율성을 가져다 줄 것이다.

2) 내부적 업무과정(Internal Work Process)

진료공동체의 하나로써 검사실은 변화의 경험과 폭발적 증가를 계속 받을 것이다. 검사 업무 흐름과 설계요인들의 체계적인 배치는 미래에 전체적으로 다른 목적으로 사용가능하도록 참여적 요구에 의해서 계획에 반영되어 직원들이 일하기 편한 것보다는 환자인 고객중심에 근거하여 물리적 배치로 조화를 이루게 해야 한다.

검사실의 면적은 기술이나 서비스의 요구가 변화되기 때문에 건축의 생명 주기 동안에 전체적으로 예기치 않은 여러 가지 기능으로 변환될 수 있어야 한다. 건전한 계획은 건물의 정당화와 가치 또는 계획의 재구성을 강화해야 한다.

(1) 유연성과 변경(Flexibility and Modulation)

업무흐름과 검사실 설계에 대한 자료는 유연성과 구조변경에 매우 긴요한 것이다. 설계나 물리적 배치의 유연성은 필요하면 검사실 면적의 변화를 즉시 채택하도록 검사실에 허용되어야 한다. 검사실의 구조적 요인들의 변경은 유연성을 달성하기 위하여 검사실을 강화하는 것이다.

유연성과 구조변경의 2가지 원칙들은 바닥 면적과 방 크기, 캐비닛, 진열대, 배수관, 전기, 배관설치, 통풍, 안전, 전원 공급실, 벽의 이동과 가동성에 대한 결정을 포함해서 검사실의 설계와 계획에 참고해야 한다. 싱크대, 배수배관, 파이프 등의 배관은 중대한 재배치에서 제한을 받기 때문에 배수관의 설계는 장소의 유연성을 고려해야 한다.

(2) 기능적 공간설계(Functional and spatial design)

검사업무의 흐름과 검사실 설계의 물리적 또는 구조적 측면의 계획목표는 최적의 생산성을 달성하는 데 있다. 공간은 채택될 장애물보다는 사람의 요구를 고려하고 일의 수행도를 향상시켜야 한다. 마음속의 목표와 함께 업무 흐름과 검사실 설계는 사람, 비품, 검사실 활동의 통행 사이의 공간적 상호관계를 다루어야 한다. 최상의 기능을 위해서 검사실 설계는 다음과 같은 요인들을 고려해야 한다.

① 공간의 할당(Space Allocation)

검사업무를 원만하고 능률적으로 수행하기 위한 공간의 할당은 사람, 장비, 비품, 환자들, 방문객 등의 활동에 관련된 통로를 위한 충분한 방법과 함께 실행되어야 한다.

② 인간 공학적 계획과 작업대의 계획은 생산성을 강화할 수 있게 만들어져야 한다.

③ 통로(Traffic Flow)

통로는 사람, 장비, 비품, 방문객, 환자들이 자유롭게 다닐 수 있게 자유로워야 한다.

④ 시약 보관실

시약 보관실의 면적은 충분하고 햇빛을 차단하고 진동이 없는 위치에 있어야 한다. 환기 및 통풍 시설이 필요하다.

⑤ 안전 장비와 설계

보호 장구와 오염된 옷의 이동을 위해서 영역의 변화, 유해 쓰레기 통과용기, 진열장, 출구, 환풍기, 후드, 안전 캐비닛 등을 고려해야 한다.

⑥ 직원 설비

직원들이 사용하는 시설은 목욕실, 화장실, 식당, 휴게실, 침실, 서랍, 도서실 등이다. 이러한 요인들은 외부 정도 관리의 검사실 인증 시험이나 인가 기준의 안내 및 법규 등을 고려해야 한다.

3) 계획의 조직과 예산

업무흐름과 검사실 설계는 경영 계획과정, 서면적인 묘사, 예산, 도식도면과 관련된다. 4가지 단계들은 더 나아가서 두 단계 유형으로 나눌 수 있다. 즉 계획과 예산의 내부적 측면과 건축학적, 공학적, 건설회사가 그 계획을 달성하도록 일하는 과정이다.

(1) 계획 설계팀

계획 설계팀은 검사실 직원과 건설 전문가가 함께 참여하며 전문의, 기술적 감독, 관리자들이 함께 참여해야 한다. 즉 사무원, 물품관리자, 채혈사, 병리사와 실질적으로 상호관련된 사람들로부터 제안이나 조언을 얻는 것이 중요하다. 설계팀은 곳곳에 있는 정보를 모으고 준비하는 것이며 그 계획에서 함께 일하는 건축가나 기술자들과 만나는 시간이 중요하다.

(2) 계획 예산(Planning Budgeting)

예산(budgeting)이란 검사실의 재무적 자원들을 계획하고 예상하여 통제하고 관리하는 과정이다.

예산은 검사실 운영에 필요한 운영예산과 장비 구매나 건축계획을 위한 자본 예산으로 대별한다.

검사실의 재구축으로 인한 개조나 증축 그리고 신축과 같은 장기 계획이나 지출을 위한 예산의 준비와 평가를 위한 기술이나 도구들이 계획 예산이다. 자본 예산의 주제는 건축을 위해서 적당한가 하는 점이며, 혁신계획은 자본지출을 위한 평가와 분석에 사실적이고 정량적 도구이다.

내부적 계획과정이 다른 경영관리기능들과 매우 유사하다고 하지만 관리자는 문서 작성의 기술, 표현, 건축 전문가들처럼 공식적인 서류를 취급하는 것에 적극적이어야 한다.

4) 개방 검사실의 설계(Open Laboratory Design)

개방 검사실의 설계는 **그림 2-8**의 설계와 같이 많은 부서들이 벽의 분할이 없어 자유스럽게 다른 부서들과 접촉하고 지원할 수 있다. 검사실 집행 관리자에게는 이러한 접근법이 넓고 균형감을 주기 때문에 보다 더 미학적인 즐거움을 준다.

개방 검사실의 계획은 부서 간에 상호작용을 촉진시켜서 협동심을 증대시킬 수 있고 하나의 가정이라는 개념을 육성하게 만든다.

하나의 단점은 일상적인 일에 부서들 간에 간섭들이 부작용을 일으킬 수 있다.

관리자나 직원들이 방문자를 관리하기가 용이하고 감독 범위가 넓어서 감독 시간을 절약할 수 있고 모든 근무자들의 자각심을 가지도록 한다.

그리고 장비나 비품의 공동 사용과 업무량의 증가로 신규 장비의 도입에 따른 면적 확장이 쉬워서 재배치나 재할당이 용이하다.

개방 검사실의 설계에서는 유해물질의 안전과 관리 그리고 잡음 관리가 곤란하므로 계획 시에 고려할 요인이다.

그림 2-9의 고전적인 검사실과 개방 검사실의 비교에서 차이점은 전통적인 고정된 칸막이와 모듈화 단위의 개방시스템이다. 즉 벽의 칸막이의 분리와 개방이다.

검사실의 구조적 설계는 전문화와 자동화의 수준에서 서로 양립할 수 있어야 한다. 오늘날은 많은 검사실이 혈액학, 임상화학, 내분비학, 혈청면역학, 요화학 등의 분야에서 자동화 검사 영역으로 통합되어 기존의 검사실이 무너지고 2가지 이상의 변조로 인한 모듈화 검사실(module laboratory)이 핵심 검사실로 분할되어 있다. 핵심 검사실을 위한 개방 검사실의 설계는 보다 더 논리적으로 접근하는 것이 중요하다.

더욱이 최근의 전자동화 검사실이나 conveyer system에 의한 로봇 공학기술의 활용을 위해서 최근의 동향들은 개방 검사실을 만드는 것이다.

그림 2-10의 자동화 수준에 근거한 검사실 계획의 도시적 묘사는 전자동화와 로봇 공학적 이동에 의해서 기

개방검사실 도면

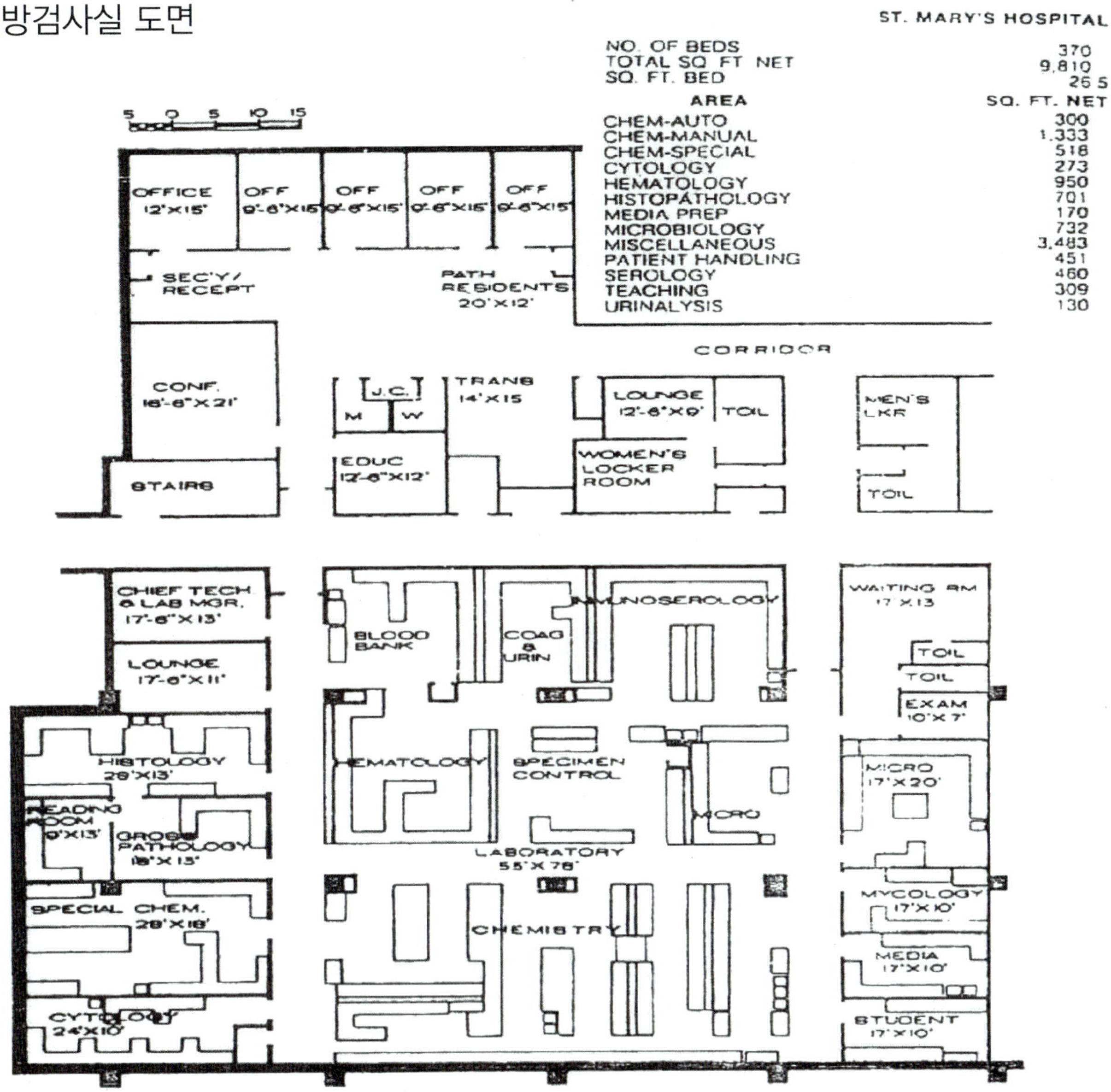

그림 2-8. 개방 검사실(Open Laboratory)

본적으로 개발 설계된 검체나 검사정보의 이동에 개념적 접근법을 보여주고 있다.

5) 계획 설계와 건축(Project Design and Construction)

모든 전문가들처럼 건축업이란 기획을 계획하고 계약하며 건축하기 위해서 다양한 서류도면과 시각적 관찰을 사용한다. 컴퓨터 모의 실험계획은 실생활 측면의 일면에 근접하게 해주고 그 척도 모형들은 최종 구조에 영

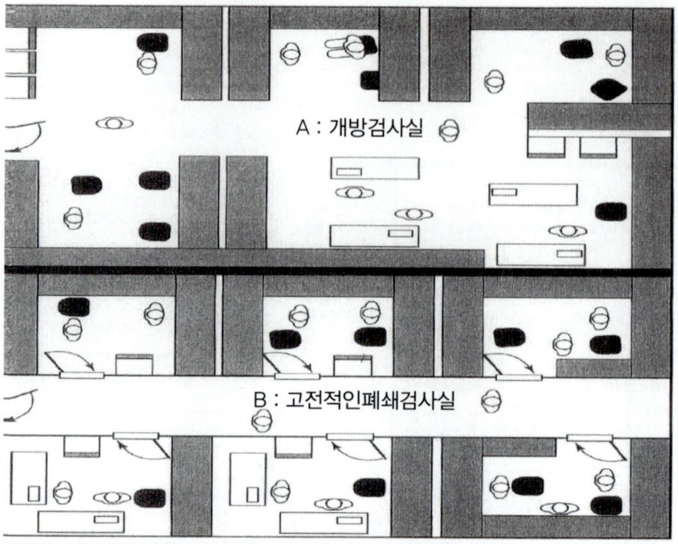

A : 개방검사실 – 관리자가 직원과 방문자 관리가 용이함.
(단점은 일상적인 일에 부서간 간섭 부작용)
B : 고전적 폐쇄 검사실 – 직원과 방문자 관리가 곤란함.
C : 미생물검사실 – Closed lab.

그림 2-9. 고전적인 검사실과 개방검사실의 비교

자동화 수준에 근거한 검사실 계획의 묘사

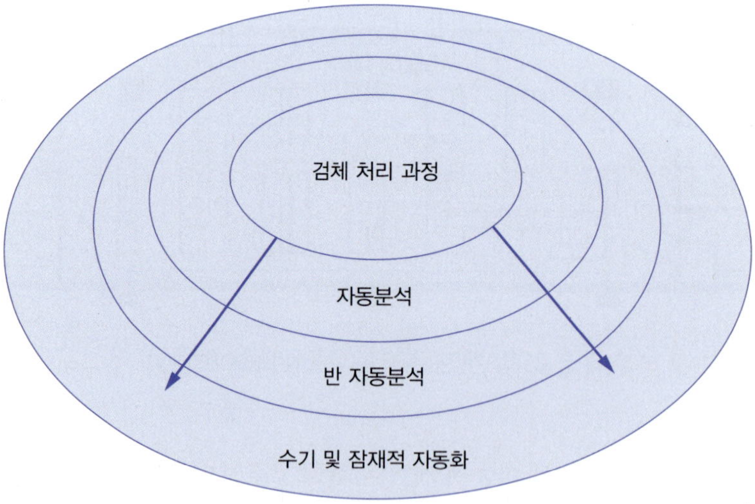

그림 2-10. 자동화 수준에 근거한 검사실 계획의 묘사

향을 주는 다른 선택들과 의사결정들을 얼마나 쉽게 증명되는가를 보여준다.

즉 생각으로부터 최종의 건축모형까지 그리고 계약, 여러 단계 과정들은 최상의 계획을 위해서 공동적으로 이용된다. 이러한 일들은 환자중심 검사실을 위해서 의공학과와 협동적으로 감독되어야 하고 특히 대형 종합

병원에서는 건축 부서와의 협동은 그 계획의 책임을 위해서 당연한 것으로 여긴다. 검사실 관리자는 건축가와 협력하여 일하는 기능적 사실자료 즉 도면묘사, 계약서류 등에도 정통해야 한다.

(1) 기능적 사실자료

기능적 사실자료는 고려 중에 있는 영역의 목적 기능, 상호관계, 활동들을 묘사한 것이다. 이것은 공식적인 계획과 건축계약의 준비를 위해서 전문가들에게 제공하기 위하여 계획 설계기준에 의해서 준비되어야 한다.

중요한 것은 새로 희망하는 도면을 잘 묘사하고 도면계획을 강력하게 진행시켜야 한다. 주의 깊은 계획은 실수를 피하게 할 수 있으나 계획 후에 교정하는 경우는 비용이 들어간다. 이런 단계는 임상검사정보체계(LIS)의 계획과정과 설계에도 매우 유사하다.

① 기능적 사실기록의 내용들

상세한 정보는 전기, 채광, 활용공간의 상호작용, 면적 등에 대하여 기능적 사실 자료를 제공해 준다. 이런 요인들은 혈액학이나 임상화학 등의 검사부서와 사무, 검체 처리, 물품저장, 쓰레기, 폐기물, 옷장 등의 기능도 조직화되나 각 요인들은 별개로 취급된다.

가. 기능적 사실자료의 평가

a. 통로 공간을 포함해서 활동면적은 검사량, 물품 재고량, 검체 처리과정, 전화, 사람의 이동, 의사 전달 업무 등에 의해서 산출된다.

b. 공간 협력과 과업이동의 유형을 고려한다.

c. 검사를 실행하기 위한 면적의 본질적 구조적 요구들을 고려한다. 즉, 전력, 유용성, 접수, 면접, 후드, 안전 캐비닛, 폐기물 같은 보호장비

d. 앞으로 추가로 사용할 기기나 장비의 종류와 면적

e. 검사실 내 외부의 통신연계 즉 전화, 인터폰, 전송, LIS의 부품들

f. 직원 수와 직원들의 유형, 낮 근무, 야간 근무, 밤 근무, 지원의 필요성, 즉, 휴게실, 작업대, 화장실, 옷장, 침실 등이 확장될 것을 포함해야 한다.

g. 물품의 청구, 보관, 조제에 대한 요구면적

h. LIS의 컴퓨터 전선, 위치, 단말기, 프린트, 서버, PC 등의 세부 명세서

위에 기술한 바와 같이 검사실 기능을 수행하는 데 필요한 모든 구성요소들에 대한 필요한 기능적 사실자료들의 준비를 위해서는 필요한 많은 정보들은 기획팀의 일원들로부터 나오고 참여한 건축사나 엔지니어들과의 면담을 통해서 얻을 수 있다.

(2) 건축 공학적 자료들

건축사나 기술자들은 정식 건축 계획의 준비를 위해서 직접적인 책임을 져야 한다. 법률적 규제나 검사실을

단속하는 단속기관들과의 문제점은 조사해서 물어보고 승인을 받아야 하며 기획 편람의 최종 승인과 제작에 대한 설계도면을 진행하는 것처럼 설계과정의 각 단계에서 승인을 해야 한다.

설계도면들은 일반적으로 승인되기 전에 개요도면, 개발도면, 작업도면이라는 3번의 단계들을 거친다. 즉, 기능적 사실들로부터 개발된 시설의 개요도면, 초기 개요도면은 **그림 2-11**과 **그림 2-12**과 같고 설계개발도면 건축코드, 물품 명세서, 최종 작업도면과 청사진 등이 필요하다.

6) 검사실 설계와 공간의 이용

Linda Logan에 의하면 검사실 설계와 5가지 단계들은 예비분석, 기능분석, 설계개발, 작업도면, 건축으로 구성된다.

검사실 개요 도면

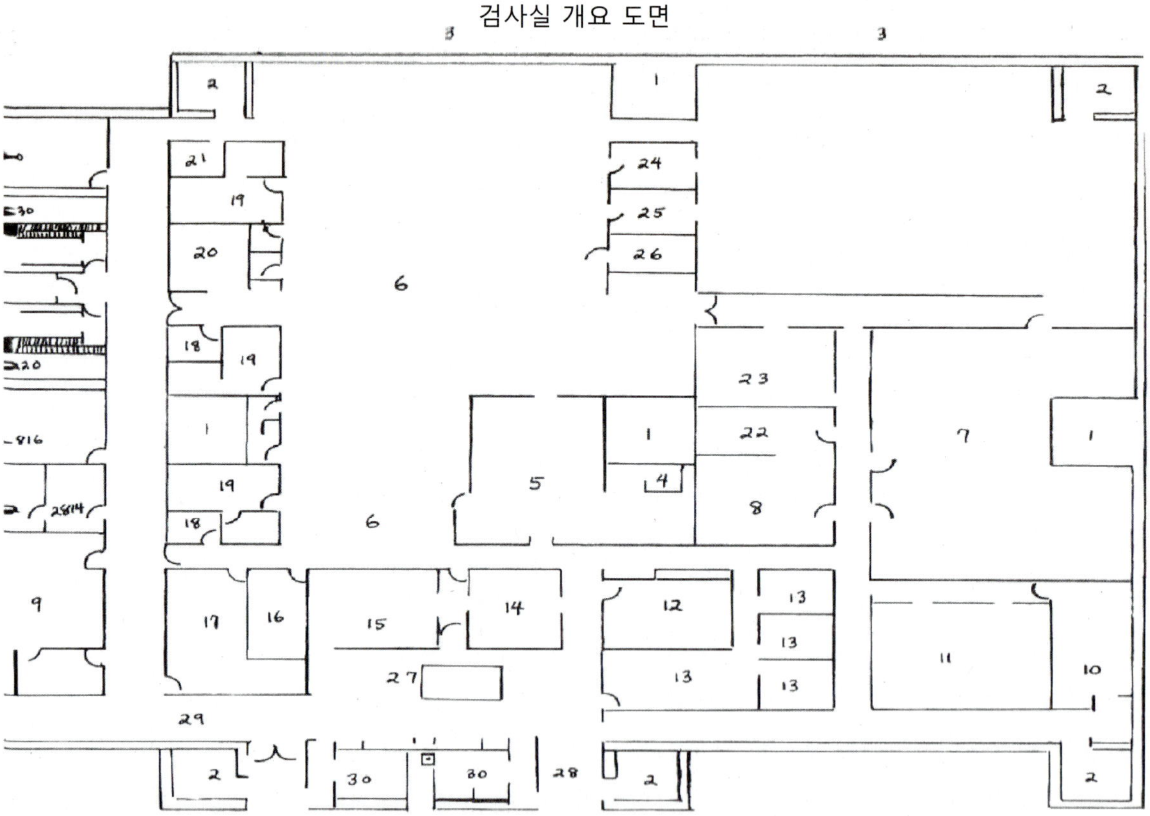

gure 23-2. Schematic drawing of a laboratory, drawn to the scale, ⅛ in. = 2½ ft. 1 = structural re (15 × 15 in.); 2 = structural core (15 × 15 in.) with fire escape; 3 = windows; 4 = terminal for tomated specimen delivery system; 5 = specimen receiving, specimen processing; 6 = open space r hematology, chemistry, coagulation, immunology, toxicology; 7 = microbiology; 8 = primary lture and urinalysis; 9 = blood bank; 10 = lounge; 11 = locker rooms; 12 = computer room; 3 = administrative offices and secretarial space; 14 = results and information center; 15 = outtient blood drawing; 16 = resident's office; 17 = conference room–library; 18 = office; = developmental laboratory and office; 20 = storage; 21 = darkroom; 22 = media preparation; = glassware washing; 24 = toxicology work area; 25 = weight room; 26 = cold room; 27 = outtient waiting; 28 = corridor to patient beds; 29 = corridor to operating room; 30 = public strooms. (Courtesy of Medical Facilities Assoc. – General. A joint venture of Smiley-Glotter ssoc., Inc., and Thorsen & Thorshov Assoc., Inc., Minneapolis, Minn.)

그림 2-11. 검사실 개요도면

검사실 설계개발 도면

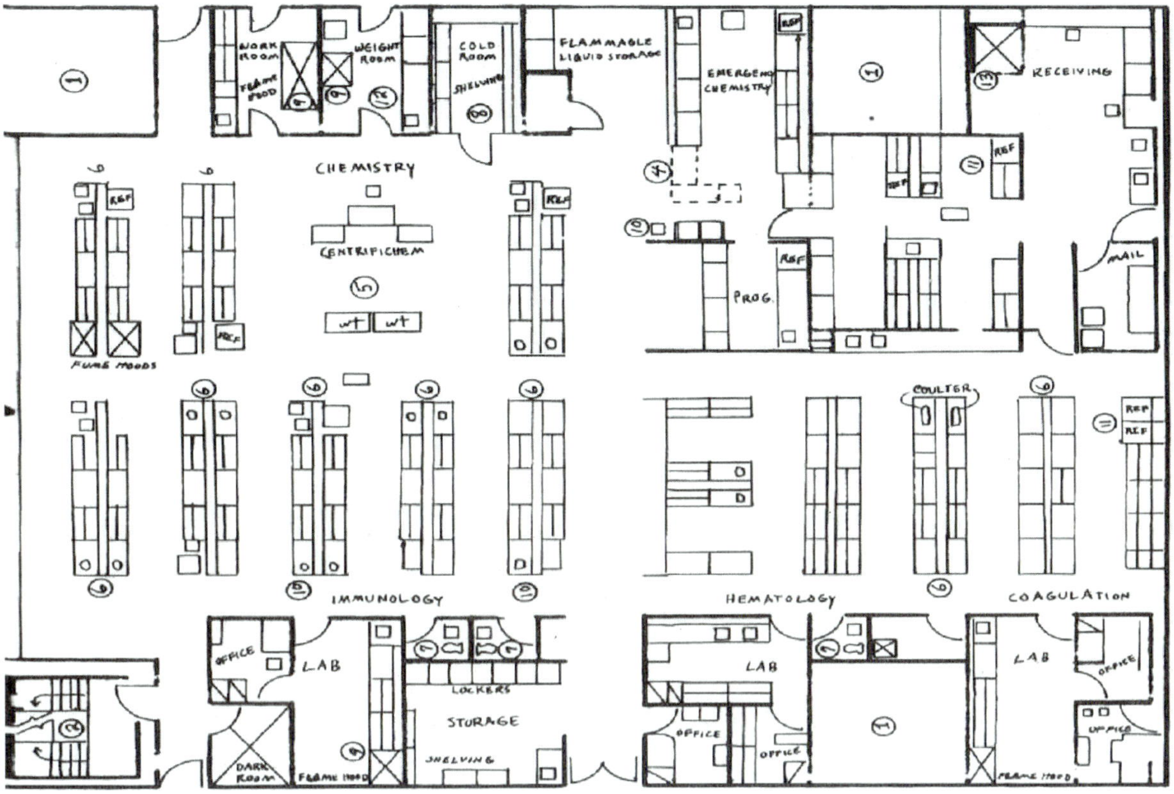

. Design development drawing, drawn to the scale, ⅛ in. = 1 ft. 1 = structural core
L5 in.); 2 = structural core with fire escape; 3 = windows; 4 = free-standing equipment – SMA 6-60;
= example of omitting two modules – leaves space (20 × 25 ft for free-standing equipment, i.e.,
Centrifichem); 6 = examples of modules (coagulation, hematology, chemistry, immunology);
= bathrooms; 8 = cold room (door opens out); 9 = fume hood; 10 = sink; 11 = refrigerator;
2 = weight room (door opens in); 13 = specimen-receiving station. (Courtesy of Medical Facilities
ssoc. – General. A joint venture of Smiley-Glotter Assoc., Inc., and Thorsen & Thorshov Assoc.,
nc., Minneapolis, Minn.)

그림 2-12. 검사실 설계개발 도면

(1) 검사실 설계와 공간이용의 5가지 단계

① 예비분석은 검사실 위치와 장소 할당에 대한 영향과 검사실의 역할에 초점을 맞춘다.

② 기능적 분석은 환자, 가검물, 사람, 물품들의 흐름에 대한 현재의 검사실 운영을 고려하고 이것들을 개선하기 위한 방법들을 실험한다.

③ 설계개발은 생각들을 도면으로 옮기는 것이다. 즉, 건축가가 개요도면과 설계개발 도면을 만든다.

④ 작업도면은 계약서류를 준비하는 것이다.

⑤ 완성된 검사실에서 처음 4가지 단계들을 눈으로 볼 수 있도록 완성하는 것이다. 검사실을 설계하는 것은 참여자 모두에게 도전기회를 제공하여 잠재력 향상에 도움이 된다. 설계과정의 핵심은 공간의 창조적 활용을 위한 계획이다.

3 운영방침과 실행과정(Operation Polices and Practical Progress)

방침(policy)이란 검사실 운영이나 집행문제에 대한 검사실 직원들의 근무자세를 기술한 일람표이다. 운영방침편람(operational policy manual)은 검사실의 종합적이고 전체적인 운영에 응용하는 방침들을 함유한 안내서이다.

절차(procedure)란 과업, 검사과정을 수행하는 방법에 대하여 단계별 방향과 설명을 제공하는 지시문서이다. 운영절차편람(operational procedure manual)이란 과업들과 의무들에 응용하는 절차들이 함유하는 안내서이다. 검사실의 방침이란 원칙, 계획, 행동과정을 다루는 것이며 급료, 후생복지, 업무수행도 평가 등에 대한 광범위한 지침서이다.

절차란 어떻게 방침들을 실행하는 방법들의 절차수단이다. 즉 절차란 어떤 일을 하는 방법이나, 행동과정이다.

검사실의 효율적이고 능률적이며 공정한 운영을 위해서는 방침들을 결정하고 그 방침들을 실행으로 옮기기 위해서 절차들이 필요하다. 검사실의 운영방침이 결정되면 그것을 실행하기 위한 절차에 직원들은 따라야 한다. 간략하게 말하면 방침들이란 검사실 조직의 규칙과 법규들이다. 결국 절차란 검사실의 운영방침들을 실행하는 방법을 명문화한 것이다.

모든 검사실 들은 각기 조직의 특성과 규모의 경제, 검사량, 운영목표, 관리자의 철학, 검사의 질, 바람직한 비전과 전략, 병원의 목표, 경쟁병원, 시대적 고객의 요구사항, 직원들의 요구 등에 따라서 직원들의 활동을 동질화하고 예측하기 위해서 개인들에게 안내하는 방침과 절차를 가지고 있다. 방침의 조직화란 검사실이 어디로 가야할지를 묘사한 것이다. 방침과 절차는 검사실의 조직목표를 달성하기 위해서 조직이 어떻게 해야 할지와 관련된 것이다.

그림 2-13의 검사실 계획과 관리구조는 조직의 목적과 목표들을 달성하기 위하여 운영방침을 결정하고 그 결정을 실행하기 위하여 절차에 필요한 규칙들이 있을 때에 가능하다. 검사실 방침은 조직목표나 목적을 달성하기 위한 것이지 관리자의 개인적 목표를 달성하는 것은 아니다. 경영관리 방침들이나 목적들은 검사 서비스를 위한 행동을 안내하고 그것을 평가의 기본으로 삼는 것이다.

검사실 내에서 개인들의 방침과 절차들은 목표와 응용방법에 따라서 다양하게 나타난다. 검사실 운영을 위한 방침들과 절차들은 전형적인 편람(manual) 형식의 안내서로 개발된다.

편람들은 간단하고 명료하게 기록되어 쉽게 이해할 수 있어야 하고 검사과정이나 검사실의 경영관리 방향들을 명확하게 하는 효율적인 경영관리도구이며, 불확실성을 줄이고 시간을 절약하며 개인적 문제들을 취급하는 행동지침이다.

전략적 계획의 일관성을 위하여 편람은 광범위한 목표와 함께 시작해야 하고 방침, 절차, 방법, 규칙들의 형태로 그것들을 달성하기 위하여 상세하게 초점을 맞추고 작성되어야 한다.

목적(objective)은 고객인 환자들을 위해서 검사실 부서 내에서 최적의 검사 서비스를 제공하는 것이다. 절차는 운영관리절차와 검사과정의 절차로 크게 대별할 수 있다. 이것들은 어디까지나 검사실의 정책에 수반되고

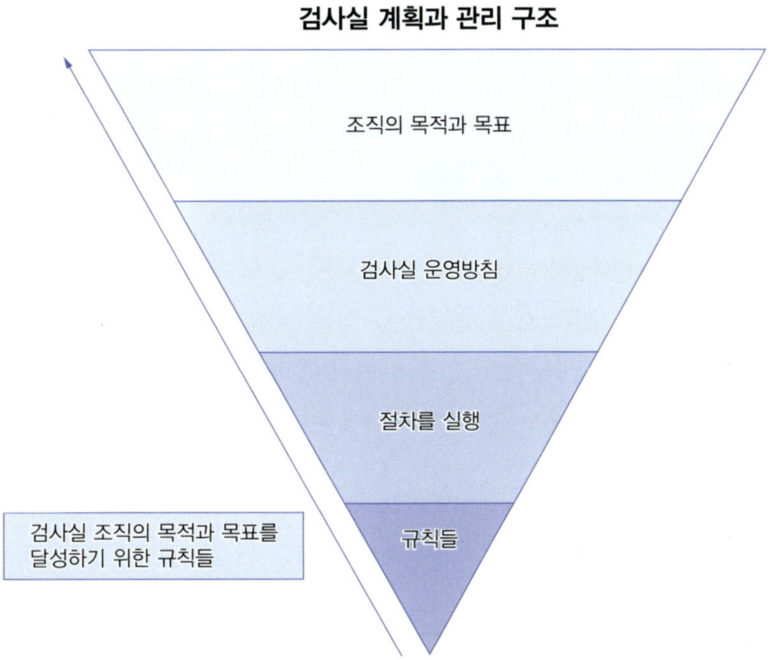

그림 2-13. 검사실 계획과 관리구조

검사실의 목표 달성을 위해서 필요하다.

편람(manual)은 외부편람과 내부편람으로 나누며 외부편람은 간호사, 주치의, 환자, 보호자, 물품이나 시약 공급자들을 위하여, 검체 채혈 편람과 검사 서비스 편람 그리고 공급자 편람 등을 개발하는 것이고, 내부 편람은 경영 관리편람, 기술편람, 정도관리편람, 안전관리 편람 등으로 나눈다.

검체 채혈편람은 환자들과 진료서비스 제공자들을 위하여 채혈방법, 인식표 부착, 보관, 검체와 바코드의 일관성, 검체 기각, 운송, 배달, 등을 상세하게 지시하는 사항들을 포함시켜야 한다.

검사실 서비스편람은 검사실 이용자들을 위해서 설계된 편람으로서 근무시간, 제공되는 서비스, 직원들의 요구순응, 수가청구 등과 같은 운영요인들에 대한 방침들과 절차들을 포함한 안내서이다.

기술편람은 검사과정들의 방법들에 대한 개별검사, 과업과 의무를 실행하고 장비운전을 위한 검사 전, 검사 중, 검사 후의 단계별 세부지시들이나 정보들을 함유한 안내서이다. 유능한 검사실의 관리자나 부서 감독은 매년 모든 직원들에게 하나의 일체감이 있는 공동체로써 정보를 제공하고 도와주는 것이 중요하다.

결국 방침이란 기존의 직원들이나 신규채용 직원들에게 하나의 의사 소통수단의 역할을 하는 것이다. 특히 직원들, 부서에 대한 경영방침(administrative policies)은 직원들, 부서의 병리감독들, 관리자들에게 이용할 수 있도록 이해가 쉽고 유용한 내용들을 제공하기 위하여 모든 사람들에게 의사 전달이 되도록 개발해야 한다.

1) 방침과 절차의 목적

방침과 절차편람의 기본 목적은 검사실 직원들 간에 효율적인 의사소통을 강화하는 데 있다. 편람이란 검사실의 운영방침들과 절차들의 적용을 균일하고 일관성을 유지하여 어떤 불명료한 내용들이 없게 제거시켜야 한다.

이러한 목적을 달성하기 위하여 방침들이나 절차들은 검사실 운영의 사회적 기술적 법률적 환경에 의해서 발생하는 급격하게 변화하는 상황을 지속적으로 조정할 수 있는 실전적인 서류들을 만들어야 한다.

광범위한 검사실의 의사 결정문제들이 정책 및 절차 편람 속에 구축되어야 한다. 즉, 모든 직원들의 공정하고 지속적인 처리, 표준 수행도와 기대행동, 검사실의 일상운영정보 등이 포함된다. 방침 및 절차편람에 포함할 핵심 내용은 다음과 같다.

(1) 방침 및 절차편람의 내용

① 책임과 관리
② 과업과 의무완수
③ 수행도 평가
④ 정도관리와 그 실행지침들
⑤ 직무 기술서
⑥ 업무흐름과 직무분석
⑦ 생산성 측정
⑧ 재무적

검사실 조직뿐만이 아니라 모든 조직들은 정상적으로 2가지의 안내편람들을 가지고 있다. 첫 번째는 보통 경영관리와 직원정책 편람과 같은 조직의 일반적이고 전체적인 것과

둘째는 업무 영역이나 과업들에 대한 상세한 지시사항들을 포함한 절차편람이다.

2) 방침편람(Policy Manual)

방침이란 검사실의 운영정책들을 말한다.

방침들이란 공식적인 기록과 비공식적이거나 문서화되지 않은 것도 포함되며 검사실 내에서 일하는 사람들에 의해서 이해될 수 있는 것들이다.

대형병원의 검사실 조직에서는 일반적으로 많은 구성원들에게 이해시키고 그것을 행동으로 옮기게 하기 위하여 보다 더 공식적인 문서화된 방침들이 필요하고, 검사실 규모가 작은 조직에서는 문서화보다는 구두로 검사실 방침을 전달하고 따르도록 하나 가능하면 규모에 맞게 요약해서 기록으로 남겨두는 것이 일관성이 있다.

방침은 직원들에게 무엇을 기대하는지 또는 각자의 책임 영역을 기술하여 그들에게 알려야 한다. 만약 검사실 관리자가 먼저 방침을 알림으로써 사전에 그들의 행동을 관리하고 기여하게 하는 것이 필요하다. 그래서 신규직원의 채용 후 교육 시에도 필히 전달해야 한다. 그리고 검사 일지에 핵심적인 것을 기록해야 한다. 만약에 기록이 없으면 증인이 없는 경우에 그것을 입증하는 데 노력과 시간이 소요된다.

J. G. Glover는 좋은 방침의 특성은 목적을 명확하게 묘사하고 이해가 쉽게 기록하며, 최근 활동과 미래 활동의 기준을 묘사하고, 경제상태나 사업요구의 지속성의 변화에 잘 순응하고 지속성을 가지도록 하며, 행동기준의 설정과 성취 가능한 능력을 고려하여 지정된 기간 내에 달성하는 방법을 묘사하고 행동기준의 준비를 위해서 책임과 결정권을 허락하고 파생적인 행동 규칙들은 그들에 의해서 지배되는 결정권에 순종하지 말아야 한다.

(1) 방침들의 개발(Development of Policies)

① 방침의 주제를 결정하라.

아이디어의 근원은 유사한 조직들의 방침을 조사,

방침의 필요성에 대한 지각을 결정하기 위해서 직원들의 조사,

고충이 생길 수 있는 분야의 기록, 방침정보를 함유한 자료를 조사하고

정책개발위원회에서 토의, 주제들을 파악한다.

② 방침의 윤곽을 묘사한다.

③ 단체협약, 고용법규, 협력, 운영관리, 철학의 지속성을 강화하기 위한 묘사를 조사한 다.

④ 직원, 부서 감독들에게 기술하도록 할당한다.

⑤ 최종형식의 기록을 갱신한다.

⑥ 최고 경영자로부터 승인을 받을 것(진단검사의학과장)

⑦ 방침을 배부하라.

모든 직원들은 방침을 1부씩 소유하고 정책의 기간이 지나서 갱신되면 다시 만들고 각 부서에 1부씩 보관하고 1부는 검사실장이 보관한다. 방침들은 매년 조사하고 갱신하여 그 내용을 과내 게시판에 진열한다.

(2) 방침편람의 일반적인 주제들

① 병원전체의 일반방침들

가. 집행조직

나. 고용과 인사정책(채용, 고충처리, 혜택, 지각, 조퇴, 차별대우)

다. 안전과 건강관리

라. 환자정보의 신뢰와 노출

마. 보안과 시설접근

바. 구내 출입금지

② 검사실의 방침 편람내용

가. 복장관례

나. 음식 및 금연규칙

다. 전화사용

라. 안전관리

마. 절차의 기록, 조사, 승인

바. 결근 및 지각 규칙

사. 휴가 및 공휴일

아. 물품관리

자. 검사결과의 보고와 노출

운영편람(administrative manual) 외에도 검사기술편람(technical manual)은 검사실행의 술식들, 장비운전 정도관리정보의 처리과정 등을 포함한다.

검사 절차편람의 기본목적은 과업이나 검사를 수행하는 방법의 표준화이다. 즉, 검사 중에 출현하는 문제들을 해결하는데 지원하고 모든 일을 설정된 기준에 의해서 하도록 강요해야 한다.

검사 절차편람은 단위 부서의 모든 검사들의 진행을 위해서 해당 부서에서 작성하고 1부는 자체 부서에서 보관하고 1부는 검사실의 검사실장에게 제출해두고서 검사과정이나 측정방법이 교체되면 그 교체된 검사법에 대하여 재작성하고 1부씩 보관하도록 해야 한다. 즉 검사 kit가 바뀌면 분석방법을 검증하고 핵심검사과정의 작성규정에 의해서 정리하고 동일한 방법으로 각기 보관하여 갱신해 주어야 한다.

3) 방침과 절차편람의 유형들(Types of Policy and Procedure Manual)

방침과 절차편람들은 검사실 내부편람과 외부편람으로 나누는데 내부편람은 검사 서비스의 사용자, 간호사, 의사, 환자들이며 안전관리, 정도관리, 검사술식, 운영문제 등이 있다.

(1) 내부편람(internal Manual)

내부편람은 검사실 직원들에 의해서 사용되는 것들이 대부분이다. 즉, 운영관리편람, 검사술식편람, 종합적 정도관리편람(고객만족의 정도관리), 안전관리편람 등이 있는데 이들은 근무자들이 일하면서 준수해야 할 지침들이다.

① 운영관리편람(Administrative Manual)

운영관리 편람은 검사실 전체에 응용하는 방침들이며 근무일정, 휴가 및 공휴일 근무, 복장관례(예절), 전화의 사용범위, 일정변경이나 호출, 감독의 권한위양과 책임 및 책무, 구매와 주문 절차, 물품관리, 징계와 포상,

훈련과 교육, 진료과장이나 행정과장 그리고 병리감독의 의무, 책임, 책무들에 대한 범위와 자격요건 및 학력요건 그리고 경력요건 등을 포함한다.

② 종합적 정도경영편람(Total Quality Management Manual)

국가의 법률적 요구나 관련기관의 요구에 순응할 수 있는 지침으로써 교육병원 인가 시에 점검하는 병원 표준화 심사 법률에 의해서 시행되는 것과 의료기관의 경쟁을 유발하기 위하여 실시하는 의료기관 서비스 평가, 수탁 검사실 인증제, 의료환경의 고객만족으로 이행 등에 대한 요구를 충족시킬 수 있도록 정도관리의 종합지침을 작성하고 조직화해야 한다.

검사 서비스의 질을 강화하기 위하여 고객만족, 임상검사 서비스를 강화하는 전체 방침들, 정도관리절차, 예방보전의 실시 및 기록, 복합 규칙들, 정도관리도구의 사용, 임상 직선성, 보고범위, 정상치(참고치), 검량보정 등에 대한 실행지침이다.

정도관리 지시사항들은 검사술식, 검체의 수용과 기각, 검사자료의 기술적 평가, 검사실 정도계획의 협력과 통합, 정도표준과 목표들을 성취하기 위한 권한과 책임의 할당 등이다. 즉, 월 정도관리 자료의 준비 및 보관, 검량보정과 검증, 예방보전, 정도관리자료, 월, 년, 총 오차분석, 파레토 분석, 특성요인도 등이다.

가. 미국임상검사표준화심의위원회(CLSI)의 검사술식 절차편람에서 요구하는 각 검사 지침들은 검사명, 검사원리, 검체 요구사항, 환자준비 및 기각기준, 시약제조 및 관리, 유효기간, 측정파장, 검체 및 시약량, 검량 물질, 정도관리물질, 사용된 배지관리, 정도관리과정, 장비의 검량 보정술식 및 회수, 일정, 검사단계별 지시사항, 관리범위와 교정조치, 참고치, 경고치 및 변화치, 검사순서, 측정방법의 한계(간섭물질), 유효기간, 조사일정과 승인 문제해결책, 주의사항, 참고문헌 등을 기록할 것을 요구하고 있다. 검사술식 절차편람의 예는 **표 2-3**, **표 2-4**와 같다.(임상화학검사 glucose 등)

표 2-3. Bilirubin 검사술식 절차편람(예)

검사명 : 소변 Bilirubin 검사 / Ames Ictotest

유효기간 : 2010년 3월 1일

조 사 일 : 2011년 2월 28일

참 고 : 임상화학 감독

1. 핵심요점 : 신선뇨 10방울 저하, 60초 후 판독
   색상변화 및 부가적 지시사항은 Insert 참조. 간섭 물질에 의해서 위양성 검사 가능.
2. 측정원리 : 반응은 산성배경에서 Diazoniun Salt와 Bilirubin과 결합하여 청색 및 Purple색
3. 검체요구사항 : 2시간 이상 초과하지 않은 신선뇨, 2시간 이내에 검사 불가능 시에 햇빛 차단 용기에 넣고 즉시 냉장보관.
   신속한 부패 때문에 채뇨 후 가급적 빨리 검사한다.
   * 임상화학 감독이 검사를 허락하지 않으면 그 검체는 기각한다.
4. 소모품과 장비 : 1) 증류수 2) 일회용 dropper,
5. 시 약 : Ames Ictotest 제품번호 4021
   특별한 준비 없이 검량보정가능, 사용 후는 즉시 병마개를 신속하게 잠근다. 불빛, 열, 습기에 노출을 금함.
6. 정도관리 물질 : 음 · 양성의 권리물질로 일상 정도관리를 하고 일과 시작 전이나 새로운 시약병을 사용할 때 실시한다. 검사결과는 정도관리의 관리도에 기록한다.
7. 검 사 예 방 : 검사시약은 피부접촉을 피할 것.
   Pyridium Chloropromazine Iodine 같은 대사물질의 과량 투여 시에 위양성을 일으킨다.
8. 검 사 술 식 :
   1) 종이수건 위에 Ictotest를 놓고 매트 중앙에 소변 10방울을 절하한다.
   2) Ictotest시약 1정을 뚜껑 있는 병 속에서 습기 찬 매트 중앙에 1정을 옮기고 신속하게 뚜껑을 닫는다.
   3) 알약 위에 증류수 1방울을 적하하고 5분간 기다리고 매트 위의 알약이 스며들게 두 번째 1방울을 적하한다.
   4) 60초 후에 알약 주위의 매트의 색상을 관찰하고 읽는다.
9. 해 석 및 결과보고 :
   1) 양 성 : 60초 안에 매트 위에서 청색 또는 자주빛으로 변한다.
   2) 음 성 : 60초 안에 매트 위에 무색임.
10. 참 고 치 : Bilirubin은 정상적으로 양성을 나타내지 않음.
11. 문제 해결점 및 주의 : Ictotest 시약정은 0.05=0.1mg bilirubin/dL를 측정한다.
    * 만약 정도관리기준에 일치하지 않거나 검사 과정에서 문제가 발생하면 다음 요인을 점검한다.
    1) 시약정의 부패를 점검한다. 알약이 지나치게 갈색이면 변질이다.
    만약 부패되었으면 버리고 미개봉 병을 사용하여 재검사를 실시한다.
    2) 제품의 유효기간을 확인한다. 유효기간이 경과된 제품은 버리고 유효기간 이내에 있는 것으로 재검사한다.
    3) 정도관리 물질의 수행도를 확인한다. 허용 범위 내에 수용되지 않으면 버리고 신선 시약을 사용한다.
    4) 문제가 나타나면 관리도에 조치를 취한다.
12. 참 고 문 헌 :
    1) 제조회사의 설명서를 참조한다.
    2) Ames Ictotest Reagent Tablets for urinalysis, Miles,inc, Elkhart, IL, March 1999.
    3) Strasinger, SK, Urinalysis and Body Fluids, 32d Edition, F,A,Davis, CO, Philadelphia, 1994, P.96

구분	코드번호	재품명	시약	용량	저장법	사용기간	내용
R-1	G-H011	L-GLU시약-L-1	R-1	300mL ×4	2~10℃	2년간	ATP. HK. G-6-PDH
(액상)	G-SO01	L-GLU시약-M-1	R-1	90mL ×4	2~10℃	2년간	ATP. HK. G-6-PDH
R-2	G-HO12	L-GLU시약-L-2	R-2	300mL ×2	2~10℃	2년간	NADP'
(액상)	G-SO02	L-GLUTLDIR-M-2	R-2	90mL ×2	2~10℃	2년간	NADP'

13. 조 사 :
   1) 임상화학 검사실 담당자 : 서명
   2) 연락처 : 임상화학검사실 감독 전화 : 000 - 0000
   3) 승 인 : (1) 임상화학 검사실 감독 : 서명 99년 3월 1일
   (2) 검사실장 : 서명 99년 3월1일
   (3) 진단검사의학장 : 서명 99년 3월 1일

표 2-4. Glucose 검사술식 절차편람 예

1. 검 사 명 : cc- 07 - 01, glucose
2. 측정기기 : hitachi 7150 system
3. 측정원리 :

$$\text{Glucose + ATP} \xrightarrow{\text{HK}} \text{G-6-PDH +ADP}$$

$$\text{G-6-PDH + NADP} \xrightarrow{\text{G-6-PDH}} \text{6-Phosphogluconate - H+}$$

상기의 반응으로 생성된 nadph를 측정하여 포도당 농도를 구합니다.
* ATP : Adenosine-5'-triphosphate
* ADP : Adenosine-5'-diphosphate
* HK : Hexokinase
* G-6-PDH : Glucose-6-phosphodehydrogenase
* NADP : Nicotinamide adenine dinucleotide phosphate(산화형)

4. 환자준비 : 12시간 이상 공복
5. 시 약 : Denka Seiken
   ⊙ 원료약품의 분량 "액상실험"
   ⊙ 용법 및 용량
   1) 시약의 조제법
   (1) 시약 -1(R-1)
   효소기질 완충액을 그대로 사용합니다.
   (2) 시약 -2(R-2)
   반응시액을 그대로 사용합니다.
   2) 측정조작법
   * STD값 : 표준액 또는 관리혈청의 포도당 표시치 (mg/dL)를 입력합니다.

6. 정도관리 :

1) 관리시료 :

a) 허용 범위 : Monitrol 1: 78±6 , Monitrol 2 : 248±20

Lyphocheck normal : 86±13, abnormal : 290±22

2) 검량물질 : Iatron Glucose 200mg/dL

3) 보고범위 : 0~1,000mg/dL

4) 경고치 범위 : 어른 : 상한치 −486, 하한치 −46, 어린이 : 상한치 −446 하한치 −46

신생아 : 상한치 −328, 하한치 −32.4

5) 변 화 치 : 50%

6) 참 고 치 : 60~100mg/dL

7. 임 상 적 해석 :

1) 증가 : Acute Myocardial infarection, Congestive heart failure, Asthma, Bacterial pneumonia

2) 감소 : Gastroenteritis & Colitis, Gastroenterostomy, Malabsorption, Peptic ulcer

* 기타 분석 전 변이에 영향을 미치는 요인들은 AACC Press에서 1993년도 출판한 "Effects of Preanalytical Variables on Clinical Laboratory Tests"를 참고 요망함

HITACHI 7150 PARAMETER			
CHANNEL	**	SD LIMIT	100
ASSAY CODE	2POINT − 24−50	DUPLICATE LIMIT	10000
SAMPLE VOLUME	3−*	SENSITIVITY LIMIT	0
R1 REAGENT VOLUME	250 −100 − 0	ABS LIMIT (INC/DED)	0 − INCREASE
R2 REAGENT VOLUME	125 − 100 − 0	PROZONE LIMIT	−32000 − LOWER
WAVELENGHT	700 −340	EXPECTED VALUE	70 −110
CALIREATION METHOD	LINEAR −0−0	PANIC VALUE	***_***
STD.1 CONC −POS.	0 − 1	INSTRUMENT FACTOR	1.0
STD.2 CONC. −POS.	***_ *		
MONITOR 화면 K − FACTOR			

8. 조 사 :

1) 임상화학 검사실 병리감독 : 싸인

2) 연 락 처 : 임상화학 검사실 전화 : 000 − 0000

3) 승 인 : (1) 임상화학검사실감독 − 싸인 1999년 12월 1일

(2) 검사실장 − 싸인 1999년 12월 1일

(3) 진단검사의학과장 − 싸인 1999년 12월 1일

③ 안전관리 편람(Safty Control Manual)

시약의 취급 및 관리, 유해물질의 제조 및 관리, 폐기물 처리규정, 응급안전관리도구의 사용, 환풍장치 및 사용법, 생리적 유해물질의 관리 등이 포함된다.

(2) 외부편람(External Manual)

외부편람은 검체 채혈편람(specimen collection manual)과 검사실 서비스편람 등으로 나누며 전자는 검사실, 모든 간호단위, 진료실, 병동, 위성 검사실들에서 환자 검체를 채혈하는 데 준비사항 및 보관, 그리고 운송 방법들에 대하여 기술한 안내서이다.

후자는 검사실의 일반방침들에 대한 안내서로 전산을 통한 검사처방과 요구서를 채우는 방법에 대한 정보, 채혈에 대한 간호사와 환자의 상세한 지시사항, 즉 인식표 부착, 보관, 운송, 배부, 검체 기각 기준 등이다.

4 생산성과 수행도 평가(Production and Performance Assessment)

생산성이란 "생산에 기여하는 투입요소 가치와 생산된 산출물의 서비스 가치의 비율이다." 검사실 생산성의 요인들은 주요인과 부요인으로 나눈다. 주요인으로는 노동, 장비, 운영자산, 작업량, 검사실 기능의 다양성이며, 부요인들은 물리적 구조나 업무 흐름이다. 생산성의 기본공식은 산출을 투입으로 나눈 것이다. 즉

$$\text{생산성} = \frac{\text{산출}}{\text{투입}} = \frac{\text{산출물}}{\text{노동+재료+자산+경비}} \times 100$$

검사실들이 증가하면 검사서비스의 제공에 대한 생산성의 압력을 받게 된다. 검사실 원가를 관리하기 위해서는 검사실 생산성의 관리가 없이는 불가능하다. 경영행동의 원칙은 생산성, 경제성, 수익성, 유효성에 근거하여 실행해야 조직의 유지와 성장에 기여한다.

1) 경영행동의 원칙들(Principles of Management Behavior)

(1) 생산성(Productivity)

생산성이란 생산활동의 종합적 성과를 나타내는 지표로 투입에 대한 산출의 비율이다. 즉 생산 활동의 생산요소의 효율적이고 효과적인 이용의 정도이다.

생산성 = 산출/투입, 노동생산성 = 산출량 / 노동 투입량

자본생산성 = 산출량 / 모든 기계운전시간

부가가치 생산성 = (매출액 - 외부구입가격)/노동 투입량

(2) 경제성(Economy)

경제성이란 최소의 희생으로 최대의 성과를 얻은 것이다.

경제성 = 성과 / 투입= 수익 / 비용 = 목표 / 수단

(3) 수익성(Profitability)

수익성이란 투자자본에 대한 이익의 비율이다. 즉 이윤극대화원칙이다. 투자자본에 대한이익의 비율이다.

수익성 = 이익 / 투자자본 = (이익 / 매출액) / 투자자본

(4) 유효성(Effectiveness)

유효성이란 경영의사 결정상의 경영목표가 달성된 정도를 의미한다. 유효성은 효율성을 포함하여 각 개체가 조직목적을 달성하는 정도이다.

2) 생산성 개선의 기술

생산성 개선의 4가지 단계는 운영 관리기술의 접근, 직원일정의 조정, 생산성과 효율성을 개선하는 직원들에게 보상, 임상의사의 생산성 관계이다.

(1) 운영 관리 기술의 접근

운영 관리 기술의 접근에서 관리자들은 불필요한 이동, 시간소비, 고비용 업무, 업무 흐름도를 개발해야 한다. 운영관리기술의 접근은 다음과 같은 단계를 통해서 달성된다.

① 업무분석을 실행한다.
② 표준운영 절차를 재평가한다.
③ 겹치는 기능들을 제거한다.
④ 중복되는 지시는 제거한다.
⑤ 표준에 맞은 직원비율을 결정하고 직원들의 기술을 결합한다.

(2) 직원일정의 조절

직원일정의 단계에서는 관리자들이 제1단계의 운영관리의 접근으로부터 충분한 지식 정보를 가져야 한다.

① 운영의 최대자원요소의 활용으로 낮은 비용을 위해서 인원을 줄인다.
② 모자라는 만큼 일을 더 한다.
③ 보다 더 효율적인 직원들의 업무일정표를 만든다.

(3) 생산성과 능률을 개선하는 직원들에게 보상

생산성과 능률을 개선하는 직원들에게는 적절한 보상을 주지 않는 관리자들은 생산성 개선에 실패하게 된다. 생산성이란 직원들의 최상의 노력을 통한 협동과 직원에 의해서 실현되기 때문이다. 현명한 관리자들은 검사실 구성원들에게 아낌없이 다음과 같은 기술을 활용하는 사람이다.

① 유인적 보상 및 특별 보너스 지급

② 비금전적인 대체보상, 즉 칭찬, 선물, 격려 등

③ 임상의사의 생산성 관계

아무리 많은 검사를 해도 이윤이 없고 생산성이 떨어진다면, 검사실 경영은 어렵게 된다. 박식한 관리자들은 검사실의 비용을 증가시키는 원인이 되는 불필요한 검사들의 활용을 감소시키도록 진료의사들에게 그들의 행동에 변화를 주도록 전개해야 한다.

임상 의사들은 환자 대신 검사처방을 발행하는 수요자의 대리자로서 일하지만 검사실 조직에 부적절한 검사의 이용에 지장을 주는 포괄수과제(DRG)나 자원 중심 상대가치수가제 등에서는 일정한 지정 수가만 지급하므로 불필요한 검사의 이용은 검사실의 수익에서 비용만 늘게 만들어서 이익이 줄어든다.

병원 검사실에서 생산성 개선의 가장 중요한 측면은 지속적인 교육과 훈련에 의해서 업무 수행도를 향상시킴으로써 가능하게 만들어 준다. 업무 현장에서 사용할 수 있는 살아있는 교육과 훈련이 중요하다. 열심히 일을 하는 직원들을 방관하면 생산성은 떨어지게 되므로 심리적이나 금전적인 동기부여를 할 수 있는 조직분위기인 조직문화를 만드는 것이 필요하다. 특히 임상검사경영관리학에 대한 교육과 훈련이 진단검사의학 전문의 수련의과정이나 임상병리사를 양성하는 대학이나 교육기관에서 충분한 강의가 없었다. 1998년을 기점으로 동남보건대학, 건양대학 등에서 임상검사경영관리학의 강의를 시작하였고 그후 개설을 준비하는 대학이 대폭 늘어가게 되였다.

(4) 효율성(Efficiency)

효율성이란 투입과 산출사이의 최적의 상호관계이다. 진료의 질과 효과는 감소시키지 않으면서 검사 비용을 낮추는 것은 효율성을 개선하기 위한 하나의 시도이다.

효율성이란 3가지로 다음과 같이 동정한다.

① 효율성의 종류

가. 기술적 효율성

나. 경제적 효율성

다. 할당의 효율성

기술적 효율성이란 비용에 무관하게 투입과 산출 사이의 최적의 상호관계를 말한다. 투입량의 감소 없이 동일한 산출량을 생산한다면 최대의 기술적 효율성은 달성된다.

예를 들면 **그림 2-14**의 최대 효율점의 발견에서와 같이 최고의 효율 수준에 도달되고 일정하게 고정된 직원 수준에서 작업량이 지속적으로 계속되면 효율성의 증가이다.

경제적 효율성이란 투입과 산출 사이의 상호관계이다. 즉 최저 가능한 원가에서 검사 서비스가 제공된다면 경제적 효율성은 성취된다. 할당의 효율성이란 개선된 산출수준을 달성하기 위하여 최소로 싼 투입자원의 할당으로 결정된 것과 관련된다.

최적의 효율성이란 기술적 효율성, 경제적 효율성, 할당의 효율성을 겸한 것을 말한다.

관리자의 책임 : 유효성과 효율성의 차이 확인

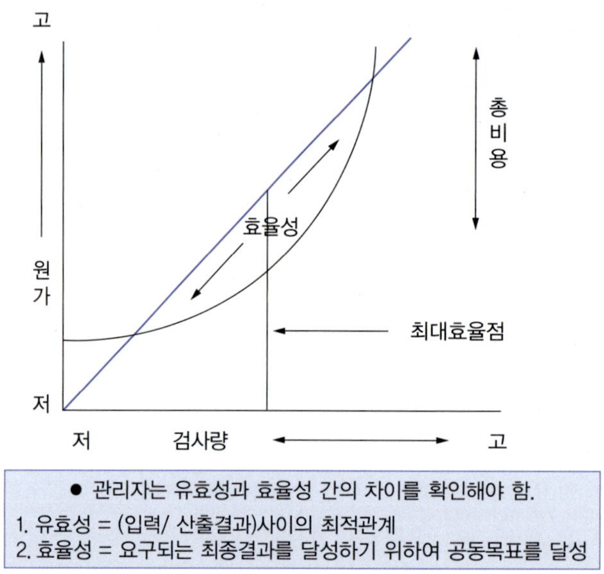

그림 2-14. 최대 효율점의 발견

(5) 유효성(effectiveness)

유효성이란 경영의사 결정상의 경영목표가 달성된 정도를 의미한다.

즉 유효성이란 효율성을 포함하여 각 개체가 시스템의 목적을 달성하는 정도이다. 효율성이란 조직의 주목표의 달성으로 정의할 수 있다.

조직이 생산성과 효율성에서 성공하는 범위는 이러한 목표에 관해서 효율성이라고 한다. 대부분의 조직에서 생산성과 효율성이란 보다 더 산출 중심에 근거한 재무적이나 서비스 목적들의 달성이라고 한다.

유효성이란 기대하는 최종결과를 획득하기 위한 협동적 목표의 달성이며 검사실의 입장에서 표현하면 이익, 기여, 검사서비스 같은 검사실의 목표 달성이다. 유효성의 가장 중요한 차원은 검사실에서 산출된 검사 서비스의 질이다. 진료가격과 검사서비스의 질의 상호관계는 진료구매자들에게는 중요하게 관심의 증가를 보이는 것으로 질에 의존하여 차별화한다. 효율성과 유효성의 중요한 차이점은 검사실 관리자들이 자신의 검사실의 효율성과 유효성을 평가 할 때에 필히 고려되어야 한다.

표 2-5. 생산성 개선방법

내부적 요인들	외부적 요인들
업무 일정의 개선 작업흐름유형의 개선보다 더 좋은 재고관리의 설정 의사 소통체계의 개선 환경의 장애요인들의 제거	보다 더 높은 수행도 목표와 표준을 설정 훈련계획의 강화 구성원들의 태도개선 보상의 제공 지도와 상담의 증가

Source : Willian O. Umiker. The Effective Laboratory Supervisor. Medical Economics co. 1982. P. 220.

결국 유효성이란 기대하는 검사결과를 획득하기 위하여 협동적 목표의 달성이며 효율성이란 투입과 산출의 최적의 상호 관계이다.

3) 생산성 개선방법(Productivity Improvement Method)

생산성 개선방법은 내부적 요인과 외부적 요인들이 있는데 자세한 것은 **표 2-5**의 생산성 개선방법과 같다.

(1) 생산성 개선의 내부적 요인들

① 업무일정의 개선

업무일정의 개선은 근무시간, 근무이동, 주말근무, 휴일근무, 작업량에 관련된 필요한 정보를 제공하는 시간조사 등이다.

이런 정보가 없이는 능률적인 업무일정을 어렵게 만든다. 모든 직원들은 넘치는 것이 없이 충실하게 일에 도전할 수 있어야 한다. 일의 할당은 역시 구성원들이 이해할 수 있어야 한다. 각 부서의 부서 감독들은 일이 바쁠 때 그 일이 차이를 보충하기 위해서 노력하지만 그 부서의 직원들은 무엇이 마음에 내키지 않은(half-hearted) 반응으로 작용하는가를 항상 인식하고 있어야 한다.

② 업무흐름 유형의 개선

불필요한 업무단계들의 감소, 노력에 대한 보다 더 좋은 업무흐름의 조정, 장비나 일의 재배치는 보다 더 시간절약을 가져오게 할 수 있다.

많은 검사술식들은 항온조, 배양기, 원심기, 자동 분석기, 다른 업무를 말도록 직원들에게 시간을 주는 단계들과 관련된다. 그러나 어떠한 업무차이가 어디서 나타나는가를 보여주는 방법은 약간의 관찰을 통해서 가능하다.

그들이 검사 과정을 위해서 다른 사람들이 채혈을 하기를 기다리고 있는 직원들이 있는가를 알아서 처리해야 한다. 그리고 원심을 10분간하는 동안에 그 시간에 일을 하지 않고 서있는 사람들이 얼마나 자주 관찰되는지를 알아야 한다. 원심기가 돌아가는 10분간 서있지 말고 다른 일을 찾아서 그 시간에 일을 하든지 아니면 다음 일을 처리하기 위한 준비 작업이나 통계자료와 자료검색 등에서 일을 하면 생산성은 향상된다. 이와 같은 일을 하지 않는 사람이 후에는 정비할 파이펫트를 점검할 시간이 없다고 말하는 것은 모순이다.

가검물을 도착 즉시 처리하지 않고 모아서 일괄처리하기 위해서 붙잡고 있는 경우도 시간이 남아도는 것이다. 생산성의 증가도 중요하지만 표준물질이나 정도관리 물질의 검사 중 중간에 삽입하는 횟수를 감소시키면 비용도 절감된다. 그래서 자체 통계량에 의해서 일내 총 변이를 산출하고 그 허용범위를 결정하고 삽입횟수를 결정해야 한다.

③ 보다 더 좋은 재고관리의 설정

모든 필요한 공급물품들을 충분하게 보유하지는 않지만 각 부서에서 그것들을 간편하게 처리하는 일이 필요하다.

작은 조직에서 개선점을 찾는다는 것은 역시 쉽지만 모든 직원들이 만약 모두 소모한 시약병을 선반 위에 올려놓는다면 근무대자나 다른 직원들에게는 커다란 불만으로 작용하게 된다. 그래서 사용한 빈병은 버리는 것이 재고조사에서 시간낭비를 줄일 수 있다. 재고조사의 중요성은 사용하고 남은 양을 정확하게 관리하여 주문점이나 주문량을 결정하는 데 꼭 필요하다.

④ 의사 소통체계의 개선

원내 통화체계와 각 부서의 통화의 유연성은 시간 절약과 생산성을 증진시킬 수 있다. 직원들의 적절한 활용을 위해서 업무 원칙들을 교육하고 훈련해야 한다. 컴퓨터는 검사실 내나 다른 과와의 사이에서 업무의 신속한 처리를 위해서 절대로 필요하다.

⑤ 환경의 장애요인들을 제거

주차장이나 식당 문제는 검사실 내의 책임은 아니지만 어떤 시설의 부적 결함은 직원들의 생산성에 고통을 주게 하고 다른 부서나 다른 과에도 같은 문제를 가지게 되어 생산성에 장애가 된다.

병원 경영자가 이런 문제를 지각하지 못한다면 그것에 대하여 말해야 한다. 그리고 검사실에서의 잡음, 습도, 공기흐름, 온도에 대하여 개선할 수 있는 것이 무엇인가를 말하고 개선하도록 설득해야 한다.

(2) 외부적 요인들

직원들 자신의 생산성을 증진시키기를 원하고 동기부여요인들에 관심을 가지고 직접적으로 생산성에 관련된 것에 초점을 맞추어야 한다.

① 보다 높은 수행도 목표와 표준의 설정

관리자는 직원들이 개인목표와 검사실 목표가 일치하도록 설득시켜야 한다. 그리고 관리자들은 첫 번째로 이런 목표들을 직원들에게 알리고 납득시켜야 하고, 이것을 실행하기 위한 최상의 방법은 효율적인 원칙에 의한 교육계획이 필요하다. 즉, 모든 직원들이 자신들의 업무수행도 표준이 무엇인지를 역시 알고 있어야 하다. 최근에 기술된 업무표준들은 생산성을 강화해준다. 그래서 직원들은 목표설정뿐만 아니라 계획에도 참여해야 한다.

의사 결정 과정의 배분참여는 자동적으로 그 과업(업무)에 크게 기여를 하게 한다.

② 훈련계획의 강화

직원들은 예상되는 것이 무엇인가를 한번 알면, 그들 자신이 숙달되지 않은 일을 실행하기 위해서 훈련되어져야 한다. 훈련이란 지식정보의 갱신뿐만이 아니라 새 장비의 교육과 사용될 검사법들을 제공하는 지속적인 과정이다.

직원들은 질 좋은 생산물인 검사결과를 얻기 위해서 새로운 교육 훈련이 필요하다. 이런 것을 실행하는 방법 중 하나는 진료의사, 사용자의 눈을 통해서 그들의 검사결과들을 관찰하는 노력을 가지는 것을 암시하는 것이다. "진료과에서 진료의사들이 검사 결과들을 받았을 때 무슨 생각을 할 것인가?" "응급으로 발행한 검사처방에서 혈액가스와 전해질 검사가 아직 검사실에 있고 진료의사를 배회하게 만든다면 무슨 일이 일어날 것인가?"를 생각하여야 할 것이다.

③ 직원들의 태도개선

직원들의 태도가 검사실에서 긍정적이라도 자동적으로 생산성의 증가를 가져오지는 않는다. 열심히 일하도록 직원들에게 동기부여를 하고 보상체계로써 혜택을 받을 수 있는 태도를 가지게 만들어야 한다. 문제의 핵심은 직원들에게 동기부여를 하지 못하게 하는 불만요인들을 찾아서 감소시켜야 한다. 보다 더 과업에 도전하는 것이나 더 많은 권한은 직원들에게 도움이 될 수 있다.

관리자란 실행을 통해서 지도하고 안내해야 한다. 직원들이 일개 부서의 감독이 책임을 회피하고 진실성이 없는 부서장이라고 생각한다면 상급 관리자도 역시 그 감독자를 유사한 사람이라고 생각하게 만든다. 일개 section의 임상병리 감독이 그의 근무영역이나 그의 사무실에 없다면 직원들은 그를 직무를 태만히 하는 사람으로 부정확하게 판단하게 만든다. 그래서 직원들은 그들의 부서 감독이 일의 영역으로부터 많은 의무들을 가지고 있다는 것을 실현시키는 데 실패하는 것이다.

이러한 잘못된 가정들을 예방하는 하나의 방법은 부서 감독이 어디에 있는가를 부하 직원들에게 정확하게 알리는 것이다. 예를 들어 "나는 사무실에서 회의를 가질 것이다."라고 말해야 한다.

열심히 일을 하는 부서의 감독은 직원들의 노력이 반영될 좋은 예를 설정해 업무를 도와서 함께 완성시키는 것이다. 감독자란 시간 관리 기술에서 역시 역할모델(role play)을 제공할 수 있어야 한다.

④ 보상의 제공

신규채용 직원들이 최선을 다해 일을 시작하지만 과업의 성과에 따른 보상과 인식 형태의 피드백을 받을 수 없다면 생산성은 곧 떨어지게 된다는 것은 자명한 일이다. 적어도 감독자는 직원들의 노력을 확인하고 공정하게 평가한다는 것을 알게 만들어야 한다. 그들의 노력에 대한 업적이 그들 자신의 서류철 평가카드에 추천장으로 기록될 수 있어야 한다.

4) 수행도 평가(Performance of Appraisal)

수행도 평가란 부하직원들의 직무 중 행동을 평가하는 계획적이고 공식적이며 주기적인 경영관리 활동이다.

즉, 수행도 평가는 인간 행동의 일부분을 평가하는 것이며, 효율적인 경영관리 활동의 역할을 수행하는 데 기여하는 것이다. 수행도 평가 양식은 조직의 특성이나 조직 목표 그리고 바람직한 비전을 성취하기 위한 노력이나 사람들의 행동의 기대를 강화하려는 요인들에 의해서 평가 요소가 상이하다.

그래서 평가요소들은 공개적으로 공표하고 직원들이 그것을 성취하도록 의사소통을 시키는 노력이 중요하다. 비공개적으로 평가한다면 개인들의 숨어있는 진실성을 파악하는 데 도움은 되지만 조직 목표의 달성에는 한계성이 있어 생산성은 떨어지게 만든다. 직원들의 평가결과에 의해서 보상이라는 동기부여 수단이 선행될 때에 지속적으로 행동하게 만든다.

직원들이 책임을 완수하게 동기부여(motivation)를 하려면 평가 규정과 요소들을 필수적으로 공개하고 모든 사람들이 알도록 하는 것이 중요하다. 목표달성을 위해서 평가 시작과 종료시점은 실질적으로 수요의 관점에서 실시해야 한다. 결국 새로운 미래의 목표가 설정되면 다음 평가 전에 공식적인 토의를 해야 한다.

임상화학 검사실 같으면 cuvette의 측정 표준과 기준으로 적합한 것은 광전비색계에서 내부 직경이다. 과업 수행도 평가를 위해서는 수행도를 위한 표준과 기준이 존재해야 한다. 표준과 기준을 명확하게 해야 한다는 것은 자명하다. 표준과 기준이 애매하여 적당주의로 인심 쓰는 것처럼 집행하면 생산성의 향상에는 부정적으로 나타난다.

표준의 근원으로써 수행도 표준들은 의미 있는 평가를 위해서 상세하게 기술되고 누구나 보아도 객관성이 있어야 한다. 표준을 가능하게 하는 자원은 직무기술서(job description)이다.

상세한 직무기술서는 주어진 직무를 수행할 책임의 이해를 명확하게 하는 일반지침이다. 직무평가는 직무분석 결과에 의해서 직무 기술서와 직무 명세서를 근거로 기술, 책임, 노력, 작업환경 등과 같은 평가 요소들을 결정하고 검사실 내에서 각 직무가 차지하는 상대적 가치를 비교 분석하는 공식적 또는 체계적 평가과정이다.

직무기술서는 직무분석을 통하여 직무담당자가 수행할 직무와 수행방법 및 수행조건 등에 관한 것으로 능력과 기술 등을 묘사한 것이다. 즉 관리자가 부하직원들에게 어떤 일을 줄 것인가, 어떤 능력과 자질이 있는 부하에게 일을 배정할 것인가, 달성할 일과 기대성과의 표시로 노력 목표가 명확해야 한다. 즉, 경영활동 중에서 일할 위치의 표시이다.

(1) 직무기술서 작성 지침

① 다른 직무와 명확하게 구분한다.

② 일의 범위와 특성을 명시한다.

③ 상세하고 구체적으로 기록한다.

④ 이해가 쉽고 간단하고 명료하게 기록한다.

⑤ 상기 조건의 충족을 완성 후에 재검토한다.

(2) 직무기술서의 내용

직무 기술서의 내용은 직무확인사항, 직무개요, 직무내용, 직무요건을 포함한다.

① 직무확인사항 - 직무명, 코드번호, 분류명칭, 부서, 분석일자

② 직무개요 - 직무내용을 전체적으로 간략하게 요약한다.

③ 직무내용 - 수행할 업무내용을 일상적인 업무, 주기적 업무, 부 정기적 업무 등을 기재한다.

④ 직무요건 - 교육, 성별, 나이, 경력, 책임, 능력, 지식 등의 해당 직무의 수행을 위해서 최소한의 요건을 기재한다.

(3) 직무 명세서의 내용

직무명세서 업무중심에 근거한 직무분석에서 얻은 직무 기술서와는 다른 일할 사람 중심에 근거한 직무분석에서 얻은 인적요건과 학력에 초점을 두는 것이다. 직무명세서는 앞으로 채용해야 할 사람의 유형과 채용 시에 어떤 경력에 근거하고 자질시험을 거쳐야 하는가를 결정하게 하는 서류이다.

직무 명세서는 진단검사의학과장, 검사실장, 병리감독 등에 필요한 채용조건이므로 자체 검사실에서 직무 명세서에 근거하여 일할 사람이 없으면 전문지 등에 구인 광고를 통해서 그 직무를 성공적으로 수행할 최적의 사람을 채용해야 생산성을 향상시키는 데 기여한다.

직무명세서는 직무 기술서 상의 내용에 근거하여 그 직무를 성공적으로 수행할 수 있는 자질과 경험, 교육수준을 필요로 하는 것을 결정하기 위하여 기록하는 것이다. 즉 사람의 채용을 결정하는 기준이다.

(4) 직무 명세서의 객관적 접근방법

① 제1단계는 직무분석을 하여 성공할 수 있는 직무기준을 결정한다.

② 제2단계는 성공적인 직무성과를 가져올 인적특성을 선택한다.

③ 제3단계는 직무특성에 적합한 후보자를 실험한다.

④ 제4단계는 후보자의 직무성과를 측정한다.

⑤ 제5단계는 인적 특성과 직무성과 사이의 관계를 통계적으로 분석하고 예측한다.

(5) 직무 명세서의 내용

직무 명세서의 핵심목표는 후보자가 가진 인적특성에 대한 직무성과를 예측하는 것이다. 즉, 지원자가 그 직무를 얼마나 성실하고 정확하게 할 수 있는가를 예측하고 그 직무를 성공적으로 실행할 수 있다면 그 사람을 채용하는 것이다. 직무명세서의 내용은 다음과 같다.

① 직무확인사항 - 직위명칭, 분류명칭, 직무번호, 소속 부서, 상사, 전화번호 등

② 직무개요 - 전체적으로 수행할 직무내용을 간략하게 요약한다.

③ 인적요건 - 교육요건, 경력, 지식과 기술 요건, 최소작업량, 임금코드, 성별, 결혼, 주민등록주소지, 신원조회여부, 근무시간, 근무교대조건

등을 기록한다.

주로 근무 수행도 평가는 매 1년을 단위로 평가하고 우수한 사람들에게 호봉인상, 선물증정, 격려 등을 활용하여 보상함으로써 업무를 촉진시켜서 생산성을 증가시키는 데 이용해야 한다. 목표 달성을 위한 진행과정의 공식적인 평가는 직무본질, 독립적인 일 추진 능력 그리고 각 부서의 감독들의 관리 유형의 본질에 근거하여 중간에 자주 평가가 요구되어야 한다.

만약 중간평가가 없이 매년 12월에 평가한다면 가장 최근에 일을 잘한 사람을 좋게 평가하는 왜곡 현상이 나타난다. 일 년에 특정한 달에 1회만 평가한다는 것을 직원들이 알면 측정하는 달에 근접했을 때만 열심히 일을 하게 된다. 관리자가 직원들의 생산성을 지속적으로 향상시키도록 원한다면 주기적 평가와 계획된 의사소통의 활성화가 수행도 평가의 공식 수단으로 보충되어야 한다.

5) 수행도 평가의 설계(Designing Performance Apprasials)

수행도 평가의 구조는 일반적으로 2개의 분야로 나누는데 서면 요소 양식과 면담이다. 문서에 의한 평가와 면담은 수행도 평가의 목적을 달성하기 위하여 강화할 수단으로 결합하여 사용한다. 다음과 같은 몇 가지 형식들이 수행도 평가의 설계 과정에 고려된다.

(1) 수행도 평가 요소

직무수행도의 평가요소란 직무의 가치를 평가하는 데 검사실 조직체의 관점에서 중요하다고 생각되는 요소를 말한다. 직원들의 지속적인 인식과 보상을 반영하여 검사실 조직체가 바라는 상황이나 방침에 따라서 그 선택 요인들을 선정하는 것이 바람직하나 병원의 총무부에서 일괄 평가양식을 요구하기도 한다. 기술적인 분야는 맞지 않은 경우도 있다.

평가요소는 모든 직무에 공통적인 요소, 강화하고자 하는 직무내용의 요소, 과학적이고 객관성이 있는 요소, 직원과 고용주, 만족하는 요소, 모든 직무에 보편적인 내용이 포함된다.

① 기술 - 교육수준, 경험, 창의적인 사고, 지식, 판단력, 정신적 기술 등

② 노력 - 육체적 또는 정신적 노력

③ 책임 - 장비와 검사 공정에 대한책임, 검사결과에 대한 책임, 안전에 대한책임, 타인의 업무에 대한 책임

④ 업무조건 - 근무조건, 위험도

(2) 수행도 평가 방법

수행도 평가방법은 계량적 방법과 비계량적 방법이 있다.

계량적 방법(quantitative method)은 숫자를 사용하여 분석적인 판단에 의한 평가법으로 점수법(point ranking method)과 요소비교법(factor comparison method) 등이 있다.

비계량적인 방법(nonquantitative method)은 포괄적인 판단에 의한 가치를 평가하는 서열법(ranking method)과 분류법(classification method) 등이 사용된다.

① 점수법(Point Ranking Method)

1925년 M.R. Lotten에 의해서 개발된 것으로 직무의 구성요소를 나누고 각 요인별 중요도에 따라서 점수를 결정한 후에 그 점수를 합하고 각 직무 수행도의 가치를 평가하는 방법이다.

각 평가요소에 가중치를 주는 가중 점수법이 많이 이용되는데 즉, 평가 요소 중 가중치를 숙련도는 30%(교육 5%, 경험 15%, 창의성 10%), 노력은 25%(육체적 노력 5%, 정신적 노력 20%), 책임은 25%(시약 5%, 장비 5%, 타인의 안전책임 5%, 검사공정의 책임 5%, 타인의 업무에 대한 책임 5%), 근무조건은 20%(근무환경 10%, 위험도 10%)로 하면 합계가 100%이다.

점수의 계산방법은 숙련, 노력, 책임, 근무조건의 하위평가 요소들은 11개이고 각 하위 평가요소의 척도가 1점에서 10점까지 줄 수 있다면 총 만점은 1,100점(10점*11개 = 1,100점)이다. 900점 이상자를 보상하기로 했다면 이와 같이 평가하고 근거자료를 첨부하여 상신하면 된다.

② 요소비교법(Factor Comparison Method)

요소비교법은 E, J, Benge에 의해서 개발한 것으로 직무수행도 평가요소별로 분해하고 가장 핵심의 몇 개 기준직무를 선정하고 다른 직무의 평가 요소를 기준 직무의 평가 요소에 결합하여 상호 비교를 함으로써 검사실 조직 내에서 상대적 가치를 결정한다.

즉, 평가요소는 정신적 요소, 육체적 요소, 기술, 책임, 근무조건으로 4개로 나눈다. 설정된 기준직무의 난이도에 따라서 각 평가 요소인 진단검사의학과장은 1, 기사장은 2, 병리감독은 3, 선임 병리사는 4, 병리사는 5, 보조원은 6 등으로 등급의 격차는 1에서 6까지이며 숫자가 클수록 낮은 등급으로 표시한다.

수행도평가위원회에서 각 요소 6가지마다 임금을 60만 원, 50만 원, 40만 원, 30만 원, 20만 원, 10만 원, 0원으로 배정한다. 기준직무 6가지에 대한 평가요소 11개 항목에 대하여 기준 직무에 따라서 시간당 평균임금을 계산한다. 그리고 각 요소의 임금 순위와 난이도 순위를 비교하여 차이가 있으면 조정하고 임금 체계로 확정한다.

요소비교법의 장점은 다양한 직무 간 비교평가가 용이하고, 측정 척도는 임금 가치의 배정과 결부되기 때문

에 변경할 필요가 없으며, 단점으로는 기준 직무에 정확성이 없으면 평가 결과의 신뢰성이 떨어지고 측정 척도의 구성이 복잡해서 근로자가 충분히 이해가 어렵고 많은 시간의 소요와 경비가 든다.

표 2-6. 직무평가 양식의 자질

직무 평가 양식의 자질요인
1. 업무 수행도 : 업무의 질, 정확성, 정밀성, 마지못해
2. 업무량 :
3. 정도관리 수행도 평가성적 :
4. 독립적으로 일하는 능력 :
5. 지시의 순종
6. 보고서 제출
7. 표준의 유지
8. 설정된 검사과정의 준수능력 : 환자 및 검체의 동정, 검사수행도, 비정상 결과의 처리, 결과의 문서화
9. 과업의 우선순위 설정능력
10. 문제점의 인식(해결책 발견)
11. 적절한 지원능력
12. 안전관리 순응
13. 업무영역과 장비보전
14. 대인관계 : 환자, 방문객, 동료, 감독자, 부하, 협동심, 재치, 친절, 의사소통능력, 권한위양 기술, 타인의 동기부여, 타인의 업무지시.
15. 개인적 자질 : 외모, 출근, 시간 엄수, 부수적인 책임을 달성하려는 의지, 성실성, 신뢰성, 판단력, 직관력, 동기부여, 학습지도능력.
16. 전문자기개발 : 보수교육에 참여, 전문 학회활동에 참여, 특수 원회의 지원, 신간도서의 학습

③ 서열법(Ranking Method)

서열법은 평가방법 중에서 가장 간편한 방법으로 모든 구성원들의 직무 수행도 성적, 능력정도 등에 따라서 등급을 매겨서 평가하는 방법이다. 즉 직무평가 요소들에 대하여 몇 명의 평가자들이 평가하고 그 평균 순위를 서열로 매긴다.

표 2-7. 업무수행도 평가 양식

업무수행도 평가 양식

성 명 : 날 짜 : 년 월 일

부 서 : 평가일 : 년 월 일

평 가 자 : 인 제1차 제2차 제3차

*지시사항 – 1에서 5까지 5점 척도로 써 숫자가 큰 것일수록 척도가 높은 것이므로 해당 숫자에 O표를 하시오.

1. 지속적으로 최소한의 능력 – 직무요구에 불일치함
2. 가끔 최소한의 능력 – 일치하지 않은 직무
3. 최소한의 능력 – 만족스럽게 수행함
4. 최소한의 능력을 초과 – 보통 직무를 초과함
5. 지속적으로 최소한의 능력을 보임 – 직무 요구를 초월함

평가요소	척도 관찰기호 비고						
1. 업무수행도							
1) 종합적 고려	1	2	3	4	5	예	아니오
정확성	1	2	3	4	5	예	아니오
정밀성	1	2	3	4	5	예	아니오
검사량	1	2	3	4	5	예	아니오
적시성	1	2	3	4	5	예	아니오
정도수행도 평가시험	1	2	3	4	5	예	아니오
기록보관	1	2	3	4	5	예	아니오
근무영역, 장비, 시약의 보전	1	2	3	4	5	예	아니오
검사실 방침의 순응	1	2	3	4	5	예	아니오
부수적 책임의 수행	1	2	3	4	5	예	아니오
안전 관리의 순응	1	2	3	4	5	예	아니오
업무량 조절	1	2	3	4	5	예	아니오
2) 문제 해결능력	1	2	3	4	5	예	아니오
비정상 검사결과의 처리능력	1	2	3	4	5	예	아니오
문제의 인식과 처리	1	2	3	4	5	예	아니오
적절한 지원의 획득	1	2	3	4	5	예	아니오
2. 대인관계							
환자 및 가족	1	2	3	4	5	예	아니오

평가요소	척도 관찰기회 비고						
보조 근무자	1	2	3	4	5	예	아니오
전화태도	1	2	3	4	5	예	아니오
협 력	1	2	3	4	5	예	아니오
재치 및 친절	1	2	3	4	5	예	아니오
권한위양 기술	1	2	3	4	5	예	아니오
타인지시	1	2	3	4	5	예	아니오

3. 개인적 자질							
출 근	1	2	3	4	5	예	아니오
시간준수	1	2	3	4	5	예	아니오
직무태도	1	2	3	4	5	예	아니오
검사실 정책에 순응	1	2	3	4	5	예	아니오
성실성	1	2	3	4	5	예	아니오
신뢰성	1	2	3	4	5	예	아니오
지도력	1	2	3	4	5	예	아니오
야 망	1	2	3	4	5	예	아니오
동기부여	1	2	3	4	5	예	아니오
4. 전문적 자기 개발							
보수교육의 참여	1	2	3	4	5	예	아니오
전문학회 참여활동	1	2	3	4	5	예	아니오
특수한 일이나 위원회 지원	1	2	3	4	5	예	아니오
시간독서 탐독	1	2	3	4	5	예	아니오
5. 간단하게 개인 업무 수행도의 강점과 약점을 수행도 개선의 제안으로 기록하시오.							
1) 강점 :							
2) 약점 :							

④ 분류법

서열법보다 진보한 평가방법으로 등급법이라고 한다. A. Carnegie 기술연구소의 인사실에서 개발한 사전에 제 등급을 만들어 두고서 각 등급의 속성을 파악하고 정확히 한 뒤에 제 직무를 적절하게 판정하여 해당 등급에 맞추어 넣은 평가법이다. 분류 절차는 다음과 같다.

제1단계는 직무의 난이도, 중요도, 직무수행에 필요한 지식, 숙련, 책임 등의 요인에 대하여 정확한 정보를 파악한다,

제2단계는 성질이 다른 직무군으로 나누어 사무직, 기술직, 감독직, 등으로 분류한다. 제3단계는 한 직무군에 속해있는 평가직무의 난이도, 중요도, 직무 수행도에 필요한 지 식, 숙련도, 책임 등에 따라서 적절한 범위를 구분하여 1~6급 등으로 직급수를 결정한다.

제4단계는 직무 기술서에 서술한 직급 수를 결정한다.

제5단계는 직급이 결정되면 그 직무를 가장 정확한 직급에 끼워 넣는다.

분류법의 장점은 적은 비용, 쉽게 사용, 이해가 쉽고, 단순한 조직에는 성과가 만족하다. 단점은 직급 정의가 난이하고, 직급 간의 가치 차이가 곤란하다.

직무 수행도 평가요인들은 조직의 규모와 특성, 기대하는 가치, 직무의 본질, 직급 등에 따라서 다르다. Karen Anderson은 **표 2-6**의 직무평가 양식에 포함하는 요인들을 크게 업무 수행도, 대인관계, 개인적 자질, 전문 자기 개발 등으로 분류하고 각 항목에 대하여 세부적으로 분류한다

상기 **표 2-6**과 같은 평가 요소에 의한 수행도 평가 양식은 다음 **표 2-7**과 같다.

수행도 평가 양식은 업무 수행도, 문제해결 능력, 대인관계, 개인적 자질, 전문적 자기 개발, 약점과 강점으로 대별하고 각 항목들에 대한 하위 항목들은 5점 척도법으로 평가하며 척도는 1에서 5로 표시하여 높은 숫자는 척도가 더 높은 것이다.

6) 자동화 장비의 생산성개선

생산성이란 투입을 결과로 나눈 것이다. 생산성의 유형들은 노동생산성으로부터 엄격한 분리가 어렵지만 제공된 검사서비스의 질과 TAT의 단축, 장비의 비용효율성을 높여서 생산성을 개선할 수 있는 명백한 특성을 가지고 있다. 검사실관리자들은 고난이도에 따른 검사와 작업량의 요구들을 정확하게 결합하는 것이 중요하다. 자동분석기를 구매하려면 실질적인 요구에 기초하여 검사결과를 생산하도록 사용되지만 효율성의 측면에서 이용과 효율적 이용이어야 한다.

자동화장비의 생산성개선과 저 노동생산성 원인과 그 해결책은 아래와 같다. 자동화장비의 비용은 가격, 검사료, 구매결정에서 수기검사의 비용을 측정하는 도구로 관리자들에게 제공된다.

(1) 자동화장비의 생산성을 개선하는 방법

① 주 검사를 결합하여 multichannel 대 discrete의 검사비용을 결정하고, 묶음검사 최적화하기 위하여 임상의 진료의사와 상의하여 질병군별 묶음검사, 검사의 통합, 검사의 최우선순위를 매긴다.

② 장비, 부서별, 과별로 원가계산을 하고 자동자료처리(automatic data processing; ADP)로 검사시간을 단축한다.

③ 자본생산성을 개선한다. 즉 원가를 계산하고 가장 고 원가의 검사와 저 원가의 검사과정을 결정하거나 임대비용, 구매비용, 대여 대 구매비용을 평가하여 생산성을 높인다.

(2) 노동생산성의 저하원인들

① 부적절한 자동분석기의 사용, 기술수준의 저하, 과도한 업무량의 평가, 부적적절한 장비설계로 인한 업무흐름의 불량

② 불량한 검산정보의 흐름, 전산화의 결여와 문제, 특수검사를 직접검사하므로 이윤이 없음, 검사업무결합의 부적합, 개인적 일을 하면서 검사를 진행

③ 진료의사의 부적절한 검사수요, 응급검사의 비율이 너무 높음, 부적절한 표준검사소요시간, 재검사에서 부적절한 정도관리계획, 재검사로 인한 장비의 과잉운행정지

④ 근무교대와 부서 그리고 과내의 업무분포의 불량, 직원의 연공가봉으로 인한 과잉급료시간, 업무수행을 위한 부적절한 교육이나 훈련, 즉 맞춤교육의 결여로 시간과 경비의 증가

⑤ 부적절한 직원채용과 이직직원으로 인한 과잉예비교육, 전문병리사와 종합병리사의 불균형, 검사실장과 부서감독의 부적절한 균형

⑥ 업무량단위의 부적절한 평가와 부적절환 정도관리를 실행, 전문의와 실장 그리고 감독과 일반직원들의 검사실 경영관리교육의 부재 등

(3) 저 노동생산성의 해결책

① 진단검사의학과의 통합기회의 평가, 마케팅에 의한 업무량이나 검사 업무군 별의 크기의 증가, 일상적인 일에서 새로운 일로 이동

② 적절한 근무면적과 설계로 업무흐름을 유연하게 고려, 고정근무와 시차 근무시간제로 탄력근무시간제의 도입, 검사실 전산화, 개인의 기대감을 증대시키고 지속적으로 채용, 훈련, 보상을 실행

③ 진료부서와 인간관계를 개선, 즉 부적절한 응급검사의 통제로 검사업무의 혼란과 휴지시간을 줄이고 적절한 검사서비스를 개발, 묶음검사를 증가하도록 조사하고 검사소요시간을 단축

④ 관련성이 있는 부서를 결합하고 최대의 효율성을 위한 업무위치를 통합하고, 반복검사서비스를 줄이고 교차부서별 훈련을 강화하여 종합병리사와 전문병리사 및 실장과 감독들의 비율을 재조정

⑤ 다른 위치의 위성검사실의 활용을 평가하여 직원감소를 조사, 모든 직원들의 예방보전과 문제해결기법의 개선, 업무 중 100%의 동기부여를 제공

⑥ 효율성이 낮은 특수검사는 수탁의뢰, 정확한 업무량을 개선, 조직도상의 다계층조직을 수평의 팀조직으로 개편

⑦ 적절한 연구조사기간을 평가, 노동집약장비를 제거, 주장비의 최대효율점을 결정, 수기검사와 자동분석 검사의 비용을 결정

⑧ 고임금자와 고난이도가 요구되는 직원은 피하고 교차훈련을 이용함

5 21세기의 검사실(The 21st Century Laboratory)

1) 21세기 새로운 의료의 질

시스템이란 "달성하고자 하는 진료결과를 획득하기 위하여 완전하게 설계하는 것이다". 진료전달체계의 목표란 "질병, 손상, 그리고 신체장애를 지속적으로 줄이고 건강상태와 사람의 기능을 개선하기 위한 것이다". WHO가 2000년도에 발간한 "World Health Report"에 의하면 미국은 GDP의 14%를 의료비로 사용하면서 건강진료 수행도는 세계 191개국 가운데 37위로 평가되었으며 영국은 GDP의 6%를 의료비로 사용하지만 건강진료의 평가에서 18위를 차지하였다. 어떤 면에서 보면 영국이 진료비용을 미국의 절반을 들이면서 건강

미국과 캐나다의 입원진료비율

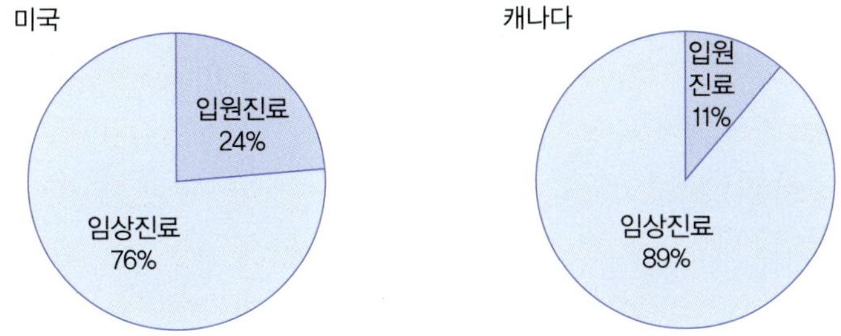

그림 2-15. 미국과 캐나다의 진료비율

진료 수행도는 미국의 2배로 더 효율성이 높다(미국의 비보험환자는 4,300백만 명). New England Journal of Medicine(1991;324:1253)에 의하면 미국과 캐나다의 입원과 임상진료의 비율은 **그림 2-15**와 같이 미국이 입원진료비비율이 24%인데 반하여 캐나다는 11%로 미국이 2.2배가 높다.

2001년도에 미국의학연구소(Institute of Medicine: IOM)에서 출판한 미국건강질위원회 21세기의 새로운 건강진료체계의 목표는 환자진료의 안전한 관리, 효율성, 환자중심, 진료의 적시성, 능률성, 공정성이라고 정의하고 있는데 그 핵심내용은 다음과 같다.

(1) 건강진료체계의 목표

① 환자의 손해를 피하기 위한 환자진료시스템의 안전한 관리

② 환자진료의 증거중심기초와 진료의 적절성

③ 고객을 중시하는 환자중심 진료체계확립(직원이 일하기 쉬운 자기중심적 사고의 직능중심에서 고객중심의 환자중심으로 이동)

④ 적시성이란 진료낭비를 피하고 진료지연의 위험을 줄임

⑤ 능률성이란 진료낭비를 줄임

⑥ 공정성이란 진료의 질과 진료접근 그리고 환자욕구의 참여 평가

21세기 진료계설계의 기준들과 최근진료와 21세기의 새로운 앞으로의 진료기준들에 대한 중요한 핵심내용들은 아래와 같다.

(2) 21세기 진료계설계의 기준들

① 환자진료는 지속적인 치료를 중심으로 한다(진료의 연속성을 고려).

② 환자의 욕구나 가치관에 근거한 고객중심화로 이동을 고려한다(가치창조의 질 경영으로 이행).

③ 모든 환자자원을 관리한다.
④ 지식공유와 진료정보의 흐름을 고려한다.
⑤ 증거중심에 의한 진료의사결정을 고려한다(evidence-based decision making).

(3) 최근의 진료기준들

① 최근기준은 초기진료는 방문진료
② 전문적 자율성 중심의 다양성
③ 전문적 관리진료
④ 정보의 기록
⑤ 진료의사결정은 훈련과 경험에 근거
⑥ 손해는 개인적 책임이 아님
⑦ 보안의 필요성
⑧ 진료시스템은 필요한대로 반응함
⑨ 시스템을 초월하여 전문적 역할을 선호함

(4) 21세기의 새로운 진료기준들

① 진료는 지속적인 치료관련성에 중심
② 환자의 욕구나 가치에 따라서 고객중심으로 이행
③ 환자는 관리의 자원
④ 지식정보는 자유롭게 공유하고 정보가 흐르도록 함
⑤ 진료의사결정은 사실근거를 기초로 함
⑥ 환자안전은 하나의 병원시스템의 특성
⑦ 진료의 투명도는 절대 필수
⑧ 환자의 욕구를 미리서 대응
⑨ 진료낭비를 지속적으로 감소
⑩ 임상의 간의 협력체계를 우선시함

2) 21세기 검사실

Donna Nigon이 미국임상검사경영관리학회(CLMA)에서 1999년도에 출판한 "Marketing in Your Laboratory"에 의하면 21세기는 고객요구의 증가로 인하여 고객만족의료로 이동하므로 분산된 진료위치에서 검사하는 진료중심검사가 현저하게 증가함으로써 간호검사원이 등장할 것이다.

현재의 임상병리사의 역할은 변화되어 일상적인 검사를 하기 위하여 높은 훈련을 요구하는 것은 실질적으로 사라질 것이다. 현대의학기술은 오히려 발전하여 잘 훈련된 임상병리사보다는 보조병리사가 정도관리의 재현성, 정확성, 정밀성을 높게 검사할 수 있을 것이다. 중앙검사실은 혈액검사, 임상화학검사, 면역혈청검사, 항응고검사, 미생물검사 등은 자동화검사실로써 대치되고 나머지 검사를 위해서 종합병리사의 역할이 커질 것이다.

경제적 비용의 절감을 위해서 자동화기기의 발전으로 일상적인 검사업무는 낮은 인건비로 인한 경향으로 직업을 잃은 사람들이 증가할 것이다. 이러한 현상으로 대학들은 경쟁력이 없는 경우 자연스럽게 퇴출될 것이다.

그래서 병원현장에서 요구하는 살아있는 교육을 위해서 맞춤교육의 시대가 열리게 될 것이다. 임상검사업무는 축소되어 병원 내의 다른 진료서비스 속으로 재통합되고 있으며 이미 미국에서는 많은 병원들이 방사선과와 임상병리과를 하나로 결합하여 하나의 부서로 통합되었으며 21세기 중반쯤에는 이러한 현상은 일반화될 것이다.

이러한 도전을 위해서 임상병리사의 교육은 다른 차원의 교육을 준비하도록 요구할 것이며 임상병리전문학회나 협회에서는 임상병리검사의 기술적 교육보다는 분산된 검사실의 운영과 광범위한 건강진료문제나 임상검사경영관리의 기법에 초점을 맞추게 될 것이다. 이러한 결과로 임상검사실장들에게는 일반적으로 임상검사경영관리석사학위 소지자나 미국처럼 임상검사경영관리자의 자격이나 면허증이 엄격하게 요구될 것이다. 그리고 독물학, 분자생물학, 유전자공학 등의 필요검사가 증가할 것이다.

Robin A. Felder, PhD 등이 Medical Laboratory Observer(1999. Guly, p. 21)에 기고한 것을 보면 21세기 검사실의 기술적인 성장영역 4가지는 진료중심검사(POCT), 컴퓨터지원 검사과정관리, 의료로봇체계, 분자생물학 검사의 자동화, 환자만족의료, 환자 자가 진단검사의 성장으로 경제적이고 검사의 질이 높은 진단검사정보의 제공과 효율적인 검사 서비스의 제공이 절실히 필요하다고 강조를 하였다.

미래검사기술개발의 영향으로는 원가절감을 위한 전자동화검사실(TLA)이 중심검사실(Core Laboratory)로서 역할이 더 증가하여 임상화학, 임상면역, 혈액학, 요화학 등을 결합한 형태로 발전할 것이며, 검사 분석기의 소형화, DNA와 RNA의 합성으로 간염, 암 등에서 진단검사도구로 활용하는 생체기술(BT)과 생명정보학(bioinformatics)을 결합한 체외진단다지표검사(IVDMIAs)가 더욱 활성화가 될 것이다.

3) 중심검사실(Core Laboratory)

중심검사실을 운영하려면 먼저 종합 병리사를 양성해야 한다. 즉 임상화학, 혈청면역, 혈액학, 요화학 등에서 기존의 검사실에서는 분리된 하나의 검사실로 운영하지만 중심검사실에서는 하나의 단위서비스이므로 여러 분야의 검사를 하려면 관련된 모든 검사에 대하여 다양한 검사지식정보를 습득해야한다.

검사 센터나 대형종합검사실뿐만이 아니고 일개지역을 중심으로 의원, 병원, 종합병원, 가정간호, 개업의검사실, 학교와 직장 신검을 통합한 지역연결망으로도 운영할 수 있다.

중심검사실의 혜택은 장비보전, 지원서비스, 장비와 이약 등의 소모품을 대량 구매에 따른 수요와 규모의 경제원칙에 의하여 구매의 할인과 제한된 공간을 효율적으로 사용할 수 있다는 장점이 있다.

즉 지역연결망으로 결합된 network laboratory의 경우 이들 간의 참고검사실을 하므로 중심검사실에 일상적인 검사업무를 연속적으로 보낼 수 있다. 대형종합병원의 검사실이 지역네트워크 시스템으로 개발되고 통합검사실로 역할을 하므로 제자원들을 더 효율적으로 활용하게 되므로 검사실 경제학 측면에서 효율성이 증가된다.

이러한 지역연결망의 통합은 진단검사의학과의 생산성과 효율성을 강화하게 하므로 미국에서는 리엔지니어링을 통해서 생산성이 400% 이상 증가하게 된다고 예측을 하였다. 즉 합병, 통합, 협약, 흡수합병 등은 reengineering의 일부분이다. 중심검사실은 일개지역이나 병원 내에서 분산된 검사실을 하나로 묶은 개념이다.

Pennell Painter, PhD, DLM은 미국임상병리학(ASCP)의 Laboratory Medicine(volume 30, No. 6, June, 1999, pp. 384~395)에 발표한 자료에 의하면 1998년도의 조사결과에 따르면 22%에 해당하는 상위 관리자들이 1년 이내에 중심검사실로 이행할 계획을 가지고 있다고 응답하였고, 41.3%는 이러한 개념을 실행한 경험이 있다고 응답을 하였다. 즉 중심검사실은 고전적인 수동화 검사실의 중심화보다는 전자동화검사실과 결합하므로 검사실경제학 측면에서 수익에서 비용을 차감한 이윤이 증가하여 검사실운영의 효율성과 생산성이 증가할 것이다.

옛날의 고전적인 저효율과 고비용의 검사실 시스템으로부터 그 대체방법으로서 검사실 구조조정에 의한 검사실이 직면한 2가지 요인보다는 더 낳은 검사서비스의 제공의 필요성과 비용의 억제가 주요인이다. 중심검사실의 특성은 대량처리의 실행으로 약 80% 이상 검사를 실행하는 것이다.

병원 내에서 중심검사실은 자동화학과 혈액학을 결합한 형태보다 더 다양한 결합으로 전형적인 중심검사실의 결합 형태로 자동화학, 면역학, 혈액학 장비들이 중심부에 위치할 것이며, 혈액가스, 자동뇨분석, 그람염색, 면역혈청학, 체액 등의 검사도 역시 실행할 수 있다. 그리고 나머지 특수화학, 응고검사, 수동백혈구감별계산, 혈액학, 독물학 등의 검사는 부분적인 작업대에서 검사할 수 있고 경우에 따라서는 제한된 미생물검사, 혈액은행 검사도 포함될 수 있지만 완전한 미생물검사실은 일반적으로 제약이 있을 것이다.

중심검사실의 기능은 직원들이 작업장 사이에서 순환근무를 하는 것이다. 그러나 검사실의 직원들에게는 대변혁으로 인한 감량경영으로 불유쾌한 결과를 주게 된다. 중심검사실의 가장 중요한 효과는 직원들의 역할을 재조정하고 생존을 위한 통합으로 전문병리사(specialist)보다는 다양한 기술을 가진 종합병리사(multiskilled generalist; CLS)로 전환됨으로써 연약한 실력이 없는 병리사는 소외되고 신뢰성과 능력이 있는 사람은 현장에서 업무를 성실하게 실행하게 될 것이다.

4) 진단검사의학의 전망

(1) 건강진료의 환경변화

① 개별 지불 건강진료의 개혁

② 과학기술로 인한 지속적인 발전

③ 통합지역 건강진료의 연결

④ 통합적 검사서비스
⑤ 진료위치검사(POCT)의 강조
⑥ 원격진료와 online 진료
⑦ 비용억제의 강화

(2) 의료의 실행진료 강화

① 예방의학의 강조
② 기초간호진료
③ 근거중심 질병관리

(3) 진단검사의학 기술의 발전

① 자동화된 분자기술
② 통합된 검사장치(platform)
③ 지역검사실의 전자동화
④ 모듈 로봇의 자동화(modular robot automation)

(4) 진단검사의학의 진료 전망

① 포괄적 검사서비스 상담
② 정보기술의 관리
③ 근거중심 질명 프로그램의 관리
④ 환자직접 검사서비스를 실행
⑤ 준 전문검사서비스의 강조
⑥ 하나의 전문가

연 습 문 제

1. 검사시스템으로써 기능과 무관한 것은 ?

1) 투입(input) 구조를 통해서 필요한 자원을 획득하고 교환한다.

2) 검사실의 변환과정이란 설정된 목표를 수행한 내부활동이다.

3) 산출물 구조를 통해서 생산된 검사서비스는 환자에게 전달된다.

4) 검사실 시스템은 외부환경에 영향을 받지 않는다.

2. 시스템으로써 검사실의 투입물은 ?

1) 인력과 시설　2) 검사요구　3) 가검물과 정보　4) 관리와 재정　5) 산출물

3. 검사실의 변환과정이란 ?

1) 검사수행도　2) 사람　3) 기기응용　4) 전문기술　5) 투입물

4. 검사실의 산출물이란 ?

1) 검사결과　2) 상담　3) 검사결과 해석　4) 급여 및 보상　5) 변환과정

5. 검사실 조직도표상에서 공식적으로 고려할 수 있는 것이 아닌 것은 ?

1) 명령의 연쇄　2) 책임의 연쇄　3) 관리의 범위　4) 사생활

6. 검사실 조직의 특성 중 틀린 것은 ?

1) 수평조직구조는 관리계층이 많다.　2) 수평조직은 승급 기회가 적다.

3) 다 계층조직은 승급기회가 더 많다.　4) 다계층조직은 의사전달이 잘되지 않는다.

5) 다 계층조직은 책임의 범위가 모호할 때가 많다.

7. 관리자위치에서의 균형의 유지가 아닌 것은 ?

1) 직원들은 높은 급료를 원한다.　2) 직원의 좋은 복지혜택과 원활한 승진

3) 경영자의 요구는 비용절감과 생산성　4) 경영자의 요구는 이익과 고객만족

5) 양자를 고려할 필요는 없다.

8. 관리자의 직무가 아닌 것은 ?

1) 구매와 주문을 한다.
2) 원가계산과 인사
3) 인원 물품, 장비, 생산성, 임금 등의 예산을 다룬다.
4) 부서간 협력과 통신, 새로운 방침과 정차의 규정
5) 실장(관리자)의 승급

9. 조직구조의 설계시 고려요인들이 아닌 것은 ?

1) 활동용역과 요인들을 설계
2) 적절한 선택, 조직모형, 조직전략
3) 권한의 범위
4) 조직도표
5) 교육

10. 관료적 조직모형의 특성는 ?

1) 직무는 공식적으로 직무상 의무가 설정된다.
2) 관리계층 중심의 명령의 연쇄
3) 규칙과 역할을 철저하게 응용한다.
4) 조직 시스템은 감정의 개입이 없이 형식주의적 개성으로 일한다.
5) 조직구조가 수평이다.

11. 공식조직 집단과 비공식집단의 특성이 아닌 것은 ?

1) 공식조직의 지도자는 개인적 카리스마에 의존한다.
2) 공식조직의 지도자는 공적인 약속을 중시한다.
3) 공식조직은 유인과 보상을 비공식적 조직은 개인적 매력을 중시한다.
4) 공식조직의 목표는 이익과 사회목표이고, 비공식조직의 목표는 동료의 동인에 의존한다.
5) 공식조직의 제재는 상벌정책이고 비공식집단은 동료의 압력이 작용한 다.

12. 다음 중 틀린 것은 ?

1) 권한의 범위란 관리자의 관리범위이다.
2) 권한이란 상사보다 부하에게 있다.
3) 책임은 권한과 동일연장상의 위치에 있다.
4) 권한이란 일 처리에 따른 권한범위를 설정하는 것이 좋다.
5) 삼면등가원칙이란 의무, 권한, 책임을 말한다.

13. 부하에게 권한 위양이 될 수 없는 것은?

1) 업무목표, 계획, 예산준비
2) 신규직원의 면담과 교육
3) 직무기술서 및 직무수행도의 표준설정
4) 업무일정의 승인과 직원회의 진행
5) 부하의 징계와 보고서의 승인
6) 개인적 행동

14. 조직구조와 권한의 원칙들이 아닌 것은?

1) 부문화와 분권화
2) 명령의 연쇄와 계층화의 원칙
3) 관리의 범위와 조정의 원칙
4) 예외의 원칙
5) 지식경영의 사회

15. 검사실 기능적 공간의 설계 시에 참고할 사항은?

1) 검사실의 공간의 할당
2) 인간공학적 계획과 작업대의 계획은 생산성을 향상하도록 한다.
3) 검사실 통로는 사람, 장비, 비품, 방문객, 환자들이 자유롭게 다닐 수 있어야한다.
4) 시약 보관실의 면적이 충분하고 햇빛을 차단하고 진동을 피해야한다.
5) 안전장비와 설계는 보호장구와 유해쓰레기통과 용기, 진열장, 출구, 환 풍기, 후드, 안전 캐비닛 등을 고려해야한다.
6) 직원의 설비인 목욕실, 화장실, 식당, 휴게실, 침실 등은 별로 필요하지 않다.

16. 다음 중 틀린 것은?

1) 오늘날은 개방 검사실이 증가하고 있다.
2) 개방 검사실이 폐쇄 검사실 보다 더 근대적이다.
3) 모듈화된 검사실(module laboratory)이 공간 유통성이 더 좋다.
4) 검체처리과정에 따른 자동화 수준에 근거한 검사실 계획의 묘사 중에 서 자동분석, 반자동분석, 수기 및 잠재적 자동화에 따라 분류한다.
5) 검사실 설계의 기능적 분석은 환자, 가검물, 사람, 물품들의 흐름을 고려 할 필요가 없다.

17. 다음 중 틸린 것은?

1) 방침(policy)이란 검사실 운영이나 집행문제에 대한 검사실 직원들의 근무자세를 기술한 일람표이다.
2) 운영편람(operational policy manual)이란 검사실의 종합적인 운영방침 을 함유한 안내서이다.
3) 검사절차(procedure)란 업무, 검사과정을 수행하는 방법에 대하여 단계별 방향과 설명을 제공하는 지시문서이다.
4) 운영절차편람(operational procedure manual)이란 과업과 의무를 응용 한 절차들을 함유한 안내서이다.
5) 검사실 운영 편람은 병원의 운영편람과 관계가 없어도 된다.

18. 검사실 방침과 절차편람의 내용과 무관한 것은?

1) 책임과 관리 그리고 과업과 의무완수

2) 수행도 평가와 직무기술서

3) 정도관리와 그 실행지침들

4) 업무흐름과 직무분석 그리고 생산성측정과 재무적 사항

5) 관리과정

19. 방침들의 개발과 무관한 것은?

1) 방침의 주제윤곽을 정한다.

2) 방침을 직원들에게 배부한다.

3) 단체협약, 고용법규, 협력, 운영관리, 철학을 묘사한다.

4) 직원 과 부서의 감독들에게 기술하도록 할당한다.

5) 최고 경영자로부터 결제승인을 받는다.

6) 방침의 변경에 대하여 갱신할 필요는 없다.

20. 방침편람의 내용이 아닌 것은?

1) 복장과 음식 및 금연 규칙들
2) 전화사용과 안전관리
3)검사절차기록 및 조사와 승인
4) 휴가 및 공휴일
5) 검사결과의 보고와 노출 그리고 정도관리내용
6) 개인들의 사생활에 대한 철저한 조사

21. 편람의 종류가 아닌 것는?

1) 검사절차편람 2) 검사실 운영편람 3) 안전관리편람
4) 정도관리편람 5) 내부편람과 외부편람 6) 검사실 조직도표

22. 다음 중 틀린 것은?

1) 생산성이란 산출을 투입으로 나눈 것이다.

2) 경제성이란 최소의 희생으로 최대의 성과를 얻은 것이다.

3) 수익성이란 투자자본에 대한 이익의 비율이다.

4) 유효성이란 경영의사결정상의 경영목표가 달성된 정도이다.

5) 생산성이란 투입을 산출로 나눈 것이다.

23. 생산성 개선의 방법들이 아닌 것은?

1) 업무일정의 개선과 작업흐름유형의 개선
2) 의사소통체계의 개선과 환경장애 요인들의 제거
3) 훈련계획의 강화와 직원대도개선 교육
4) 보상의 제공과 지도와 상담의 증가
5) 과다한 업무량의 할당과 제재강화

24. 생산성의 장애요인들이 아닌 것는?

1) 부적절한 장비의 사용과 결함물품의 사용
2) 비효율적인 물리적인 배치와 부적절한 환경
3) 과잉간섭과 불량한 업무일정의 할당
4) 불충분한 업무
5) 업무일정의 개선

25. 검사실 내부환경에 영향을 주는 요인들아 아닌 것는?

1) 급격한 보상의 감소와 교육과 연구시간의 감소
2) 안전관리, 법률적 요구 등으로 운영비의 증가
3) 검사원가의 이익중심점에서 비용중심점으로 이동
4) 진단검사의학과 행정과장의 경계면의 약점
5) 신규장비 구입시 자본의 결여
6) 전문직종의 승급의 증가

정답 1. ④ 2. ⑤ 3. ⑤ 4. ⑤ 5. ④ 6. ① 7. ⑤ 8. ⑤ 9. ⑤ 10. ⑤ 11. ① 12. ② 13. ⑥ 14. ⑤ 15. ⑥ 16. ⑤ 17. ⑤ 18. ⑤ 19. ⑥ 20. ⑥ 21. ⑥ 22. ⑤ 23. ⑤ 24. ⑤ 25. ⑥

chapter 03

임상검사정보체계

Laboratory Information System(LIS)

진단검사의학과의 정보체계는 병원정보에서 단일 부서로는 대형 체계의 시스템이다. 병원전산화의 기본목적은 수기에 의한 진료업무의 지연을 줄여서 환자의 대기시간을 최소화함으로써 환자의 등록업무에서부터 담당의사에게서 처방이 입력되면 그 처방이 전달되어 그 단위 부서에서 실행한 업무내용과 그 결과가 원래의 담당의사에게 신속히 정보가 전달되어 정확하고 신속한 의료서비스를 제공하는 데 있으며 병원 내의 모든 물자관리나 재고조사를 능률적이고 경제적으로 관리하여 경영자의 의사결정이나 재고수준을 파악하여 재고자산에 투자액을 최소화하여 현금의 유동성을 향상시키는 데 있으며 의학정보시스템을 구축하여 효율적으로 활용하는 데 있다.

1 병원 컴퓨터의 활용(Use of Hospital Computer)

1) 병원 컴퓨터의 3가지 기능

병원 컴퓨터의 3가지 기능은 경영관리과정의 자료활용, 임상진료 자료의 활용, 의학정보 시스템의 활용으로 크게 3가지 기능으로 구분된다. 이에 대한 자세한 내용은 아래와 같다.

(1) 경영관리과정의 자료활용

경영관리과정의 자료활용은 병원 컴퓨터의 역할 중 매우 중요한 첫 번째 역할이다. 수 납과 지출에 관련된 재무회계업무와 병원의 전체적인 지출과 수입에 관련된 현금흐름의 유 동성을 파악하는 데 있다. 주로 입퇴원관리, 외래환자관리, 검사결과보고, 재고조사, 구매관리, 약품관리, 장비관리, 직원스케줄, 인사관리, 수술실 관리, 영양급식관리 등에 이용된다.

(2) 임상진료자료의 활용

임상진료관리 분야의 주 활용은 환자가 입원 중에 발생되는 환자일지가 핵심내용이다. 진단검사의학과, 영상의학과, 약국, nursing station 등에서 제공하는 특수 서비스이다. 즉, 개별 환자들의 진료과정이나 병원의 전체적인 측면에서 관리하는 데 필요한 의사결정에 관련된 진료지원정보 및 일반관리정보의 on-line에 의한 제공이다.

(3) 의학정보시스템의 활용

완전한 의학정보시스템은 개별 환자에 대한 진료과정에 따른 제경비(진료비)와 병원의 전체적인 측면을 관리하는 데 따른 의사결정을 하는 데 이용되는 의학정보를 제공하는 역할이다.

2) 병원에서의 컴퓨터 활용

University of Oregon Health Science Center에서 조사한 자료에 의하면 병원장들에게 관심 있는 영역의 기본지침 8가지 EDP에는 다음과 같다. 지원자원, 공급자, 진료시간의 활용, 지출, 계획, 시스템 예방, 시스템 특성, 기타 시스템 보급 등이다.

3) 컴퓨터의 비용과 이익

병원이란 노동집약 산업이기 때문에 생산성의 측정이 어렵다. 생산성 측정의 보통방법 은 설비투자와 구성원들의 능률의 증대이다. 이익을 얻기 위해서는 컴퓨터가 비용을 대체 할 수 있어야 하고 컴퓨터에 투자된 비용보다 수익이 더 커야 한다.

(1) 컴퓨터의 비용

컴퓨터의 비용을 결정하는 것은 솔직히 말해서 상관성이 있는데, 컴퓨터 비용의 전형적 인 대차대조표는 연간 컴퓨터 지출비에 컴퓨터 대부비용, 컴퓨터 program비용, 컴퓨터 개발비용, 컴퓨터 운영비등에 따른 총비용을 고려해야 한다.

(2) 컴퓨터의 이익

컴퓨터 이익의 대차대조표는 인력감소, 직원의 생산성 향상, 비용변화의 회복, 특수서 류의 준비에 따른 비용감소, 인건비의 절약은 사무직원의 감소에 따른 직접적인 감소분이 나 정부, 보험회사, 공급자, 의료보험공단에 따른 수기작업에 따른 추가 사무비의 절감에 따른 절약분이다. 근로자의 생산비의 증대는 직원들의 숙련도 향상에 따른 이익의 발생이 나 환자들의 보살핌에 따른 질적 진료의 제공 그리고 의사의 처방을 실행하는 데 따른 실수의 감소에 의한 연속적이고 반복 작업에 따른 비용의 절약, 정확한 기록보관에 따른 비 용감소 등이 있다.

4) 내부회계 점검

단위서비스나 개인들에 의해서 발생되는 이익이나 지출을 관리하기 위해서 내부회계 정 보체계를 확립하고 경영자의 의사결정에 참고하기 위한 관리회계의 목적을 달성하기 위해서 컴퓨터의 내부회계점검 EDP(Electronic Data Processing)를 만들어 사용한다.

5) 병원 전산화 과정

병원은 다양한 부서체계로 구성되어 있기 때문에 상이한 전문인력과 전문기능들의 결합 체계이다. 그래서 다른 조직에 비하여 병원전산화의 구축에는 많은 시간과 전문인력 등이 필요하다. 병원 전산화는 전산의 활용에 앞서서 전산의 운용에 따른 충분한 계획과 검토가 필요하다. 전산화의 과정은 전산화에 따른 전략적 계획수립, 시스템의 분석, 설계, 실 행, 유지발전의 단계를 거쳐야 하며 그 상세한 핵심내용은 아래와 같다.

(1) 전략적 계획수립(Strategic planning)

전략적 계획수립은 병원조직의 규모와 전산활용범위, 전산화의 목적에 따라서 기본 방향을 정하는 것이다. 전산화의 목적에 따라서 장단기 계획이 수립되고 전산화 대상과 범 위가 확정되면 그 우선순위를 결정하고 제소요자원을 산정하고 인력을 충원하고 전산목 표를 달성하기 위하여 교육계획과 전산용량에 따른 전산기기의 선정계획을 결정하여야 한 다.

(2) 시스템의 분석(System analysis)

시스템의 분석은 전산화 대상업무와 관련된 업무에 따른 업무별 현황과 그 문제점들을 분석하고 개선안이나 새로이 개발된 관리방법들의 가능성을 점검하고 최적화 방안을 결정 하는 과정이다. 전산의 활용당사자가 요구하는 정보종류와 그 내용을 분석하고, 업무별 업무량을 분석해야 한다. 개선방법들을 결정할 때는 실현가능성의 평가와 기존의 문제점의 해결 가능성, 그리고 업무처리절차 등에 대한 개선가능성을 분석하고 업무의 표준화 (protocol)에 대한 가능성의 검토가 있어야 하며 전산화에 따른 경제성의 여부를 점검해야 한다.

(3) 시스템의 설계(System design)

시스템의 설계는 전산시스템의 연결체계(network)에서 중앙집중식 운영, 각 분야별, 업무별 분산방식을 결정하고 절충식 운영방식 등을 선정한다. 전산기기는 주기억장치(CPU: central process unit)와 주변기기들의 구성이나 기억용량 그리고 처리용량과 기기 유형별 수량을 정해야 한다.

전산처리체계의 software를 설계할 때는 코드체계, 입출력매체, 자료의 검증법 그리고 요구되는 정보를 선정하게 해야 한다. 처리내용, 처리방법에는 환자에 대한 인사나 재무회계 등의 보안유지를 위해서는 off-line으로

batch방법을 채택하고, 임상검사결과, 방사선결 과 그리고 약국의 처방 등은 on-line방식으로 구성되어야 하며, 자료의 통제를 위해서는 암호나 정보의 갱신이나 폐기 등을 위하여 통신개폐기(message switch) 등을 결정해야 하고 file의 구조와 접속방식, 매체의 결정을 해야 한다.

(4) 시스템의 실행(System implementation)

시스템의 실행은 설계된 시스템을 교육하고 시험가동하여 문제점을 시정하여 실제로 활용하는 단계의 과정이다. 즉, 전산기기를 비치하고 전산처리 체계를 검증하는 과정이다. 그래서 업무에 종사할 전산직원들이나 사용자들에게 교육과 훈련을 실행하고 시험가동과 평가를 하고 실제의 업무를 실행하는 것이다.

(5) 시스템의 유지와 발전(System maintenance and development)

시스템의 유지와 발전은 시스템을 내적, 외적 환경에 의해서 수정하고 보완하는 과정을 말한다. 즉 운영 중에 발생된 문제점을 파악하여 개선을 하고 새로운 기술의 도입을 검토하고 사용 중인 program이나 문서 등을 지속적으로 개선하여 발전시켜야 할 것이다.

6) 전산화 운영의 고려점

병원의 전산체계를 활용할 때 가장 근본적인 고려사항은 전산화 그 자체에 대한 운영 체계(O.S)에 대한 병원 구성원들의 올바른 이해와 인식이 선행되어야 한다. 즉, 매우 우수 한 전산의 운영시스템이 구축되어 있어도 활용하지 않으면 전산화에 따른 효율성을 달성 할 수 없기 때문이다. 그래서 전문가들의 지원을 받아서 지속적으로 문제점들을 파악하고 분석하여 시스템의 도입 시에 합당한 전산처리 체계를 확보하도록 해야 한다.

더욱이 전산의 활용에 대한 방침이 결정되면 초기의 계획과 개발 및 향후에 운용을 위 해서 전문인력을 확보해야 한다. 전산시스템을 개발할 때는 병원업무의 특성과 관련 부서 간의 상호관계를 고려하여 기존의 업무를 표준화하여 체계적인 정보체계를 구축하는 것이 좋다.

2 병원정보체계(HIS: Hospital Information System)

진단검사의학과와 병원정보체계(**그림 3-1**)는 단일대형 Host Computer, 중형 Host Networking, Micro-Computer Network형태로 나눈다. 그 세부적인 사항은 다음과 같다.

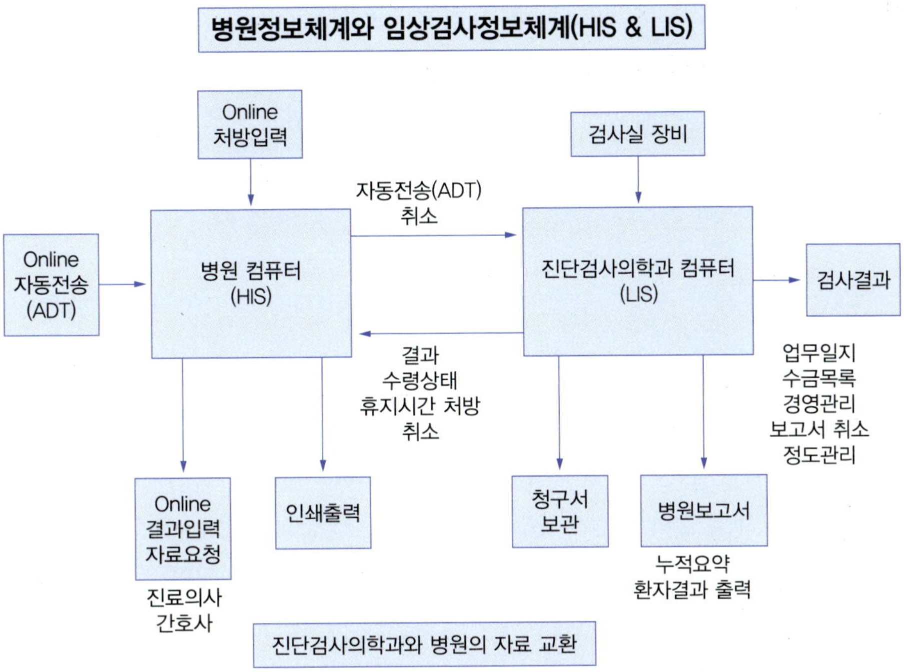

그림 3-1. 진단검사의학과와 병원의 자료 교환 System

1) 단일 대형컴퓨터

단일 대형체계의 접근방법은 대형 중앙처리장치를 중심으로 전체시스템을 구성하는 것 이다(**그림 3-2**)의 단일 대형컴퓨터시스템은 하나의 중앙처리장치(CPU)아래서 전체시스템 의 모든 부문을 운영하는 것이다. 이 경우 업무가 집중되는 시간에 병목현상이 발생될 수 있다.

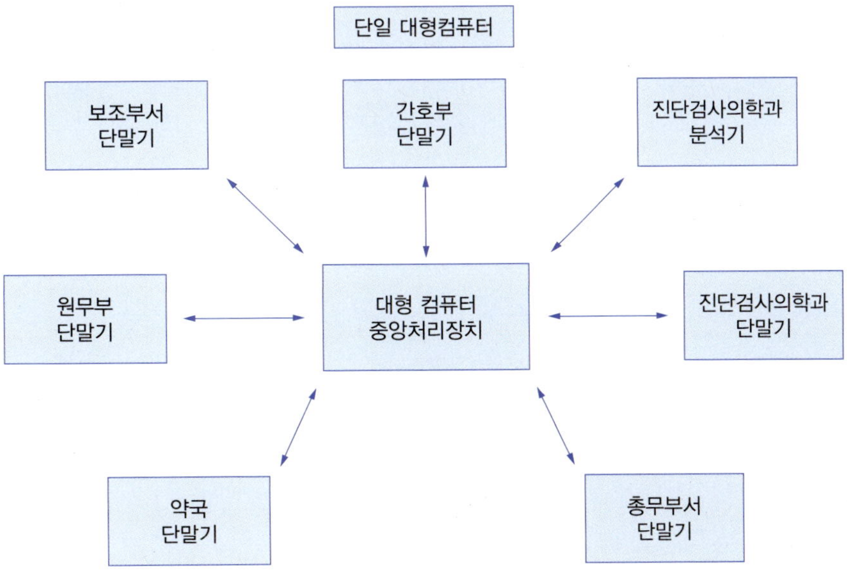

그림 3-2. 단일 대형컴퓨터

이 경우에 임상의 각 기계들은 CPU에 interface해야 하는데 통합된 data base를 활용 해야 한다. 정보의 각 장은 오직 한번 시스템에 출현하고 다른 subsystem을 위한 다른 files을 반복할 수 없다. 그래서 누락과 생략에 대한 실수의 가능성을 줄일 수 있다. 단일 CPU에서의 database접근방법은 시스템 상호간에 활용을 위해서 가장 능률적인 data 취급 기술이 가능한 것이다. 요즘에는 복수 CPU와 연결된 network의 보급으로 database의 활용에 대한 software가 개발되었다.

2) 중형 host computer의 network

중형 host computer의 접근방법은 자료를 모으고 communication하기 위해서 사용된 다. 약국의 profiles이나 상호작용, 그리고 임상검사실 장비의 검사와 보고체계 같은 임상적 응용을 달성하기 위해서 subsystem의 interface를 위해서 사용된다. **그림 3-3**의 중형 host computer의 network에서와 같이 이 시스템은 대형 Mini-Computer와 중형크기의 컴퓨터 모두에 CPU를 가지고 있는데 host communication시스템을 위해서 구성된 것이다. 병원정보시스템(HIS)분야에서 시도하기 위해서는 병원이 세부적인 계획이 있어야 한다. 만약 병원이 medium-size communication과 data collection network을 사용하기로 결정 할 때 주의할 점은 공급자로부터 장래 시스템의 Interface 가능성의 다양성을 확인해야 한 다. 미래의 계획에 있어서 file의 구조가 적절하고 Interface가 가능한지를 확인해야 한다.

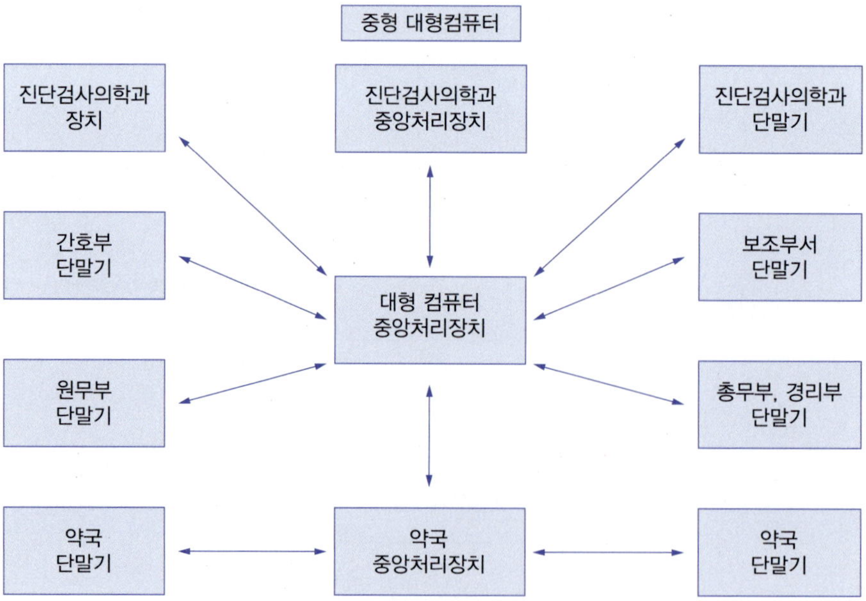

그림 3-3. 중형 컴퓨터 시스템

3) Mini-Computer Networks

Mini-Computer Network는 대형 컴퓨터나 중형 컴퓨터 사용에 의한 network로서 정교한 구성요소들로 구성되어 있지만 이 접근방법의 차이점은 mini-computer나 micro- computer가 비개방적으로 구성되어져 있고 network에 포함된 구성요소들이나 모듈이 항상 mini-computer에 기초를 둔 것이다. 그 결합 유형은 **그림 3-4**의 커뮤니케이션 별 네트워크형(Communication Star Network), **그림 3-5**의 분산별형(Distributed Star), **그림 3-6**의 분산네트워크형(Distributed Network) 등으로 구성한다. 그 상세한 형태는 다음과 같다.

(1) 커뮤니케이션 별형 네트워크(Communication Star Network)

Communication Star Network는 **그림 3-4**와 같이 이 접근방법은 기본 communication network를 운영하기 위하여 mini computer를 사용하는 것이며 중형 host computer를 사 용하여 network를 하는 것과 매우 유사하다. 그러나 다른 mini-computer와 기능이 분류 된다. 예를 들면 모듈의 허용은 보통 분리된 mini-computer에 근거하고 주 커뮤니케이션 시스템의 일부분이 아니다. 이 접근방법은 임상영역에서 mini-computer의 특이 목적의 활용을 위해서 만들어진 것이다. 중형 host computer를 사용하여 network하는 경우에 개별적인 임상모듈의 선택은 병원에서 선택권(option)을 가지도록 해야 한다. Mini-Computer Host의 접근방법은 다양한 특수 임상영역으로부터 적절한 정보를 주고받는 형태의 통신 개폐기(message switching)역할을 하는 것이다.

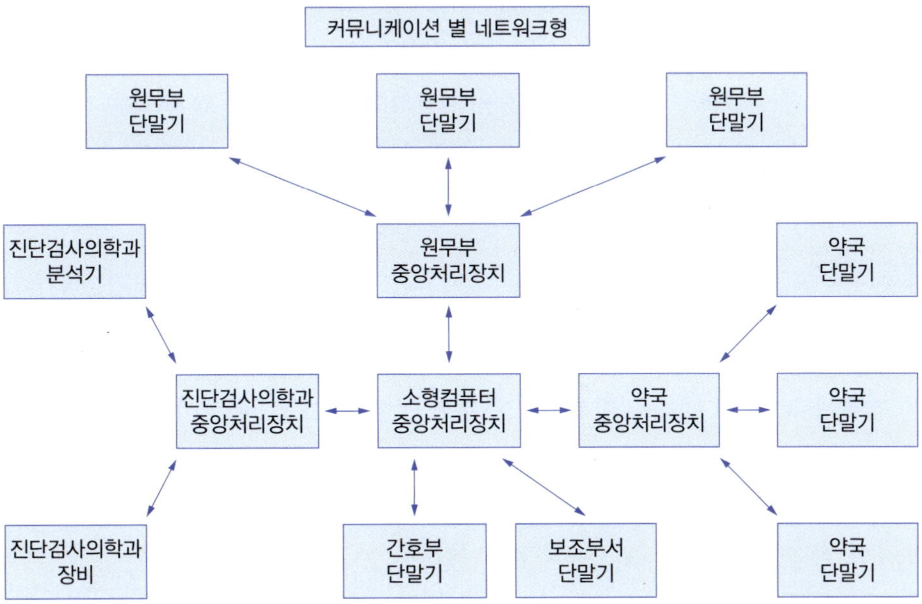

그림 3-4. 컴뮤니케이션 별 네트워크형(Communication Star Network)

(2) 분산별형(Distributed Star)

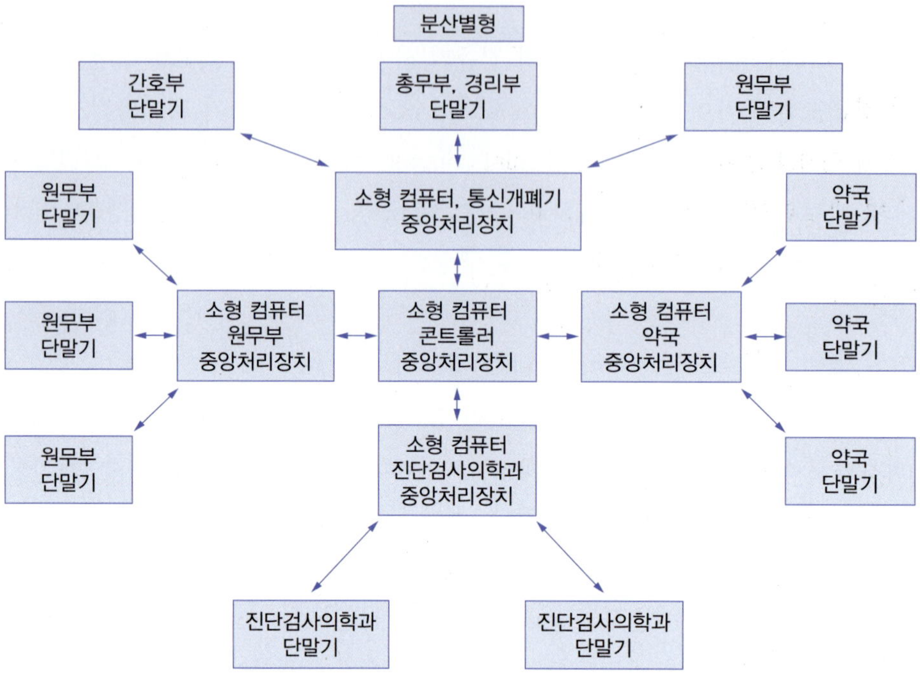

그림 3-5. 분산별형(Distributed Star)

그림 3-5에서 보는 바와 같이 이 접근방법은 Communication Star와 매우 유사하며 중 앙 미니컴퓨터(central mini-computer)가 단지 다른 미니컴퓨터를 통제하고 관리하나 단말기(terminal)부하가 가능하다. 이 접근방법의 각 모듈은 각자의 기능을 수행하고 다른 모듈이 처음 취급했던 정보를 알려고 할 때는 control mini-computer 속으로 호환하게 된 다. 예를 들면 임상검사실의 모듈이 환자들의 검사결과 profile들의 자료를 모으고 그 명단을 출력해내면 임상검사실 밖의 다른 단말기에서 다른 정보나 검사결과의 전송이 필요하 며 단지 control mini-computer 속으로 호환될 수 있다.

(3) 분산네트워크형(Distributed Network)

이 접근방법은 진실된 network system의 설계를 표현한 것이다. **그림 3-6**에서와 같이 이 network에는 특별한 모듈들이 필요없다. 개별 미니컴퓨터는 network를 통해서 실행되는 거의 모든 기능을 다 실행할 수 있다. 그래서 이 접근방법은 software가 직접 전송 되고 시스템 내에도 부하된다. 만약 하나의 미니컴퓨터 중앙처리 장치가 시스템의 설치는 성공적으로 일을 처리하게 하는 것이다

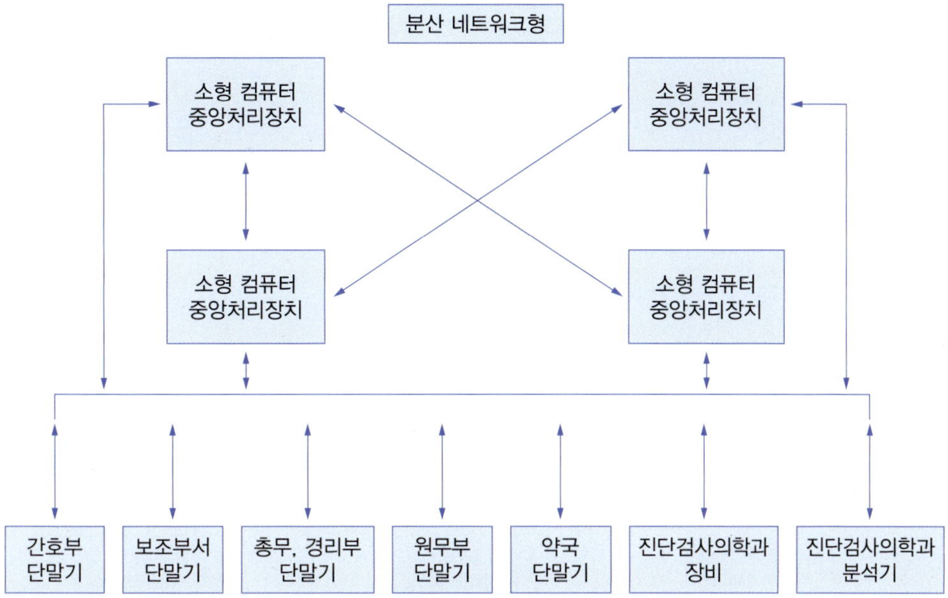

그림 3-6. 분산네트워크형(Distributed Network)

3 Data Base

Data base는 분산된 자료를 체계적이고 효율적으로 관리하기 위하여 고객이나 업무정보를 분석하고 병원 내 각종 자료를 적절히 선택해서 다양한 목적에 맞는 정보로 바꾸어주는 시스템이다. 환자관리 시스템(Patient Management System: PMS)은 환자진료정보를 유지하기 위한 완전한 통합접근 방법이며 진료팀의 구성원들 간에 의사소통을 강화하기 위한 기회를 제공하기 위한 것이다.

Database에 포함되는 자료는 환자의 인식, 재무적 정보와 인적사항, 환자의 이상반응(특이체질 등), 환자의 치료, 투약일지, 의료활동의 요약자료, 간호진료의 계획과 간호결과, 재고조사, 경영관리 결재서류 등이 포함된다. 전형적으로 환자정보는 일상적 환자진료 관리시스템의 운영 시에는 직접적으로 포착될 수 있어야 한다.

예를 들면 환자가 병원에 입원하면 인명자료와 재무적 정보가 등록표 위에 정상적으로 포함되어 있어야 하고 등록자료 입력 절차 시나 on-line입원을 통해서 포착되어야 한다. 즉 약국이 제조를 하기 위한 의사의 처방이 가득 차면 환자의 약품 프로파일이 갱신되어야 하고 투약 제조기록이 자동으로 출력되어야 한다. 그리고 유사 case자료(case-related data)는 환자들이 병원에서 진료할 때 그들에게 신속하고 정확한 진료서비스를 제공하고 집중적으로 관리하는 데 이용해야 한다.

그래서 질병 case별로 요약해서 미래에 활용할 수 있게 해야 한다. 환자 database에 첨가해서 할 일은 기타유형의 복수기능을 가진 정보들을 환자관리시스템(PMS)에 정상적으로 포함되어 있어야 한다. 하나의 약품이 다른 약품에 상호작용을 일으키는 것(부작용)이나 정맥주사(IV), 식이요법, 진료지원부서의 참고사항 등을 모니터로 감시해야 한다.

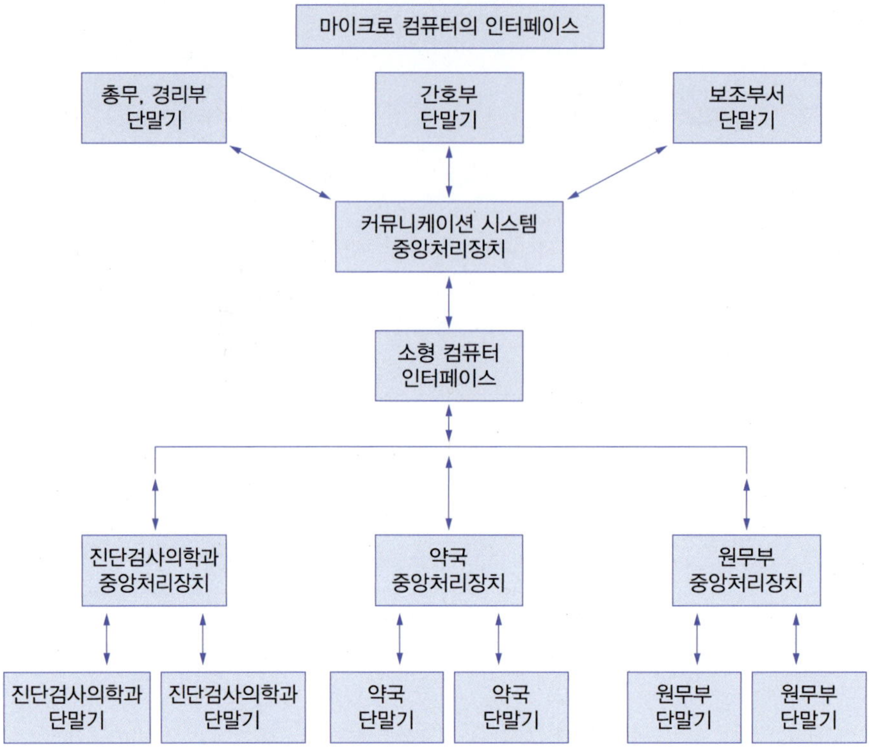

그림 3-7. 마이크로 컴퓨터 인터페이스

투약에 대한 database는 생명력이 있는 환자에게 투약하기 위하여 자동적으로 교차 대조될 수 있게 구성되어야 하고 이러한 자료에 대한 매우 중요한 정보원이 담당의사나 간호사에게 전달되어 정확한 투약을 할 수 있게 하도록 도움을 주도록 구성되어야 한다.

처방의 기능적 과정은 처방을 준비하고 관리하며 기입하는 것으로 외과환자의 입원의 경우에 표준처방은 환자관리 시스템 속에 임상검사, X-ray 등의 다양한 모든 절차들이 포함되어야 한다. **표 3-1**의 PMS에 영향을 받은 부서들을 보면 다음과 같다.

표 3-1. 환자관리 시스템에 영향을 주는 부서

지원	환자진료	진단 및 치료
입원	의원	심장학
접수 및 청구	응급의료	병리학
의사소통	직원건강	약학
전염병	혈액투석	물리치료
음식서비스	가정간호	영상의학
의학적 기록	외래진료	호흡기 치료
사회봉사	산모진료	
이용률 조사	수술실	
	정신의학	

4 총괄적 전산시스템(Total Computer System)

병원은 진료부, 약국, 주사실, 진단검사의학과, 병리과, 영상의학과, 의무기록실, 간호부, 영양과, 원무관리, 일반관리, 경영분석, 결제업무 등으로 나누어지는데, 이들 기능의 하나의 단위를 하나의 시스템으로 보았을 때 이들 기능을 관리하고 통제하는 총괄적 측면을 총괄적 시스템이라 한다. 그 핵심사항을 보면 **그림 3-8**과 같다.

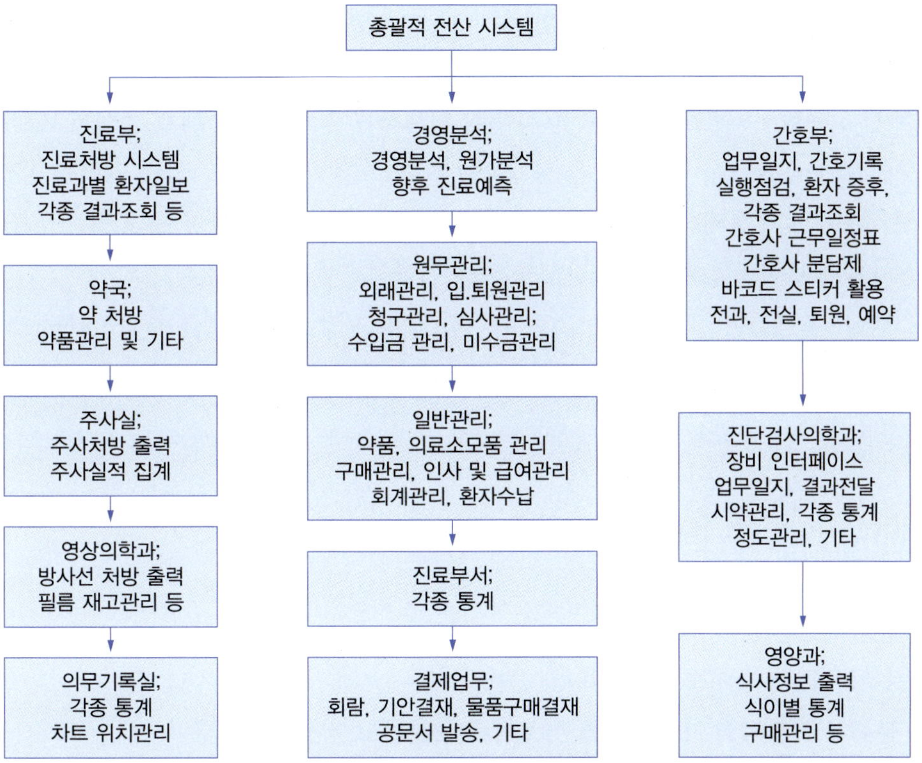

그림 3-8. 총괄적 전산시스템

5 병원정보체계의 기능(Hospital Information System: HIS)

컴퓨터는 병원의 모든 부서들 사이의 직접적인 커뮤니케이션을 제공하기 위한 병원 전체의 정보의 연결망(network)을 위한 기초를 마련하기 위해서 사용된다. 즉, 컴퓨터에 저장되어진 자료나 정보를 필요로 하는 사람들에게 신속하고 정확하게 정보를 전송하는 데 있다. 컴퓨터는 의사의 처방이나 임상검사결과 그리고 경영의 재무 회계적 자료 등과 같은 의학적 자료를 취급할 수 있다.

그 자료들의 복사, 분류, 요약, 정보가 보관될 수 있고 비정상자료의 검색, 서비스나 공급자의 지불 계산 등을 준비하는 데 사용된다. 이러한 기능들은 병원근무자들로부터 다양하고 광범위하게 정상적으로 실행되며 의사나 간호사로부터 시작해서 접수나 수납에 이르기까지 모든 계층에서 사용된다.

그리고 대형 컴퓨터가 20세기 후반에 들어서 도입되어 전산실은 기업조직 내의 모든 정보를 전산실에서 운영시스템을 독점하게 되었고 특히 모든 정보들은 프로그래머 등의 손을 거쳐야 하므로 전산실의 위력이 막강해졌다.

그러나 시대환경의 급속한 요구로 생산이나 서비스시스템이 다품종 소량생산체제인 질병군별, 특수전문 진료체계로 바뀌어 전문 clinic이나 전문센터 그리고 전문병원 형태로 변하여 급격한 변화에 적응하는데 폐쇄형 정보체계인 전산체계로는 그 운영체계와 복잡한 절차 때문에 변화적응에 탄력성을 상실하여 잘 적응하지 못하게 되었다. 이러한 비능률적인 체제로는 경영악화의 요인이 되어 고객 지향적인 환자중심의 신축성과 탄력성을 가지기 위해서 적응할 수 있도록 경쟁력을 갖추기 위해서는 정보력 분산체계 중심의 변화가 절대적이다.

그래서 다운사이징(downsizing)경영기법을 도입해야 한다. 이것은 정보시스템의 권력을 일선에서 컴퓨터를 직접 다루는 최종사용자에게 분배하고 까다롭고 귀찮은 장애복구, 보안 및 안전 등의 업무만 중앙에서 하고 최일선의 최종사용자가 정보시스템의 주권을 갖도록 하는 전산시스템을 뜻한다.

모든 정보시스템을 한 장소에 집결시키는 것이 아니라 수많은 장소에 정보를 분산시켜서 조직 정보력이 최말단의 일선에서 컴퓨터를 사용하는 직원이 창출하도록 하는 것이다.

1) 정보체계(Information System)

(1) 자료 처리과정의 5단계

① 개별자료 위치를 파악하고 검증한다.

② 자료를 분류하고 요약이 가능하도록 시스템에 보관하고 정렬되어진다.

③ 자료는 필요한 정보를 얻도록 처리하고 조절된다.

④ 정보는 효율적인 수정과 시스템의 재생에 의해서 호출이 쉬워야 한다.

⑤ 정보는 보급되어야 한다.

(2) 정보체계경로기능

정보체계경로기능(information system pathway)은 **그림 3-8**의 정보체계경로모형과 같다.

① 가공되지 않은 자료입력은 검사기기, 수동검사, 자료입력, 병원의 주컴퓨터접속, 계산과 청구기능 같은 많은 자원들로부터 모아진다.

② 자료는 기초자료집합(database)에 저장하고 지시대로 계산을 실행하고 조직화, 검사결과, 자료를 정보로 전환한다.

③ 정보란 사용자에게 산출물로써 전달되며 출력, 화면제공, 운영목적, 의사결정 등이다.

④ 사용자는 입력과 처리기능에서 수정과 조정이 가능하도록 피드백 구조의 산출로 이용 한다.

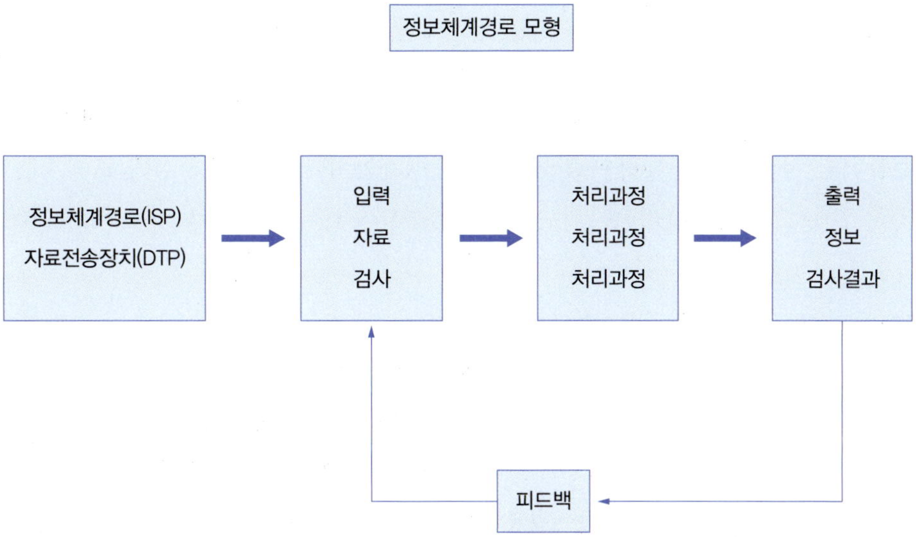

그림 3-9. 정보체계경로모형

2) 컴퓨터중심 정보체계(Computer-Based Information System: CBIS)

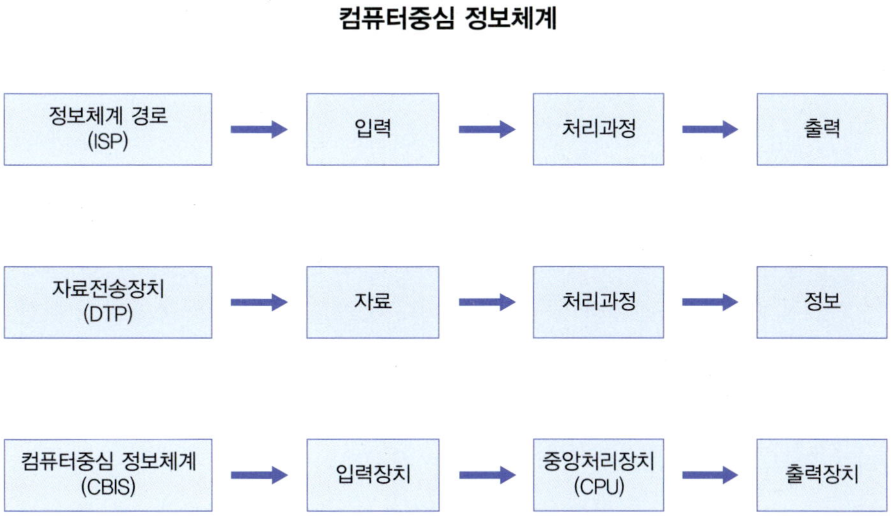

그림 3-10. 컴퓨터중심 정보체계

컴퓨터중심 정보체계는 정보체계를 운영하기 위해서 컴퓨터 구성요인들과 기술을 이용 해야 한다. 컴퓨터 구성요인들의 저장능력과 신속한 자료의 대량처리 때문에 컴퓨터는 정보체계란 동의어가 되었다. 검사실 조직의 정보요구들을 분석하고 사용할 컴퓨터의 구성요인들과 조합을 설계하고 선택하여 시스템을 설치하는 것이 검사실 전산화 과정의 모든 부분들이다. 컴퓨터중심 정보체계의 핵심요인은 컴퓨터 구성요인들의 선택과 정렬이다.

(1) 컴퓨터중심정보체계의 구성요인들

컴퓨터체계의 두 가지 구성요인들은 컴퓨터기기설비(hardware)와 프로그램(software) 로 구성된다. 2가지 요인들은 기본요인들과 컴퓨터 설계를 구성하기 위하여 결합하는 것 이다. 컴퓨터에 지원되는 부수적인 것은 프로그래머와 컴퓨터를 사용하고 설계하여 작동 하는 운영자들이다. 컴퓨터중심 정보체계는 다음 **그림 3-10**와 같다.

(2) Hardware

컴퓨터는 개인의 사용목적에 따라서 소형컴퓨터에서 대용량의 크기가 있다. Hardware는 컴퓨터의 물리적 부분으로 플라스틱과 철사로 구성되었고 **그림 3-10**의 컴퓨터 중심정보체계의 구조와 같다. 컴퓨터의 3가지 핵심요인들은 입력장치(자판), 중앙처리장치(CPU), 출력장치(CRT)로 구성되어있다

① 입력장치(Input device) : 입력장치는 컴퓨터가 자료를 수령할 수 있도록 하는 구조 이다. 즉 자판, 바코드, 판독기, 컴퓨터연결, 자료전환기 등이다.

② 중앙처리장치(Central process unit: CPU) : 중앙처리장치는 컴퓨터의 심장과 뇌이 다. CPU는 작은 극미박편(microchips)이나 단말기(terminal)의 이동과 연결된 중앙 위치에 있는 독립적인 조작이 가능한 본체단위이다. CPU는 자료처리, 계산의 실행, 검색자료의 보관 등이다.

③ 출력장치(Output device) : 출력장치들은 인쇄기, 음극선관(CRT) 등으로 컴퓨터가 정보를 보급하고 사용자와 의사소통을 하는 것이다.

(3) 컴퓨터 입출력장치(Input-output device)

컴퓨터의 입출력장치들은 쉽게 볼 수 있는 것이 사용자에게 좋다. 어떤 컴퓨터의 기본 요소의 형성에서 기억기능, 기기언어, 자료저장의 구조, CPU, 입출력장치에 대한 운영과 상호작용을 이해해야 한다.

중앙처리장치는 자료를 처리하는 컴퓨터의 구성요소이다. CPU는 시스템을 통제하기 위한 전자요소로 사용하고 정량분석과 자료처리과정 그리고 내부자료 기억, 자료방을 포 함한다. CPU는 수령한 자료를 계산, 대조, 분류, 전송, 해석 등에 대한 자료처리과정의 지 시를 실행한다. 이러한 업무를 실행하는 데 CPU는 컴퓨터의 주기억장치에 저장하고 프로 그램(software)에 의한 지시를 실행한다.

① 주기억장치(main memory) : 주기억장치는 실질적으로 처리하는 지시나 자료를 보유하기 위해서 설계된 중앙처리장치의 내부면적이다.

② 저장장치(storage device) : 중앙처리장치에 의해서 실질적으로 처리되지 않은 자료 를 보관하는 데 이용되는 CD나 floppy disk와 같은 장치이다.

③ 비휘발성메모리(read only memory: ROM) : 자료를 읽을 수만 있는 메모리이다. 전원이 공급되지 않아도 자료가 사라지지 않은 특성을 가지고 있다.

④ 휘발성메모리(random access memory: RAM) : 언제든지 접근이 가능한 메모리이 다. 전원이 공급되지 않으면 소실되는 휘발성 메모리이다.

⑤ 기초자료집합(Database) : 하나의 조직 안에서 다수의 사용자들이 공동으로 사용하 기 위하여 통합되고 저장된 운영 자료의 집합이다. 즉 주기억장치나 보조저장장치에 저장한 모든 자료를 응용하는 것이다.

⑥ 자료저장장치(Data storage device) : 자료를 저장하는 자기녹음테이프, floppy disk, compact disk 등이다.

⑦ Hard disk : 컴퓨터 주 운영프로그램을 위해서 사용하는 자기칠 금속판을 함유한 CPU 내에 저장하는 것이다.

⑧ Disk drive : 컴퓨터에 의해서 자료나 정보를 디스크에 저장하고 출력하도록 허락 하는 기계적 장치나 전자단위이다.

(4) Software

Software란 컴퓨터에 지시된 프로그램이다. 이것은 응용 software와 운영시스템 (operation system: OS) software로 나눈다. 응용 software는 재고관리, 급료계산, 문서 작성과 같은 사용자의 요구에 일치하도록 설계된 program이다. Software의 컴퓨터 선택과 설계는 단말기의 정보흐름을 통제하는 것으로 기기나 다른 컴퓨터들과 같이 입력자료를 모으고 CRT화면, 인쇄형태를 묘사하고 사용자의 접속, 입력, database의 재 구축 등에 관련된다.

① 컴퓨터 언어(computer language)는 컴퓨터를 계획하는 데 다양한 언어가 사용된다. 과학자나 기술자를 위한 Fortran, 경영관리업무를 위한 COBOL, 개인컴퓨터를 위한 MS-DOS, 의학적 이용에는 MUMPS가 주로 이용되고 요즈음은 다운사이증 시스템 의 도입으로 4세대 언어인 Visual Basic Visual C++, Delphi, Power Builder 등을 사용하여 window환경의 user interface를 제공하고 있다.

② CPU 기기언어는 바이트(byte)로 저장되고 1바이트는 8비트이며 인간언어의 단어로 비교된다. 비트(bit)는 컴퓨터 칩 위의 하나의 위치를 묘사한 것이며 1바이트는 컴퓨 터 기기언어에서 8비트(bit)를 포함한다. 컴퓨터의 저장능력이란 가능한 바이트의 수 로 표시된다. 천 바이트가 1 kilobyte(KB)이고, 백만 바이트가 1 megabyte(MB)이며 억만 바이트가 1 Giga byte(GB)이다. 예를 들면 컴퓨터가 40MB의 저장능력이라 면 외부자원의 접속이 없이 1회에 자료를 40백만 바이트들을 처리하고 저장하는 능 력을 가지고 있는 것이다.

6 임상검사정보체계의 핵심(Key Points of LIS)

임상검사정보체계(LIS)는 고객이나 검사실의 정보적 요구들의 모든 측면들과 관련된 software, 본체, 주변전달장치 같은 컴퓨터의 구성요인들이다. LIS는 검사실의 관리자들이 보다 더 효율적으로 그들의 검사실 경영관리기능들을 수행하도록 강화해준다. LIS 정 보의 내용은 아래와 같다.

1) 임상검사정보체계의 내용

(1) 환자유형 : 인식(등록), 입원, 후송, 퇴원상태
(2) 검사정보 : 습득, 발송, 수집, 미결상태
(3) 작업일지 : 채혈, 수동검사결과입력, 기기 부하기록, 기한초과검사
(4) 검사결과보고 : 최근 및 누적환자 검사결과, 참고치 및 경고치 범위
(5) 기본검사일지 : 재무적 기능, 생산성과 작업량
(6) 종합적 정도경영 : 정도보장과 개선, 지속적 업무개선의 유형, 정도관리 술식, 예방보전 일정, 검량보정
(7) 특별한 검사과정의 요구 : 미생물, 혈액은행, 병리학, 특수생화학 등
(8) 다른 컴퓨터체계의 접속 : 주컴퓨터, 자매병원, 검사센터 등

2) 전산화계획(Planning for Computerization)

임상검사실의 정보체계를 위해서는 최소한 2년을 잡고 평가한다. 처음 18개월은 다음 사항을 조사한다.

(1) 검사실의 정보요구들을 평가한다.
(2) 검사정보의 시스템분석과 검사업무흐름을 수행한다.
(3) LIS를 선택하고 구매한다.

필요한 hardware와 software를 완료한다. 설치하고 운영 시에 LIS는 병원정보체계 (hospital information system: HIS)와 같은 기타 부수적인 컴퓨터 시스템과 기본적으로 연결되어야 한다. 궁극적으로 환자와 건강진료제공자들의 요구들을 위해서 건강정보 network와 통합해야 한다.

3) 시스템분석과 설계(System Analysis and Design)

검사실의 요구들의 평가를 위해서는 분석시스템과 설계가 필요하다. 시스템분석과 설계는 일반적으로 문제를 조사하고 해결하는 공식과정이다. 검사실의 필요에 대한 평가는 시스템을 위해서 설정된 hardware와 software을 포함해서 컴퓨터 시스템의 설계와 검사실의 정보요구들을 동정하기 위해서 이용한다.

(1) 시스템분석과 설계과정

① 시스템분석의 조사를 안내하기 위해서 필요한 자료 정보를 모은다.

② 검사실의 최근 컴퓨터 기술현황 및 가격의 정보요구들을 분석하고 실현 가능한 보고서를 준비한다.

③ 도표, 흐름도, 기타 시스템분석기술들을 사용해서 시스템 명세서를 만든다.

④ LIS의 목표와 명세서에 일치할 필요가 있는 hardware와 software를 결정한다.

계획단계에서는 응용과 접속할 때의 database, software 응용, 운영체계(OS), hardware를 포함한다. 임상검사 정보체계의 hardware와 software의 구성요인들을 평가하고 설계하기 위한 도구들 4가지 범주를 집단화하기 위한 시스템 분석의 중요한 도구 중 하나로 사용된다.

4) LIS Computer Hardware

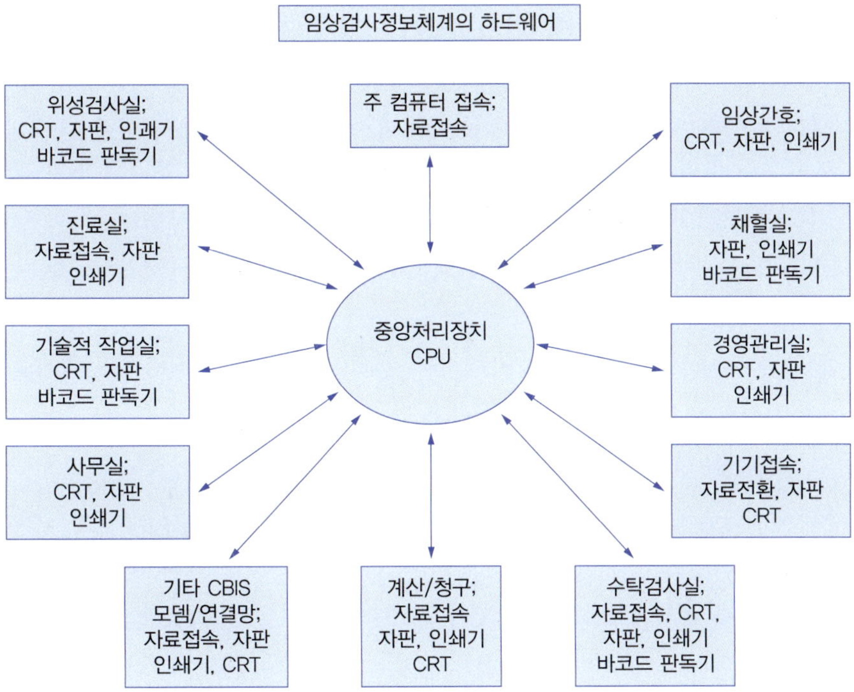

그림 3-11. 임상검사실 정보체계의 hardware

정보체계의 컴퓨터 hardware의 구성요인은 임상검사 정보체계의 자료처리요구를 중앙처리장치의 명세서를 설정하고 모든 전달과 접속에 필요한 보조장비들을 설정하는 것과 관련된다. 중앙처리장치 명세서 내역표는 논리적 단위와 통제의 계산속도 그리고 LIS 업무량의 자료처리요구에 일치하는 필요한 기초적인 자료처리능력을 포함한다. 최소한 5년 동안의 검사실의 자료처리속도와 저장요구사항들을 예측할 것을 권장한다.

Hardware와 software는 모듈화되어야 하고 network의 성장에 적응할 수 있도록 확장이 가능해야 한다. 입출력장치들의 수요와 조합구조(configuration)는 사용자의 선호와 요구에 의해서 결정되고 검사자나 computer network의 접속요구에 의해서 결정된다. 즉 유형, 위치, CRT, 화면의 질(흑백, 칼라), 인쇄기(dot형이나 laser형), 자판, 바코드 판독기, 모든 입출력접속에 필요한 자료전환기들이 포함되어야 한다.

그림 3-11의 임상검사실 정보체계의 hardware와 같이 상세한 내용은 각 부서의 작업장에서 접속연결을 준비하고 사용할 장비종류들을 정확하게 규정하기 위한 작업일지는 CPU와 입출력장치의 요구들의 결합을 창조하기 위한 것이다.

5) LIS 컴퓨터의 Software

Software의 설계는 시스템이 어떻게 일할 것인가를 결정하는 것이다. 검사결과들의 자료들을 어떻게 컴퓨터에 입력할 것인가, 검사결과 자료들이 어떻게 CRT화면에 묘사(출현)되고 프린터로 인쇄, 비정상치 결과치를 어떻게 표시할 것인가, 가능한 검사의 보고유형, 환자정보가 어떻게 CRT화면에 출현하고 작업일지를 출력할 것인가, 환자기록 내용을 실지로 컴퓨터의 database에서 얼마나 오랫동안 보유할 것인가 등을 결정하는 것이다.

실지로 검사실의 모든 운영측면은 직접적으로 software의 의사결정에 의해서 영향을 받게 된다. LIS의 운영단계들의 참고사항은 다음과 같다.

(1) 운영단계 시의 참고 목록내용들

① 환자동정
② 입원, 후송, 퇴원
③ 기초검사명부
④ 처방
⑤ 검체채취
⑥ 접속번호
⑦ 작업일지
⑧ 검사결과 입력과 검증
⑨ 정도관리
⑩ 미생물검사실의 요구사항들
⑪ 혈액은행의 요구사항
⑫ 조사, 보고서, 명부
⑬ 조직세포검사의 요구 사항들

운영체계(OS)는 보안, 접속통제, 파일관리, 디스크의 위치, 프로그램 받기, 디스크 복 사, 사용안내, 문제 진단과 같은 시스템의 유용성을 포함한다.

6) LIS의 선택

LIS는 혈액은행이나 임상검사 같은 특수한 분야의 software가 아니라 종합 시스템을 공급해야 한다. LIS 공급자의 선택 시 참고사항들은 다음과 같다.

(1) LIS 공급자 선택 시의 참고사항들

① 계약된 운영관리의 수(계약된 검사실수)
② 설치되지 않은 사용의 수
③ 개발회사의 직원의 수(개발과 지원)
④ 단말기와 작업장의 업무흐름 및 업무처리내용
⑤ Hardware의 제조자
⑥ Software의 특성
⑦ 검사장비와 병원운영체계와의 접속능력(HIS와 LIS의 결합능력)
⑧ 비용
⑨ 보증기간 및 유지보수체계
⑩ 부수적인 특성 : 검사실 규칙의 보호, 검사의 분할, fax와 인쇄기의 이동 가능성, 바코드 수집인식표, 물품관리, 업적평가 등

규칙에 의한 논리적 체계는 매우 중요하다. 예를 들면 환자의 CBC가 지난 3일 동안 정상이었고 다른 검사처방을 의뢰한다면 LIS는 다음과 같은 논평을 처방에 표시해 주어야 한다. 이 환자의 의료보험지급에서 매일 마다 지속적인 검사에 대한 정상 소견으로 급여지급을 거절할 수 있다.

(2) LIS의 선택 시에 중요한 사항들

① CPU 처리속도와 기본저장능력
② 사용자중심의 software
③ Networks의 연결능력
④ hardware의 기록과 software의 신뢰성
⑤ 음성인식체계(voice recognition system)
⑥ 환자기록의 유지능력

(3) 기타 LIS의 특성과 고려사항들

① HIS의 유형과 수, 개발자가 지원하는 기기접속의 수
② 누적보고유형의 다양성과 형식의 융통성, 사용자의 용이성

③ 호출능력과 그 용이성

④ 정확한 환자정보의 회복력(CD, microfilm)

⑤ 편리한 사용자환경(graphic user interface : GUI)

⑥ 진료중심 검사의 지원(POCT support)

7 컴퓨터 작업시스템(Computer Work system)

오늘날 검사장비와 컴퓨터를 on line으로 연결하여 진료각과에 배치된 CRT로 화면출력이 가능하고 인쇄가 가능하다. LIS의 선택과정은 검사실 요구의 집중적인 조사 및 이해와 상업용 LIS체계의 적합성 등을 요구한다.

진료 각과에서 의사선생님들이 처방을 내고 환자의 가검물에 bar code를 부착하고 검체를 scanning하면 접수가 되고 임상검사실 내의 각 부서 즉 임상화학검사실, 미생물검사실, 면역검사실, 혈액은행, 핵의학검사실, 병리 및 세포학검사실에 가검물을 보내면 장비 code와 sample code를 구별하여 autoanalyzer로 검사하면 환자의 이름, 등록번호, 검사결과들이 자동으로 입력되고 검사가 완료된 결과들은 해당 진료과의 CRT에 on line으로 전송된다. 즉 주기억장치에 저장된다.

실수를 일으키는 요인들은 검사번호의 오기, 불량 bar code의 사용, 작업지시서(work list)의 순번과 sample의 순번이 틀린 경우 반복하여 bar code을 scanning한 경우 등에서 일어난다. **그림 3-12**의 수작업 흐름도와 **그림 3-13**의 전산화 흐름도에 따른 검사과정을 비교해보면 전산화 업무 흐름도와 비교해보면 매우 복잡하여 대

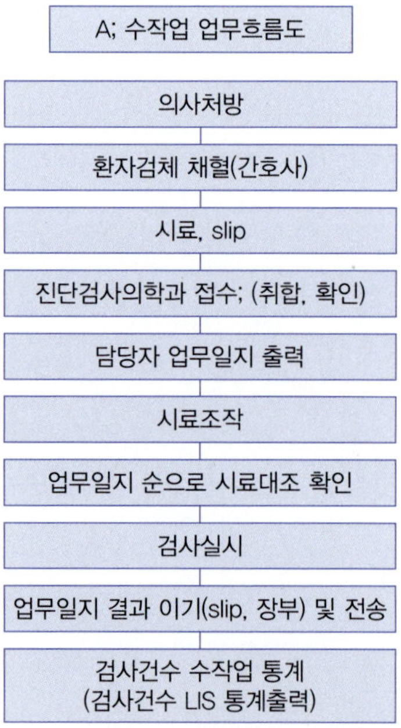

그림 3-12. 수작업업무 흐름도

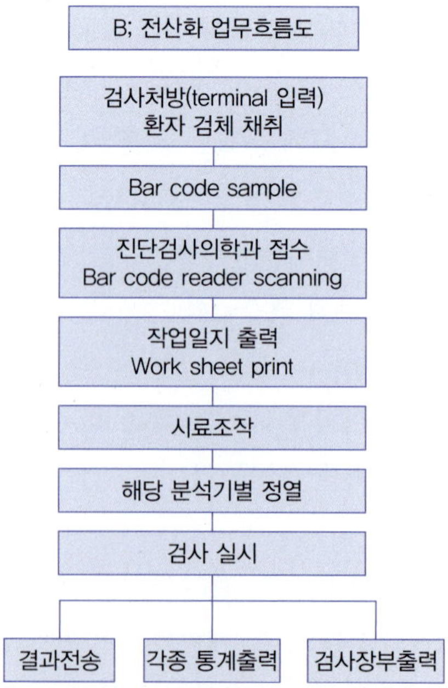

그림 3-13. 전산화 업무흐름도

기시간이 길어짐을 알 수 있다.

오늘날의 병원운영체계는 자유경쟁시대이며 환자가 병원의 선택권한을 가지고 있기 때문에 환자중심 임상검사실 검사체계로 전환하여야 한다. 검사결과는 신속하면서도 정확한 검사결과를 유지하려면 검사업무에 관련된 작업흐름도의 모든 과정을 질적 작업체계로 확립하는 것이 중요하다.

1) 해당 부서에서 해야 할 일

① 각 부서로 도착된 검체를 bar code scanning하여 검체를 접수한다.
처방이 나오지 않는 검체가 scanning되면 message가 출력되면 종소리가 울린다.
만일 업무량이 과다한 경우 접수에 마련된 접수창구를 이용한다.

② 접수된 검체에 해당하는 작업일지를 출력한다.

③ 작업일지와 검체를 대조한다.

④ 검사기기에 부착된 scanner에 통과시킨 검체를 주입한다.

⑤ 검사결과가 정상범위의 결과면 통보되고 그 외의 것은 화면으로 조회한다. 화면으로 조회 시 작업일지에 처리방법 및 요인을 기록한다.

⑥ 수작업 처리결과를 입력한다.

⑦ 당일 접수된 검체의 검사실시가 종료되면 작업일지를 출력한다. 작업일지에 기록된 처리 방법 및 요인을 분석하여 그날에 업무평가를 기재한다.

⑧ 모든 업무가 종료되면 미접수 list를 출력한다. 잔여 검체는 즉시 검사완료한다.

표 3-2. 부서 및 검체용기 code표

부서코드	부서명	검체용기
01	임상화학	Plain tube(no mark)
02	혈액학	EDTA tube
03	뇨 · 기생충	Urin tube & stool box
04	혈액은행	Plain tube(orange color)
05	혈청학	Plain tube(blue color)
06	미생물학	Aseptic sample tube
07	동위원소	Plain tube(yellow color)

2) Computer software Program과 Database files

① Software program은 컴퓨터 언어로써 운영계획과 시스템응용계획으로 구성되는데 운영체계계획은 중앙처리장치와 응용프로그램 사이의 다리 역할을 한다.

② Database files : Database files는 definitive file과 descriptive files로 구성되어 있 는데 descriptive file은 환자의 인적사항인 등록번호, 입원, 퇴원, 종합검진, 가검물, 레포트에 대한 자료이고 descriptive files은 사전과 같이 검사부서(section), 검사유형(profiles이나 batteries 검사), control과 standards, 작업지시서, 가검물의 유형, 신 체부위, microorganism은 sensitivity profiles, 병원명, 근무자, 주치의, 진단 code 등 으로 이루어진다. Descriptive files이 definitive files로부터 정보를 결합한다. 즉 환자의 인적사항에 검사결과가 나오기까지의 검사과정에 필요한 작업요인들의 정보를 결합시키는 것이다.

모든 임상검사정보체계(laboratory information system: LIS)는 환자, 검사의뢰, 검사 진행 방법으로 구성되는데 이에 따른 상세한 구성요인들은 **표 3-3**을 참고하면 알 수 있다. Laboratory information system(LIS) file은 여러 개의 record로 구성되어 있는데 환자, 의뢰, 검사결과, 수납, 근무자 등의 각 file subject에 대하여 적절한 정보를 함유한 여러 개의 record을 LIS file이라고 한다. Record 내의 기본 단위를 data 요소 또는 field라고 한다. 각각의 임상검사정보체계(LIS)는 network, 단계적 상호관련 구조의 결합을 갖춘 자신들의 file 구조를 가지고 있어야 한다.

표 3-3. 임상검사정보체계의 자료요인들

환자	처방	검사과정
내부번호 등록번호 이름 혈액형 입원실 위치 병실 주치의 진단 퇴원일 재무상태 보증인 수납번호	내부번호 접속번호 상태: 처방, 수집, 수취, 보고 날짜 : 년 월 일 시간 : 12시간, 24시간 수취자 번호	내부번호 프린터 일련번호 묶음검사, 단순검사 이름, 코드 검체유형, 용기, 량 신체부위 부서, 작업장 특수요구사항 방법 측정단위 일련번호 요구검사 계산, 계산코드 경고치 및 변화치 관리시료 및 검량물질 환자유형에 따른 계산 특수보고 및 계산법칙

source: Aller RD, Elevitch FR, Computer in the Clinical Laboratory, WB Saunders, Company, Volume 3(1):221,1983.

3) 컴퓨터의 기본용어

컴퓨터를 사용하면 생소한 용어들이 등장하는데 간단한 기본용어들을 익혀두면 작업능률을 질적으로 처리하는 데 매우 유용하며 질적 작업체계를 향상시키는 데 도움이 된다. 컴퓨터는 어렵다고 자신의 마음속에 생각하기 이전에 컴퓨터의 기본원리와 그 구성요인들을 이해하려는 노력이 필요하다. 업무의 질적 처리에 깊은 관련이 있는 분야가 software와 file의 조직적이고 체계적 일 처리의 구성요인이다.

① 단말기(Terminal) : 단말기는 컴퓨터 사용자가 PC나 CRT의 화면출력을 통하여 자료를 입력하고 수정하며 잘못된 검사자료를 삭제하는 데 관련된 communication network 장치이다.

② Network(연결망통신) : Network는 정보의 수신자와 제공자 그리고 computer 사이에서 복수정보전송을 제공하는 전송선과 의사소통의 상호 연결된 연결체계이다. 즉 여러 개의 터미널과 여러 개의 컴퓨터로 연결된다.

③ 프린터단말기(Printer terminal) : 양면의사소통(two-way communication)을 위하여 keyboard가 장치된 프린터 단말기이다.

④ 음극선관(Cathode Ray Tube; CRT) : 음극선관(CRT)은 자판(key board)과 빛의 감각 표면을 통하여 컴퓨터와 사용자와의 사이에서 양면의사소통을 하도록 정보를 화면에 표시하는 화면출력장치로서 keyboard와 함께 구성된 장치이다.

8 자동화의 이익과 생산성

1) 전자동화의 이익

(1) 신속한 결과 보가가능
(2) 재검사 자동으로 실행
(3) 인적 실수예방
(4) 전력절감
(5) 전처리의 무인화 가능
(6) 실시간 처리
(7) 분석자의 감염예방

2) 검체관리

(1) 라벨
(2) 동정과 분류
(3) 준비(원심과 등분체)
(4) 선택된 용기로 피펫트
(5) 운송
(6) 분석기로 이동과 제거
(7) 재 검사
(8) 냉장 보관과 검색
(9) 폐기

3) 생산성의 저하원인

(1) 정도관리의 관심저하
(2) 진료 불만으로 재원일(LOS) 및 검사의뢰 감소
(3) 부적절한 검사소요시간
(4) 24시간 검사실 운영의 결여
(5) 새로운 검사의 과소평가
(6) 직원훈련 및 개발의 부적절
(7) 업무량보고의 부적절한 활용

4) 자동화 생산성의 개선

(1) 우선순위검사의 개선

① 묶음검사(profile) 대 단일검사비의 결여

(2) DRG 검사의 최적화

① 질병과 검사통합의 우선순위를 진료의사와 상의

(3) 장비별, 부서별, 과별 원가계산의 이용

(4) TAT를 감소하기 위하여 ADP를 활용

① 전화, 사무, 접수시간의 감소

(5) 자본생산성의 개선

① 원가계산의 개선

② 최대와 최소비용 산출식의 결정

③ 리스 대 구매, 대여 대 자본구매비용을 평가

5) 임상생산성개선의 추천사항

(1) 검사실의 질병군별(DRG)항목을 개발

(2) 질병에 대한 통합검사의 우선순위를 임상의사와 협의

(3) 검사그룹별을 정도관리계획에 통합운영

(4) 임상의사와 최적검사를 협의결정

(5) 임상의사에게 결과해석보고서를 제공

(6) 비용회피를 결정하기 위하여 병원경영과 연계하여 불필요한 검사를 경영의사결정으로 조정

9 검사실의 자동화 시스템(Total Laboratory Automation)

1) 전자동화(TLA)의 역사

1940년대 이전에는 검사방법은 거의 모두가 수기법이였고 시약도 자가 제조하여 사용하였다. 2차 세계대전 후에는 진료의 중심적인 위치에 서게 되었다. 이것은 검사실의 중앙화를 촉진하는 계기가 되었으며, 그와 함께 과학의 급속한 발전과 비례하여 의료분야의 검사실 장비도 급속히 자동화하기 시작하였다.

1950년대에 Coulter사가 혈액분석기와 1960년 초 미국의 Skeggs가 continuous flow법을 사용한 최초의 자동분석기(Auto analyzers)를 개발한 후 1970년대에는 일본에서 discrete 방식의 자동분석기가 생산되기 시작함으로써 일상적인 임상검사를 위한 자동분석기가 검사실에 공급되게 되었다. 전자동화(TLA)는 자동장비와 로봇을 활용하여 모든 검사의 실행이 가능하다.

전자동화체계는 검체관리가 가능하고 모든 검사실에서 가능하다. 자동화분석기는 미국에서 1950년대에 나왔다. 전자동화는 1984년 고지의과대학병원의 사사기교수가 검사실 전체에 대한 검사실자동화체계(LAS)를 실

현하였다. 그 후 몇 년이 지나고 IDS(Beckman Coulter TLA, Hitachi High-Technologies Corporation(Hitachi/Roche TLA&T사의 Modular System이 세계시장을 선도하였다.

그 외에도 지멘스의 LabCell, DADE Behring의 Analytical WorkCell, Abbott의 Automated Processing System이 있다. 그러나 Dade의 Analytical WorkCell과 지멘스의 LabCell은 등분체 분주기와 뚜껑을 씌우는 장치가 없는 것이고 Abbott장비는 등분체 분주기가 없다.

지멘스의 Aptio Automation시스템은 중대형의 진단검사실에 최적화된 자동화체계로 '통합일체형'이기 때문에 원형 트랙에 전처리, 후처리 모듈과 면역, 생화학, 혈액학 등 분석장비를 연결한 공간에 적합한 모듈 맞춤형으로 검사 결과 시간을 단축할 수 있는 것이 장점이다.

트랙은 직선형 트랙을 비롯하여 U턴, T턴 트랙, L턴 트랙의 적용이 가능하다. 전자테그(RFID)를 지원하므로 바코드 오류를 줄이고 시스템 내에서 검체 추적이 쉽고 응급검체의 우선 처리를 위한 라우팅 기능이 가능하다.

그리고 분석기, 반송시스템, LIS간의 연결방법 중 자료정보와 검체의 흐름을 통합하게 되어 STS와 분석기들이 보다 효율적이고 지능적으로 조절할 수 있는 시스템으로 확장성과 유연성이 좋은 TLA를 선택하는 것이 중요하다. 전자동화체계는 검사의 신속성, 분석 전후의 사무적인 오류예방, 인력의 감소, 검사 효율성의 증대, 환자정보관리가 용이하다.

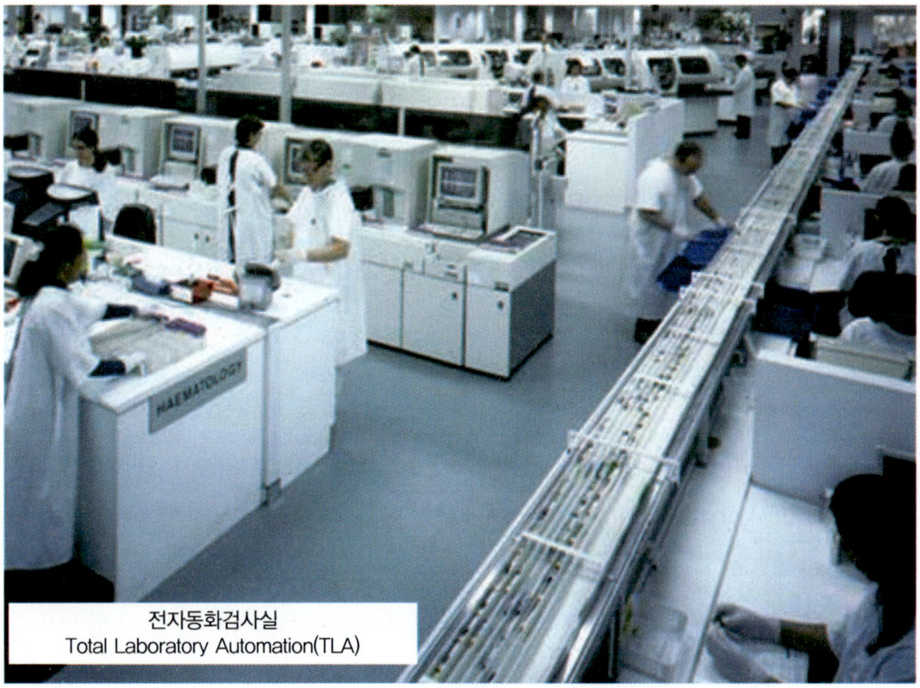

그림 3-14. 전자동화 검사실

2) 자동화의 개념과 시스템

초기 자동화 시스템은 크고 복잡하고, 비싸며 개발하는 데 시간이 많이 걸렸다. 더욱 문제가 된 것은 검사실에 설치하는 데도 시간이 많이 걸렸다는 점이다. 검사실이 각각 개별적으로 자동화 시스템을 디자인, 개발, 제작해서 정규 검사에 사용하려면 몇 달 혹은 몇 년이 걸리는 것이 드문 일이 아니었다. 그래서 이러한 자동화 시스템의 도입이 검사실 책임자에게는 악몽으로 변하는 경우도 흔했다. input 및 output station과 분석기기를 연결하는 데 그친 초기시스템은 개발이 진행됨에 따라 훨씬 개선되었다. 크기가 줄고 비용이 절감되었으며 초기 시스템보다 상당히 표준화되었다. 1990년대 중반 '컨베이어 벨트 시스템'과 다른 자동화의 개념들이(예를 들어 'islands of automation') 생겼다. 다른 한편에서는 대형 수탁 검사실의 주요 문제가 발생하는 병목 지점인 sorting(분류), de-capping(뚜껑 열기) 및 archiving(보관)의 특정 과업에 중점을 두는 자동화 시스템이 개발되었다.

자동화 시스템을 다음과 같이 3종류로 정의할 수 있다.

① Total Lab Automation(TLA, 검사실 전자동화) : TLA란 용어는 자동화 솔루션에 사용 되는데 정의에 따르면 컨베이어로 분석 장비를 연결하고(analyzer-connectedautomation) 필요한 경우 분석 전 및 분석 후 단계를 포함하기도 한다.

② Task Targeted Automation(TTA, 과업 지향적 자동화) : TTA는 분석 장비를 연결하지 않는 개념으로 흔히 분석 전 및 분석 후 성격의 여러 가지 기능을 포함한다. 이러한 TTA는 sorting과 de-capping부터 시행한다. 검체를 분류하고 분주하고 만들어진 자 검체(daughter tubes)에 바코드를 붙여서 검사 장비에 적합한 랙으로 분류하는 분석 전 단 계를 마친다. 분석 후 단계로는 검체를 re-capping하여 보관하고 보관 중인 검체를 쉽게 찾을 수 있도록 한다.

③ Analyzer Consolidated Automation(분석기기 통합 자동화) : ACA의 개념은 한 가지 분석원리에 가용한 채널의 수를 증가시키거나 나아가서 여러 가지 검사 분석 원리를 하나의 platform에 통합시키는 것과 같이 분석 모듈들을 물리적으로 하나의 시스템으로 통합하 는 것이다.

3) 검사실 자동화 방법의 선택

TLA를 선택할지 TTA로 정할지의 결정은 각 검사실의 상황에 달려있다. TTA가 TLA의 부분집합이 아니라 양쪽 모두 검사실 작업 흐름(work flow)의 개선이라는 같은 목적을 추구한다. 단지 자동화의 접근 방법이 다른 것이다. 각각의 검사실에 적절한 자동화 방법을 선택하려면 다음과 같은 질문들을 생각하고 논의해야 한다.

물론 더 많은 의문점이 있을 수 있지만 주요한 의문점은 다음과 같다.

① 자동화에 영향을 받는 검사부서는 어디인가?

② 해결해야 할 주요 문제는 무엇인가(예를 들어 처리량, TAT, 인력부족)?

③ 작업 흐름의 변화, 장비, 향후 성장성 등과 같이 변화하는 환경에 적응하려면 자동화 방법이 얼마나 유연해야 하는가?

④ 접수되는 검체의 도착 유형과 숫자는(들어오는 시기, 피크, 검사 원리에 따른 검체 분할)?

⑤ 정말 1년 365일, 1주 7일, 1일 24시간 자동화를 가동해야 하나?

⑥ 검체를 어떻게 보관하고 보관한 검체를 어떻게 꺼내나?

⑦ 수탁 검사실로는 어떻게 보내나? 공간이 부족한가? 비용 제한이 있나?

특정 검사실에서의 상기 의문점에 대한 대답과 그 대답의 상대적 중요도에 따라 자동화 방법의 접근법이 달라진다. 예를 들자면, 주요 임상화학 및 면역검사의 자동화를 수작업 없이 하려면 TLA를 선택해야 할 것이고, 공간과 비용이 부족한데 여러 검사기기를 자동화 개념에 포함시키려면 TTA를 선택할 것이다. 또한, 향후 장비 확장이나 검사 환경 변화에 대한 유연한 대처가 중요한 경우에도 TTA를 선택한다.

4) 자동화 시스템의 분류

(1) 구성형태별 분류

① **부서독립 시스템** : 검사실의 모든 부서가 서로 독립적으로 배치되어 있는 시스템으로 single-tube운반, rack운반의 2가지 종류의 운반방법이 이용된다. 생화학, 혈청, 혈액응 고 및 요검경부는 이러한 독립시스템에서는 많은 단점을 나타낸다(**그림 3-15**).

(a) 각 검체를 자검체로 분주하여야 하므로 dead volume이 증가하여 검체 채취량이 많 아져 cup과 tip의 사용이 증가한다.

(b) 채취튜브의 종류가 각 시스템마다 서로 달라 검체처리 부서의 규모가 커지며 일이 복잡해진다.

(c) 독립시스템을 on line상으로 연결하려면 LIS투자비용이 많이 들고 LIS에 부담을 주 게 된다.

(d) 다목적 분석기를 사용하여도 같은 기종의 분석기를 2대 이상 구입하여야 용도에 맞 게 쓸 수 있다.

(e) 검사실 각 부서의 통합을 통하여 적절한 인력배치를 하려는 이상적인 재구조 작업 에 상반된다.

(f) 검사실 공간을 많이 차지하며 비용이 많이 든다. 또한 부서 간 정도관리나 재검과 같은 기술상의 발전에 따른 적응이 어렵다.

② **분지형 통합 시스템(Branched Integration System)** : 이 시스템은 입구가 하나이며 검체는 자검체로 분주되어 연결된 여러 부서의 해당 분석기로 운반된다. 독립 시스템과 비교하여 획기적으로 발전된 시스

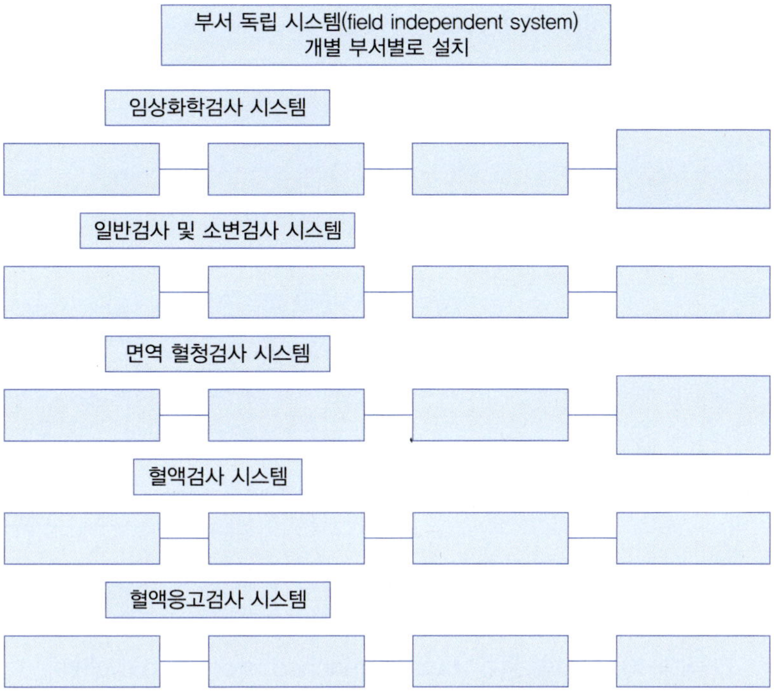

그림 3-15. 부서 독립 시스템(Field independent system)

템이지만 일부 견해를 달리하는 의견도 있다..

(a) 검체분주에 대한 부분이 개선되었다. 그러나 분지 line이 많아지면 두 시스템 간의 차이는 없게 된다.

(b) 검체 접수부서는 1개소가 필요하며 이는 통합시스템의 고안에 좌우된다. 즉 분석 기수나 분지 line을 줄이면 검체분주가 줄어들어 검체량이 줄어들게 된다. 결과적 으로 분지 line과 분석기 수가 과다하면 자검체의 분주가 많아지게 된다.

(c) 부서 통합이 가능하여 인력배치를 합리적으로 할 수 있으며 LIS에 대한 업무 부 담이 줄어든다.

(d) 각각의 분지 line을 독립된 부서로 생각하면 한 대 이상의 분석기가 필요하다. 그 러나 중복된 분석 업무를 피할 수 있게 된다.

(e) 독립 시스템과 비교해서는 현저히 개선된 점이지만 각 분지 line을 개별적으로 보 면 통합은 불완전하다.

(f) 투자비용이 적게 들고 통합고안 방식에 따라 분석기 수를 조절하면 큰 절감효과 를 얻을 수 있다.

(2) 검체운반 형식에 의한 분류

① **로봇을 이용한 LAS(LAS with locomotive robot)** : 이 시스템은 원심분리기, 개전unit 와 분석기가 로봇주위에 배치된 것으로 Shimadzu사와 Beckman사가 이러한 형태의 시스템이다. 이 시스템은 다관절 로봇이 작동 table위에서 움직이면서 다양한 기능을 수행하는데 분석기의 기능과 특성에 따라 여러 부서를 통합하는 시스템을 구축할 수 있으나 설치비용이 증가한다.

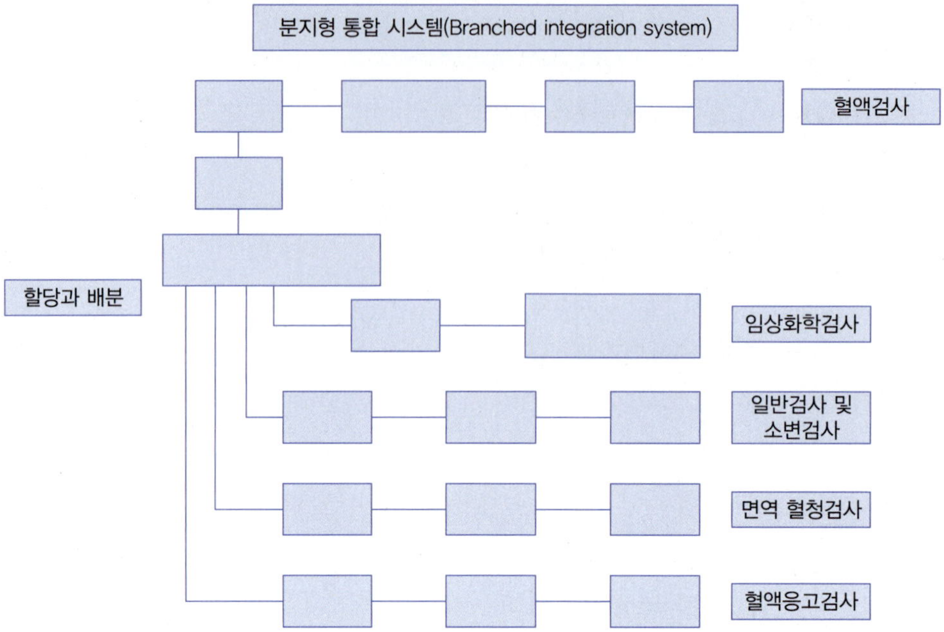

그림 3-16. 분지형 통합 시스템(Branched integration system)

② Sample Rack을 이용한 LAS(LAS with sample rack type) : 자동화 시스템에서 검체 의 운송방식이 rack을 이용한 방식으로 한 개의 rack에 최소 1개, 최대 5개 혹은 10개 의 검체를 장착하여 운반함으로써 검체운반 속도를 효율적으로 증가시킬 수 있는 방식으로 일본 A&T사와 Hitachi사 및 Sysmex사의 제품들이 이 방식을 채택하고 있다.

③ Sample Tube Holder를 이용한 LAS(LAS with Holder type) : 검체의 운송방식이 holder를 이용한 방식으로 검체 한 개당 holder 한 개가 필요한데 IDS사가 이 방식을 채택하고 있다.

(3) 분석기와 반송 시스템 및 LIS간의 연결방법

① 삼각형 방법(Triangle Method) : 분석부(STS와 분석기)를 하나의 거대 다중분석기로 보며 LIS의 관점에서 볼 때 분석기와 STS가 분리되어 on-line상에서 접속되고 LIS가 전체 시스템을 관리하는 방법으로 LIS에 걸리는 부담이 크고 구성요소들이 각기 다른 회사에서 제작되었을 경우에는 이들의 업무분담과 기술적인 분배가 어려워지는 단점이 있다.

② 잉여 중복 측정방법(Redundancy Duplicate Method) : 이 역시 분석부를 하나의 거대 다중분석기로 보나 LIS와 분석부 간의 업무부담이 나뉘어 보다 효율적이다. 그러나 STS의 조절 컴퓨터 시스템은 LIS의 축소판이므로 STS 제작사의 부담이 더 커서 투 자액이 두 배가 되는 단점이 있다.

③ 통합 측정방법(Clinilog Method) : 분석기와 STS가 단일체로 개별분석기의 접속 unit가 자료통로로 작용한다는 점이 위의 방법들과 다르다. 그러므로 정보와 검체의 흐름을 통합하게 되어 STS와 분석기들이 보다 효율적이고 지능적으로 조절을 할 수 있어 시스템의 확장 시나 단계별 구축 시에 유연성이 좋다.

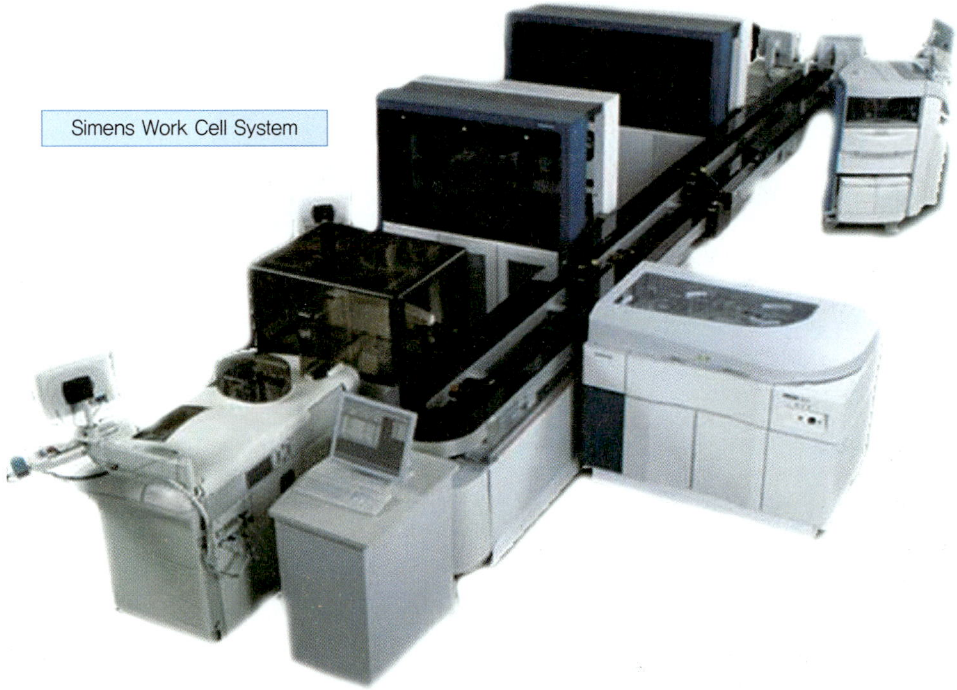

그림 3-17. Simens사 Work Cell System

아래(**그림** 3-17)는 자검체를 분주하지 않고 직접 모검체를 이용하여 검체 반송 시스템에서 검체를 채취하여 분석 하는 시스템이다.

5) 자동화 시스템의 구성

검사업무의 수작업화를 자동화하기 위해서는 다음과 같은 것들이 준비되어야 한다.

(1) 바코드(labeller)

환자로부터 채취한 검체에 대해 환자의 정보를 수록한 label을 만드는 장치로 수 작업 검사 시의 각종 사무적인 오류를 방지하고 수작업에 의한 검체분류에 요구되는 불필요한 시간을 줄일 수 있다.

(2) 검체 장착대(Start Stocker)

분석장비의 검체 Carousel에 해당하는 부분으로 검체를 장착하여 후속 unit으로 검사 가 진행되도록 만들어 주는 곳이며 검체가 분석을 위해 자동화 시스템에 장착되는 시작 부분이다. 이곳에서는 다음과 같은 기능이 있다.

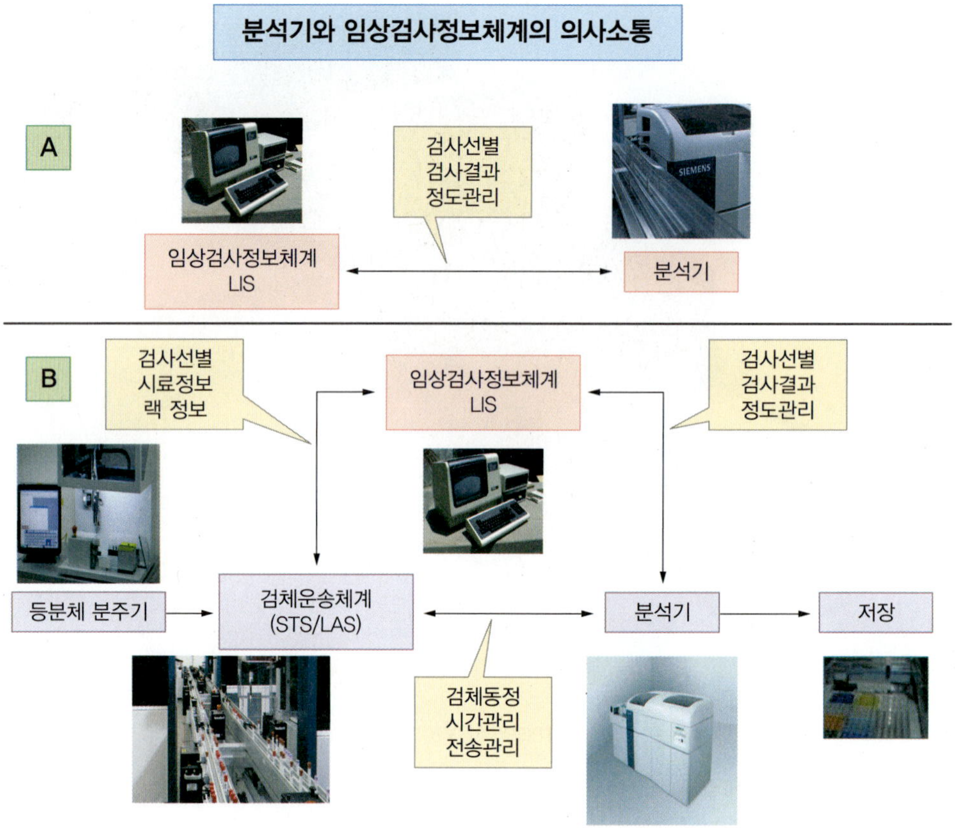

그림 3-18. 분석기와 임상검사 정보체계의 의사소통

① 검체ID 판독과 불량한 바코드가 부착된 검체제거

② Rack의 ID 판독과 불량한 바코드가 부착된 rack제거

③ 처리해야 할 rack의 순위부여 및 응급검체 우선순위 부여

④ 임의로 배열된 rack을 다음 분석의 효율을 극대화하기 위해서 정렬

⑤ 대기 중인 다음 분석기의 상태를 분석하여 조절

(3) 자동 원심분리기(automatic centrifuge)

원심분리 과정을 기계가 자동으로 처리하는 데 사용되는 장비로 검체가 원심분리기에 자동으로 장착되면서 원심분리가 가능하다. 이 장치는 많은 검체를 batch로 처리 할 때 가장 유용하다. 특히 진공혈액 튜브를 사용하면 혈액량이 다양하므로 이 문제 를 해결하기 위해서 자동균형유지 기능을 가진 원심분리기를 사용해야 한다.

(4) 검체튜브 뚜껑 제거기(De-cap unit)

뚜껑은 film과 고무마개의 두 가지가 있다. 이 unit은 원심분리한 검체를 사용하기 위해 튜브의 뚜껑을 제거하는 로봇팔로 만일 뚜껑이 닫힌 상태로 다음 unit으로 보내 지면 큰 문제가 발생하므로 중요한 과정이다.

(5) 검체반송 시스템(Sample Transportation System)

검체가 검체 장착대에 장착되어 검사가 이루어지고 검체가 회수될 때까지 각 part 별로 검체를 운반해주는 역할을 하며 주로 conveyor belt와 rack 혹은 holder로 되어 있다. 단일검체 운반방식인 holder를 이용하는 경우 운반효율과 처리속도를 향상시키 기 위해 line을 가능하면 많이 분지시킬 필요가 있다. 반면 rack을 이용하는 방식은 분석기가 24시간 검체를 조작할 수 있고 재검을 위한 검체보유 기능을 갖고 carry over를 최소화할 수 있으며 검체 운반 효율과 처리 속도가 높아 line을 분지할 필요성 이 적으므로 비용의 효율성을 상대적으로 높일 수 있다.

(6) 자동 분주 시스템(Alliquoter Unit)

이것은 off-line system장비에 필요한 자검체를 검체컵에 자동으로 분주해 주는 장비로 자동분석기가 직접 검체를 tube로부터 채취할 수 없는 경우에 효과적으로 업무 를 처리할 수 있는 역할을 해준다.

(7) 자동 분석기(Auto Analyzer)

각 분야별로 설치된 자동 분석기는 해당 검사종목의 분석을 실시하고 이것의 결과를 해당 컴퓨터로 곧바로 전송한다. 이들 자동분석기들은 일반혈액검사 및 혈액응 고용, 생화학, 면역검사용 자동분석기들로 구성되어 있다. 최근에는 요화학분석 및 flow cytometry를 이용하여 뇨 속의 WBC, RBC, EC, CAST, Bacteria의 5개 성분을 분류하고 정량적으로 분석해주는 요침사 분석 장비도 이용하고 있다(**그림 3-19**).

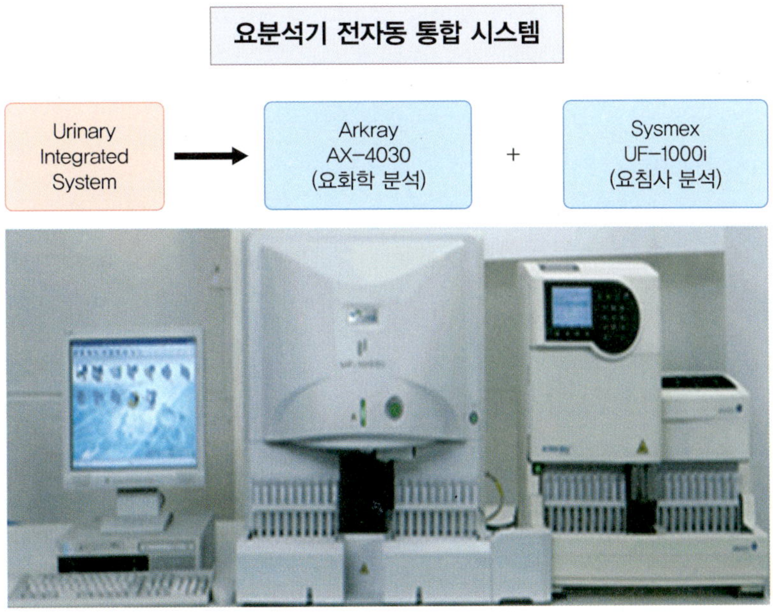

그림 3-19. 분석기 예 (전자동 통합 요분석 시스템)

(8) 접속장치(Analyzer Connecting Unit)

분석기와 검체운송 시스템의 접속방법은 다음의 3가지가 있다.

① **검체운송 시스템상의 검체를 분석기 probe가 취하는 방법** : 이 방식은 검체와 분석기 사이의 거리뿐만 아니라 probe 높이가 규격화되면 여러 회사의 분석기를 통합할 수 있다.

② **Rack이 분석기 내로 들어가는 방식** : 검체운송 시스템과 분석기 사이에 같은 rack이 사용되어야 한다. 이 방식은 검체를 되돌려 보내는 데 시간이 걸리므로 대개는 개별 분석기에 필요한 자검체를 지정해 주어야 한다.

③ **Rack이 검체를 분석기 내로 보내는 방식** : 1번 형태에서 마개를 뚫고 검체를 채취하는 형식으로 혈액학 장비가 이에 속한다.

(9) Terminal Stocker

Sample Transportation System에서 rack을 받는 장치로 start stocker와 마찬가지 로 기본 기능은 rack을 순차적으로 수납하는 기능이지만 단순히 도착하는 대로 수납이 된다면 재검을 위한 검체식별이 어려워지는 문제가 있다. STS조절 컴퓨터와 연결 시 다음의 기능을 수행한다.

① Rack의 ID/BC를 판독하여 검체의 도착을 확인한다.

② 도착 rack을 index를 이용하여 관리하며 분석이 완료된 검체를 보관한다.

(10) Retest Loop-Back Line System

분석한 검체의 재검을 위해서는 분석 후에 검체를 돌려보낼 수 있는 loop-back line이 필요하다. 검체가 terminal stocker로 보내어지고 재검이 필요한 경우에 필요 하다.

(11) Post-Processing System

이것은 혈청분리와 분주, 보존검체용 bar code부착 unit, recap unit 및 냉동 index stocker 등으로 이루어지는 system으로 분석 후 처리과정을 수행하는 데 필요한 기능을 제공한다. 설치비용이 비싸나 감염방지나 인력 절감 등의 뚜렷한 목적이 있을 경 우에는 의미가 있다.

6) 자동화 전처리 시스템

(1) 전처리 시스템의 정의

최근에는 500병상 규모의 진단검사의학과에서는 자동화 전처리 시스템을 도입하여 운용하 고 있다. 이 시스템은 검사를 수행하기에 앞서 검체 처리 및 검사 후 검체 관리를 수행하 는 시스템으로서 원심분리, 검체 자동 접수, 검체 뚜껑 열기, 자검체 분주, 바코드 라벨링, 장비별 검체 분류 및 정리, 검체 보관을 위한 위치 관리 등을

전처리 시스템 장비(COBAS RSA Pro EC2)

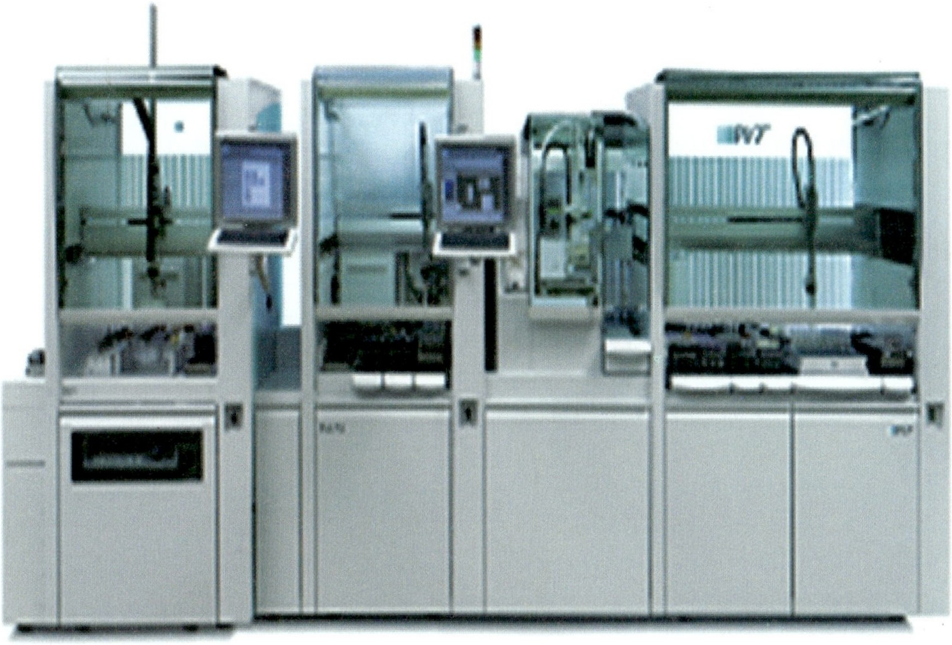

그림 3-20. 전처리 시스템 장비(cobas RSA Pro EC2)

할 수 있다. 이 시스템에 의 해 원심분리, 분주 및 정리된 검체는 검사하고자 하는 임상화학분석장치 및 면역장비로 사람에 의해 이동 후 검사에 사용된다.

(2) 전처리 시스템의 장점

① **공간 활용의 효율성(Space effective)** : Track 시스템으로 구성된 장비에 비교해 볼 때 전처리 과정에서 검사 장비로 검체가 연결되는 트랙이 없으므로 공간 활용 및 동선 계획에 있어서 효율적인 개선이 가능하다.

② **Workflow 변경에 따른 유연성(Flexibility)** : 시스템 구축 후 여러 가지 요인에 의해 발생할 수 있는 Workflow 변경 필요시 Track 시스템과는 달리 검체 입력부 및 분류 영역의 Rack holder 변경 및 Software적인 변경만으로도 가능함에 따라 검사실 상황에 유연성 있게 대처가 가능하다.

③ **검사실 파급 영역 극대화** : 생화학 및 면역 검사 장비뿐만이 아니라 다양한 장비 및 검사 영역으로의 검체 분류 및 분주가 가능하고 수동 검사에 있어서는 분류된 검체와 함께 Worklist를 함께 제공할 수 있음으로 인해 검사실 업무 영역에 있어서 면역 검사 대부분의 영역에 자동화 효과 파급이 가능하다.

④ **모검체 사용 가능 및 보관 기능** : 일부 시스템과는 달리 모검체를 직접 검사에 활용함 에 따라 자검체 발생 비용을 절약할 수 있고, 검사가 완료된 장비의 Rack에 장착된 검체를 Rack 그대로 검체 입력부에 장착하여 검사 완료 여부 확인 및 검체 보관을 위한 위치 관리업무 진행이 가능하다.

⑤ **비용 절감 효과** : 별도의 운영 인원이 필요하지 않고 자검체 생성 비용이 다른 시스템에 비해 저렴함에 따라 전체적인 운영비용 절감 효과가 크다.

(3) 외부 인터페이스 조건

검사실 자동화 프로젝트에 있어서 가장 중요한 부분이 바로 전산 관련 인터페이스 업무라고 해도 과언이 아니다. 전처리 시스템에서는 모든 검사 정보를 관리하고 검사 오더에 따라 장비의 구동을 관리, 조정은 자체 운영 시스템이 관장하게 된다. 따라서 병원 LIS에서 모든 정보를 관리하고 구동하는 방식과 달리 전산실에 의존하지 않고 자체적인 시스템에서 각종 변경되는 정보 및 Workflow에 따라서 조정, 운영이 가능하다.

기본적으로 전처리 장비와 검사 장비 간의 물리적인 연결이 없으므로 모든 검사 장비와 연동하여 사용이 가능하다. 따라서 기존 병원에서 운영 중인 장비와도 Workflow 및 Dataflow 측면에서 충분한 효용성을 가지고 운영이 가능하다.

(4) 전처리 시스템의 기대 효과

① 검체처리 과정의 자동화에 따라 수작업으로 인한 오류가 감소한다.
② 검체처리 과정의 체계적인 검체관리가 가능하고 모든 과정의 시간이 단축된다.
③ 검체처리에 필요한 인원감소 또는 재배치가 가능하다.
④ 검사업무에 집중이 가능함에 따라 검사결과에 대한 신뢰성이 증대된다.
⑤ 검체관리자의 감염이 최소화되며 재검 시 검체 검색이 용이하다.

7) 자동화 시스템의 미래전망

(1) 현재 구축되고 있는 검체반송 시스템은 자동분석기와 검체반송 장치간의 접속에 제약이 있다. 사용자가 원하는 분석기를 선택할 수 없고 특히 다른 제작사의 장비를 이용하여 사용자 지향적인 검사실 자동화 시스템을 구축하는 것이 불가능하다. 그 원인은 다음과 같은 몇 가지로 나누어 생각해 볼 수 있다.

① 대부분의 회사가 자사의 분석기에 맞도록 반송 장치를 설계한 점이다.
② 자동화 시스템 장비의 접속에 관한 표준안이 아직 없다.

(2) 현재의 문제점의 해결을 위해 자동분석기의 개념이 변해야만 되고 검체반송부의 분석부를 독립적으로 운영되도록 제작하여야 할 것이다. 자동화 시스템의 표준화를 위해서 는 다음과 같은 사항이 고려되어야 한다.

① **반송방식** : 사용하는 반송장치의 이동방법 및 tube의 직경, 반송장치의 높이 및 nozzle 의 높이, rack의 길이와 폭, 높이 등의 표준화가 필요하다. 현재 분석기들의 rack은 한 개에서 10개까지의 tube를 장착

할 수 있다. 그러나 분석기의 설계와 검사실의 운영은 장비에 따라 rack의 모양은 달라진다. 따라서 전체 검사실 운영을 표준화하기 위해서 는 수용 tube의 수를 결정하는 것이 필요하다.

② **통신질서** : 자동화 시스템의 생명은 정보전달에 있다. 검체인식과 분석기의 검사과정에 관한 것과 통신경로를 통해 검사결과, 원격조정 등의 전달형식의 표준화가 필요하 다. 부분 기존의 시스템에서는 재검이 분석기 내에서 이루어진다. 이러한 문제점은 TLA의 자동재검을 전체적으로 관리하여야 해결이 가능하다. 검사의 정확도 및 신뢰도를 인정받기 위해서는 객관적인 정도관리 프로그램 시스템을 개발해야 할 것이다.

③ **분석기 접속** : 또한 새로운 분석기기의 개발에 따른 여파로 분석기기의 사용연한이 짧아지고 있으므로 이에 따른 자동화 등에 의한 설비투자의 증대를 요구하므로 새로운 장비로 대체할 때에는 예산의 부담을 줄이고 running cost의 절감효과가 있는 분석기기로 쉽게 접속하고 범용성을 보유하는 시스템이 유용할 것이다. 지금은 각 병원의 검사실 구조와 관리가 병원마다 달라서 검사실 운영을 개선하는 전처리과정과 운반, 분석 결과의 전달시스템이 될 것이므로 실정에 맞는 장비의 선택은 매우 중요하다.

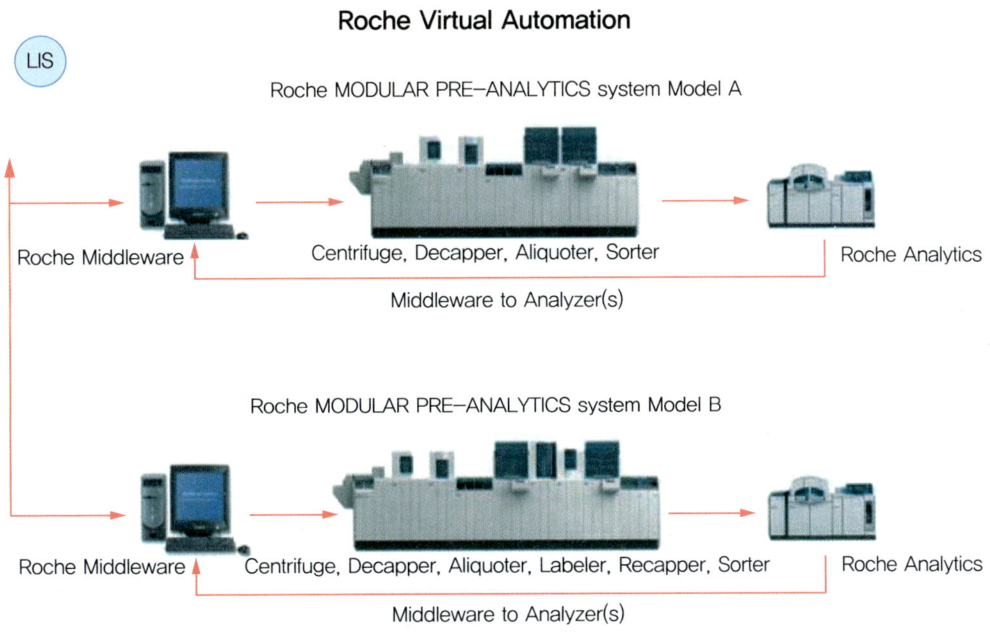

그림 3-21. 로슈의 모듈화 자동화

⑩ 지식 경영(knowledge management)

사람이 가장 최상의 지식 정보를 얻을 수 있다면 가장 최상의 결과를 얻을 수 있다. 정보화 사회에서 지식기반 경제로 이동하면서 지식 정보는 하나의 중요한 자원이다. 사람의 창의성이란 매우 단순한 사고방식에서 시작되고 있다. Peter Drucker 교수는 토지, 자본, 노동과 같은 고전적인 생산 요소의 효율성을 한계에 달하고 앞으로는 지식이 생산의 유일한 근원이라고 주장한다. 전통적인 생산요소는 토지, 노동, 자본이었으나 여기에 지식자본요소 등의 생산요소가 경제적 성패를 좌우하는 지식기반 경제로 이행하고 있다.

전통적인 기업 평가의 기준은 매출액이나 금융자산, 시장 점유율 등과 같은 외형적인 지표에 의지했으나 지식 기반 경제에서는 개인이나 조직의 지식이 기업 경쟁력을 좌우한다. 세계적인 consulting회사 부즈 앨런 & 해밀턴과 맥킨지사가 한국보고서에서 지적한 핵심 내용은 "지식 격차와 생산 격차이다."라고 규정하였다. 한국은 후발 개도국의 추격으로 가격 경쟁력이 취약하고 선진국과의 지식격차(knowledge gap)가 한국의 재도약을 가로막고 있다. 성공적인 한국의 전략은 국가 차원에서 지식을 창출하고 보관하여 그것을 공유하도록 하는 것이 최선책이다.

하버드 경영대학 마이클 포터 교수가 지적한 "한국의 교육열은 세계적 수준이고 사람이 많지만 쓸만한 인재는 별로 없다"고 말하였다. 그 이유는 살아있는 신지식이 적다는 것이다.

1) 지식의 정의(definition of knowledge)

IBM 자문회사의 로렌스 푸르싹은 지식을 쓸모있는 지식(working knowledge)이라고 정의하였고 경영자문회사인 Enterprise Design의 로버트 던햄 사장은 "지식이란 행동하는 지식(knowledge in action)"이라고 표현하였다. Peter Drucker는 "지식이란 자신의 일을 개선하고 개발하여 혁신해서 끊임없이 부가가치를 창출하는 행위이다."라고 정의하였다.

과거의 성실하고 확실한 근로자 시대는 종말을 고하고 자신의 일을 개선하고 개발하여 혁신해서 부가가치를 높이는 근로자시대가 지식근로자이다. 즉 자기의 부가가치를 계속 높이는 사람은 지식근로자이고 단순히 몸으로 때우면서 일하는 사람은 일반 근로자이다. 80대 20의 법칙을 적용하면 21세기는 전체 노동력의 20%가 지식근로자이고 나머지 80%는 일반근로자이므로 전자에 속해야 성공하는 사람이 된다.

지식인이란 교육을 많이 받은 사람이 지식인이 아닌 것처럼 지식경제는 첨단 산업의 경제구조를 뜻하지는 않는다. 지식경제의 핵심은 지식산업의 부응이 아니라 산업의 지식화에 있다. 지식기반경제란 지식을 성공적으로 활용함으로써 성장하는 경제이다.

미래의 변화를 읽지 못하면 그 사람의 미래는 밝지 못하다. 국가, 조직, 개인이 충분한 지식자산을 효율적으로 활용하지 못하면 경쟁력이나 효율성은 낮게 된다. 지식경영을 위한 두뇌 혁명은 **그림 3-22**과 같다.

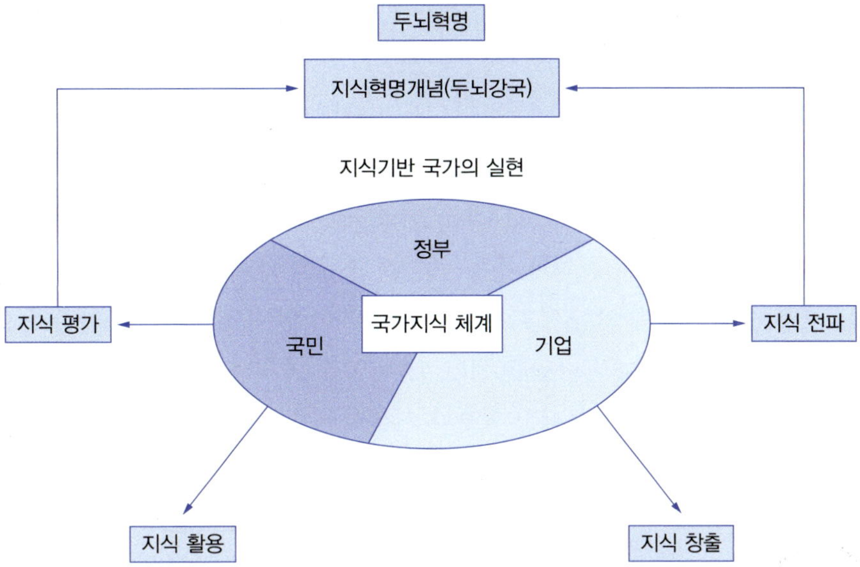

그림 3-22. 두뇌혁명

2) 신지식인의 육성

신지식인이란 다양한 행동과 결과 간의 인간관계를 아는 것을 채득해서 가치를 창출할 수 있는 사람이다. 한국의 교육이 가르쳐온 지식은 사실에만 집중되어 있고 정작 부가가치의 창출에 필요한 방법에는 소홀히 해왔다. 후쿠리 노나가 교수는 지식 존재 형태를 암묵지(tacit knowledge)와 형식지(explicit knowledge)로 나눈다. 인간의 기억 속에 저장된 지식을 암묵지라고 하고 책이나 문서, 비디오, 테이프, 녹음 등의 눈에 보이게 저장된 지식을 형식지라고 한다.

하나의 획일적인 가치체계에서는 창의성이 도출되지 않는다. 신지식을 육성하기 위해서는 개인, 직장, 사회, 국가, 학교 등의 주변 환경의 뒷받침이 필요하다. 한국의 신지식인 육성과 활용, 그리고 활동을 장려할 기회를 막고 있는 것은 우리나라의 병폐이다. 즉 사람의 능력이나 잠재력보다는 혈연, 지연, 학연, 연고 등의 패거리 집단 때문이다. 우리는 하루 빨리 권위의식과 폐쇄성을 버리고 주위에 능력이 있고 잠재력이 있는 사람을 주위에서 발견하면 그 사람을 채용하거나 참여하도록 하고 그 사람이 가지고 있는 능력을 조직의 발전에 기여하게 하여 닫친 마음을 활짝 열고 수용하여야 한다.

가치체계, 교육체계, 문화, 법과제도, 정보화기반 등이 신지식인의 육성에 커다란 장애가 되고 있다. 특히 비밀이 많은 조직일수록 폐쇄적이지만 폐쇄된 직장문화가 신지식인의 육성에 장애가 된다. 이러한 발목 잡은 관리자는 퇴출해야 능력주의 사회가 도래할 것이다. 금붕어를 키워야 할 사람들이 물을 보충해 주지 않고 썩게 만드는 역할을 함으로써 직원들의 가치창출을 막고 있다.

3) 학회와 협회의 과학화적인 운영(Scientific Management of Society)

이제는 학회나 협회도 미국처럼 경쟁체제로 전환하도록 정부에서 법률로 입법화를 추진하고 있다. 대한진단검사의학회에 비하면 대한임상병리사협회는 너무 뒤 떨어져 있다. 미국은 임상병리사협회가 American Society for Clinical Laboratory Science, American Medical Technologists, International Society for Clinical Laboratory Technology 3개가 있는데 각기 조직의 특성과 활동 범위가 조금씩 차이가 있지만 임상병리사들의 활동은 대단하다. 자본주의는 경쟁 시장 원리에 의한 사회조직이다. 경쟁이 없는 조직은 무사안일과 오만함과 관료주의를 탄생시키므로 조직의 번영과 발전에 커다란 장애가 된다. 모든 조직들은 소수의 20%의 사람들에 의해서 운영되고 있다. 학회나 협회도 같은 현상을 보이고 있으나 어용임원이나 무사안일 그리고 내가 없으면 안 된다는(not invented here: NIH) 사람들, 능력은 없어도 권위를 위해서 지도자를 하려고 하는 성향이 강한 사람들, 오만함과 관료주의적인 성향이 강한 사람들, 무능력한 사람들이 조직의 지도자로 등장하면 그 조직구성원들은 막대한 손해를 보게 되고 조직의 번영과 발전에도 지대한 악영향을 주게 된다. 오히려 번영과 발전은 고사하고 암적 존재로서 학회나 협회의 번영과 발전에 장애가 된다. 어느 조직이나 이러한 문제점들을 가지고 있으나 다수가 이들을 견제하고 개선해야 성공하는 조직이 될 것이다.

4) 모범적인 협회의 운영모델(상근 부회장제도)

미국임상검사경영관리학회(Clinical Laboratory Management Association: CLMA), 미국임상화학학회(American Association for Clinical Chemistry: AACC), 미국임상병리사협회 등에서는 경영학(business administration)을 전공한 전문경영자가 학회나 협회의 경영자가 되어서 상근부회장(executive vice president: EVP)으로 회장이나 임원이 교체되어도 학회나 협회의 정책은 변함없이 연속으로 추진함으로써 조직의 번영과 발전에 기여하도록 한다.

가장 중요한 장애요인은 회원들의 무관심이라는 것을 알아야 한다. 문제를 해결하기 위한 행동하는 양식이 필요한 때이다. 사람들은 엘리트집단이라고 자부심을 가지면 타인들을 얕보고 업신여기기 때문에 오만함이나 관료주의가 스스로 생기게 되므로 지속적인 권력승계는 지양해야 한다. CLMA나 AACC 등의 학회에서는 두뇌집단으로 전임회장, 회장, 차기회장, 상근부회장이 협회의 집행위원으로서 상호협력체계를 구성하고 상임이사들도 대부분 경영학박사, DLM, 신지식인, 관리학박사들로 협회의 발전에 기여하게 하고, 경력을 쌓은 전임회장은 현 회장에게 자문을 하고, 차기회장은 이들 두 사람으로부터 축적된 경영관리 기술들을 습득하면서 차기회장으로서 역량을 축적해 가는 시스템을 구축하고 운영해감으로써 경영관리 기술에 따른 권력순환의 연속성을 유지하고 있다는 것을 기억하고 도입해야 한다.

학회나 협회의 운영을 위해서 지식 정보의 흐름을 활성화하기 위해서는 학회나 협회가 자신들의 이익을 위한 대변자가 아니라 내외부의 지식을 흡수하고 결합하여 그 지식을 확산시켜서 회원들이 지식을 공유하도록 하는 지식 창구의 역할을 해야 한다.

5) 지속적인 지식 정보원의 유지

오늘날 급격하게 변화하는 환경에서는 지속적인 변화에 대응하기 위한 새로운 지식 정보원을 유지하고 있어야 한다. 가장 이상적인 정보원은 관련 전문학회의 정기 간행물이나 전문 서적 그리고 전문가를 초빙하는 방법이나 workshop에 참여하는 것이 좋다. 전문가를 초청하면 시간과 경비의 절약에 유용하며 효과가 크지만 주어진 시간 내에서 대량의 정보를 얻는 데는 한계가 있다. 정기 간행물이나 출판물을 구매하여 배치해 두고서 도서실을 통해서 대여 받도록 하는 것이 현명하다.

도서는 종합적인 측면과 전문적인 측면에서 함께 고려하여 준비해 두어야 한다. 열람자 카드, 대출기간, 손실 등에 대한 책임을 명문화해야 한다.

진단검사의학 분야와 관련된 정기 간행물이나 도서는 각 나라마다 특징이 있으나 미국의 경우는 임상병리학회(ASCP)의 American Journal of Clinical Pathology, Laboratory Medicine, 임상병리과학학회(ASCLS)의 Clinical Laboratory Science, 미국임상화학학회(AACC)의 Clinical Chemistry, Laboratory Strategies, 미국병리학회(CAP)의 CAP Today, 임상검사경영관리학(Clinical Laboratory Management Association: CLMA)의 Clinical Laboratory Management Review, 조직병리학회(NSH)의 Journal of Hitotechnology, 미국품질학회(ASQ)의 Quality Progress, 그 외에도 미국혈액은행협회(AABB), 미국생체분석학회(AAB)의 정기 간행물, 일본의 임상검사, 검사와 기술, 영국의 임상병리과학학회(IMLS)의 Medical Laboratory Science, Clinical Laboratory Management Review(CLMR), Medical Laboratory Observer, Medical Laboratory Management Report, Supervisory Management, Management Review 등의 정기간행물이나 출판물들을 구독하는 방법을 채택하는 것이 좋다. 병원 도서실, 검사실 도서실, 개인들이 함께 배분하여 구독하여 서로 돌려가면서 정보를 얻도록 하면 경제적이다.

즉 지식의 공유화로 원가 절감이 가능하다. 지식 정보를 쉽게 얻으려면 그런 정보를 소유한 사람과 접촉하는 것이 시간과 경비를 절감하는 길이다. 다른 사람들이 지식 정보를 이용하려면 **그림 3-23**과 같이 허락서를 받아서 이용하는 것이 좋다.

6) Internet 정보 검색(Internet information search)

정보를 검색하는 데 활용하는 정보검색 소프트웨어는 다음과 같다. Wep site는 8억 개나 되지만 정보추적 범위가 16%이다.

REPRINTED PERMISSION

Total Quality Management for Medical Laboratory Science: Quality Control for Customer Satisfaction

PLEASE SIGN & RETURN AS SOON AS POSSIBLE

TO:

Sang Wu Chang
Department of Clinical Pathology
Donginchon Geel General Hospital
117 Yong Dong, Chungku
Inchon City 400-170
Korea
Phone:032-764-9011-Ext. 253
Fax:032--764-9022
e-mail:SWCHANG@shinbiro.com

FROM:

Professor James O. Westgard, Ph.D.
Department of Pathology & Laboratory Medicine
University of Wisconsin Medical School
Madison, WI. 53792
U. S. A.

phone number fax number

e-mail

This form accompanies my submission of material for possible publication in Korea Medical Publishing Company' Total Quality Management for Medical Laboratory Science: Quality Control for Customer Satisfaction, Revised edition. Materials submitted:

Logic diagram for multi-rules quality control, Selection grids for planning QC procedures, Important TQM principles, Comparison of 5Q model to other quality management approaches, Gaussian distribution, Random error,systematic error, and total error defined, Relationship between a total error specification and the quality of the measurement and control procedures, Rationale for calculations of the signs of medically important errors: critical random error and critical systematic error.

I request that you also include address of website.

Any information we include in the publication will be sourced to the original contributor on the page on which the information appears. Please use the following credit line for all materials actually published in the book(most credit lines include contributor's name, degree, professional title, organization, city, and state):

Courtesy of Professor James O. Westgard, Ph.D., Department of Pathology & Laboratory Medicine, University of Wisconsin Medical School, Madison, WI. 53792, U. S. A. [URL address http://www.westgard.com]

This request is for worldwide rights in Korean language for this publication and related promotional materials. The publisher is Korea Medical Publishing Company, 91 Myongrundong 4 Ga, Chongroku, Seoul 110-524, Korea

---

I grant Korea Medical Publishing Co. permission to reprint/adapt the materials listed above in the Total Quality Management for Medical Laboratory Science: Quality Control for Customer Satisfaction.

James O. Westgard	Jan. 16, 1998	
AUTHORIZED SIGNATURE	DATE	TITLE

Two copies of the request are enclosed. Please return one copy via the attached business reply envelope as soon as possible and retain the other for records.

그림 3-23. 저작권 허락서

영문 검색 엔진

yahoo http://www.yahoo.com

google http://www.google.com

naver http://www.naver.com

pubmed http://www.pubmed.com

한글 검색 엔진

http://www.simmani.com

http://www.netian.com

http://www.hanmail.net

http://www.altavista.co.kr

http://www.daum.net

(1) 진단검사의학 분야의 Web sites

미국임상병리학회(ASCP) - http://www.ascp.org

미국병리학회(CAP) - http://www.cap.org

미국임상화학학회(AACC) - http://www.aacc.org

미국임상세균학회(ASM) - http://www.asmusa.org

미국혈액은행협회(AABB) - http://www.aabb.org

미국생체분석학회(AAB) - http://www.aab.org

미국임상검사과학학회(ASCLS) - http://www.ascls.org

세계임상병리과학학회(IAMLT) - http://www.iamlt.se/

캐나다임상과학학회(CSMLS) - http://www.csmls.com/

국제임상화학연맹(IFCC) - http://www.leeds.ac.uk/ifcc/

미국조직검사기술학회(NSH) - http://www.mwrh.com/nsh/objec.htm

미국면역혈청검사학회(CLAS) -http:/www.clas.org

미국암학회 (ACS) -http://www.cancer.org

세계보건기구(WHO) - http://www.who.ch/

미국임상병리사협회(AMT) - http://www.amt1.com

일본임상검사기술학회(JAMT) - http://www.pmet.or.jp/~jamt/home.html

미국세포병리학회(ASC) - http://www.cytopathalogy.org/

영국임상생화학회(ACB) - http://www.leeds.ac.uk/acb

캐나다의학협회(CMA) - http://www.cma.ca/cpgs/index.html

미국의학협회(AMA) - http://www.ama~assn.org/
미국분자병리학회(AMP) - http://www.zapruder.path.med.umich.edu/users/amp/
미국병원협회(AHA) - http://www.aha.org/
미국건강정보관리학회(AHIMA) - http://www.ahima.org/
미국암학회(ACS) - http://www.cancer.org/
세계보건기구(WHO) - http://www.who.ch/
미국립의학도서관(NLM) - http://www.nlm.nih.gov/
미국립보건원(NIH) - http://www.nih.gov/
대한진단검사의학회 - http://www.kslm.org/
대한임상병리사협회(KAMT) - http://www.kamt.co.kr

(2) 정도관리 및 임상검사 경영관리 분야의 web sites(QC Web Sites)

정도관리는 임상검사 경영관리분야 중 하나이다. 관련된 web sites는 아래와 같다.

Westgard Quality Corporation - http://www.westgard.com
미국임상병리표준화위원회(CLSI) - http://www.clsi.org/
병의원합동신임위원단(JCAHO) - http://www.jcaho.org.
미국품질학회(ASQ) - http://www.asq.org/inforsearch
영국외부정도평가계획(UKNEQAS) - http://wcl-rs.bham.ac.uk/neqas/indek.html
정도보장국립위원회(NCQA) - http://www.ncqa.org
미국의료재정청(HCFA) - http://www.ssa.gov/hcfa/hefa/rp2.html
미국병리학회(CAP surveys) - http://www.cap.org
호주외부정도평가(RCPA) - http://www.rcpa.edu.au/
개업의검사실인증기관(COLA) - http://www.cola.org/
검정력함수 관리도(PFG) - http://www.westgard.com/index.html
미국 국립표준기술 연구원(NIST) - http://www.nist.gov
미국임상검사경영관리학회(CLMA) - http://www.clma.org
미국보건복지부(DHHS) - http://www.os.dhhs.gov/
미국병원정보경영관리학회(HIMSS) - http://www.himss.org/
Labcorp(Laboratory Corporation of America) - http://www.labcorp.com
Quest Diagnostics, Inc - http://www.questdiagnostics.com
MedicalLaboratoryObserver - http://www.medec.com/html/products/productpages/mlo.html
Advance for Medical Laboratory Professionals - http://www.advanceweb.com/mt/mt.html
Advance for Administrators of the Laboratory - http://advanceweb.com/AL/ALcontent.html

임상병리경영관리(Clinical Laboratory Management Review:CLMR) - http://www.clma.org
미국 경영관리학회(AMA) - http://www.amanet.org/
미국 의료 정보학회(AMIA) - http://www.amia.amia-org
유럽 의료 정보학회(EMIA) - http://www.cdrom.paradise.com:go/emis/
미국경영공학회(IIE) - http://www.iinet.org
의학정보 - http://www.medsearch.com
미 질병통제 쎈타(CDC) - http://www.cdc.gov
메이요 크리닉 - http://www.mayo.edu
죤 홉킨스병원 - http://www.med.med.jhu.edu
하바드 부속병원 - http://www.mgh.havard.edu
대한임상검사정도관리학회 - http://www.lab-qa.org/

7) 교육을 통한 지식 정보의 제공(Knowledge information supplied by education)

사람들은 교육을 통해서 새로운 지식을 습득하게 된다. 조직 구성원들은 변화하는 새로운 지식을 지속적으로 제공을 받았을 때 생존할 수 있다. 다른 사람들이 몰라도 자신이 알고 있으면 그것은 잠재력 있는 자산이다. 그래서 필요한 지식정보를 먼저 획득하고 자신의 검사업무에 응용한다면 선도적 차별화의 능력을 인정받게 되어 성공할 수 있다.

임상검사 서비스를 환자들의 욕구를 분석하여 만족시키려면 현재의 검사 업무 시스템을 개선해야 하므로 검사 시스템을 변화시켜야 한다. 대부분의 사람들은 변화의 적응훈련이 미숙하여 저항을 하므로 새로운 지식정보의 교육을 통하여 변화의 저항 피라미드를 공부하면 이해가 빠를 것이다.

(1) 변화의 저항 피라미드(The Resistance Pyramid for Change)

그림 3-24의 변화의 저항 피라미드는 사람들이 변화의 저항을 극복하는 방법을 보여주고 있다. 저항 피라미드는 독일 Bremen University의 Nieder와 Zimmerman 교수가 개발한 것이다. Abraham Maslow의 욕구단계설과 유사하나 저항 피라미드의 원리는 저항과 성공수준에서 구성되는데 지식의 결여는 능력의 결여이므로 의지가 결여된다. 각 수준에서 변화의 저항을 극복하는 강도는 다음 수준에서 저항을 감소시켜준다.

① 피라미드의 첫 번째 수준에서 지식의 결여는 지식정보의 의사소통을 통해서 극복된다.
② 두 번째 작업 중의 팀웍, 개선된 검사과정들의 수준에서 능력의 결여는 새로운 장비의 운영을 통해서 새로운 기술훈련으로 극복한다.

사람들이 새로운 지식정보와 기술을 가지면 변화에 의지를 갖고 일하게 되어 최고수준에서 의지의 결여는 극

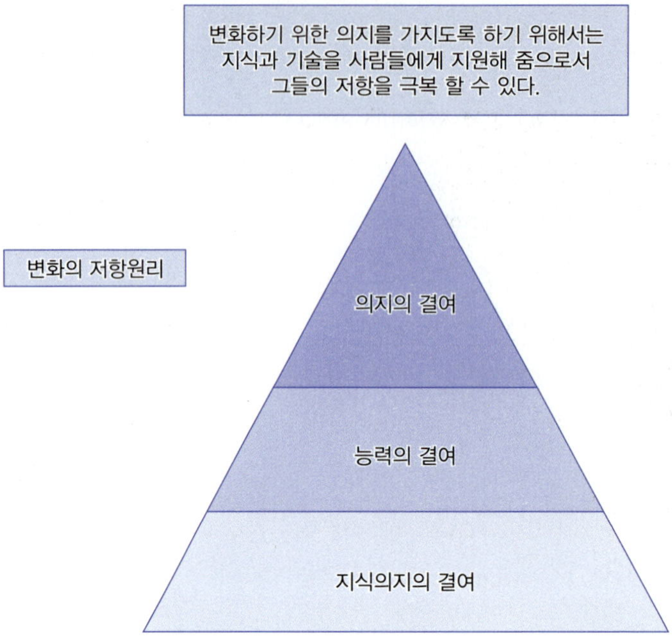

그림 3-24. 변화의 저항 피라미드

복된다. 변화에 의지를 더 갖게 하기 위해서는 지식정보와 기술을 지원해 줌으로써 사람들을 변화시킬 수 있다.

8) 지식 경영(Knowledge Management: KM)

사람들의 가치관은 사회경제적 환경에 의해서 변화되고 있기 때문에 개인들의 행동이 변화된다. 변화하는 환경에 적응하기 위해서는 옛날의 낡은 사고방식으로는 새로운 환경에 적응할 수 없기 때문에 새로운 사고방식으로 바뀌어야 한다. 그 이유는 사람은 지식정보를 통해서 판단하고 의사결정하기 때문이다. 사람의 행동은 그 사람의 사고방식에 의해서 결정되기 때문에 사고방식을 바꾸려면 새로운 지식정보의 학습으로부터 선행되어야 가능하다.

학습 조직의 선구자인 피터 생케(Peter Sene)는 "학습 조직(learning organization)이란 자신이 원하는 결과를 창조하기 위해서 구성원들이 지속적으로 자신의 능력을 배양하고 이것을 통해서 조직의 열망을 이루어 나가면서도 지식을 소유하는 조직이다."라고 정의하였다. 지식이란 자신의 분야에서 일하는 방법을 개선하고 개발하여 혁신을 통해서 부가가치를 높여야 한다. 한정된 지식정보를 가지고는 올바른 판단과 업무의 개선에 한계가 있게 된다. 무한 경쟁 속에서 세계경제는 산업경제에서 지식경제로 변화하고 있다. 그래서 지식의 중요성이 증대하고 있다.

조직이 새로운 시스템에 적응하고 구성원들이 창의력을 발휘하는 환경은 개인지식경영(personal knowledge management), 조직지식경영(organizational knowledge management), 국가지식경영(national knowledge management)의 연속적인 연계모델이 필수적이다. 즉 국가지식경영의 공존이 절대적이다.

우리나라의 가장 병폐는 능력이나 실력보다는 선후배나 출신학교, 친교, 혈연, 지연, 연고배경 등으로 사람을 채용하거나 승진시킴으로써 개인이나 조직의 발전과 개인의 성장에 막대한 피해를 주고 있으며 이러한 상황에서는 조직이나 개인들의 발전과 번영에 기여할 수 없으므로 능력이 있고 실력이 있는 사람이라도 대우를 받지 못하면 지속적인 발전에 장애가 되어 더 이상 자신의 능력개발이나 창의력을 발휘하지 않고 포기하게 만들거나 이직하게 만들므로 죽은 조직이 될 것이다.

앞으로 다가오는 사회는 정말로 유능한 지식정보를 누가 어떻게 신속하게 활용할 수 있도록 가공하고 관리하느냐에 따라 개인이나 조직의 성공과 실패를 결정하게 될 것이다. 진단검사의학과에서도 지식경영책임자를 대신할 사람을 훈련하고 양성할 필요가 있으며 지식정보의 창출과 가공은 사람이 하므로 인적자원의 개발이 매우 중요한 분야이다. 새로운 지식정보를 얻기 위해서는 새로운 지식정보를 얻을 수 있는 환경을 창조해야 가능하다.

연습문제

1. 정보시스템의 권한을 일선에서 컴퓨터를 직접 사용하는 사용자에게 주는 시스템을 적절하게 설명하는 용어는?

   1) 의학정보체계　2) 다운사이징 경영기법　3) 환자관리시스템
   4) 분산네트워크형　5) 분산별형 시스템

2. 임상검사정보체계의 내용이 아닌 것은?

   1) 환자유형에 대한 파악　2) 검사정보 및 작업일지
   3) 검사결과의 보고　4) 종합적 정도 경영
   5) 특별한 검사과정의 배제

3. 컴퓨터중심 정보체계의 연결망중 지리적으로 서로 가까운 거리의 장소나 건물내의 장비들과의 연결망을 설명하는 용어는?

   1) CPU　2) LAN　3) WAN　4) ALO　5) CSLIS

4. 병원전산화의 과정에서 컴퓨터 이용에 따른 이익 사항은?

   1) 서류감소에 따른 비용 감소　2) 컴퓨터의 대부 비용 증가
   3) 소프트웨어 프로그램의 필요　4) 프로그램의 개발 비용 소요
   5) 컴퓨터 운영경비의 감소

5. 진단검사의학과의 전산화 과정이 아닌 것은?

   1) 전략적 계획 수립 과정　2) 시스템 분석 과정
   3) 시스템 설계 과정　4) 시스템의 실행 과정
   5) 시스템의 판매 과정

6. 병원정보체게의 유형중 하나의 중앙처리장치(CPU)를 사용하여 전체시스템의 모든 부문을 운영하는 것으로 업무 집중시간에 병목현상을 보이는 것은?

   1) 단일대형컴퓨터　2) 중형 호스트 컴퓨터의 네트워크
   3) 컴뮤니케이션 별형 네트워크　4) 분산별형 시스템
   5) 분산 네트워크형 시스템

7. 컴퓨터에 근거한 시스템은 병원 내에서의 적절한 모든 정보의 요구가 즉시 수신, 저장, 분배, 재생되어야 하는 것을 무엇이라 하는가?

1) 병원정보체계 2) 총괄적 전산 시스템 3) 환자관리 시스템
4) 환자진료 시스템 5) 병원 지원 시스템

8. 검사실자동화 시스템에서 부서독립시스템의 특징인 것은?

1) 검체 사용량이 많아지고, 검체컵과 tip의 사용이 증가한다
2) 검체 처리 부서의 규모가 줄어든다
3) LIS에 대한 업무부담이 줄어든다
4) 중복된 분석업무를 피할 수 있다
5) 부서통합이 되고 인력배치는 합리적으로 할 수 있다

9. 검사실자동화 시스템의 검체운반 형식에 의한 분류중 검체를 최대 5개 혹은 10개를 장착하여 운반하여 검체 운반 속도를 효율적으로 증가시킬 수 있는 방법은?

1) 로봇을 이용한 LAS 2) Sample rack을 이용한 LAS
3) Smaple tube를 이용한 LAS 4) 분지형 통합 시스템
5) 부서독립 시스템

10. 분석기와 STS는 물리적이나 전기적으로 접속되어 있고 정보와 검체의 흐름을 통합하게 되어 시스템의 확장시나 단계별 구축시에 좋은 연결 방법은?

1) 삼각형 방법(Triangle method)
2) 잉여중복 측정방법(Redundancy duplicate method)
3) 통합 측정방법(CLINILOG method)
4) 분지형통합 시스템(Branched integration system)
5) 부서독립시스템

11. 자동화시스템의 구성중 검체장착대(start stocker)의 역할은?

1) 검체의 분석을 위해 자동화 시스템에 장착하는 부분이다
2) 환자의 정보를 파악하기 위하여 정보 수록하는 곳이다
3) 검체의 원심분리를 자동화 하는 곳이다
4) 검체의 뚜껑을 제거하여 검사 시작 하는 곳이다
5) 검체분주를 검체컵에 자동으로 실시하는 곳이다

12. 검체가 장착되어 검사가 이루어지고 회수될 때가지 각 부서별로 검체를 운반해 주는 역할을 하는 곳은?
   1) 바코드 인식부
   2) 검체 장착대(Start stocker)
   3) 검체반송시스템(Sample transportation system)
   4) 자동분주시스템(Aliquot system)
   5) 접속장치(Analyzer connection unit)

13. 검사실 자동화의 목적과 거리가 먼 것은
   1) 분석전후의 사무적은 오차를 줄일 수 있다
   2) 검사실의 인력배치의 효율화와 경비절감을 할 수 있다
   3) 인위적인 검체 조작에 따른 실수를 예방할 수 있다
   4) 수동적으로 검체 관리와 조화를 이룰 수 있다
   5) 검사의 효율성을 개선할 수 있다

14. 총괄적 전산 시스템의 내용과 거리가 먼 것은?
   1) 경영분석이 필요없는 자동화 관리
   2) 입 · 퇴원관리등 원무관리
   3) 인사, 급여등 일반관리
   4) 진료지원부서의 각종 통계관리
   5) 기안결재등의 업무 관리

15. 병원에서의 컴퓨터활용 측면에서의 컴퓨터 비용이 아닌 것은?
   1) 컴퓨터의 대부 비용
   2) 컴퓨터의 프로그램 비용
   3) 컴퓨터의 개발 비용
   4) 컴퓨터의 운영비용
   5) 컴퓨터의 인력감소 비용

정답 1. ② 2. ⑤ 3. ② 4. ① 5. ⑤ 6. ① 7. ① 8. ① 9. ② 10. ③ 11. ① 12. ③ 13. ④ 14. ① 15. ⑤

chapter 04

인적자원관리

Human Resource Management

1 인적자원관리의 기초

조직의 성공과 실패는 사람에 의해서 좌우된다. 그래서 가장 중요한 조직의 자원은 인적자원이다. 구성원들의 지식, 노동력, 창의력, 추진력을 제공하기 때문에 유능한 관리자는 단위조직의 목표를 달성하기 위하여 인적자원의 선발, 교육훈련, 잠재능력의 개발에 대한 장·단기 계획이 있어야 한다. 만약, 조직의 모든 관리계층에 유능한 사람이 없다면 설정된 조직의 목표를 달성하기에 한계성이 있게 된다.

인적자원관리란 조직의 구성원을 획득하고 그들의 잠재능력을 개발하고 유지하며 효율적으로 이용하여 제 기능을 계획, 조직, 지휘, 통제하여 조직의 목표를 효율적으로 달성하도록 하는 관리 기능을 말한다. 따라서 인적자원관리란 개인이나 조직의 사회적 목적이 달성될 수 있도록 인적 자원의 확보, 개발, 보상, 유지의 관리과정을 계획, 조직, 지휘, 통제하는 것이다.

그림 4-1은 성공적인 검사실 경영의 열쇠로서 인적 자원 관리의 중요한 위치를 상호관계의 그림(venn diagram)으로 보여준다. 왜냐하면 감독/관리자들에게 직원들의 동의와 순응은 아주 중요한 사항이며, 유능한

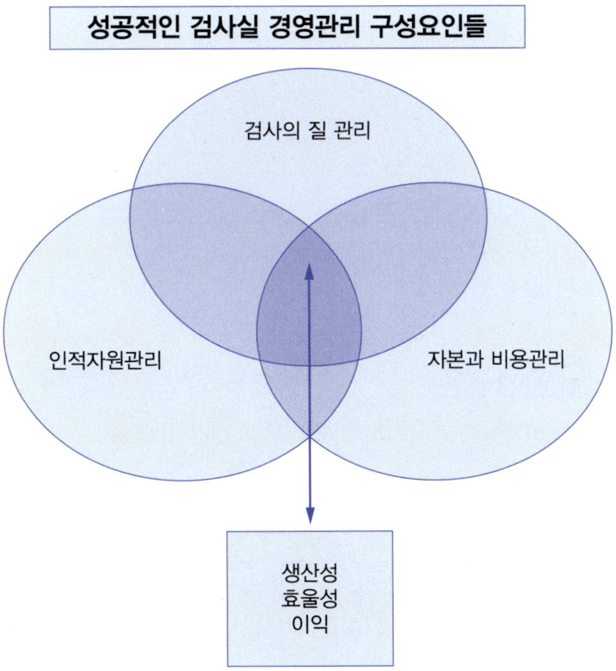

그림 4-1. 진단검사의학과의 성공하는 경영관리의 구성요소들

감독/관리자들은 많은 근무시간을 그들의 직원을 양성하고, 동기를 부여하고, 신뢰를 얻는 일에 할애할 것이기 때문이다.

물론, 경영은 과학이지만 그것보다 중요한 것은 인간에 관한 것이라는 것이다. Peter F. Drucker는 말했다. '모든 경영의 성과는 경영자의 성과이다. 모든 경영의 실패는 경영자의 실패다. 권력(forces)이나 사실(facts)보다 인적관리, 관리자의 비전, 헌신, 그리고 진실성이 경영관리의 성공과 실패를 구분 짓는다. 경영은 항상 인간관계망으로 얽힌 조직 내에서 이루어져야 한다.' 흥미롭게도, Drucker는 나아가 경영자를 선생으로 비유했다. 오직 선생만이 기술과 수행 및 인간성, 예시, 성실도와 같은 두 가지 관점이 존재한다.

관리자로서 경영인들은 다른 형태에 다른 호칭을 가진다. 즉 관리자, 지휘사령관, 혹은 경영간부와 같이. 이들은 산업화된 사회에서 기관의 성장과 함께 진화되어 왔다. 1900년대 초에는 사람들이 '무슨 일을 하니'와 같이 물었던 반면 요즘 사람들은 '누구를 위해 일하니'라고 묻는다는 사실에 Drucker는 주목했다.

미국에서 수십 년간 받아들여진 경영의 과학은 최근 들어 위협을 받고 있다. 경영에 대한 전통적인 과학적 접근법은 변화하고 있다. 예술형식(art forms)을 결합시키고, 사람들을 문제, 비용, 그리고 위협보다는 자원과 기회로 바라보는 것을 배운다. 이러한 관점에서, 리더십의 '예술'은 아주 중요하다.

Max DePree에 의하면, 리더십이란 "그들에게 주어진 일을 가능한 한 가장 효율적으로 하게 하는 것"이다. DePee에 의하면, 리더는 다음과 같은 특징을 갖고 있다.

1) 리더의 특징

(1) 일관되고 신뢰할만한 성실성
(2) 이질성과 다양성에 대한 욕구
(3) 역량의 충족
(4) 대립 의견의 수용
(5) 모든 직급 사이의 효과적인 의사소통
(6) 공정의 개념 이해와 그것의 일관된 수행
(7) 서비스를 통한 리더쉽
(8) 타인의 기술과 재능에 대한 섬세함
(9) 조직과 그 업무에 대한 친밀함
(10) 큰 그림을 보는 능력(자신의 시선을 넘어)
(11) 대변인과 외교관으로 행동하는 능력
(12) 부족의 이야기꾼이 되는 능력(조직의 문화를 전달하는 중요한 수단)
(13) '어떻게'보다 '왜'의 의사소통

DePree는 리더십의 측정은 "두뇌의 질이 아닌 신체의 톤(tone)"임을 말했다. 뛰어난 리더십의 징후는 일차적으로 추종자(followers)들에 의해 나타난다. 리더가 인간의 개념을 생각하고, 그러므로 인간의 재능, 능력, 기술의 다양성을 이해하는 것은 아주 중요하다.

우리의 산업화된 사회에서 인적 관리에 영향을 미치는 두 가지 타입의 관계가 있다.

2) 계약의 관계와 편의적 관계

계약의 관계는 함께 일하는 것에 대한 보상을 포괄한다. 그 관계는 갈등과 변화가 있을 시 깨어진다. Alexandar Solzhenitzsyn에 의하면, 언제든 사람들이 법률적인 관계 속에 있게 될 때는, 충동을 억누르고 이성적인 행동을 하게 된다고 한다.

편의적 관계는 자유로우며 무기력하지 않다. 이러한 관계는 이상, 논제, 가치, 목표 그리고 관리 과정들에 대한 약속을 공유하는 것에 기초한다. 편의적 관계는 영향력이 개방적이다.

좋은 관리자는 일상 업무처럼 경영을 공부한다. 좋은 관리자는 경영관리 업무의 일부로서 변화를 수용하는 모험적인 사업가이다. 좋은 경영자는 '행동력 넘치는' 관리자이다.

3) '행동력 넘치는' 관리자의 특성

(1) 전략가 – 미래를 보고, 그가 본 주류와 경향에 대한 경험에서 우러난 추측을 하며, 그것을 성장과 발전의 기회로 해석하는 사람

(2) 문제 해결사 – 예상되는 미래와 드러난 현재 사이의 차이점을 분명히 인지하는 사람, 그리고 환경을 바꿀지 또는 완벽히 적응할지를 명확히 결정하는 자

(3) 리더 – 사람들에게 개인의 목표뿐 아니라 집단의 더 높은 목표까지도 이룰 수 있고 전념할 수 있는 명확한 방법을 제시할 수 있는 사람

(4) 선생님 – 다른 사람들을 지도하고 그들의 문제를 찾아 해결하는 것, 효율적으로 업무를 처리하는 것, 그리고 직원으로서뿐 아니라 개인으로서도 발전할 수 있도록 도와주는 사람이다.

경영관리과정에서 어떤 단체의 인적자원이 그 단체를 만든다는 것을 이해하는 것은 매우 중요하다. 인적자원관리는 예술행위라고도 할 수 있다. 인적자원관리의 기본요소는 동기부여(motivation), 위임(delegation), 그리고 감독(supervision)이다. 동기부여는 근로자의 기본적인 정신적 요구이기에, 모든 관리자의 중요한 소양이다. 위임은 수준에 따라 그들이 가장 잘 할 수 있는 업무와 책임을 분배해 주는 중요한 능력이다.

Hardwick은 경영관리과정을 훌륭히 도식화하였고, 이는 발상(ideas), 사물(things), 사람(people)과 같은 경영의 기본 요소를 업무와 관련지어 기술하고 있다.

4) 인간 행동을 이해하기 위한 필수요소

직원들을 잘 이해하기 위해 관리/감독관이 알아야 할 6가지 기본요소는 다음과 같다. 즉 동기부여(motivation), 지각(perception), 의사소통(communication), 리더십과 관리자상의 차이, 집단역학(group dynamics), 사기(morale), 보건 분야에서 인간 행동을 이해하는 데에는 다음과 같은 경영 기술이 요구된다.

(1) 동기부여

업무 현장에서의 인간 행동의 본능은 고대의 쾌락주의에서 찾을 수 있다. 근로자의 기초적인 동기부여는 그들 자신에게 쾌락을 주고 고통, 압박, 불편한 주위환경 등을 피할 수 있는 활동을 하는 것이다. 동기부여는 대부분의 비 숙련된 직원에게서는 나타나지 않기 때문에, 경영자는 직원들로 하여금 그들을 만족시킬 수 있는 작업환경을 만들어주려는 경영자의 노력을 인지하면서 직원들이 생산/수행을 할 수 있는 환경을 만들어 주는 것이 중요하다.

2 인적 자원 관리의 절차

인적자원관리의 제절차는 조직의 유지를 위하여 적시에 적재적소에 그 일을 수행할 수 있는 조직의 구성원을 확보하고 그들의 능력을 개발하고 활용하는 지속적인 일련의 과정이다. **그림 4-2**의 인적 자원 관리의 제절

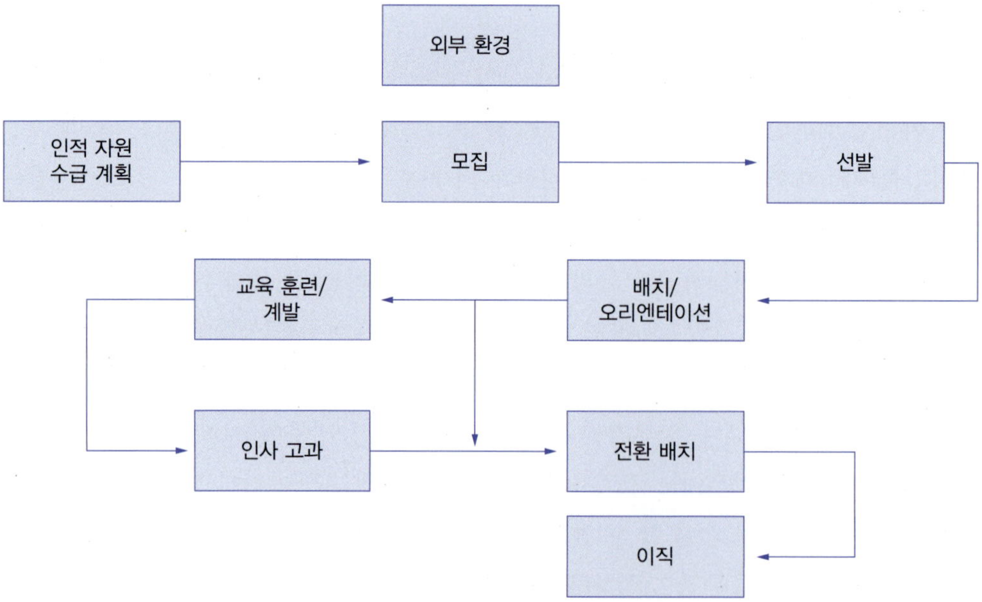

그림 4-2. 인적자원관리의 제절차

차에서와 같이 인적 자원의 수급 계획, 모집, 선발, 배치, 교육 훈련, 인사고과, 전환, 이직 등에 관련된 것이 인적 자원 관리의 과정이다.

인적 자원의 수급 계획은 조직의 인적 자원에 대한 요구를 지속적이고 적시에 충족시켜 줄 수 있도록 계획을 수립하는 것이다. 수급계획은 미래에 기대되는 기술, 결원, 부서 확장, 감원, 부서축소 등의 조직 내부적 요인 분석과 노동 시장과 같은 외부적 요인의 분석에 의하여 결정되는데 일반적으로 수개월의 단기 계획에서 5년간의 중 · 장기 계획을 통해서 이루어진다.

모집(recruitment)은 인적 자원 수급 계획에 의해서 자원자를 확보하는 것으로써 신문, TV, 알림방, 직업소개 등을 통해서 하게 된다.

선발(selection)은 지원자를 평가하여 그중에서 조직에 적합한 사람을 찾아내기 위해서 지원서, 학교 성적표와 생활기록부, 교과과정, 면접시험 성적, 기타 제출 자료를 활용하여 선택하는 과정이다.

배치 및 신입 직원 교육 훈련(orientation)은 채용된 사람을 단위 조직에 배치하고 새로운 직원들을 조직 구성원들에게 소개하고 운영 정책, 철학, 목표를 소개하여 조직의 문화와 의무와 책임 등에 숙달하게 하려는 과정을 말한다.

교육훈련과 인적자원개발(human resource development)은 구성원들이 조직 목표에 기여하게끔 집단이나 구성원 개인의 능력과 직무 기술을 향상시키기 위한 것이다. 조직의 관리자들에게는 의사 결정 기법이나 리더십, 정보처리 능력 같은 교육의 필요성이 중요하고 승진이나 조직의 환경 변화에 대응하기 위한 종합적 역할 수행의 능력을 향상시키기 위한 인적 자원 개발의 교육이 필요하다.

인사고과(performance appraisal)는 개인의 직위에 과업 기준과 목표 달성에 대한 개인들의 직무 수행성과를 달성하기 위하여 성과가 높은 사람은 보상하고 성과가 낮은 사람은 조치를 취하는 것이다.

전환 배치(transfer)는 직장 내에서 직무나 근무 위치를 바꾸는 것으로 승진과 강등, 수평적 이동과 관련된 것이다. 승진은 지위의 승격, 급료의 인상, 신분의 향상, 권한의 증대 등이고, 강등은 지위의 하락을 말한다.

이직(turn over)은 직장을 떠나는 것으로써 사직, 일시 해고, 해고, 퇴직 등과 관련된다. 이직 시에는 이직자의 면담을 통하여 그 형태와 이직률을 분석하고 그 대책을 효과적으로 관리해야 한다. 만약, 이직률이 높다면 봉급 체계가 다른 직장에 비하여 잘못 구성되었거나 해고자가 많으면 선발 시에 문제가 있었거나 교육훈련 과정에 문제가 있을 수 있고 조직의 정책이 조직 구성원들에게 너무 강압적인 스트레스성 조직(강 A형 조직)이거나 장래성이 없다면 이직하게 된다.

3 인적 자원의 수급 계획

인적자원은 과업을 수행해야 할 직무량과 일 처리 시간에 따라서 인적 요소의 양적인 면과 질적인 면을 고려하여 확보해야 한다. 항상 인적자원은 조직의 욕구를 만족시켜 주지 못하고 있고 기술이 발전되고 경제성장의 속도가 가속될수록 한정된 인적 자원의 배분은 조직의 인적 자원 수요와 일치하지 않는 경향이 있으므로 조직을 유지하고 발전시키기 위해서는 필요한 인적 자원을 확보하기 위한 계획을 수립해야 한다.

1) 직원 수급 전략

고용주가 그들의 병원으로 직원들을 유치하고 계속 근무하게 할 수 있는 몇 가지 방법이 있다. 예를 들어, 많은 병원들이 계약 보너스와 장학 프로그램을 운영한다. 다른 방법은 관용대여(loan-forgiveness) 프로그램을 운영하는 것인데, 이러한 것들은 의료기술 관련 졸업자들에게 연구실에서 일함으로써 빚을 갚을 수 있게 하는 것이다.

또 다른 방법은 지원자들에게 part-time으로 일하게 하고, 다른 근무 스케줄을 갖게 하는 것이다. 이러한 자유는 지원자들의 호응을 얻고 직원 순환 및 잦은 결근 문제를 개선시켜 준다. 저자의 경험에 의하면, 정규직원을 확보할 수 있는 학생을 양성하는 의료 기술학교가 있는 검사실은 보통 심각한 인력난을 겪지 않는다. 다른 연구소는 학위가 없는 기술자들에게 교차 교육기회를 줌으로써 상승효과를 만들어 낼 수 있다. 장학금 상환, 등록금 상환, 업무 교육 프로그램 및 기타 교육, 인센티브 제공은 신규 직원 모집에 큰 역할을 한다.

장기적으로 볼 때, 직원유지에 도움을 줄 수 있는 창의적이고 혁신적인 전략은 아래와 같다.

2) 맞춤 자원의 활용

(1) 진급과 급여개선을 포함하여, 직원 유지를 위한 보다 활동적이고 전문적인 방법들을 찾아라.

(2) 중 · 고등학교를 찾아가 임상 연구직(의료 기술, 세포검사, 조직검사)을 계속 하려 하도록 장려하라. 더 나아가, 조기에 학생들의 관심을 끌기 위해 교사 및 생활지도 카운셀러들이 우리의 전공에 친해질 수 있도록 노력하라.

(3) 임상검사실 전문직들의 급여개선을 위해 노력하라.

이를 위해 검사실은, 비경쟁적인 급여 지급은 고등 교육 및 수련을 받은 연구 전문 직원들이 검사실을 떠나게 만들 것이라는 사실을 정부 및 병원 행정부, 의사(진단검사의학자, 병리학자 포함) 및 기타 보건 팀원들에게 교육해야 한다. 만약 리서치가 필요하다면, 자금 지원은 반드시 보장되어야 한다.

3) 직원 유지 전략

Jahn의 보고에 따르면 종합 병원에서 일하는 직원들이 작은 기관에서 일하는 사람들보다 남아있을 확률이 더 높으며(76% 대 54%), 응답자의 64%는 3년 후에도 같은 자리에 있을 거라 대답했다. 16%는 이직을 생각했으며, 20%는 잘 모르겠다고 답했다.

표 4-1은 왜 직원들이 검사실을 떠나는지에 대한 가장 일반적인 이유들을 보여준다. 다음은 직원 유지를 위한 방법을 찾는 감독/관리자들에게 제안하는 방법들이다

표 4-1. 검사실 직원의 이직 이유

다른 임상 검사실에서 일하기 위해	73%
분야 변경	36%
낮은 급여	29%
극도의 피로	27%
전문적 성장의 부족한 기회	23%
사기 저하	23%
전문적 직위, 존중, 인식의 불충분	20%
비임상 연구실에서 일하기 위해	17%
진단적 기관에서 일하기 위해	16%
에이즈, 기타 건강상의 이유	4%
기타	29%
모르겠다	1%

중복 대답으로 총 100% 넘음

(1) 보육 혜택을 제공하라.

새로 투입되는 노동인구의 60%가 여성일 것이라 예상된다. 그들의 많은 수가 어린 자녀들의 어머니일 것이다. 직원들을 위한 안전하고 적절한 보육 시설 혜택 제공은 검사실에 단기적, 장기적 이득을 가져다준다. 이러한 서비스는 직원들의 걱정거리를 줄여 생산성을 높여준다. 뿐만 아니라 더 적은 업무와 더 좋은 근무 시간이 보장되는 자리를 찾아 직장을 떠나려는 유능한 직원들을 남게 할 수도 있을 것이다. 일부 보건기관(Health Care Organization, HCOs)에서는 직원들에게 직장 내 혹은 인근의 보육시설, 아픈 자녀 관리 및 보육을 위한 경제적 지원 등을 제공한다. 일부 보건 기관에서는 직장 내 보육 시설을 제공하지 않지만, 보육 서비스에 관한 할인 혜택 등은 가능할 것이다.

(2) 참가적 경영을 장려하라.

검사실 업무와 관련된 일상의 스트레스에 대하여, 감독/관리자들은 직원들의 말을 주의 깊게 경청하고, 의견

을 내도록 하며 문제에 관해 논의하여야 한다.

직원을 의사 결정과 계획 수립에 참여시키는 것은 그들이 그 기관의 중요한 일부라는 것을 확인시켜주고 지속적 질적 개선 방침을 장려한다. 이것은 특히 그들의 능력이 인정받고 존중받지 못하고 있다고 생각하는 연구원들에게 아주 중요하다.

(3) 혜택과 기회를 제공하라.

간호인력의 공급 부족으로 같은 교육 기간을 필요로 하는 다른 전문 직종에 비해 급여가 상승한 반면, 비록 과학기술자들의 급여가 약간 올랐다고는 하지만 같은 정도의 교육을 받는 다른 직종에 비해서는 여전히 미흡한 실정이다.

과학기술자들로 하여금 저녁/야간 근무를 하게 하기 위해서는, 민간 및 기업의 감독/관리자들이 금전적 인센티브를 제공하여야 한다. 예를 들면, 각 업무 시간이 500시간 이상인 직원에게는 보너스를 주는 것이다. 또한 과학기술자들은 경쟁력 있는 수입을 위해 근무 수당 차등이나 급여 조정 등을 받을 수도 있다.

(4) 직업 만족도를 개선하라.

1989년 Martin은 검사실 전문직의 직업 만족도 개선에 관하여 다루었다.

임상 검사실에 관한 15가지 항목이 검토되었고, Delphi법을 사용해 우선순위를 정하였다. 그 결과, 직업 만족도에 영향을 미치는 몇몇 사항들을 밝혀냈다. 이러한 리스트를 이용하여 직업 만족도 개선을 위한 권고사항이 개발되고(**표 4-3**), 정리되어 경영 및 행정부서에 제안될 수 있었다.

(5) 존중감을 향상시켜라.

임상검사실의 직원들은 다른 보건의료인에 비해 존중감이 결여되어 있다.

왜냐하면 임상검사실의 직원들은 검사실에서 일하게 되어 환자간호실에서는 보이지 않기에, 검사실 책임자가 알아주기 전엔 그들의 '무대 뒤'의 기여는 쉽게 잊혀지기 때문이다.

표 4-2. 임상검사실에서의 직업 불만족 요인의 예시

1. 인정의 부족	2. 진급 기회 부족
3. 직업 보장	4. 근무 갈등; 순환 근무
5. 극도의 피로	6. 급여의 차이
7. 문서업무	8. 관리자의 관리 능력 부족
9. 방해요인 (전화 등)	10. 비생산적 직원
11. 규제	12. 장비 부족
13. 소음	14. 직원 채용의 질과 양
15. 본인에 대한 타인의 주변 태도	

표 4-3. 직무만족도 개선을 위한 권고사항

우선순위에 따라 정리
1. 공식, 비공식적인 체계적 인정 및 보상 메커니즘 개발 – 주의 : 이따금씩의 언질 – 진급(career ladder) – 보수 : 책임감과 수행 도에 따라 – 특혜(교육지속을 위한 휴무 등)
2. 의사소통을 개선하고 명확한 상호기대감 확립 – 계획/프로토콜을 개발하고 수행하기 위한 위원회 설립
3. 연구실의 환경 개선 – 작업 공간 확대 – 정기적 청소 및 페인팅 – 소음 줄이기 – 환기(악취 제거) – 온도 조절
4. 지속적 교육 기회 제공 – 금전적/시간적 – 적절한 주제 – 개인의 성장 및 발전에 관한 주제 포함.
5. 참여적 경영 기술 사용 – 효율적 경청 – 다른 사람의 의견 문의 – 타인의 참여 추구
6. 내/외부적 팀 빌딩(team building) 시작 – 교육 세미나 지속 – 다른 부서 수장과 주기적 미팅

*Delphi methood를 이용해 CLMA의 Aloha chapter에서 확인

4) 인적 자원의 수급 계획과 외부 환경 요인

사회 환경의 외부 요인에 의하여 조직 내의 모든 관리 부분과 경영관리 과정에 민감하게 영향을 받고 있으며 사회 환경과 조직은 연속적인 상호작용의 연속체이다. 외부 환경 요인은 다음과 같다.

(1) 외부 환경 요인

① 경제적 환경 변화

병원 조직은 근본적으로 경제 조직으로써 특히 경제 환경의 변화에 매우 민감하게 영향을 받는다. 즉, 경제

불황기에는 해고나 감원으로 인원의 감원을 고려해야 되지만 실업률의 증가로 필요한 인적 자원의 확보는 용이한 반면에 호황기에는 일반적으로 인적 자원의 수요가 증가하여 인적 자원의 수급 계획이 어렵게 된다.

② 과학 기술의 발전

매우 신속하고 급변하는 과학기술의 발전 때문에 새 기술이나 새 장비의 구매가 불가피하여 작업구조를 변화시켜 줌으로써 기존의 조직 인력 구조가 변화하게 된다. 기계, 전자, 학문(mechatronics)의 발전으로 컴퓨터와 로봇 기술의 발전 때문에 사무 자동화(office automation)와 생산 자동화의 덕분에 사무 인력이나 생산 인력의 감소가 생기게 되고, 이러한 장비의 운용과 관리를 위해서 전문 인력의 수요가 증가하고 있다.

③ 사회적 가치관의 변화

경제 수준의 향상에 의해서 일 자체에 대한 개인 가치관의 변화 때문에 직업 선호도가 바뀌고 있다. 직업의 선호도가 낮은 일에 속하는 경우에 우수한 사람을 확보하기가 어렵고 보다 더 많은 급료의 인상을 요구하게 된다. 경제 능력의 향상으로 개인들이 개인의 여가 선용을 위하여 힘든 일을 기피하려고 함으로써 인력 수급에 장애가 되고 있다.

④ 인력 구조의 변화

인력 구조의 변화는 인구 억제 정책의 영향으로 출생률이 저하하고 국민 보건 향상에 따라서 평균 수명이 연장되어 옛날의 피라미드형 구조에서 종 모양으로 인력 구조가 바뀌고 있다. 노령 인구의 증가로 인하여 젊은 사람들의 인구 감소에 따른 보충 노동력을 활용하기 위하여 인력 구조의 변화가 예상되므로 퇴직 연령의 연장 등이 예상된다.

⑤ 정부의 법적 규제

사회 민주화에 따라서 근로자의 권익 보호와 근무 환경 개선을 위한 법규의 개정으로 노동관계 법규의 개정, 성차별의 금지, 장애자 고용의 의무화, 고용 연령 제한과 같은 노동관계의 법규를 인력 수급 계획에 고려하게 될 것이다.

5) 인적 자원 수급 계획

인적 자원 수급 계획의 과정을 조직의 목표와 계획을 검토하고, 소요 인적 자원의 추정을 하고, 인적 자원의 재고 목록을 작성하고, 인적 자원의 소요를 분석하고, 인적 자원의 충원 계획을 수립하는 과정이다.

(1) 조직의 목표와 계획의 검토

인적 자원의 수급 계획을 할 때에는 외부 환경 요인들과 조직의 목표와 계획을 참고하여야 한다. 수급 계획은 조직의 계획된 목표를 성취하기 위하여 필요한 인적 자원을 공급하기 위해서 조직의 목표와 계획을 검토해야 한다.

(2) 소요 인적 자원의 추정

소요 인적 자원의 추정 시에는 현재와 미래의 특정한 과업 수행에 필요한 소요 인적 자원의 추정 및 가용한 인적 자원의 예측이 중요하다. 그리고 소요 인적 자원의 추정은 직무의 특성, 직무 수행의 기술, 노동 시장의 동향 등을 고려해야 한다.

(3) 인적 자원의 재고 목록표 작성

인적 자원의 재고 목록표 작성이란 조직 내의 현재 인적 자원을 분석하고 필요한 인적 자원을 조직 내에서 충당할 수 있는가의 결정에 이용하기 위하여 재고 목록을 작성하고, 종합적인 인적 자료를 수집하고 관리하는 것이다. 재고 목록표의 작성기준은 개인의 기술, 경험, 교육수준, 배경, 잠재능력 등을 기록하고 조직의 필요에 의해서 그들의 잠재된 능력을 조직에 활용하기 위하여 필요하다. 조직 내에 잠재된 능력의 인적 자원의 활용이 가능한데 외부에서 고용하여 재교육시키는 것은 비경제적이다. 그러나 갈등 관리 측면에서는 고려할 수 있다.

(4) 인적 자원의 소요 분석

필요한 인적 자원의 추정과 현재 보유 인원의 차이의 발생으로 인한 충원해야 할 소요 인적 자원으로써 소요 인적 자원의 산출에 의해서 모집하고 선발 계획의 수립에 이용하기 위한 것이다.

(5) 인적 자원의 충원 계획 수립

인적 자원의 충원 계획은 필요한 인적 자원을 충원하기 위하여 모집하고, 선발하고, 배치하며, 인적 자원을 개발하고, 보상제도 등에 관련된 계획의 설계와 실행을 위해서 한다. 충원 계획은 현재 인적 자원의 능력을 분석하고 승진, 해고, 전환 배치 등에 따른 내부 인사 조정으로, 충원 가능성 여부를 고려하고 수급 계획의 효율성에 대한 평가도 함께 해야 한다.

6) 직무분석(Job analysis)

직무란 "직원들의 숙련도, 지식, 능력, 권한과 책임 등을 과학적으로 수집해서 경영관리목적에 부합하도록 체계화하는 과정이다."

즉 인력의 계획, 모집과 선발, 배치, 평가, 이동, 교육훈련의 개발과 설계, 인사고과, 책임과 권한위임의 설정,

업무개선, 보상활동 등을 효율적으로 조사하고 결정하는 데 사용되며 핵심 목적은 직무분석을 통해서 직무기술서와 직무명세서를 작성하고 직무를 평가하는 것이다.

직무분석과 인사관리 기능은 **그림 4-3**와 같다.

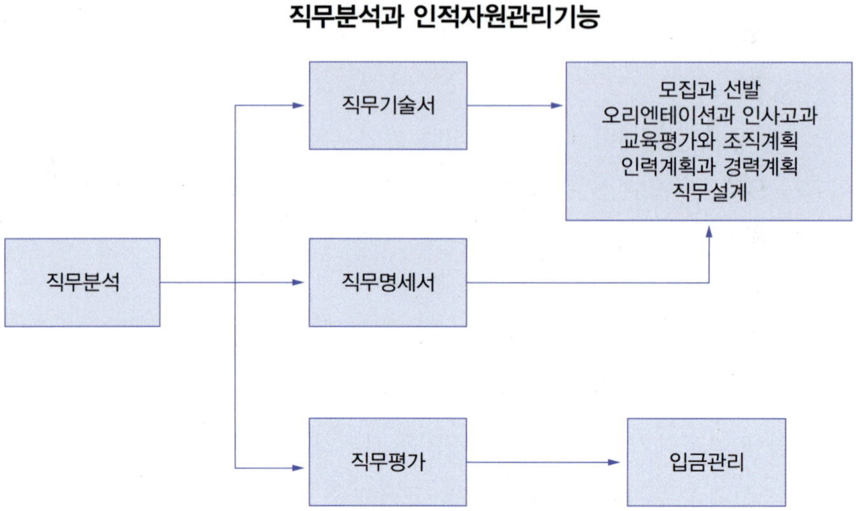

그림 4-3. 직무분석과 인적자원관리기능

(1) 직무분석의 항목들

① 직무의 범위

근무환경으로 낮 근무, 밤, 저녁, 순환근무, on call, 주당근무일과 시간, 해당부서와 직무의 개념, 감독자의 이름과 직함

가. 권한의 범위

지시, 검사, 점검내용, 업무기준, 감독범위와 위임의 정도

나. 장비와 기구의 사용범위

분석기, 보조 장비, 비품 등

다. 필수 자격요건

지식, 훈련, 육체적 정신적 요인들, 책임, 업무환경, 승진과 전환배치, 연락, 전문용어의 해석 등.

② 직무분석의 절차

가. 예비조사

구성원들의 직위에 관련된 일처리 과정, 제도절차의 개념, 직위의 업무개요, 직위가 설치된 업무관계의 예비지식을 획득하는 것이다.

나. 직위분석

현장의 업무담당자와 면담과 현장관찰을 통해서 직위현황을 분석한다.

다. 직무담당자의 확인

직무담당자로부터 직무분석결과를 검토하고 확인을 받아서 직무단위를 결정한다.

라. 직위담당자의 확인을 받고 직무분석표와 조직도를 첨부하여 업무형태인 분업, 분담내용, 분석내용의 적합성을 검토하고 결제절차를 받는다.

마. 직무 기술서를 작성

직무분서결과를 기초로 상세한 직무 기술서를 만든다.

③ 직무분석방법

가. 면담방법

가장 정확한 방법이나 정신적 직무에 적용의 제약이 상존하며 장기간의 관찰과 시간과 비용이 많이 든다.

나. 질문서의 작성방법

담당자가 직접 작성하므로 신속한 직무파악이 용이하고 자료처리가 간편하지만 진실된 정보를 획득하기가 어렵고 고도의 분석기술이 요구된다.

다. 경험방법

분석자가 직접 수행해본 경험에 근거하여 분석하여 현장정보를 얻을 수 있으나 전체직무를 체험할 수가 없고 실제작업자와 불일치가 있을 수가 있다.

라. 실제 실험방법

관리집단을 기초로 하여 시간동작연구, 상황조건연구, 작업자 심리나 적성검사를 사용하여 객관성은 높지만 시간과 비용이 많이 들고 절차가 복잡하고 전문기술이 필요하다.

마. 종합적 방법

면접과 질문서의 장점을 살리고 단점을 제거하여 두 가지 방법을 적절하게 조화시키는 방법이다.

그 외에도 기능적 직무분석방법, 직무분석설문지법, 관리직위 기술 질문서법 등이 있다.

4 모집과 선발(recruitment and selection)

1) 모집(recruitment)

수급 계획이 결정되면 질적으로 우수한 인적 자원을 조직이 요구하는 적시적기에 선발할 수 있도록 필요한 지원자를 확보하는 데 있다. 일반적으로 모집(recruitment)이란 일반 모집과 특별 모집으로 분류할 수 있는데, 일반 모집이란 조직의 상대적 요구로 단순한 직무 수행을 위한 어떤 노동 집단을 말하고 특별 모집이란 높은 수준의 전문가나 관리자를 필요로 하는 경우에 주로 사용하는 방법이며, 지원자는 장기간에 걸쳐서 개별적인 접촉이나 심사를 받는다.

(1) 직무 분석(job analysis)

직무 분석(job analysis)은 분할된 조직의 직무를 효율적으로 수행하기 위하여 직무 내용을 분석하고, 직무와 조직 구성원 간의 상호관계와 적합성 여부를 파악하고 어떤 요건이 필요한가를 조사하는 과정이다. 그래서 직무 분석의 핵심은 과업을 수행하는 데 있어서 구성원들에게 요구되는 숙련, 지식, 능력, 책임 등과 같은 직무상의 제요건을 결정하는 것이다.

직무 분석을 통하여 일정한 직무의 성질과 요건을 파악한 후 그 자료를 기초로 합리적인 모집과 선발, 그리고 배치 등의 기준을 설정하고 교육과 훈련의 기초 자료 및 인사 상의 제반자료로 활용하고, 책임과 권한의 한계를 명확히 하고, 사무 개선의 자료로 사용할 수도 있다.

직무 분석의 결과는 **그림 4-4**의 직무 기술서와 직무 명세서의 비교에서와 같이 직무 기술서(job description)

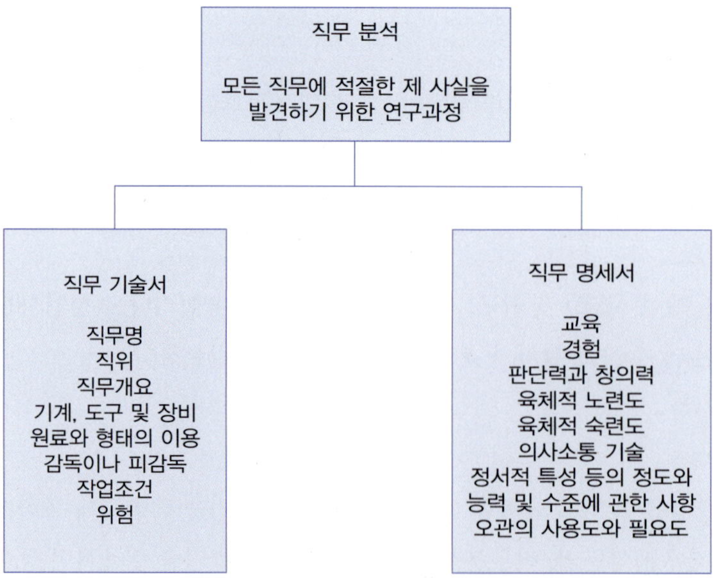

그림 4-4. 직무 기술서와 직무 명세서의 비교

는 직무 자체의 내용, 요건, 특성을 기술하는 것인 반면에 직무 명세서(job specification)는 구성원들 간의 필요한 자격 요건을 나타내는 것이다. 직무 기술서는 보통 직무명, 직무 개요, 직무 내용, 직무 요건 등이 기술되고, 직무 명세서는 특정 직무를 수행하는 구성원의 인적 요건, 즉 요구되는 지식 및 기술, 경험 등이 구체적으로 기술되는 직무에 따라서 요구되는 인간의 특성을 요구하는 양식이다.

(2) 모집의 방법

직무 분석에 의한 직무 명세서를 기초로 하여 모집 직종, 직종별 인원이 결정되면, 조직이 요구하는 노동력의 공급원을 파악하고 모집 방법을 결정해야 한다.

모집 요건의 제시는 직무 명세서를 기준으로 보수, 노동시간, 기타의 근로조건을 결정하고 모집의 원천과 모집의 방법을 결정한다. 가장 적합하고 효과적인 모집 방법의 선택은 선발 인원수, 모집 지역, 선발 시기, 직종, 선발 방법 등을 고려하여 결정하되 조직 내부에서 모집과 조직 외부에서의 모집으로 구분할 수 있다.

① 내부 모집(internal selection)

내부 모집은 조직 자체 내에서 승진이나 전환 배치 등을 통해서 필요한 구성원을 보충하는 방법으로 직위의 결원 발생이나 직무의 공백이 생긴 경우에 모집하는 것이 효과적이다.

이 경우에는 조직 구성원들의 사기가 향상되고 해당 직위에 보다 적합한 성원을 배치시킬 가능성이 높고 외부 모집보다 비용과 시간의 절감 효과를 얻을 수 있는 반면에 내부 모집의 약점은 동창, 친족 관계, 동향 관계 등에 의해서 결정되기 때문에 직무와 개인의 능력이 직무의 요구에 못 미칠 수 있고, 파벌 조성이 발생되어 불합리성이 생길 수 있다. 그래서 조직의 급속한 성장기에는 내부 모집을 선호한다면 이직률이 높은 경우나 기술혁신이 요구되는 분야에서는 적시적기에 알맞은 인적 자원의 수급이 불가능하게 된다.

② 외부 모집(external selection)

외부 모집은 조직이 요구하는 인적 자원을 외부로부터 보충하는 방법으로 공개 모집과 비공개 모집이 있다. 공개 모집은 공인된 직업소개나 교육기관의 협조, 그리고 신문, 라디오, 잡지, TV, 게시광고 등의 광고를 통해서 모집한다.

가. 공인된 직업소개소를 이용한 모집

공인된 직업소개소를 이용하는 방법은 조직의 일정한 요구 조건을 제시하여 주면 직 업소개소에서 합당한 직원들을 소개하여 주므로 대규모의 지원자의 모집보다는 소규모의 직원을 모집할 때 사용한다.

나. 교육 기관의 협조를 통한 모집

매년 일정 수의 직원들을 선발하거나 LIS, TQM, 임상병리경영관리 등의 전문교육을 이수한 인적자원의 필요성이 있는 경우에 해당 교육기관에 졸업생의 추천을 의뢰하는 방법이다.

다. 신문, 잡지, 라디오, TV등의 광고를 통해서 모집

이 모집 방법은 사업의 확장이나 신설 시 일시에 대량의 인적 자원을 확보하고자 할 때에 이용하는 방법으로 대개 신문, 잡지, 라디오, TV 등의 매체를 이용한다. 이 방법은 조직의 요구에 필요한 사람을 선택하기는 용이한 반면, 광고비나 대량 응모에 의한 그 처리에 따른 시간의 낭비와 많은 경비가 소요되나 그 효과가 크다.

라. 인터넷(협회 및 학회), 신문, 게시 광고를 통한 모집

게시 광고의 모집은 조직 내의 일정한 장소에 직원의 모집에 대한 게시를 하거나 필요한 지역에 게시하는 방법을 말한다. 광고비는 절약할 수 있으나 광고의 범위가 좁으므로 많은 지원자의 확보가 어렵다.

여러 가지 모집 방법들 중에서 어떤 모집 방법이 조직의 인적 자원의 확보가 용이하고, 필요한 자격 요건을 구비한 사람들을 확보할 수 있는가를 고려하고 모집 비용, 노동시장의 동향, 조직의 특성, 직무의 특성과 요건 등을 함께 고려하고 결정해야 한다.

2) 선발(Selection)

선발(selection)이란 모집 활동에 의해서 응모한 지원자들 중에서 조직의 합당한 자질을 갖추었다고 생각되는 인적 자원을 고용할 것을 결정하는 의사 결정 과정이다. 조직이 지원자를 채용할 것을 결정하고 그 지원자가 고용 조건의 명시에 수락하는 과정이다. 만약 조직의 채용 결정이 되었어도 채용 조건이 맞지 않으면 지원자는 지원을 철회할 수도 있다.

지원자의 절차는 다음과 같다(**그림 4-5**).

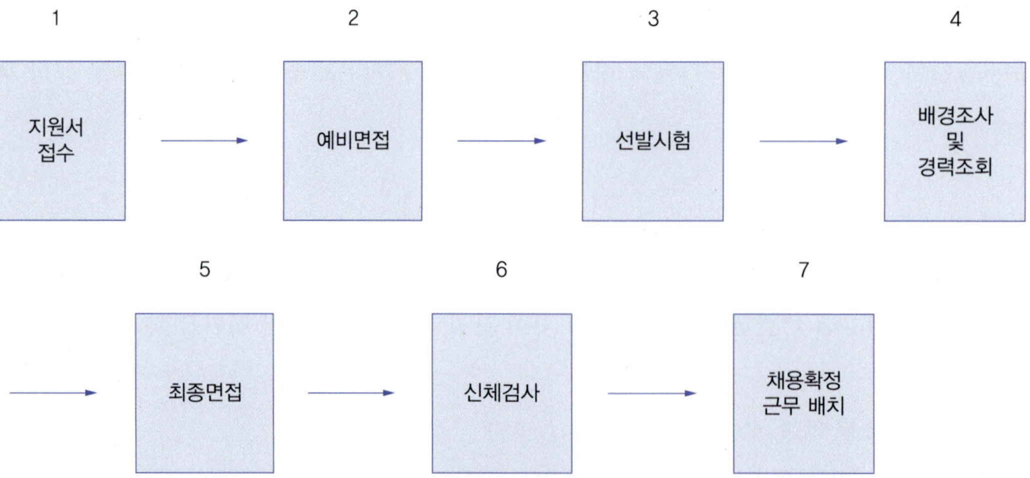

그림 4-5. 인적 자원의 선발절차

(1) 선발 절차

① 지원서 접수

지원서는 지원자의 원하는 직위, 면접의 기본적 정보, 선발 후의 조직의 인사 정보 자료로 이 용한다. 지원 시에는 지원자가 원하는 직무의 성공적 과업 수행을 위해서 직무에 관련된 정보 를 명확히 요구하는 것은 당연하다.

② 예비 면접

예비 면접은 지원자의 특정 직무에 대하여 적합성 여부를 신속하게 평가하는 데 이용되는데 그 내용은 지원자에 대한 사실적 자료인 경험, 학력, 배경 등이다.

③ 선발 시험의 실시

선발 시험은 조직이 지원자가 알고 있는 직무 능력과 기술의 소유 여부를 결정하기 위하여 실시한다. 특정한 조직이나 특정한 직무에는 지원자의 개성과 심리 측정 시험이 시행된다. 시험은 정확한 직무 분석에 근거하여 선택되고 출제되어야 하고, 타당성과 신뢰성이 높아야 하고 개인의 절대적 평가의 기준은 못된다. 그 이유는 시험이 매우 포괄적인 내용을 포함하고 있다고 하더라도 개인의 일부 능력만을 평가한 것이기 때문이다.

④ 배경 조사 및 경력 조회

지원서 내용에 대하여 그 사실 여부를 판단하여 신뢰도를 조사하는 것으로 지원자의 경력이나 정보를 확인하는 것이다. 대개의 지원자들은 자신의 결함이나 실수를 숨기기 때문에 배경 조사와 경력 조회는 유용한 자료가 된다.

⑤ 최종 면접

최종 면접은 예비 면접, 시험 결과, 경력 조사 등을 토대로 하여 면접자가 지원자와의 면접을 통하여 더 많은 정보를 얻는 데 있다. 예비 면접은 인사 담당자가 하지만, 최종 면접은 조직 관리 계층의 관리자에 의하여 수행하게 된다.

⑥ 신체검사

신체검사는 지원자의 직무 수행에 신체적 결함 사항이 있는지와 직무 수행을 효과적으로 할 수 있는지에 대하여 확인하고 전염병의 예방을 위해서 조직 구성원들을 보호하고 지원자의 건강 기록에 이용하기 위해서 실시하는 선발 과정의 마지막 결정을 위해서 실시한다. 특히 병원 근무자인 경우에는 환자의 질병보호와 건강의 유지를 위해서 신체검사가 중요하다.

상기와 같이 선발 과정의 6가지 단계를 거쳐서 최종 결정을 하고 직무 배치를 하게 된다. 이때에 매우 중요한 사실은 급료의 문제와 관련된 것이다.

(2) 면접(interview)

선발 과정에서 시험을 생략하는 경우는 있어도 면접을 생략하는 경우는 없다. 면접이란 지원자에 대한 다양한 정보를 심사하고 확인하는 과정이다.

조직의 규모와 크기에 따라서 상이하지만 조직의 규모가 큰 경우에는 지원자의 서류 접수 시에 하는 예비 면접과 인사 담당자들이 시행하는 인사부의 면접이 있고, 최종적으로 관리자에 의해서 시행하는 최종 면접이 있다. 지원자의 직무 수행을 예측할 수 있는 가장 효과적인 면접은 주의 깊게 계획되어야 하고 대개는 같은 질문을 함으로써 평가하려고 한다.

그러나 대개의 면접은 표준화가 되어 있지 않고 면접자의 개성의 차이나 직무영역에 따라서 상이한 질문을 하게 된다.

① 관리자의 선발 시 면접의 핵심사항(종합적 사고를 가진 관리자의 선발)

조직의 성공과 실패는 조직의 리더를 보필하는 조직 관리 계층의 모든 단위부서의 관리자의 지원에 의해서 좌우되기 때문에 특별히 조직의 단위 부서의 관리자의 선발 시에는 면접 시에 다음 사항을 필히 유념하여 선발해야 한다. John D. Drake의 interviewing for manager에 기술한 내용을 보면 분석 기술, 안정성, 자신감, 침착함, 지속성, 정량적 기술, 성숙도, 적극성, 기술적 노하우, 직무의 관심, 계획능력, 직무경험의 관련성, 추진력, 사회적 지각, 야망, 목표와 목적, 협동심, 활동력, 교육 배경, 의사소통 능력 등을 참고하여야 한다고 말하였다.

관리자의 선발이 다른 구성원의 선발과 크게 다르다는 것은 이미 설명하였으나 관리자는 다양한 기술과 능력을 갖출 것을 요구받기 때문에 관리자의 선발은 지원자의 현재의 능력과 잠재능력이 얼마나 정확하게 평가할 수 있느냐에 달려 있다.

그래서 경험이 풍부한 관리자를 선발하느냐 경험은 없어도 교육 배경이 훌륭하고 개인적 특성이 유능하여 앞으로 능력과 역량을 발휘할 수 있는 잠재적 능력이 있는 관리자를 선발하느냐에 달려 있다. 그러나 과거의 경험이 풍부한 관리자라고 하여도 교육의 배경이나 개인의 특성에 한계성이 있거나, 급변하는 현대 사회 속에서 경험만 가지고 적극적으로 대처해 나가고 그 구성원들을 지도해 가는 데 한계성이 있고, 오히려 옛날의 낙후된 시절의 관리능력에만 의존한다면 이미 그 관리자의 잠재능력의 한계성 때문에 시대적 요구나 조직의 요구에 대응하는 데 문제가 될 수 있다. 사람은 과거의 경험에 의해서 축적된 총합계가 그 사람의 잠재능력이나, 잘못된 잠재능력이 있다면 그것을 시정하는 데는 많은 시간과 노력이 요구될 것이다. 반면에 경험이 없는 관리자를 선발하여 경험이 있는 관리자로 양성하는 데는 많은 시간과 노력이 필요하다. 즉 상황 변화의 적응에 미흡하다.

② 관리자의 면접 기술(interviewing for managers)

관리자의 면접 기술의 기본 요인은 지식 기술과 재능, 동기부여 특성, 개인의 능력, 지식과 경험으로 심리학자들은 분석한다. 대개 사람의 특성은 4가지의 기본 요인들로 구성되어 있기 때문이다(**그림 4-6**).

가. 지식 기술과 재능(intellectual skills and aptitudes)

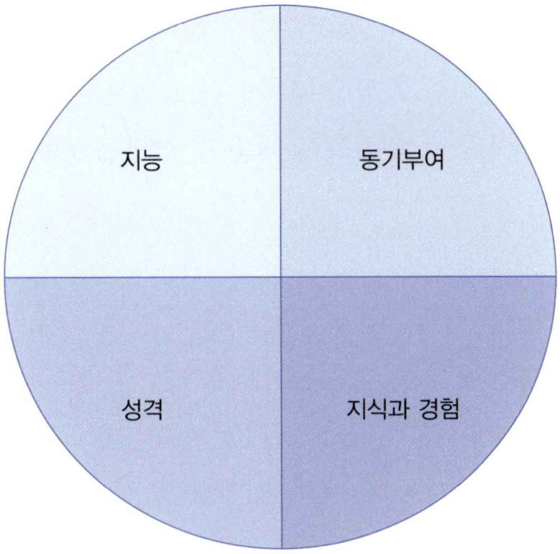

그림 4-6. 개인 특성의 기본 요소

지식 기술과 지능은 교육 배경과 학습에 의해서 축적된 능력에 관련된 것이다. 만약, 지식 기술과 재능을 알려면 다음과 같은 숫자와 글자를 배열하고 다음 숫자와 글자를 연결해 보라고 한다든지 해야 한다. 지적 요인은 지원자의 지적 능력과 지능으로 구성되어 있는데, 문제 해결 능력과 개인의 소유한 지적 능력을 어떻게 잘 응용하고 있는가의 문제이다.

예) 다음을 연결하시오.

㉠ 2 4 6 8 10(　)

㉡ b x c x e f x (　)

㉢ 3 7 23 95 (　)

㉣ a b c c b e a (　)

나. 동기 부여 요인(motivation factor)

동기 부여 요인은 일을 하는 데 있어서의 만족이나 일을 즐겁게 하려는 학습에 의해서 평가될 수 있다. 지원자의 동기 부여에 대한 학습은 지원자의 관심(취미), 포부나 열망, 활동력을 알아내기 위한 것이다. 면담의 예는 다음과 같다.

면담 예)

면담자 : 학교 시절에 가장 좋아하는 학과목은 무엇입니까?

지원자 : 그래요, 제가 생각해 보면, 나는 수학과 과학이 재미있었어요.

면담자 : 수학과 과학이 가장 재미있었다는 것에 대하여 자세히 이야기하여 주세요.

지원자 : 내가 그것들에 대하여 좋아하는 한 가지 이유는 항상 정확한 하나의 해답을 얻을 수 있기 때문입

니다. 사회학이나 역사학은 각자 개인의 생각에 따라서 해답이 다르지만 수학이나 과학은 특히 하나의 해답을 얻을 수 있습니다.

위의 예문에서와 같이 지원자의 수학이나 과학을 좋아하는 그의 선호도에 대한 설명을 통해서 면담자는 지원자들에게 적절하게 동기 부여의 환경조성에 대하여 배울 수 있었을 것이다. 즉, 매우 정확하고 책임감이 강함을 느꼈을 것이다.

다. 성격 요인(personality factor)

성격 요인은 개인의 행위 자질, 개인의 특성, 기질 등에 대하여 파악하고 면접자의 견해에서 지원자가 개인들과 접촉하고 작업 환경 내에서 어떻게 상호 작용하느냐를 파악하는 요인이다. 즉 지원자의 신뢰성, 투쟁적, 사교적, 수동적인가, 능동적인가, 거만함, 개방성, 폐쇄성, 이탈성, 잔인성, 격렬함, 설득력, 독립성과 관련된 것을 파악하는 것이다.

라. 지식과 경험 요인(Knowledge and experience factor)

지식과 경험 요인은 지원자의 제출된 지원서의 교육배경과 과거의 경험에 대한 자료를 근거로 하여 직무 경험이나 훈련 등을 파악하는 데 있다.

③ 면접 시 획득한 정보가 부정확한 이유

가. 면접자는 경험이 축적되어 있지만, 피면접자는 경험이 부족하고 심리적으로 긴장 상태에 있기 때문에 자신의 이미지 표현이나 자기의 특성과 다르게 행동할 수 있다.

나. 지원자에게 호감을 갖게 하려는 의도적 상황에서는 자질이 부족하더라도 조직의 분위기에 적합한 지원자가 될 수 있도록 피면접자가 거짓 행위를 할 수 있다.

다. 면접 기술의 미숙으로 적절하지 못한 질문을 할 수 있다. 즉 자신에 대하여 말해보라는 질문이나 자신의 최대 약점은 무엇이냐? 라는 질문 등이다. 그래서 면접자는 적절한 면접기술을 가진 사람들에 의해서 실시한 면접과 상이한 선발 기법 등을 조화시켜서 이용하는 것이 좋다.

(3) 오리엔테이션(orientation)

오리엔테이션은 새 직원들이 새로운 조직 환경의 변화에 대한 적응력을 길러주기 위하여 그들의 불안감을 제거해주고 그들에게 동기부여하기 위해서 비전과 격려를 해주는 것으로 교육 목적은 그들을 대상으로 조직의 생활환경에 익숙하게 하고 경영자의 운영 철학, 조직의 역사, 관리 방침, 조직 체계, 조직의 비전과 희망 등을 소개하여 조직의 일원으로써 긍지를 심어주고 업무의 전반에 대한 지식과 기능을 가르치고, 지식인으로써 태도를 습득케 하는 것이다.

3) 직원 선발 시 일반적인 요인

(1) 직무기술서 준비 및 재검토

인사 담당 부서는 당신이 무엇을 원하는지 모르면 올바른 지원자를 찾을 수 없다. 특히 자격이 있는 지원자가 부족할 경우, 책임감이 가장 중요한 인적자원관리부에 말하라. 당신은 또한 교육과 경력 요건을 제시하여야 한다. 만약 기준이 너무 낮을 경우, 제한된 능력을 지닌 사람을 고용할 것이다. 만약 기준이 너무 높을 경우, 훌륭한 지원자는 배제될 것입니다.

(2) 지원자 모집

항상 진단검사의학과의 직무개시를 게시하라. 다른 분야나 이동에서 몇 사람들은 관심을 가질 것이며, 검사실 직원들은 종종 지위를 찾는 지지자들을 알고 있다. 당신은 또한 이미 인사부서나 검사실에 기록 보관되어 있는 지원서를 검토할 것이다. 지역신문이나 전문학회, 인터넷에 개시하고 광고하라. 결국 당신은 비록 우리가 그런 활동들이 성과가 없을지라도 직업소개소를 이용할 수 있을 것이다.

(3) 일차 심사

당신이 지원서를 분류할 때, 각각 지원자들의 교육과 경력, 이전 직업의 숙련도, 그들과의 고용 기간, 희망 연봉, 직무목적에 주의하라. 이 심사는 지원서 파일을 관리할 수 있는 수로 줄여야 한다.

(4) 인터뷰 준비

누군가 그것을 결정해야 할 것이다. 인사담당부서, 검사실 관리자, 책임 병리사, 혹은 감독자. 당신은 후보자를 개인적으로 또는 단체로 면담할 것인가? 개인적인 경우, 당신은 어떤 순서를 따를 것인가? 당신은 또한 지원자와 면접관의 편의를 고려해야 한다. 이것은 후보자가 먼 거리를 여행해야 한다면 특히 중요하다.

(5) 후보자 인터뷰

이것은 다음 장에서 우리들의 완전한 주의를 끌 것이다.

(6) 추가 정보 획득

이전 고용주에게 전화로 물어볼 자신의 질문 목록을 준비하라. 인사 담당 부서보다는 후보자의 직속 관리자에게 질의하도록 노력하라. 감독자는 직원이 사람들에 관해 자유롭게 말한다면 질문을 시작하라. 그는 다른 전화로 연락하길 바라거나 사생활을 위해 사무실 문을 닫을지도 모릅니다. 적절한 질문을 포함할 수 있다:

① 그의 고용 기간이 어떻게 됩니까?

② 직원의 주업무는 무엇입니까?

③ 그가 만족스럽게 업무를 완수했습니까? 아니라면, 문제가 무엇입니까?

④ 감독자는 그 직원을 재고용하셨습니까?
⑤ 직원의 결근율은 어떠했습니까?
⑥ 그는 부하직원, 동료, 감독자들과 어떻게 지냈습니까?
⑦ 그의 장점은 무엇입니까? 단점은? 개선이 필요한 것은 무엇입니까?
⑧ 당신은 어떤 임무를 수행하기 위해 후보자를 채용할 계획이라면 감독자는 후보자가 이 임무를 만족스럽게 이행할 수 없었다는 어떤 이유가 있는가?
⑨ 직원은 다른 직원을 위해 기꺼이 교대하거나, 초과 근무를 하거나, 야간, 주말, 혹은 휴일 당직을 받아들이려 했는가?

4) 면담자의 정당한 개방형 질문 10가지 사항

(1) 당신의 최근 직업이 어땠는지 말해주세요.
(2) 그 직무의 긍정적인 측면은 무엇이었습니까?
(3) 만약 당신이 당신의 최근 직무를 재설계 했다면, 당신은 무엇을 더 할 것이고 덜 할 것이 무엇입니까?
(4) 당신의 이전 감독자에 대해서 가장 좋았던 부분은 무엇입니까?
(5) 당신의 이전 감독자에 대해서 가장 싫어했던 부분은 무엇입니까?
(6) 어떤 규칙, 규정, 관습이 당신을 짜증나게 했습니까?
(7) 당신은 이 직무에 관한 당신의 장점들이 무엇이라고 생각합니까?
(8) 당신은 어떤 도움이 필요할지도 모르는 곳이 어디라고 생각하십니까?
(9) 당신은 다른 직원들과 함께 가르치거나 작업수행에 대해 당신의 태도를 어떻게 설명하시겠습니까?
(10) 당신은 지금으로부터 5년 뒤에 무엇을 하고 싶습니까?

5) 채용 전 질문의 10가지 금지사항

(1) 나이가 어떻게 되십니까?
(2) 당신의 국적은 무엇입니까? (어디서 태어나셨습니까? 당신의 부모님의 성함이 무엇입니까?)
(3) 결혼했습니까? (당신의 배우자는 무엇을 합니까?)
(4) 아이를 있습니까? (아이의 나이는 어떻게 됩니까? 당신이 일한다면 아이는 누가 돌봅니까?)
(5) 종교가 무엇입니까? (어떤 교회에 참석하십니까? 당신의 목사(신부)는 누굽니까?)
(6) 신체적인 장애를 가지고 있습니까?
(7) 범죄로 체포된 적 있으십니까?

(8) 당신이 속한 조직이 무엇입니까?
(9) 정신 건강상태를 치료받은 적이 있습니까?
(10) 당신의 키, 몸무게, 눈 색깔이 무엇입니까?

6) 신입직원 적응계획

(1) 신입직원 적응프로그램(Orientation Program)– 무엇을 하지 않아야 하나

▣ 하지 말 것(Don't....)

① 직원이 그 직무를 알며 필요한 지식과 기술을 가지고 있다고 가정한다면, 그가 채용 전 인터뷰에서 할 수 있다고 말한 것을 수행할 수 있다. 그가 직무상의 적응프로그램을 통해 규칙과 규정을 모두 기억한다고 추정하지 마라.
② 즉시 너무 많이 직원에게 부과하는 것
③ 직원을 그 직무나 다른 일들에 방치하는 것.
④ 몰아붙이는 것. 너무 빨리 숙달하도록 밀어붙이지 말 것. 신규직원은 예민하고, 실수를 하며, 문제를 저지를 것이다. 직원을 홀로 야간에 까지 일하도록 계획하지 마라.
⑤ 누구든 당신을 위해 지도를 하도록 대신하게 하라. 당신이 권한위임을 해야 한다면, 인계받는 사람이 기대하는 것이 무엇인가를 안다는 확신이 있어야 한다. 직원을 개발하기 위한 이런 천재일우의 기회(one golden opportunity)를 놓치지 말고, 시작부터 좋은 관계성을 구축하라.
⑥ 의사소통을 멈춰라. 교육은 반복적으로 되풀이해야 한다. 그의 문제들을 듣고 찾아내라. 피드백 하라. "무엇이 문제인가?"라고 말하지 마라.

(2) 신입직원 적응프로그램(Orientation Program)– 무엇을 해야 하나

▣ 해야 할 것(Do)

① 두려운 단계는 줄여라.
② 매일 준비하게 하라.
③ 당신은 그 사람에게 얼마간 생각하는 시간을 주어 나타나는 그의 이름과 개인 명세를 알게 하라.
④ 긴장감을 풀게 하라(신경과민은 전파한다).
⑤ 모든 것을 한꺼번에 하지 말고, 순차저으로 장비, 과업, 설비를 직원에게 소개하라.
⑥ 규칙과 규정을 반복하라. 직원이 모든 일들을 기억할 것을 기대하지 마라.
⑦ 조직도와 그가 어디에 소속되어 있는지 직원에게 보여주라.
⑧ 직무를 설명하라.
⑨ 신규직원에게 무슨 일이든 하도록 일을 주라. 그를 비 활동성으로 느끼도록 만들지 마라.
⑩ 그에게 기대하는 것이 무엇인지 알게 할 때, 그는 개발의 어떤 핵심을 찾을 것이다.
⑪ 빈번한 접촉을 유지하라. 진행을 점검하라. 우선 비판에 편안하게 하라. 신규직원은 극도로 민감하다.
⑫ 효율적인 질문을 하라.
⑬ 확신과 인정을 하라.
⑭ 후하게 칭찬하고, 긍정적인 칭찬의 말을 하라. 그는 무슨 일이든지 바로 하려고 할 것이다.

(3) 신입직원 적응프로그램(Orientation Program) 설문지

우리는 그것을 강화하는 우리의 적응 프로그램에 대해 당신의 답변을 듣고 싶다.

설문지 항목	예	아니오	?
우라 검사실에 대한 당신의 첫인상은 좋았다.			
당신의 새로운 동료직원의 첫인상은 좋았다.			
당신은 표준지침을 포함하여 당신의 직무기술서를 읽었다.			
당신은 권한의 범위와 한계에 대한 기술서에 만족하고 있다.			
당신은 당신의 감독자(supervisors)가 있다는 것을 알고 있다.			
당신은 당신의 직무를 열거할 수 있다.			
당신은 당신의 각각 직무들에 대해 기대했던 표준들을 진술할 수 있다.			
당신은 다음의 매뉴얼들을 읽었다.			
병원정책			
검사실정책			
안전			
정도관리			
자신의 일을 알게 한다.			
급여(salary)			
부가급부(휴가, 보험, 연금 등, fringe benefit)			
업무스케쥴			
주차환경(parking situation)			
휴식 및 점심관련 규정			
당신은 검사실의 개략적인 도형을 그릴 수 있다.			
당신은 당신의 부서에서 주요 장비 목록을 표시할 수 있다.			
당신은 검사실 조직도를 그릴 수 있다. 그려낸다.			
당신은 검사실 의사전달의 도구 사용에 익숙하다(인터콤, 전화, 게시판, 회람 체계).			
당신은 검사실 주간회의 스케쥴을 나타낼 수 있고, 당신이 참석해야 되는 한 사람이라는 것을 알고 있다.			
당신은 당신부서의 기능적 활동을 설명하는 흐름도를 준비할 수 있다.			
당신은 대부분의 동료 직원들과 감독자를 만나고 있다.			
당신은 부서 내 직원들의 이름을 알고 있다.			
당신은 검사실의 많은 위험구역을 찾아낼 수 있다.(화재, 전기, 생물학적)			
음식, 음료수, 흡연, 머리길이, 복장, 그리고 소방훈련 관련 안전정책을 설명할 수 있다.			
당신은 소화기, 아이 워셔, 샤워기, 소화 담요를 포함한 안전도구를 찾아낼 수 있다.			
당신은 오버타임, 시간외 근무, 휴일 그리고 휴가계획 관련 우리의 정책을 이해한다.			
당신은 우리가 신청한 외부정도 관리프로그램을 알고 있다.			

당신은 부서 내 정도관리 측정의 역할과 다른 부서에서 수행하는 것들을 이해한다.

당신은 입원 및 외래환자 검사요청수행 방법을 알고 있다.

당신은 검사보고 범위를 이해한다.

당신은 적어도 다음 중의 한 사람과 인터뷰했는가?:

- 직속 감독자
- 정도관리 담당자
- 스케쥴 관리자
- 안전 관리자
- 진단검사의학과장

당신은 충분히 질문하는 기회를 가졌다.

지속적인 교육기회는 어느 곳에서나 이야기가 가능하다.

당신은 추가적인 훈련 또는 경험을 위한 어떤 요구를 당신의 감독자에 표현하고 있다.

당신의 다가오는 차기적응 훈련단계는 설명할 수 있다.:

- 배우게 되는 과정 목록
- 누군가 각 훈련단계에 대해 책임질 수 있다.
- 일정표

논평

7) 면담을 위해 준비해야 할 사항들

(1) 당신이 무엇을 이루길 원하는지 정확히 알도록 확신을 가져라. 당신 스스로 물어라. "이 행동이 생산성, 서비스 질, 비용, 다른 사람, 혹은 나에게 어떤 영향을 끼치는가?" ; "다른 사람이라면 어떻게 했을까?"

(2) 위반된 적이 있는 정책이나 규칙의 내용이나 맥락에 대해 확실히 알아라. 당신 스스로 문서들을 문맥대로(차근히) 공부하라.

(3) 지지하는 사실들을 모아라. 직원의 직무명세서와 마지막 직무수행도 평가를 재검토하라. 똑같은 문제와 관련이 있는 이전 기록이 있는 자신의 인사과 파일을 점검하라. 다른 사람들로부터 객관적인 평가를 받아라. 유형을 찾아라. 예를 들어, 개별적으로 잦은 결석자인 경우, 그들이 혐오하는 프로젝트를 할 일정을 짜는 날을 피할 것이다.

(4) 직원의 관점으로 행동이 인식된 유용성과 위험 비율을 탐구하라. 그곳에 긍정적이거나 부정적인 강화 인자들이 있는가? 예를 들어, 직원이 실행할 때 더 많은 주의를 기울이고 잘 일하고 있을 때 무시하고 있는가?

(5) 만약 당신이 이 문제들에 대한 경험이 없을 때, 인사과 담당직원과 상담하라. 문제가 심각한 경우, 당신의 상사와 논의하라.

(6) 미래에 대한 당신의 예상들에 관한 명확한 진술서를 작성하고, 개선을 위해 현실적인 기한을 지정하라.
(7) 미루지 마라. 당신이 주저할 때 일어날 손해들을 생각하라.
(8) 아침 일찍 회의 일정을 잡고 당신이 오직 실행을 통해서만 직원들을 향해 악의를 품지 않았다는 것을 당신의 상호작용에 의해 사람들에게 보여주는 것으로 하루의 휴식시간을 가질 수 있다. 웃으며 그 문제에 대해 논의한 적이 없었던 것처럼 대화하라.
(9) 방해받지 않을 곳을 선택하라. 당신이 준비할 수 있는 방해받지 않는 회의실을 찾아라. 당신의 사무실은 좋은 선택이 되지는 않을 수도 있다.
(10) 다가오는 회의의 이러한 전망들을 마음속으로 예행 연습하라.

당신의 정확한 첫 발언, 직원의 자긍심을 북돋아주기 위해 쓸 표현들, 당신이 찾길 바라는 해결책, 당신이 항변, 방어, 분노, 눈물, 협박에 어떻게 반응할 것인지.

8) 생산적 면담의 8가지 지침

(1) 웃는 얼굴로 사람을 반겨라.

요점을 말하지만 위협적인 말로 시작하지 마라. 첫 번째 목적은 직원이 일탈적인 행위를 아는지, 특히 정책이나 규칙이 위반되었는지에 대해 아는지를 알아내는 것임을 기억하라. 그러므로 잠정적이어야 한다.

만약 난폭적인 행위의 타당성에 대한 몇 가지 질문이 있을 경우 더욱더 중요하다. 여기 두 가지 지루한 머리말이 있다. : "날 괴롭히는 일들이 있어. 난 너와 함께 논의하고 싶어."; "나에게 문제가 생겼고 너의 도움이 필요해."

(2) 좋은 일을 하기를 원하는 사람이라는 것을 나타내어라.–

그렇게 말하라. 특히 개인적인 판단을 피하는 용어로 상황을 설명하라. 당신의 감정을 표현하는 데에 주저하지 말라. 그 사람을 오도록 한 것에 사과하지 마라. 당신은 당신이 "내가 이것을 드러내는 것을 싫어하지만.." 이라는 말로 시작할 때 당신의 입장은 약해진다.

(3) 행위가 당신의 부서, 다른 사람, 혹은 당신에게 어떤 영향을 끼치는지 설명하라.

당신에 관한 사람들 행위의 영향을 설명하는 것은 당신 직원들의 대부분은 당신이 그들을 싫어하기를 원하지 않고 문제를 일으키길 원하지 않기 때문에 효과적이다. 강조하라. 직원의 직무가 쉽지 않다는 것을 인정하라. 사람보다는 행동에 더 집중하라. "나" 단어를 사용하고 행동에 관한 설명에 따르도록 하라.

예를 들어, "김선생, 난 점점 늘어나는 지각 패턴을 알았어. 늦은 시간이 10분에서 30분까지 달랐고, 저번 달에는 일주일에 2~3회를 지각했어." 이 말은 "김선생, 넌 너의 지각에 대해 무엇을 할 필요가 있어." 보다 낫다.

"항상" 또는 "절대" 와 같은 절대적인 단어들을 사용하지 마라. 이 단어들은 거의 항상 부정확하며 반박을 초래한다. (예를 들어, "당신은 절대 정각에 오지 않아." 는 "난 종종 정각에 와." 라고 대응한다.) 직원이 당신의 일의 진실성을 도전하지 않는다면 정책 지침의 인용구문들을 피하라. 안내서로 피난하는 것은 당신을 약하게 보이게 할 수 있다.

같은 이유로, "관리자가 기대한 바로는..."라는 말은 하지 말고; "내가 기대한 바로는..."라는 말을 하라. 빈정거림, 농담, 사람을 바보로 만드는 말은 피하라. 이것은 분노를 이끌어내며 쓸모없는 목적을 제공한다. 가능하면 칭찬을 하라.

(4) 직원에게 대답할 시간을 주어라. 직원이 흥미를 잃을 때까지 있게 하라.

비록 직원이 거짓말을 말하거나 반론을 하더라도 방해하지 마라. 방어적이게 되거나 당신의 냉정함을 잃지 마라. 당신의 최상의 경청 기술들을 사용하라.

무엇이 다른 말로 바꾸어 표현되거나 요약되었는지 당신이 이해했다는 것을 증명하라. 직원이 만든 요점을 메모하라. 당신은 나중에 이것들을 알아볼 필요가 있을 것이다.

(5) 직원에게 문제가 있다는 것을 인정하게 하고 직원이 그 문제의 일부라는 것을 인정하게 하라.

직원이 생각할 때 이 지속적인 행동의 영향들이 있을 것이라고 생각하는지 직원에게 물어봐라. 이것은 직원에게 가능한 결과에 주목하도록 강요할 것이다. 직원이 준 원인과 변명들을 요약하라. "당신은 주차실태가 좋지 않다고 말하고 있다. 나는 그것에 인정할 수 있다. 그러나...", "당신은 몇 가지 관심이 가는 요인들을 불러일으켰다. 그것들에 대해 조사해보자."

(6) 이 문제가 해결되어야 하고, 이것을 해결하는 데에는 직원에게 달려있다고, 당신의 도움이 필요하다고 말하라. 만약 당신이 직원의 첫 제안을 수용할 수 없다면, 직원이 당신이 감수할 수 있는 해답을 찾아낼 때까지 대안에 대해 물어라.

"내가 당신이라면.." 혹은 "여기 당신이 해야 할 일이 있어."와 같은 직접적인 발언들을 피하라. 직원이 할 수 있는 한 많은 해결책을 찾아내도록 촉구하라. 각각 해결책들의 장·단점에 대해 논의하라. 논의가 지연되면, 주도적인 질문을 해 직원에게 추가적인 대안을 물어라. 절대적인 필요성이 없다면 당신의 해결책을 시행하지 마라. 직원에게 해결책을 찾아낸 것에 대해 칭찬하라.

(7) 무엇에 대해 의견을 같이 했는지 요약하라.

당신의 기대를 명확하고 공감적으로 진술하라. 직원의 위임을 주장하고 해결책이 효과적이기 위한 기한을 정하라. 만약 적절하다면 도움을 제공하라.

예를 들어, "박선생, 우리는 전화상으로 더욱더 공손해야 하는 것에는 당신에게 달려있다고 동의한 적이 있다. 만약 내가 당신의 수용할 수 있는 전화 매너를 덜 관심을 가진다면, 나는 당신이 즉시 전화를 끊는다고 여길 것이다."

(8) 확인과 함께 긍정적인 기록으로 마무리하라.

직원이 협동해준 것에 감사하고, 문제를 해결하도록 직원의 능력에 신뢰를 표현하라. 그것은 종종 후속 조치 날짜를 조정하는 데에 좋은 아이디어이다.

5 교육 훈련과 계발(Educational training and development)

교육 훈련과 계발은 사람의 개인적 자질과 능력이 조직활동이 지속되는 전개 과정에서 항상 요구되어 진다. R. J. House에 의하면 사람의 행동의 변화는 4가지의 단계가 있다고 말하였다.

그림 4-7의 행동의 변화 법칙에서와 같이 개인의 지식의 변화를 시키는 일이 가장 쉽고, 그 다음 순서의 쉬운 것은 개인의 태도의 변화를 시키는 일이다. 태도의 변화에는 비호의적이든 호의적이든 감정이 포함되어 있기 때문에 지식 체계와는 상이하다. 개인의 행동의 변화를 시도하기 위해서는 앞의 2가지 단계의 변화가 이루어진 다음에 일어나는 것이기 때문에 시간도 걸리고 난이도가 어렵다. 그래서 각 구성원들의 행동의 변화를 일으키기 위한 집단과 조직의 성과를 변화시키는 일은 매우 어렵고 시간도 많이 걸린다. 그리고 사람은 기억력의 한계성 때문에 동일한 지식이라도 항상 동일하게 지각하기보다는 상황에 따라서 상이하게 지각하기 때문에 재정보의 투입과 새로운 지식을 투입하기 위하여 재교육 계획이 필연적이다.

더욱이 병원조직은 다양한 기능적 직종이 많기 때문에 타 조직에 비하여 효율적으로 조직을 운영하기 위해서는 교육훈련과 경력개발을 통해서 조직 구성원들의 능력을 최적 상태로 계발시켜서 조직의 유용성을 극대화시킴으로써 달성할 수도 있다. 즉, 인적 자원의 계발은 폭 넓은 지식은 물론이고 주어진 환경에 성공적으로 대처할 수 있게 그들의 능력을 계발하는 것이 필요하다. 그래서 단위 조직의 책임을 맡고 있는 관리자들의 능력 계발을 위한 교육과 훈련은 매우 중요하다.

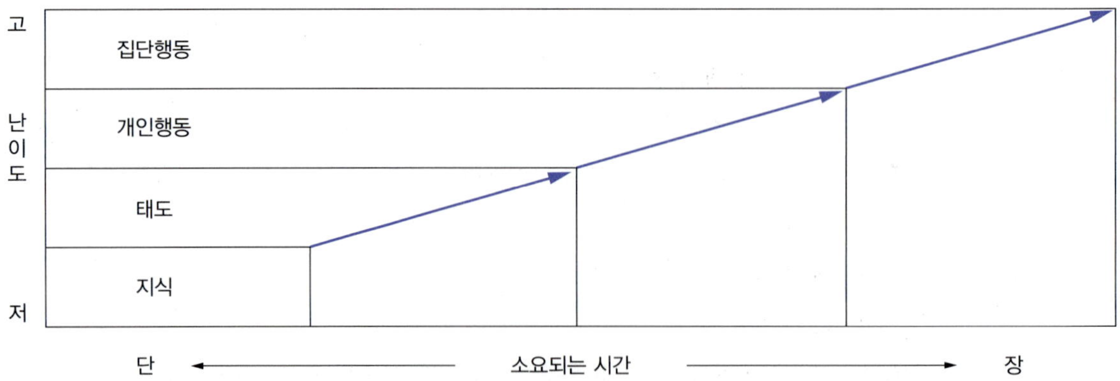

그림 4-7. 행동 변화의 법칙

1) 교육 훈련의 필요성

교육훈련의 필요성은 **그림** 4-7의 개인행동 변화의 법칙에서와 같이 교육에 의한 새로운 지식의 변화가 매우 중요한 요인이라는 것을 알았을 것이다. 대개의 조직들은 시대적으로 인기가 있거나 일반 조직에서 보편적으로 실시한다는 비합리적인 이유에서 교육 훈련 계획을 수립하고 결정하는 경우가 가끔 있다. 각기 조직은 다른 구성원들과 조직 상황이 상이하기 때문에 각기 다른 목표와 문제들을 가지고 있기 때문에 구성원들의 교육 계획에 고려하여 교육 계획을 수립해야 한다. 그리고 조직의 관리 계층에 따라서 교육의 내용이 다르게 구성되어져야 한다. 교육 계획은 기대 효과와 교육비용을 고려해야 하고, 일반적인 관리문제를 해결하기 위해서 도움이 된다고 생각될 때 한해서 수립되어야 한다.

(1) 교육 훈련의 필요 대상

교육 훈련의 필요 대상은 인사고과의 반영과 직무분석의 이용, 그리고 조직의 목표 달성에 대한 조직분석에 참고하거나 조직구성원 전체에 대한 문제 해결을 위해서 실시되어 진다.

① 각 구성원들에게 할당된 성과 기준과 목표를 기준으로 성과를 측정하여 인사고과에 반영한다.

② 직무 분석에 의하여 필요한 지식이나 기술이 없는 경우에 교육 훈련 대상에 포함시킨다.

③ 조직 분석을 통하여 조직의 유효성과 조직목표의 달성정도를 분석하여 차이가 발생 시에 교육 훈련 대상에 포함시킨다.

④ 조직 전체에 대한 조사를 통해서 조직 구성원의 직무 수행상 문제가 발생한 경우에 그 문제의 해결책을 배양하기 위해서 교육 훈련 대상으로 포함시킨다.

⑤ 급변하는 시대적 학문의 요구에 대응하고 그 적응 능력을 배양하기 위하여 장 · 단기 계획의 목표 수립에 지원하기 위하여 교육 훈련 대상에 포함시킨다.

2) 관리자 교육 훈련의 방법

조직의 관리 계층에 있는 관리자의 교육은 현 직위에서 전반적인 과업 성과를 향상시키고, 승진 시에 보다 더 큰 과업을 수행하고 그 책임을 맡을 수 있게 하기 위하여 수행하는 것이다.

오늘날 관리자들의 교육 훈련에 집중적으로 투자하는 것은 업무가 복잡해지고 경쟁이 치열하며, 경험을 통하여 관리 기술을 체득하는 데는 많은 시간이 소요되므로 시대적 요구나 조직 상황의 요구에 능동적으로 대처할 수 없음으로써, 관리능력과 그 신뢰성의 향상을 위해서 널리 채택되고 있다.

초기의 관리자 계발 교육은 개인차를 무시하고 전체적이고 포괄적으로 실시하였으나 관리자의 능력이나 경험, 그리고 개성 등에 차이가 있음이 인식되며 최근에는 개개인에 중점을 두고 실시되고 있다. 즉, 특정 과업의 수행을 위하여 특정 부문에 맞추어 관리자의 계발을 실시한다.

관리자의 문제점을 찾아내고 조직의 요구를 반영하기 위하여 욕구 분석을 하고서 그에 상응하는 적절한 교육 훈련이 이루어지게 된다. 관리자의 계발 교육은 원내 교육과 원외 교육으로 크게 나눈다.

(1) 원내 교육 훈련(on the job training)

원내 교육 훈련(on the job training)은 원외 교육 훈련에 비하여 훈련비가 적게 들고 쉽게 할 수 있기 때문에 관리자 계발을 위해서 많이 이루어진다. 그 핵심 교육은 현장 지도, 직무순회법, 직무 훈련, 특별 임무 부여 등이 있다.

① 현장 지도

현장 지도는 직속 상급 관리자에 의해서 실시되는 방법으로 관리자 계발을 위한 효과적 방법이다. 이 방법은 관리자가 현장 지도 능력이 없거나 자발적으로 실행하지 않으려는 문제가 있다. 이 방법의 효과를 위해서는 문제 발생 시에만 그 해결을 지원해 주고 어떤 틀에 맞춰서 강요하면 긴장감이 조성되어 좋지 않다.

② 직무 순회(순환근무)

직무 순회 방법은 일정한 계획 하에 직무를 교대시킴으로써 다양하고 포괄적인 분야의 경험과 지식을 쌓게 하여 조직 운영의 포괄적 측면에서 익숙하게 하는 것이다.

③ 직무 훈련

직무 훈련은 관리자의 참모로 임명되어 참모 활동을 하면서 관리자로써 자질을 키워 나가게 하는 방법이다. 즉 조직관리계층의 다양한 관리자들과 접촉하게 되고, 그들로부터 배우게 하는 것이다.

④ 특별 임무의 부여

특별 임무의 부여는 관리자 계발을 목적으로 직접 중요한 과업을 수행하도록 하여 경험과 능력을 향상시키고자 하는 방법이다. 즉 조직의 운영 방법과 인간관계 기술을 향상시킬 수 있는 방법에 대한 감각을 얻게 될 수 있다. 단기 project의 임무를 부여하거나 위원회나 소위원회 의장직을 맡기거나 특별한 임무를 책임지도록 하는 방법이다.

(2) 원외 교육 훈련(off the job training)

원외 교육 훈련은 교육 훈련의 효과를 향상시키기 위하여 직무 수행 현장에서의 긴장감을 덜어 주고 교육 훈련에만 전념할 수 있도록 하기 위하여 이용한다. 즉 타 부서나 타 조직의 사람들과 접촉하여 새로운 아이디어나 지식, 그리고 경험을 얻게 하여 직무 수행에 유효하도록 하는 데 있다.

원외 교육 훈련은 대학이나 연구 기관, 그리고 전문 교육 기관을 비롯하여 전문 학회나 전문 협회에 의뢰하여 교육 훈련을 받도록 하며 전문가를 초청하여 강연회나 강습회, 또는 workshop을 통해서 실시한다. 교육 훈련

방법은 강의, conference, 현장 실습, 사례 연구, 연기 역할법, 감수성 훈련 등이 이용된다.

3) 효과적인 관리자 개발 계획의 조건

효과적인 관리자의 개발 교육을 위해서는 최고 경영자(관리자)의 적극적인 관심과 지원이 필요하며 다음 조건을 참고해야 한다.

(1) 직계 관리자의 책임

교육 훈련의 담당 참모부서는 교육 훈련의 개발과 그 실행에 주된 역할을 하지만 조직의 인적 자원의 개발정책은 직계 관리자에게 있다.

(2) 욕구 분석의 고려

교육 훈련을 담당하는 관리자는 충분한 자질을 가지고 있어야 한다. 구성원들의 교육 개발 담당 관리자는 개발 기술의 습득을 위해서 스스로 노력하고 실행해 보아야 한다.

(3) 욕구 분석의 고려

구성원 각 개인들에게 적절한 교육 계획을 세우기 위해서는 그들의 욕구 분석이 선행되어야 한다.

(4) 잠재 능력이 우수한 사람의 선택

교육 훈련이 선발의 중요성을 대신하지 못하기 때문에 관리자들은 근본적으로 잠재 능력이 우수한 사람을 선발해야 한다. 즉, 교육 훈련을 통해서 잠재능력을 향상시키는 데는 시간과 경비의 지출이 따른다.

(5) 현장 교육의 강화

강의실 교육은 그 한계성이 있으므로 현장 교육을 강화시키는 것이 효과적이다.

(6) 피교육자의 개성을 참조

교육 훈련을 통하여 개인의 개성을 변화시키려고 한다면 비생산적이므로 피교육자의 개성을 고려해야 한다.

6 인사고과(Merit rating)

근무 평정이나 인사 고과는 관리자가 수행하는 업무 중 가장 어려운 일이다. 정확하게 성과를 판단하기도 어렵고 평가 결과를 구성원들에게 알려준다는 것이 부담이 된다. 인사고과는 직무 연구의 제결과를 기초로 하여 조직 내의 특정 직무를 수행하는 구성원들의 가치를 객관적으로 평가하는 것이다. 직무 평가는 직무에 대한 평가이나, 인사고과는 조직의 구성원들에 대한 평가이다. 인사고과는 구성원들이 조직의 직무 수행을 잘 수행하고 있는가에 대한 정보를 피드백시키는 지속적인 과정으로 공식적이거나 비공식적으로 이루어진다. 공식적인 인사고과는 일정 기간을 설정해 두고서 정기적으로 실행되지만, 비공식적인 인사고과는 과업 수행 상태를 수시로 점검하는 형태로 수행된다.

인사고과의 목적은 조직 구성원들에 대한 상대적 가치를 판단하여 우열과 순위를 결정하고 승진과 보상 등에 반영하기 위한 목적과 직원들의 장기적인 적성과 능력을 관찰하여 교육 훈련 등의 제도와 구성원들의 능력을 개발하여 능률을 높이고, 사기를 향상시키기 위해서 실시한다.

인사고과의 목적은 승진, 승급, 징계, 포상 등의 상벌의 기준 결정에 이용하거나, 조직 구성원들과 직무를 적절하게 연결시키기 위하여 실시하며, 구성원들의 강점과 약점을 발견하여 인력 개발에 이용하고, 구성원들의 조직에 기여도를 알기 위해서 실시되고 있다.

1) 인사고과 방법

인사고과의 측정 방법은 상급자에 의해서 평가하는 방법과 하급자에 의해서 평가하는 방법이 있는데, 전자보다도 후자는 널리 이용되지 않고 특이한 상황에서만 사용된다. 전자의 평가 방법은 은 하나 또는 그 이상의 상급자 집단이 평가하는 방법이다. 인사고과 방법은 다양하나 조직의 유형이나 조직의 상황, 사용 목적, 고과 대상자의 과업의 종류에 따라서 적당한 평가 방법을 선택하고 사용해야 하나, 평가자와 피평가자 간에 상호 타당성이 인정되고 쉽게 이해할 수 있는 평정 척도법(rating scales methods), 서열법(ranking method), 대조 리스트법(checklist method) 등을 사용한다.

(1) 인사고과 방법의 유형

① 평정 척도법(rating scales method)

평정 척도법은 전통적인 인사고과 방법 중에서 가장 널리 이용하는 방법으로 구성원들의 자질과 직무 수행상 달성한 성과 정도에 의해서 평가 요소마다 주어진 측정 척도에 따라서 평가자가 점검하는 방법이다.

② 서열법(ranking method)

서열법은 사용방법이 용이하지만, 평가 대상자가 많을 경우에 평가자체의 어려움에 있어서 단위 그룹들을 세분화하여 평가한 후에 다시 종합해야 하는 평가 과정상에 어려움이 있으나, 직무의 양과 질, 지식과 기술, 협조성, 적극성, 신뢰성을 평가하고, 그룹의 순위를 평가하고, 종합순위를 평가하는 것이다. 즉, 조직 구성원들의 능력과 성과에 대하여 평가한 순위를 매기는 것이다.

③ 대조 리스트법(checklist method)

대조 리스트법은 정해진 평가 특성이나 설정된 과업 성과에 대하여 질문을 통하여 작성된 평가 세부 일람표에 근거하여 가부를 표시하고 피평가자를 평가하는 방법을 말한다.

인사고과의 평가 방법은 조직의 유형과 조직의 특성, 인사고과의 목적, 그리고 과업의 종류에 따라서 상이한 방법이 채택될 수 있으나, 상기 방법 이외에 종합평가센터, 목표 관리, 자기신고법, 강제 할당법 등이 사용될 수 있다.

2) 인사고과 시의 문제점

인사고과의 근본 목적은 구성원들의 조직에 대한 기여도나 장래 구성원들의 과업 성과가 개선되도록 유도하는 과정이지만 현실에 적용 시에 결과의 문제점은 조금씩 가지고 있다. 해마다 한두 번 실시하는 직무 성과에 있어서 비판을 받은 사람은 방어적이고 불유쾌함 때문에 그 이후의 과업 성과가 낮아질 수 있고, 통제 위주의 인사고과 방법은 조직목표의 달성에 어려움이 있음을 알 수 있다. 이러한 경우에는 관리자와 각 구성원들이 함께 목표를 설정하고 목표 달성 과정을 함께 평가하는 목표에 의한 관리(management by objective : MBO) 방법들을 도입하면 직무에 대한 성과를 높일 수 있을 것이다. 인사고과는 일시적인 것보다는 지속적으로 실시하여 피드백을 통한 상호작용이 연속되도록 해야 효과적이다.

인사고과 시에 평가자의 오류가 발생할 수 있는데, 그 영향을 미칠 수 있는 요인들은 평가 기준에 대한 평가자의 인식의 차이와 평가자의 편견이 있을 수 있으며 평정자의 유형차이가 있고, 현혹 효과와 중심화 및 관대화 경향이 있다. 그 세부적인 요인들은 다음과 같다.

(1) 평가 기준에 대한 인식 차이

우수, 보통, 불량 등에 대한 기준의 차이와 평가 척도에 따른 용어에 대한 평가자의 이해와 지각이 상이하여 인사고과 상에서 오류를 범할 수 있다. 그래서 성과는 낮지만 의욕이 높은 직원에게 높은 성과를 달성했으나 의욕이 낮게 인식된 직원보다 높은 등급을 줄 수가 있으므로 평가요소와 척도에 대한 정확한 설명을 해 주어야 통일되고, 공정한 기준에 근거하여 정확하게 평가할 수 있다.

(2) 평정자의 편견

평정자가 성, 종속, 지역, 나이, 용모, 복장, 정치적 견해 등에 따라 개인적 특성에 의해서 편견을 가지고 평가하여 고과의 성적을 좋게 또는 나쁘게 평가할 수 있다. 이 경우에는 평정자의 평정 결과에 대하여 보고나 설명을 요구함으로써 오류를 예방할 수 있다.

(3) 평정자의 유형 차이

평가 유형에 따라서 평균 점수에 차이가 발생되는 경우로써 어떤 평정자는 매우 까다롭게 평가하고 점수를 낮게 주고, 어떤 사람은 관대하게 평가하여 점수를 높게 주는 경향에 따라서 오류가 발생될 수 있다. 이러한 경우에는 평가 항목에 따라서 정확한 정의를 정해주어야 오류를 예방할 수 있을 것이다.

(4) 현혹 효과(halo effect)

현혹 효과(halo effect)는 한 가지의 고과요소가 다른 고과요소에 영향을 주거나 피고과자의 인상이 인사고과에 영향을 주는 경향이다. 피고과자의 단점이나 장점 때문에 평가 점수를 낮게 주거나 높게 주는 경우이다. 이 경우에는 인사고과의 객관성이나 타당성을 저해하는 요인이므로 이의 예방을 고과자의 교육 훈련이나 고과 방법의 개선을 통해서 시정해 나가야 한다.

(5) 중심화 및 관대화 경향

평가자가 평가함에 있어서 평균 이상이나 평균 이하로 지나치는 데 발생하는 오류이다. 어떤 평가자는 평균치에 집중화하여 평가한다면 중심화이고, 어떤 평가자는 평균치 이상에 집중하는 경향을 관대화 경향이라고 할 수 있다. 평정 척도법에서 많이 나타나는 경향이 있으므로 이 경우에는 정규분포를 기준으로 하여 강제 할당법이나 상대 평가법을 사용하면 예방할 수 있다.

7 인사이동 및 이직

승진이란 구성원들의 능력에 따라서 등급이 높은 직무에 배치되는 것이 승진(promotion)이고 구성원들의 수평적 직위 이동을 전직(transfer)이라고 한다. 그 구체적인 내용은 다음과 같다.

1) 승진(Promotion)

승진이란 구성원들의 능력이 향상되어 높은 등급의 직무에 배치되는 것이다. 사람들은 승진을 통해서 권한과 보상이 주어지고, 급료의 인상이 주어지고, 보다 조직에 공헌할 수 있는 지위에 놓이게 된다. 승진을 통하여 욕구 충족이 이루어지고 동기 부여가 될 수 있다면 업무 능률도 향상되고 사기도 향상되는 계기가 될 수 있다.

승진이 공정하고 적절하게 이루어져야 구성원들이 계속해서 창의적인 문제 해결을 위한 노력을 할 수 있다. 먼저 승진 대상자가 승진을 못하게 되면 그 구성원은 좌절감 때문에 사기와 생산성이 떨어지게 된다. 그러나 민주주의 사회는 능력 위주이고 갈등의 원리에 의한 선의의 경쟁 사회이다. 모든 구성원들을 모두 함께 승진시키기 위한 직급이나 급료의 부담이 있기 때문에 한정된 범위 내에서 제한적으로 이루어지고 있는 것이 현실이다. 특히 승진 과정에서 출신 학교, 출신 지역, 성, 나이 같은 이유로 인하여 차별 대우하는 것을 최소화해야 한다. 오늘날 우리나라의 현실은 능력 위주의 승진보다는 배경과 특정 지역, 그리고 특정 출신교에 따라서 차별이 존재하고 있다. 이러한 차별적인 장치나 개선의 노력이 이루어져야 한다.

2) 전직(transfer)

전직은 각 구성원들의 수평적 직위 이동이다. 승진이 수직적인 직위의 이동이지만 전직은 등급의 향상과는 무관한 수평적 지위의 이동을 말한다. 전직도 조직의 규모나 과업에 중요성에 대한 특성이 존재한다면 간접적인 승진으로 본다. 전직의 목적은 다음과 같다.

(1) 전직의 목적

① 조직의 환경 변화에 신속하게 적응하고 그 목표의 효율적인 달성을 위해서 다양한 경험과 지식을 갖춘 인재를 양성하는 데 있다.

② 근로자의 근무 의욕을 향상시키고 조직의 활성화를 위해서 실시한다.

③ 관리 후계자의 육성과 조직의 상호 협력을 통하여 조직의 지속적인 발전을 도모하기 위해서 실시한다.

그러나 전직 시에는 직무의 내용, 직무 간의 공통점, 그리고 관련성 등을 고려하여 당사자 간에 이해와 납득이 되고 주위 사람에 대한 영향을 참작하여 실행하는 것이 좋다.

3) 강등 및 이직(demotion and separation)

강등은 등급이 낮은 직무에 배치하거나 권한과 보상 등에 대하여 하향된 조건을 부여하는 것이며, 이직이란 해고나 권고사직에 의해서 조직을 떠나는 것을 말한다.

(1) 강등(demotion)

강등은 등급이 낮은 직무에 배치되거나 권한이나 보상 등이 하향된 조건을 부여하는 것이다. 즉, 어떤 조직 구성원이 직무 상태가 매우 불량하다면 전직이 되고 재교육을 받도록 하여 자기 쇄신이나 자기 계발을 하도록 할 수도 있고 해고까지도 가능하게 할 수도 있다. 그러나 같은 단위 부서에서 계속 근무를 지속할 수 없으므로 매우 드물게 사용되나 가급적 자제해야 한다.

(2) 이직(separation)

이직은 개인의 사정에 의하여 자발적으로 이루어지는 경우와 임기 만료, 규칙 위반, 불충실한 업무수행에 따른 해고, 조직의 축소로 인한 감원으로 일시 해고, 정년퇴직, 군복무의 이행, 불의의 사고 등에 의해서 이루어지는 것이다. 자발적인 이직으로 인하여 더 좋은 직무 환경으로 찾아가는 자기 발전과 자기 능력의 발휘를 위해서 전직하는 경우는 부담이 없지만, 조직의 규제나 타의에 의해서 이직을 하는 경우에는 매우 신중하고 엄하게 다루어야 하며 특히 해고의 경우에는 구두 경고의 단계를 수차 거치고 그 다음 단계에서 시말서를 2~3회 거친 후에 징계위원회에서 최종 심사를 하여 결정하되 본인의 뉘우침, 죄의 정도, 가족의 특성, 진실성의 정도를 고려하여 가능하면 재심의 기회를 제공하고 징계 위원회의 회의록이나 해고통지서 등의 서류를 잘 정리하고 위원들의 서명 날인을 받아 두어야 차후 법률적인 증빙자료로 활용할 수 있다. 법률적인 문제에 있어서 공인 노무사나 변호사의 선정 시에는 매우 포괄적인 내용을 참고하고 계약 시에 승과 패에 대한 문제의 가능성을 명확히 해야 한다.

그래서, 이직은 적절히 운영될 때 다른 환경에서 잠재능력을 발휘할 수 있도록 하여 개인의 이득을 보장하여 주고 조직의 효과적인 관리를 보장할 수도 있지만 이직 비용이 발생됨을 인식해야 하고, 악용될 경우에는 조직이나 개인의 피해는 물론이고 사회적 문제로 확산될 수 있으므로 매우 신중하게 처리해야 한다. 가능하면 개인이나 조직의 불이익을 고려해야 할 것이다.

8 직무기술서 및 직무 명세서(Job Description and Job Specification)

1) 직무 기술서(Job Description)

직무 기술서는 직무담당자가 수행할 업무와 그 직무의 수행방법 및 직무조건 등에 관한 서면보고로서 해당 직무를 성공적으로 수행하기 위한 서식, 능력, 기능 등을 기술한 것이다.

(1) 직무 기술서 작성 시 참고 사항

① 관리자가 부하 직원에게 일의 기준을 명확하게 밝힌다.

② 능력이나 자질을 고려하여 일을 배정한다.

③ 직원이 달성할 수 있는 일이나 기대되는 성과를 제시하라.

④ 관리자나 직원들 모두의 직무가 경영 활동 중에서 각자의 일할 위치를 밝힌다.

직무 기술서 작성 시의 지침들은 다음과 같다.

예 1) 직무 기술서(Job Description) 환자 중심 병원, 진단검사의학과

1. 직무 확인 사항(Job Identification)
   직 무 명 : 검사실장　　　　코드번호 : MLM 200
   분류명칭 : 관리자　　　　부 서 : 진단검사의학과

2. 직무 개요(job Summary)
   각 부서의 부서장의 감독, 장비, 물품구매 및 관리, 정도관리(TQM), 안전관리, 자료 처리의 유지, 재무통제 및 관리, 타부서와 협력 등이다.

3. 보고자 : 진단검사의학과장 및 병원장

4. 직무내용(Job content)
   1) 일상적, 주기적 업무
      (1) 직무 기술서 준비 – 2%
      (2) 신규 직원 면담, 채용, 교육 – 5%
      (3) 직원 보수 교육의 제공 – 5%
      (4) 직원 상담, 지도, 징계 – 10%
      (5) 검사 수행도 조사 – 3%
      (6) 정도 관리, 예방 보전 조사 및 기록 – 5%
      (7) 월, 년, 분기별 정도관리 보고서 준비 – 1%
      (8) 법률적 정도관리 자료의 보관 – 1%
      (9) 검사실 인증기준에 적용 – 1%
      (10) 연 정도 관리 교육의 준비 – 5%
      (11) 안전관리 – 2%
      (12) 재고관리의 감독 – 10%
      (13) 판매회사나 기기 제조회사의 만남 – 5%
      (14) 장비 및 리즈구매의 평가 및 추천 – 10%
      (15) 신장비나 신검사법의 조사연구개발 – 20%
      (16) 검사실 문제 상담 – 5%
      (17) 년 예산의 준비 및 감독 – 1%
      (18) 검사자료 처리의 개발, 선택, 실행 – 5%
      (19) 과내외의 교육 seminar참석 – 5%
      (20) 기타 업무 – 8%

5. 권한의 범위(Limitation of authority)
   1급 – 감독자의 상의 없이 필요한 조치를 취하는 데 완전한 권한을 행사한다.
   2급 – 1급 권한과 같이 완전한 권한을 행사하고 그 조치를 상사에게 알린다.
   3급 – 감독자에게 추천하고 어떤 의사결정에 도출될 때까지 조치를 취하지 않는다.

6. 권한의 범위 및 급수
   1) 정도관리기준 제정 및 안전 관리 조사 – 2급
   2) 현장 정도관리실행 및 안전검사 – 1급
   3) 신규 직원 선발 및 부서장의 승진인준 – 3급
   4) 병리감독 선발의 신규직원 승인 – 2급
   5) 병리사를 감독 직위로 승진 추천 – 3급
   6) 부하의 업무 할당 및 업무 시간 배정 – 1급
   7) 직원 휴가, 공휴일, 보상 시간의 일정 승인 – 1급
   8) 초과 근무시간의 승인 – 2급
   9) 부하의 징계 – 3급
   10) 일반적인 불만의 경청 및 조치 – 1급
   11) 검사실 물품의 선택 – 1급
   12) 외주 장비수리의 요구 – 1급
   13) 장비나 기기제조자 및 공급자의 선택 – 3급
   14) 직원회의 주제 – 1급

7. 직무 요건(Job requirement)
   1) 교육 – 검사실장 자격증 소지자 선호나 경영학 분야 또는 기타분야의 석사학위 소지자(MS,MBA)
   2) 성별 – 남 나이 – 40세 이상
   3) 경험 – 검사실장 경험 최소한 3년 이상이거나 병리감독 6년 이상 경력자
   4) 책임 – 검사실 전체의 인적 물리적 운영에 대한 책임, 정도관리의 신뢰성 향상
   5) 지식 – 임상검사 경영관리학, 종합적 정도경영, 안전관리, 기획력 등

성 명 : 홍길동 ㊞ 2000년 1월 4일
진단검사의학과 : 이기동 ㊞ 2000년 1월 4일
병 원 장 : 임꺽정 ㊞ 2000년 1월 5일

(2) 직무 기술서 작성 시 지침

① 다른 직무와 구분을 명확히 한다.
② 작업 범위와 성격을 명시한다.
③ 상세하고 구체적으로 기록한다.
④ 이해가 쉽고 간단하고 명료하게 기록
⑤ 모든 조건이 충족되었는지 재검토한다.

(3) 직무 기술서의 내용

① 직무 확인 사항 - 직무명, 사번, 분류명칭, 부서, 분석일자
② 직무 개요- 전체적인 직무 내용을 간략하게 요약하여 정리한다.

③ 직무 내용 - 수행할 업무 내용으로 일상적 업무, 주기적 업무, 부정기적 업무 등이다.

④ 직무 요건 - 직무 수행자의 최소한의 요건으로 교육, 성별, 나이, 경험, 책임, 지식 등을 기 재한다.

(4) 직무 기술서의 작성 예

직무 기술서는 다양하나 조직이나 일의 특성에 맞게 작성하고 활용하는 것이 좋다. William O · Umiker, MD. Susan M, Yohe가 쓴 Performance Standards for Laboratory Personnel에 의하면 임상병리 행정과장과 병리감독의 실질적인 직무 기술서와 직무 명세서는 다음과 같다.

사람 채용 시에는 직무명세서에 기재된 최소한의 교육, 경력, 나이, 기술 등을 고려하여 원내외에서 요구 조건에 합당한 사람을 채용해야 조직의 생산성과 효율성을 향상시킬 수 있다. 이러한 직책의 요구조건을 모든 직원들이 알 수 있도록 해야 한다.

예 2) 직무 명세서(Job Specification), 고객 중심 병원, 진단검사의학과

1. 직무 확인 사항
   1) 직위향상 : 검사실장　　　　분류코드 : 12345
   2) 분류명칭 : 관리자　　　　부 서 : 진단검사의학과
   3) 상사이름 : 명길동　　　　전 화 : 253

2. 직무개요

   각 부서의 부서장의 감독, 장비, 물품 구매 및 관리, 종합적 정도 경영, 안전관리, 자료 처리의 유지, 재무 통제 및 관리, 타부서와의 협력 등이다.

3. 인적 요건(채용 조건)
   1) 교육수준 : 임상검사경영관리학석사 선호, 이학사, 문학사, 동등 이상 학력자도 가능
   2) 경력 : 검사실장으로 3년 이상 경력자 우대 또는 부서장으로 6년 이상 근무자
   3) 지식과 기술 : 임상병리 경영관리지식, 종합적 정도경영, 종합검사 전반지식, 안전관리, 기획력 등
   4) 신체 요건 : 신체검사 규정에 의거하여 건강한 사람
   5) 결 혼 : 기혼자　　　　성 별 : 남자　　　　나이 : 40세 이상
   6) 신원조회 : 불/가　　　　경력조회 : 불/가
   7) 주민 등록 주소 : 인천광역시 중구 용동 117번지
   8) 최소 작업량 :
   9) 임금 코드 : MC 3306
   10) 근무시간 : 오전 8시부터 오후 6시까지
   11) 근무일 : 주당 6일
   12) 교대 조건 : 실장에게 위임

예 3) 직무기술서(Job Description) 고객만족병원, 임상병리과

1. 직무 확인 사항(Job Identiqication)
   1) 직무명 : 혈액검사실 병리감독 코드번호 : MLA 33
   2) 분류명칭 : 부서장 부 서 : 진단검사의학과
   분석일자 : 2013년 1월 4일

2. 직무개요(Job Summary)
   혈액학 및 응고검사, 채혈자의 감독, 타부서장, 간호감독, 정도관리자, 안전관리자, 교육관리시스템관리자, 행정과장과 협력

3. 보고자 : 진단검사의학과장 및 검사실장

4. 직무내용(Job Content)
   1) 일상적 주기적 업무 – 70%
      (1) 혈액검사의 제공 – 20%
      (2) 채혈 – 2%
      (3) 모든 혈액형 검사술식 조사 및 승인 – 2%
      (4) 직무기술서 준비 – 2%
      (5) 새 직원의 면담, 고용교육 – 5%
      (6) 업무 지시 – 3%
      (7) 특수 계획의 할당 및 안내 – 2%
      (8) 부서 내 보수 교육의 제공 – 5%
      (9) 검사술식 절차 편람에 의한 혈액검사 수행도의 감독 – 8%
      (10) 업무시간 기록 – 1%
      (11) 직원상담, 지도, 징계 – 2%
      (12) 안전관리 방침과 검사술식 절차의 유지 –2%
      (13) 검사 수행도 조사의 유지 – 3%
      (14) 년 예산의 준비 – 1%
      (15) 검사 서비스 편람의 유지 – 2%
      (16) 재고관리 유지 – 5%
      (17) 혈액 검사의 정도관리 – 15%
      (18) 채혈정도관리 – 5%
      (19) 종합적 정도경영 – 1%
      (20) 시약, 기기 공급자 및 대표자 대면 – 5%
      (21) 골수 검사준비의 지원 – 2%
      (22) 혈액 응고 검사의 술식 확인 – 18%
      (23) 자체 교육의 지속 – 1%

5. 권한의 범위
  1) 권한급수
    (1) 1급 – 감독자의 상의 없이 필요한 조치를 취하는 데 완전한 권한행사
    (2) 2급 – 1급 권한과 같이 완전한 권한을 행사하고 그 조치를 상사에게 알린다.
    (3) 3급 – 감독자에게 추천하고 어떤 의사결정에 도출될 때까지 조치를 취하지 않는다.
  2) 권한의 범위 및 급수
    (1) 신규 직원의 선발 – 2급
    (2) 업무 할당 및 업무 시간 배정 – 1급
    (3) 휴가, 공휴일, 보상 시간의 일정 승인 – 1급
    (4) 예산 범위 내에서 열외 도움 요청 – 1급
    (5) 초과 근무 시간 승인 – 2급
    (6) 결과지 서명 – 1급
    (7) 직원 징계 – 3급
    (8) 일상적 불만의 경청 및 조치 –1급
    (9) 직원회의 개최 – 1급
    (10) 정도 관리 기준 설정 – 3급
    (11) 부하 직원의 불만족한 일의 기각 – 1급
    (12) 원내 수리 부서에 요청 – 1급
    (13) 외부 수리 요청 – 2급
    (14) 초자 기구, 시약, 물품 선택 – 1급
    (15) 안전관리, 정도관리, 교육요청 – 3급
    (16) 검사 술식의 설정 및 변경 – 2급
    (17) 장비 제조자 및 공급자 선택 – 3급
    (18) 부서 내의 안전 조사의 승인 및 설정 – 2급
    (19) 사무실 직원의 타이프 지원 요청 – 1급
    (20) 장비 및 물품의 예산 준비 – 2급
    (21) 자동 혈구분석기의 운영, 검량 보정, 정도 관리, 예방 보전, 문제점 처리 등 – 2급

6. 직무요건(Job Reguirements)
  1) 교육 – MS, MA, 동등자격 성별 – 여 나이 : 35세 이상
  2) 경험 – 혈액검사분야 최소한 6년 이상
  3) 능력 – 혈액검사분야 최소한 종합적 관리능력
  4) 책임 – 혈액검사에 대한 전반적 책임
  5) 지식 – 혈액검사에 대한 전반적 지식, 감별 계산

성 명 : 홍길동 ㊞ 2000년 1월 4일

검사실장 : 임꺽정 ㊞ 2000년 1월 4일

진단검사의학과 진료과장 : 장세원 ㊞ 2013년 1월 4일

9 충원과 일정 계획(Staffing and Scheduling)

충원이란 현재 및 미래의 검사실 활동이 적절하게 수행될 수 있도록 여러 가지 역할을 담당할 사람들을 모집, 선발, 배치 및 개발시키는 관리 활동이다. 충원이란 하급 직원의 모집, 선발, 배치 및 개발 문제뿐만이 아니라 최고 관리자에 이르는 모든 관리 계층의 제문제도 포함된다. 효과적인 검사실 활동을 위해서는 사람이 가장 중요한 요인이며 관리자가 수행해야 할 매우 중요한 기능으로 성공 여부를 결정하는 요소이다.

충원은 검사실의 인력 요구에 일치하기 위하여 필요한 인원과 유형을 위해서 장기적 목표나 목적의 설정에 필요하다. 일정 계획에 의해서 요구된 검사량을 처리하는 데 필요한 인원을 충원이라 한다. 일정 계획이란 최근 업무량의 요구에 따라서 검사실에서 현재 일하는 사람들을 조화시키는 것이다. 일정 계획을 준비하는 것은 직무 설계와 분석, 인력 예산, 최근 검사량의 예측에 의해서 업무를 촉진하기 위한 것이다.

충원의 과정은 직무 기술서나 예산 과정에 반영된 장기간의 노력이지만 일정의 발표는 검사실의 매일 운영계획을 응용한 것을 묘사한 것이다. 충원이란 인력의 최대 활용을 위해서 인건비를 줄이고 노동생산성을 향상시키는 데 기여하는 것이다. 병원운영상 인건비가 차지하는 백분율은 미국이 50~70%이나 우리나라는 1980년 31.4%에서 1995년 43%까지 상승하였다. 검사실의 유효성이란 인원관리가 중요한 변수이다. 특히 숙련된 직원들은 퇴직하고 경력자는 원가가 높고 신규직원의 채용에는 대학이 현장에서 살아 있는 교육의 부재로 인하여 재교육과 훈련으로 시간과 경비를 부담해야 한다.

1) 충원과정(Staff Process)

충원이란 인력의 결정, 직무 요건, 유자격자, 적절한 직무의 결합, 할당된 업무를 실행하기 위한 훈련 과정이다. 검사실의 충원이란 인력 예산, 조직 과정, 직무 설계를 개발하기 위해 시행해야 할 경영관리 기능계획의 인적자원 요소의 실현이다. 충원의 핵심은 직무 설계, 직무 기술서, 봉급과 급료 관리이다.

충원이란 얼마나 많은 사람과 어떤 유형의 사람이 필요한가에 대하여, 일정 계획은 일정 기간 동안에 일할 사람들의 수를 결정하는 것이다. 예를 들면 토요일 야간 시간대에 검사실을 운영하기 위해서는 충원 수준이 7명의 병리사, 3명의 채혈사, 2명의 보조원들이 있어야 하고, 일정계획은 할당된 개인들을 이동하기 위한 임명이다. 매일 사용하는 충원은 환자들의 욕구에 일치하는 질 높은 검사 서비스를 적시에 적절한 사람들에게 전달하기 위하여 검사실을 강화하는 데 있다. 이런 목표를 달성하기 위해서 충원은 다음 문제를 고려한다.

(1) 충원 시에 고려점

① 검사실에 의해서 필요로 하는 인력 유형을 설정하라. 즉 사무원, 채혈사, 병리사, 병리감독, 행정과장 등

② 각 업무에 필요한 인원수와 배치를 결정하라.

③ 직원들이 직무를 수행하기 위하여 적절한 훈련을 받도록 보장한다. 즉 신규 직원 예비교육, 보수 교육, 능력 평가

④ 작업량, 묶음 검사, 검사 방법, 자동화의 범위, 변화와 같은 개인적 요구들에 대한 장기간의 변이들을 계획하라

상기 요인들은 전체적인 사업 계획의 재무적 제한 범위 내에서 달성되어야 한다. 그 이유는 충원 기능은 검사실 예산 과정이나 예산 개발 과정의 전체적인 통합 부분이기 때문이다.

(2) 필요인원의 유형

필요한 검사실 직원들의 유형은 다음과 같은 요인에 근거해야 한다.

① 실행할 검사 과정의 기술적 또는 분석적 복잡성

② 실질적으로 검사를 수행하는 사람들에게 지원 가능성이나 감독 결과

③ 검사량과 업무량

④ 장비, 기기, 컴퓨터 기술의 가능성

상기와 같은 결합된 요인들을 어떻게 적절한 인적 결합을 결정하는가는 매우 중요하다.

대학원 졸업 수준인 임상병리 과학자에 의해서 거의 실행되는 특수 검사를 실행하는 매우 숙련된 사람을 필요로 한다. 오직 최소한의 훈련의 필요할 것이고, 신속한 검사소요 시간을 요구하는 광범위한 검사와 대량 검체를 처리하는 병원 검사실에서는 종합적이고 전체적으로 매우 높은 훈련을 받은 숙련된 전무가로 구성된 기술적인 직원을 필요로 하게 된다. 그래서 직원 충원 시에는 직무 명세서에 의한 업무의 난이도와 중요도에 따라서 주어지는 직무를 수행하기 위해서 요구되는 경력, 학벌, 연수 등을 고려하여 검사실에서 적격인 사람을 찾거나 자체 검사실에 없다면 병원 외부에서 적합한 사람을 찾아야 한다.

(3) 충원 수준(staff level)

충원 결정에서 기본적인 결정 요인은 각 검사 단위나 작업량 결과로부터 예견되는 검사서비스 수준을 결정하는 것이다. 예를 들면 주말 근무, 주간 근무는 이러한 임무를 성취하기 위하여 전문화된 사람을 필요로 하고 각 부서에서 제공되는 모든 검사 서비스들을 실행할 수 있도록 예측된다.

일상적인 업무는 주말, 야간, 밤 근무 등을 통해서 실행한다면 종합적 검사 기술을 가진 종합 병리사가 적절한 것이다. 충원에서는 숙련도와 업무량 그리고 전문성의 결합을 통해서 각 충원 기간에 필요한 사람 수와 유형들을 설정한다. 효율적인 충원 기능은 일하게 될 일정 계획을 지원하고 서비스의 분열 가능성과 일정 계획의 위기를 일으킬 수 있는 개인들의 숙련도 차이를 피하기 위하여 도와주는 것이다. 이런 상황은 근무 이동이나 부서 내의 불충분한 인원수나 검사를 실행할 수 있는 사람이 아프거나 휴가 시에 일어날 수 있다.

(4) 수행도 훈련

충원의 가장 중요한 측면은 직원들에게 할당된 업무를 수행하기 위하여 적절하게 훈련하는 것이 필요하다. 직원들의 훈련은 신입 직원과 현재 근무 중인 직원들이 지속적인 성장과 미래 직원들의 유용성과 그들의 능력을 강화하기 위해서 직원 능력 개발 교육을 통해서 이루어진다.

관리자는 수행할 과업과 의무들을 수행할 수 있도록 직원들을 적절하게 교육하고 훈련할 책임이 있다. 교육과 훈련을 통해서 직원들의 숙련도를 향상시킬 수 있다는 것을 알면서도 일을 잘하라는 말만 되풀이하는 검사실 관리자는 모순이다. 매년 일을 잘하게 하는 교육이나 훈련을 할 계획을 세워 연간 계획에 훈련과 교육비를 포함시켜야 한다.

이러한 노력을 하지 않고 일만 잘 하라고 하는 관리자는 자질이 떨어진다. 병원에서 지원하는 원외 교육은 필히 리포트를 제출하고 전달 교육을 통해서 지식을 공유하게 해야 한다.

(5) 업무량 계획

업무량 계획의 정확성이란 효율적인 충원 계획과 안전한 노동력의 설정에서 중요한 요인이다. 예상되는 요구나 업무량에 정확한 사람들을 결합하는 것은 충원 계획의 목표이다. 업무량 계획 시 참고 사항은 다음과 같다.

① 업무량 계획 시 참고 사항

가. 과거의 생산성이나 재무적 자료는 최근 충원 요구의 기초로 삼고 일정 계획을 준비한다.

나. 미래의 경향 분석은 과거 조사와 업무량에 근거한다.

다. 예측 가능한 변화를 분석한다. 즉 새로운 검사의 소개, 옛날 검사의 폐지, 직원의 변동, 새로운 서비스의 유용성 등이다. 이러한 정보는 최근이나 미래 요구를 예측하고 충원 예산, 인사기록카드, 일정 계획을 준비하는 데 도움이 된다.

2) 급료 평가와 생산성 측정(Wage Cost Evaluation and Productive Measurement)

(1) 등가 전 근무시간(Full-Time Equivalent; FTE)

등가 전 근무시간(FTE)이란 직원들의 급료와 임금관리에서 매우 중요한 개념으로 예산과 인력 충원의 설정과 측정에 사용된다. FTE의 계산은 생산성이나 비생산성에 관련된 시간을 1년에 52주 동안 주당 44시간을 전 근무시간 수 즉 2,288(52×주당 44시간)시간으로 나누면 된다.

예) 총 급료 지급 시간 - 14,159

비생산 시간 - 1263

생산 시간 - 12,896

등가 전 근무시간은, 검사실을 운영하기 위해서 필요한

① 등가 전 근무시간의 총 인원수는,

$$\frac{14{,}159\text{시간}}{2{,}288\text{시간 1명}} = 6.188374 = 6.2\text{명}$$

② 등가 전 근무시간 생산량은,

$$\frac{12,896\text{시간}}{2,228\text{시간 1명}} = 5.63636 = 5.6\text{명}$$

즉 검사실 총생산 근무 인원은 6.2명이다.

검사실 관리자는 매일 운영할 검사실에서의 총 생산 근무 인원을 위해서 직접 설명할 의무를 가진다. 관리자들은 총 등가 전 근무시간(FTEs)이 검사실의 실질적인 운영지출을 표시하기 때문에 충원 수준을 관리할 책임이 역시 있다. 보다 더 여유가 있으면 총 등가 전 근무시간 목표의 관리를 위해서는 예측할 수 없는 치료 시간, 개인 시간 같은 많은 요인들이 발생되므로 총 생산시간 표준과 비교해야 한다.

20년 전에 미국병리학회(CAP)에서 개발한 업무량 단위(workload unit : WLU)는 최근에는 더는 개발되지 않고 있다. 가장 일반적인 생산량 측정은 업무량 단위 같은 기준을 사용하는 것이 좋다.

(2) 업무량 단위의 기준

① 일 급료 지급 시간

② 외래 환자나 응급실 방문 시 급료 지급 시간

③ 청구 가능한 검사당 급료 지급 시간

④ 업무량 단위당 급료 지급 시간

(3) 청구 가능한 검사

청구 가능한 검사는 검사실이 검사에 대한 급여를 청구하는 검사이다. 청구 가능한 검사를 생산성 계산식에서 분자로 사용하는 것은 약간 유리한 점이 있기 때문이다. 이런 통계는 전산실의 재무적 수입기록을 쉽게 얻을 수 있기 때문이다. 청구 가능한 검사는 검사실 생산성의 효율적인 시장 중심 지표로써 제공된다. 의료보험 관리공단이나 제삼자 지불인 그리고 정부 기관 등에서 원가 계산 시에 청구 가능한 검사 건수로 계산하는 것은 관리회계측면에서 원가를 계산함으로써 년 단위나 월 단위에서 시약 손실이나 재검사 그리고 정도관리 등으로 사용된 검사건수를 제외시킬 수 있어서 더 정확하다. 생산성 계산에서 청구 가능한 검사의 이용은 다음과 같다.

① 청구 가능한 검사의 생산성

총 급료 지급 시간 - 10,200

생산 시간 - 8,262

여유 시간 - 1,938(10,200 - 8,262)

청구 가능한 검사 - 71,400

② 총 급료 지급 생산성 - 71,400 / 10,200 = 7건 / 매 급료 지급시간당
생산시간 - 71,400 / 8,262 = 8.6건 / 매 생산시간당

(4) 등가 업무량 노동시간 평가(Weighted Workload Labor Estimation Techniques)

등가 업무량 노동시간 평가는 생산성이나 수행도 과정의 각 단계에서 분석 시간에 의해서 얻어진 표준 검사법으로 특수한 업무를 수행하는 가치를 할당하는 체계이다. 보통 1단위는 1분이다. 예를 들면 혈당 측정에서 등가 업무량 가치(Weighted Workload Value : WLV)가 수기 검사가 2.0이고 자동 분석기가 0.5로 더 낮은 것은 단계적 분석과정의 실행에서 검사시간이 수동검사에서 더 필요하기 때문이다.

(5) CAP 업무량 단위(CAP Workload Unit : WLU)

표 4-4. 총 업무량의 결정(Determining Total WLU)

WLU Code	Procedure	WLU Value
	CHEM 6 PROFILE ON BAXTER PARAMAX	
82410.102*	Automated chemistry specimen setuup	3.2/specimen
84330.102	Glucose	0.2/constituent
84520.102	BUN	0.2
84295.102	Sodium	0.2
84140.102	Potassium	0.2
82534.102	CHloride	0.2
82830.102	CO_2	0.2
Rotal WLU value		4.4
	URINE CULTURE	
87530.626	Accessioning specimen for bacterial culture	1.7
87532	2 plates cultured	2.0
87542	Processing culture	2.0
87550	Reporting bacterial culture	2.0
Total WLUvalue		7.7

* Suffix code for Baxter Paramax is 102; for urine, 626.
Source: Lionel A. Varnadoe, Medical Laboratory Management and Supervision: Operation, Review, and Study Guide, F.A.David Company, 1996, P. 163.

업무량 가치를 준비하기 위해서 CAP는 검사실 검사의 수행도에 측정된 단위가치를 할당하기 위해서 필요한 통계량을 수집하기 위해서 시간동작연구(time and motion study)를 사용하였다. 가치가 할당되기 전에 연구에서 최소한 10개의 검사실이 참여하였다.

업무량 단위(WLU)는 하나의 특수한 측정 방법에 의해서 실행되는 검사에 1분을 1단위로 할당 된 가치로 규정하였다. 시간 연구는 검체, 검체검사, 기록과 보고, 일상 주기적 활동 1장비 유지와 보수, 직접 기술적인 감독

등을 처음 시작하는 데 요구되는 시간으로 측정하였다. 업무량 단위(WLU)는 포괄적으로 설계되었다. 시간 연구는 실질적인 검사 수행도나 검사실 운영에 필요한 지원 연계에 관련된 모든 활동을 포함하였다.

① 업무량 단위 가치의 결정

검사에 할당된 업무량 단위(WLU)는 검사를 수행하는 데 사용된 측정방법에 검토하였으며 이 측정방법은 매년 갱신된 수기법에서 코드 시스템으로 세분화하였다. 수기법으로 검사를 수행했거나 또는 기기에서 검사를 실행하기 위하여 사용된 장비나 시약을 사용했든간에 요인들은 업무량 단위 가치를 결정하기 위해서 사용되었다. 매 검사마다 총 업무량 가치(total WLU value)는 복수의 구성 요소들을 포함한 계산이다. **표 4-4**의 총 업무량 단위의 결정(determining total WLU)은 총 업무량 단위(TWLU)를 결정하기 위한 실례이다. 업무량 단위(WLU)는 임상병리 검사실이나 그의 하위 시스템인 각 부서(section)를 위해서 업무량 가치에 도달하기 위해서 계산되었다.

② 등가 업무량 가치 생산성 계산(Weighted Workload Value Productivity Calculations)

이 비율은 등가 업무량 시스템에서 생산성을 결정하는 데 사용된다. 다음 예를 보면 화학 검사실에서 99년 3월의 총 업무량 가치(total WLU)가 52,213이다. 월 총 급료 지급 시간이 112이고 작업 시간이 1,013이면 그 계산식은 다음과 같다.

가. $\text{급료지급생산성} = \dfrac{52{,}213\text{업무량가치}}{1{,}112\text{급료지급시간}} = 47.0\text{단위/시간당급료지급}$

나. $\text{작업시간생산성} = \dfrac{52{,}213\text{업무량가치}}{1{,}013\text{작업시간}} = 51.5\text{단위/시간당작업시간}$

업무량 가치를 백분율로 환산하면 1시간이 60분이므로 60으로 나누어주고 100을 곱하면 계산이 된다.

다. $\text{급료지급생산성비율} = \dfrac{47.0\text{단위}}{\text{급료지급생산성}} = 0.783 \times 100 = 78.3\%$

라. $\text{작업시간생산성비율} = \dfrac{51.5\text{단위/시간당작업시간}}{60\text{분/시간당}} = 0.858 \times 100 = 85.8\%$

(6) CAP 업무량 시스템(CAP Workload System)

1970년 초 미국 병리학회는 업무량 평가법을 개발하고 생산성 측정과 검사실 충원 요구를 평가하기 위해서 사용하였다. 지난 수년 동안 CAP WLRM Program을 계속 사용하기가 어렵게 되었다. 업무 단위 가치 평가 과정은 장애가 되었고 평가가 곤란하였다. 그 이유는 급속하게 발전하는 기술 진보, 새로운 장비들의 소개는 독단적으로 사용하도록 강요되었고 가끔은 검사활동에 신뢰성이 없는 가치가 되었다. 그래서 보다 더 명확하게 현대적인 도구를 요구하게 되었는데 생산성의 평가능력뿐만이 아니라 역시 비용의 유용성과 검사서비스의 활용도구가 되었다. 경영관리 수행도와 어떠한 의사결정이 검사실의 생산성과 비용의 유용성에 영향을 주는 측정 도구가 필요하게 되어 1990년 10월에 미국 병리학회는 매일 운영 관리 자료로부터 계산할 수 있는 비율 계산을 사용해서 검사실 경영관리에 구조적으로 접근하는 검사실 경영관리 지수계획(laboratory management index program; LMIP)을 소개하였다.

LMIP는 지난날의 고전적인 업무량 단위를 정지시키고 경영관리 수행도를 평가하기 위해서 광범위하게 접근하는 방법을 찾은 것이며 이것은 비용의 효율성 계획과 활용을 통합하는 것으로 관리자가 경영 의사결정의 지속적이고 질적인 개선을 허락하는 명백한 목표 감시 장치로써 필요한 자료를 쉽게 수집하고 사실 자료에 의해서 산출할 수 있다.

LMIP는 검사실 전체 수행도를 분석하는 데는 제한이 있다. 즉 검사실에서 비기술적인 사람들에게 기술적 균형을 평가하지만 그러나 개별 검사실 부서를 위한 충원 지침이 제공되지는 않는다. 1993년 업무량 기록법(workload recording method; WLRM)이 폐지되고 검사실 경영관리 지수계획(LMIP)이 개별 검사실 부서의 평가를 포함하도록 확장되었다. 이것은 다양한 비율의 사용으로 동료 검사실(peer group laboratory)을 비교가 가능하도록 만들어졌다. 표준 생산성의 분석시스템은 그들의 동료와 함께 생산성 지표들, 비용, 충원 등을 비교하기 위하여 노련한 병원의 검사실과 비교가 가능하다. LMIP는 검사실 경영관리 수행도 시스템으로 실질적으로 충원, 비용, 필요면적의 평가를 위한 경제적 모형이다.

LMIP의 생산성 자료의 분석은 업무량 평가법(WLRM)의 대체방법으로 증명되었고, 임상화학 검사실, 미생물 검사실, 혈액 은행검사실, 혈액 검사실, 요화학 검사실, 면역학 검사실, 해부 병리검사실, 채혈실의 각 부서에 개별적으로 관련된 전체적인 생산성 측정의 필수적인 도구가 되었다. LMIP는 1일 300~3,000건 이상의 검사를 하는 크고 작은 검사실이 1,000개가 참여하고 있어서 생산성, 재무적 운영과 활용의 동료검사실 비교의 프로그램이다. LMIP의 핵심내용은 계절별 운영 자료, 생산성 비교 비율, 이용률 비교, 비용의 효율성은 다음과 같다.

① 기본 검사실 경영관리 지수 계획(Basic Laboratory Management Index Program)

표 4-5. CAP LMIP

가. QUARTERLY OPERATING DATA	나. LABORATORY MANAGEMENT INDEX REPORT
	a. Productivity Comparison Ratios
1. Billable tests	1. On-site billable tests per total FTE
2. Billable tests performed on-site	2. On-site billable test per technical FTE
3. Billable tests referred to a reference/independent laboratory	3. Percent technical FTEs/total FTEs
4. Inpatient billable tests	4. On-site billable tests per worked hour
5. Outpatient billable tests	5. On-site billable tests per hour
6. Nonpatient billable test	6. Percent worked hour per paid hour
7. Hospital inpatient days	7. On-site billable tests per total billable tests
8. Hospital inpatient discharges	b. Utilization Comparison Ratios
9. Total laboratory FTEs	8. Inpatient billable tests per day
10. Laboratory technical FTEs	9. Inpatient billable tests per discharge
11. Laboratory paid hours	c. Cost-Effectiveness Ratios
12. Laboratory worked hours	10. Consumable expense per on-site billable tests
13. Total laboratory technical labor expense	11. Depreciation expense per on-site billable tests
14. Laboratory technical labor expense	12. Direct laboratory expense per on-site billable tests
15. Laboratory consumable expense	13. Total labor expense per total on-site billable tests
16. Laboratory blood and blood component expense	14. Technical labor expense per on-site billable tests
17. Laboratory equipment maintenance and repair expense	15. Total laboratory expense per discharge
18. Laboratory equipment depreciation expense	16. Total laboratory expense per patient day
19. Laboratory referred test expense	17. Referred billable test expense per referred billable tests
20. Outpatient visits	18. Total expense per total billable tests
	19. Cost of blood as percentage of total expense

3) 일정 계획(Scheduling)

일정 계획이란 생산능력의 계획으로 특정 작업장에서 업무 부하를 할당하고 각 부서에서 수행하는 업무 순서를 결정하는 것을 내용으로 한다. 최상의 일정 계획은 높은 효율화이므로 근무자, 장비, 시간 등의 높은 이용률에 의해서 가능한 것으로 언제, 어디에서, 누구에 의해서, 어떤 검사 장비를 사용해서, 어떤 업무를 수행해야 하는가를 결정 생산하는 시간표이다.

즉 일정 계획이란 임상 검사 서비스의 생산 계획에 있어서 절차 계획이 끝나면 업무 순서, 근무 부서별이나 검사 장비별 소요 시간 등의 자료를 근거하여 지정된 시간과 보고 일에 늦지 않도록 시간별 또는 날짜별로 할당하는 일련의 계획통제의 활동을 의미한다. 일정계획의 주 기능은 다음과 같다.

(1) 일정계획의 주 기능

① 예상되는 검사수요의 시간적, 수량적 요건을 충족시키고 필요한 자원의 합리적 배분

② 업무 흐름의 균형과 조화

③ 검사 공정의 관리를 위한 기초의 제공

④ 기타 관련 기능 부서에 대한 운영 방침의 제공

(2) 일정 계획 수립의 절차

일정 계획 기능을 수행하려면 검사소요능력의 파악, 가용능력의 파악, 능력의 배양, 일정 계획의 수정을 거쳐야 한다.

① 검사소요능력의 추정

오전, 오후, 당일, 2일, 5일, 1주 동안에 생산할 검사 수요량에 따라서 부서별, 장비별 등에서 필요한 근무시간인 소요 생산 능력을 파악하는 것이다. 소요시간 판단은 업무 분석표(operation sheet)나 검사과정 절차 계획표에 나타난 표준시간을 토대로 집계하여 얻을 수 있다. 검사소요시간 판단은 표준시간에 생산 감량, 효율, 불량률, 재검사 등에 대한 여유분을 가산하여 산정한다. 만약에 검사소요시간이 100시간이고 여유율의 합계가 10%라면 실제 작업소요시간은 다음과 같다.

실제 작업소요시간 = 100시간 (1-0.1) = 100 ÷ 0.9 = 111.1시간

② 가용능력의 파악

동일한 시간이나 기간 중에 부서별이나 분석 장비별 또는 검사실 전체를 참작하여 작업가능한 시간이 얼마인지의 검사능력을 파악하여야 한다. 검사능력이란 일정 기간 중에 작업이 할당된 시간과 사용 가능한 여유시간을 의미한다. 만약 사용가능한 시간이 검사소요시간보다 적으면 잔업, 교대작업의 추가인력투입, 외부 수탁검사의뢰를 한다.

③ 검사능력배양

사용가능시간인 능력을 소요능력에 할당하는 것이 필요하다. 일정계획은 시간적으로 어떤 일을 얼마씩 어느 시간이나 어느 날에 할당하는 가를 검사일정에 따라서 구체적으로 할당하는 것이 필요하다. 능력과 검사소요량이 맞지 않으면 조정하여 자원을 합리적으로 활용할 수 있게 하는 것이 일정계획의 주 임무이다.

능력을 검사소요량에 맞추어 가는 접근방식은 피동적 조정이지만 능력제고가 한도에 이르러서 더 이상의 잔업이나 교대근무가 불가능하면 8시간씩 3교대하여 검사수요량을 억제하는 적극적인 방법으로 소요와 능력을

조정할 수도 있다. 이러한 경우는 특히 공무원 신검이나 직장신검이 일정기간에 검사수요가 폭증하여 발생할 때 시간제나 임시 촉탁직으로 인원을 일정기간만 충원하여 일정 계획에 반영해야 하는데 원무과나 산업보건과의 일정 계획과 협조 체계를 이루어야 한다.

④ 일정 계획의 수정(Rescheduling)

일정 계획은 어떤 상황에서 사실과 불일치하는 경우가 있다. 환경여건의 변화나 내적 요인들에 의해서 일정계획을 수정해야 할 때 이를 재일정계획이라고 한다.

(3) 일정계획과 실적의 불일치 요인들

일정계획과 실적의 불일치가 발생하면 근무자들은 주의 깊게 분석하고 성격을 파악하여 대응책을 강구해야 한다. 특히 생산능력 판단에 영향을 주는 불확실성의 요인, 작업시간 파악의 불합리성, 소요판단상의 오차, 일정계획 기법상의 모순 등이다.

① 생산능력 판단에 영향을 주는 불확실성의 요인들은 검사분석 장비의 고장, 시약부족, 근무자의 결근이나 조퇴, 계획된 시설 정비, 동력단절, 휴업, 사고, 정치 사회적 요인 등이다.

② 시간파악의 불합리성

표준시간의 부정확성, 근무자의 능률의 변동, 불량률로 인한 재검사 등이다.

③ 소요 판단상의 오차

소요예측의 부정확성, 소요유형의 변동, 예측불허의 수요변동 등이다.

④ 일정계획 기법상의 모순

작업 순위 방법의 비합리성, 일정계획, 대상기간의 불합리성이다.

검사소요시간이란 실제 작업시간, 근무교대시간, 준비시간, 운반시간으로 구성된다.

(4) 업무배정(Dispatching)

세부 일정계획이 완성되면 업무배정은 현장에서 병리감독에 의해서 업무별로 선정하고 그 순위를 정하여 구성원 각자가 몇 시간 동안에 무슨 일을 얼마나 어느 자동 분석기에서 검사할 것인가를 배정하는 기능이다.

업무배정은 검사실 관리자가 직접 배정하는 중앙 집권적 배정과 현장 책임자에게 권한을 위임하는 분권적 배정이 있는데, 업무특성과 상황에 따라서 양자를 결합해서 사용하면 효율적이다. 업무배정을 효율적으로 수행하기 위해서는 업무배정판(dispatching board)을 사용하면 편리하다. 그리고 계획된 업무량과 실제로 할당한 업무량을 동일 도표 상에서 시일과 관련하여 횡선으로 표시하면 계획과 통제기능을 동시에 수행할 수 있도록 마련한 봉도표(bar chart)로써 H · L · Gantt에 의해서 개발된 Gantt chart가 사용된다.

Gantt chart의 장점은 시간적 또 수량적 업무계획과 실적의 연속적 파악이 용이하고, 업무의 지체요인을 파악하여 다음 작업의 일정조정이 쉽고, 근무자별이나 부서별 업무성과의 객관적 상호비교가 용이한 반면 단점은 계획변경에 적응이 어렵고, 복잡한 일정계획의 수립이 곤란하며, 일정의 중점 관리가 곤란하며 근무자 상호 간의 유기적 관련성의 파악과 사전 예측 및 사전통제가 곤란하다.

4) 일정 계획 과정(Scheduling Process)

일정 계획의 준비는 일상적이거나 도전적인 일 모두에 적용할 수 있다. 일상적인 일정계획은 설정된 유형에 따라서 정규적인 과업을 수행하는 것이고 도전적인 일정계획은 일정계획이나 예상하지 않은 결근으로부터 결원이 생긴 경우 그 인원을 채우기 위하여 사람을 찾아내는 것이다.

일정계획이란 최근 업무량의 요구와 검사실에서 현재 일하는 사람들을 효율적으로 결합하는 것이다. 충원과정에서 관리자들은 계획하고 조직할 시간적 여유를 허락하지는 않지만, 일정계획에서는 관리자는 사람이 도착해서 검사실에서 가검물을 처리하도록 확보하는 것이다. 이러한 이유에서 일정계획이란 지휘화와 통제화의 경영관리의 주요한 기능이다.

(1) 일정 결정에 영향을 주는 요인들

많은 요인들이 일정계획의 준비에 고려된다. 최종 일정에 반영하고 조정되는 것은 직원의 유용성, 업무량과 유형, 작업장이다.

① 직원의 유용성은 일정계획의 주 결정요인이면서 제약이다. 일할 사람과 인력의 협동에 의해서 기술과 유형이 고려되어야 한다. 일정계획에서 직원들의 유용성 문제는 다음과 같다.

가. 하나 또는 2개 이상의 분야에서 일할 수 있는 병리사이거나 종합적으로 여러 분야를 일할 수 있는 종합 병리사 간에 각 작업자의 숙련도를 고려해야 한다.

나. 직원의 자격증을 고려한다. 면허나 인증서 등의 다양한 민간자격증을 고려한다.

다. 근무시간에 가능한 일의 융통성, 즉 정규시간과 시간제근무, 야간과 밤 근무 이동 등을 고려한다.

라. 가능한 총 인원수를 고려한다. 정규 근무시간, 시간제, 호출, 강의는 일정을 준비하는 사람에게 유용한 자원이다.

② 수행할 업무의 유형과 양

일정계획의 본질은 다양한 요인들과 검사실의 업무량과의 결합을 창조하는 것이다. 업무량이란 보통 응급실, 외래환자, 외과, 입원환자들 같은 환자의 기초 위에서 결정된다. 직원의 할당과 업무량은 다음 요인들이 고려되어야 한다.

가. 직원 할당과 업무량의 고려요인들

㉠ 검사와 검사과정이 제공되고 기술적 전문가가 적절한 수준에서 검사 서비스를 제공할 필요가 있다.

㉡ 시간적 요인들은 특히 응급검사의 정의, 어떤 검사가 실행될 것인가, 지정된 검사소요시간, 검사기

간 등이다. 이것들은 중요한 결정이며 검사실이 서비스의 일정계획을 초월하여 지시하는 것이다. 하나 또는 그 이상의 검사에서 일괄처리 검사들의 전환은 충원의 효율성과 비용관리 모두에서 검사실에 커다란 이득을 제공한다.

③ 작업장(Work Place)

작업장은 장비, 측정 방법, 조직, 설비 배치, 전산화, 자동화의 범위, 지원 직원의 융통성 같은 지원 자원들과 관련된 것으로 업무흐름과 검사실 설계에 관련된 문제들 즉 직원의 유용성, 업무유형 업무량, 작업장 등을 조사해야 한다.

업무일정은 6일 근무하고 1일 쉬는 고전적인 일정과 직무 공유(job sharing)로 한 사람의 일을 두 사람이 책임과 혜택을 등분하여 일하는 대체적인 일정과 설정된 시간대에 설정된 업무량을 책임지는 탄력 근무 시간제 그리고 재택근무, 진료 위치 검사와 위성 검사실, 자유지원자 등이 있다,

10 노사관계(Labor Relation)

노사관계란 고용 조건의 결정을 둘러싸고 노동조합과 경영자간의 관계를 뜻한다. 노사관리란 노사의 대립적 관계를 사용자 측의 태도나 제도로써 조정하고 완화시켜서 상호 간의 협력관계를 형성하기 위한 일련의 계획적이고 조직적인 과정이다. 자본가의 대리인인 경영자와 노동조합의 대표자가 상호 대등한 입장에서 단체교섭을 매체로 근로조건을 결정하는 것이 노사관계이다.

노사관계의 발전 과정은 근로조건이 사용자의 일방적 의사에 결정되는 전제적 노사관계를 시작으로 가부장적 온정주의에 입각하여 복리 후생 제도와 시설을 제공하고 은혜에 보답하는 온정적 노사관계를 거쳐서 주식회사 제도의 보급으로 합리주의와 법률에 의한 노사관계와 온정적 공존관계가 공존하는 근대적 노사관계로 발전하였고 민주적 노사관계는 1930년 대공황 이후 노동 자본 기술의 많은 변화로 노사가 대등한 사회적 직위를 인정받은 산업 민주주의의 이념이 담긴 민주적 노사관계가 성립되었다.

1) 노동조합(Labor Union)

노동조합은 조직 내의 노동자가 자주적 근로조건을 유지하고 개선하고 기타 경제적 지위의 향상을 도모할 목적으로 사용자와 교섭하기 위한 조직단체이다. 사용자는 노사관계의 중요한 동반자로서 노동조합을 인정하고 협력과 대결의 당사자로 단결권, 단체교섭권, 단체행동권에 대한 노동 3권을 보장하고 있으나 법률적 범위를 이탈 시에는 규제가 따른다.

S · Webb은 "노동조합이란 임금노동자가 노동 생활의 모든 조건의 유지와 개선을 목적으로 조직한 항구적 단체이다."라고 정의하였다.

(1) 노동조합의 기능

① 노동시장의 통제적 기능
② 조합원 상호 간의 대내적 공제적 기능
③ 단체교섭권과 경영참여의 경제적 기능
④ 법률과 정치적 기능

2) 노동조합의 형태

(1) 직업별 노동조합(Craft Union)

직업별 노동조합은 직종별 조합이나 기능별 조합으로 동일직종에 종사하는 사람들이 결성하는 조합이다.

(2) 산업별 노동조합

직무에 무관하게 동일산업에 근무하는 노동자를 대상으로 하는 것이 산업별 노동조합이다.

(3) 일반 노동조합(General Trade Union)

직업이나 산업에 무관하게 동일 지역 중소기업 근로자를 대상으로 결성된 조합이다.

(4) 기업별 노동조합(Company Union)

동일 기업에 근무하는 근로자가 조직하는 노동조합이다

(5) 단일 조직과 연합조직

단일 조직은 근로자가 개인 자격으로 노동조합의 지회나 분회에 가입하는 것이고 연합 조직은 노동조합이 하나의 단체로써 연합체를 구성하는 것으로써 한국 노동조합 총연맹, 미국 AFL-CIO, 영국의 TUC(Trade Union Congress) 등이다.

3) 노동조합의 가입방식

노동조합의 조합원을 확보하고 자원을 조달하여 조직을 강화하고 안정을 유지하는 제도는 다음과 같다.

(1) Closed Shop System

노동조합원만 고용하는 제도로 병원은 노동조합원 이외의 다른 직원의 채용이 불가능한 가장 강력한 노동 공급의 통제 방법이다.

(2) Open Shop System

노동조합 가입의 유무에 무관하게 노동자를 임의로 채용할 수 있는 제도이다. 우리나라의 대표적 노동조합이다.

(3) Check off System

조합비를 개별 징수하거나 급여 시에 일괄 공제 후에 조합에 인도하는 방법이 있으며 후자를 Check off System 제도라고 한다.

4) 부당 노동 행위

부당노동 행위는 노동자의 정당한 노동 기본 권리나 노동조합 활동에 대해서 사용자가 방해하는 것이다. 즉 노동권의 보장이나 개별 근로자의 부당 노동 행위의 종류는 불이익 대우, 황견계약 등이 있고, 노동조합을 대상으로 하는 단체교섭권, 거부, 지배, 개입 및 자금 원조 등이 있다.

황견계약은 단체교섭의 약화 및 회피수단으로 조합원의 탈퇴나 어용 노동조합에 가입할 것을 전제로 근로계약을 체결하여 노동 기본권을 제한하는 것이다.

5) 단체교섭(Collective Bargaining)

단체교섭을 노동조합의 대표자가 노동 3권을 배경으로 근무조건인 임금, 근무시간, 선임권, 후생복리, 고충처리 절차 등을 경영자와 교섭하는 과정이다. 양자의 교섭이 합의되어 합의 사항을 서면으로 체결한다. 합의 내용이 이루어지지 않으면 노조는 최후로 단체 행동권으로 노동쟁의에 들어갈 수 있고 경영자는 시설 관리권을 위해서 공장폐쇄와 근로시간 단축의 실력 행사를 하게 된다.

11 경청과 상담(Listening and Counselling)

1) 적극적 경청(Active Listening)

경청이란 말하는 사람으로 하여금 자신의 생각이나 감정을 자유롭게 표현할 수 있도록 상대방에게 의식적이고 의도적인 주의와 관심을 기울이는 적극적인 과정이다.

우리는 경청하는 동안 낯선 이들과 서로 친숙하게 되고 그들이 무엇을 원하는지 스스로 발견하게 된다. 누군가가 나를 경청하고 있다고 느끼면 내 자신이 이 세상에 존재함과, 그가 나를 한 개인으로 인정함을 느껴 서로간에 가치의 확인이 된다.

우리는 다른 사람에게 우리의 생각을 말하기 전까지는 우리 자신을 완전하게 안다고 말할 수 없는 것처럼, 경청은 우리가 진짜 누구인지를 발견하도록 하여 준다. 경청이라는 단순한 활동은 어느 한 사람만이 아닌 두 사람 사이에 관계를 창출해내며 우리를 압박하는 고통을 서로 나눌 수 있도록 해 주고 우리의 문제를 조망하고 우리가 사용할 수 있는 자원과 현실감을 갖게 한다.

효과적인 경청은 병원관리자가 구성원들(직원들)의 메시지에 귀 기울여 구성원들을 이해하고 또한 자신을 이해시켜야할 뿐만 아니라 송신자의 진실한 감정이나 요구와 느낌의 감정을 표현하도록 소구점을 마련해 주어야 한다. 그리고 경영자들은 조직 내에서 효과적인 청취 능력을 위한 Keith Davis의 십계명(Ten communication for good listening)을 활용하도록 권고하며 내용은 다음과 같다.

(1) 효과적인 청취의 십계명

① 말하지 말 것
② 말하는 사람을 편안하게 해줄 것
③ 말하는 사람에게 당신이 그의 말을 듣고 싶어 한다는 것을 보여줄 것
④ 주의를 산만하게 하지 말 것
⑤ 말하는 사람과 감정이입을 할 것
⑥ 인내심을 가질 것
⑦ 자신의 감정을 억제할 것
⑧ 항의나 비판에 대하여 가벼운 마음을 가질 것
⑨ 질문 할 것
⑩ 말을 멈출 것

말을 하지 말 것이 ①번과 ⑩번에 두 번 들어 있음은 듣는 기술(listening skill)을 향상시키기 위한 것이다. 즉 상대를 알려면 그 사람이 어떤 사람인가를 질문하기보다 이야기할 기회를 제공하여 주고 그 사람이 누구인가를 분석하여 평가해야 한다. 서양의 격언처럼 그 사람이 누구인가를 알고자 하면 그 사람에게 말을 시켜 보고 판단하면 알 수가 있다는 것이다.

2) Carl Rogers의 경청

(1) 만약 우리가 다른 사람과의 관계에서 다음과 같은 특성들을 갖는다면 다른 사람들을 잘 경청할 수가 있다고 말한다.

① 진실함
② 투명함(명료함)
③ 따뜻한 받아들임
④ 개체로서 다른 사람을 존중
⑤ 감수성
⑥ 공감

(2) 그리고 내가 다른 사람과의 관계에서 이러한 특성들을 갖고 어떤 사람을 경청한다면 그 사람은

① 그가 억압하였던 그 자신의 측면을 이해하고 경험할 수 있음
② 좀 더 자신을 통합하여 좀 더 나은 사람이 될 수 있음
③ 더 적당하게 행동함
④ 그가 되고자 하는 사람과 더 비슷하게 됨
⑤ 더 자조적인 사람이 됨
⑥ 더 자신감이 있게 됨
⑦ 더욱 더 인간적이 되고 더욱 더 독자성을 가지며 더욱 자신에 대해 표현할 수 있게 됨
⑧ 더 이해할 수 있게 됨
⑨ 더 받아들일 수 있게 됨
⑩ 삶에서 생기는 문제를 더 잘 해결할 수 있게 됨

3) 무능한 경청습관

① 듣다 안 듣다 하는 경청
② 붉은 깃발 경청
③ 귀만 열고, 마음을 닫고 하는 경청
④ 흐리멍덩한 눈으로 하는 경청
⑤ 감당할 수 없게 너무 깊은 수준의 경청
⑥ 마음보다 사건이 우선한 경청
⑦ 사실만을 경청
⑧ 왁자지껄한 경청

4) 경청에서의 목표

우리가 경청해야 할 때의 목표는 기본적이고 단순한 것들이다.

① 자유롭고 솔직하게 말할 것을 원함
② 그들에게 중요한 문제들이나 사건들에 대해서 전부 말하기를 원함
③ 그들이 할 수 있는 만큼 많은 정보를 갖기를 원함
④ 그들이 말한 것처럼 자신의 문제를 이해하고 더 많은 통찰력을 갖기를 원함
⑤ 자신들의 문제의 이유와 원인들을 보고 그것들에 대해서 할 수 있는 것이 무엇인지를 알아 내기를 원함

5) 효과적인 경청 기술의 목적

① 문제를 경험하고 있는 사람을 수용하고 관심을 보여 줌
② 그 사람을 잘 경청하고 있음을 나타내주고 경청자의 이해가 조금이라도 부정확하면 수정할 기회를 그에게 준다.
③ 그에게 속 시원하게 말하고 안도감을 느끼고 부정적인 느낌을 떨구어 버릴 수 있는 기회를 준다.
④ 그에게 문제의 전체적인 것을 명확하게 하여 문제를 해결할 책임감을 키워준다.
⑤ 피상적인 수준의 문제에서 그가 경험하고 있는 내부의 기본문제로 이동하도록 돕는다.

6) 효과적인 경청기술

(1) 비언어적인 것

① 눈 마주침
② 자세
③ 적당한 감정
④ 고개를 끄덕거림
⑤ 침묵

(2) 개방

① 최소한의 반응들
② 최소한의 격려(개방적 질문)

(3) 명료화, 바꾸어 말하기, 반영, 중립

7) 경청 기술(Listening Techniques)의 유형

경청 기술은 상대방이 자신의 모호한 점을 그가 확실히 알도록 해주는 기법으로 상대방으로부터 부가적인 사실을 얻고 문제의 모든 측면을 표현하도록 하는 것이 목적이다.

이때 경청하는 사람은 상대방이 하고자 하는 의미를 생각하여 그것을 상담자에게 다시 말해주며, 자신이 상대방의 말을 이해할 수 없을 때는 좀 더 분명하게 말해 줄 것을 요청하기도 한다. 이때 비판한다는 인상을 주지 않도록 조심해야 한다.

예) 좀 더 분명하게 이야기해 주시겠습니까?
당신이 말한 것은 어떤 의미입니까?
지금이 당신이 보는 문제입니까?

(1) 바꾸어 말하기(Restatement)

전달하고자 하는 요점을 제대로 전달할 수 있도록 이야기의 주제를 부각시키고 듣는 사람의 이해가 올바른가를 검토할 수 있는 기법이다. 목적은 그가 말한 의미를 검토하고 함께 그 의미를 해석하기 위한 것과 경청자 자신이 그가 말하는 것이 무엇인지를 이해하고 있고 경청하고 있음을 보여주는 데 목적이 있다. 그가 걱정하고 있는 일이 모든 측면을 분석하도록 격려하고 그것을 경청자와 상의할 수 있도록 한다.

(2) 중립(Neutral)

그 사람을 경청하고 있으며 관심을 갖고 있다는 것을 나타내는 것으로 그 사람이 계속 이야기 할 수 있도록 격려하며 대화나 의논이 부드러워져 간다는 기분을 갖게 하는 기법이다.

이때 중요한 요소들은 경청자의 행동 단서들인데, 예를 들어 주목행동과 경청자의 안면표정과 고개를 끄덕이는 행동으로 표현되는 진실한 관심, 그리고 어조와 억양, 말의 속도는 상대방이 관찰할 수 있는 것들이기 때문이다.

예) 알겠다.
음, 음.
그것 흥미로운데 이해하겠어.

(3) 반영(Reflective)

말하는 사람의 말에서 표현된 기본적인 태도, 주요 감정의 내용을 경청자가 다른 참신한 말로 부연해 주는 기법으로 그의 자기 이해를 도와줄 뿐만 아니라 경청자가 그의 말을 이해하고 있음을 보여주고 그가 경청자에 의해 표현된 그 자신의 느낌을 평가하고 진정하는 데 도움을 준다.

예) 당신은 ~라고 느끼고 있죠?

그것은 당신이 보았다는 것처럼 놀랄 만한 일이었을 것 같습니다.

(4) 요약(Summarizing)

여러 생각과 감정의 요점 그리고 일반적인 줄거리를 잡아내는 것으로 문제의 새로운 측면에 대해 계속 이야기할 수 있도록 한다.

예) 지금까지 말한 것을 간단히 종합하여 보시죠.

내가 이해하기로는 당신이 그 상황에 대해 느꼈을 것 같습니다.

8) 경청기술을 증가시키는 데 필요한 원칙

(1) 경청자는 경청의 목적과 이유가 있어야 한다.
(2) 경청자는 경청 초기에 그를 판단하지 않아야 한다.
(3) 소음이나 다른 사람 등에 의해 방해받지 않고 상대방에게 초점을 두어야 한다.
(4) 경청자는 그에게 반응하기 전에 기다려야 한다. 너무 많은 반응은 경청의 효과를 감소시킨다.
(5) 경청자는 그가 말한 것을 언어화하여 되풀이해야 한다.
(6) 경청자는 그가 말한 느낌이나 내용을 그가 만족할 만한 자신의 말로 바꾸어야 한다.
(7) 경청자는 그가 말한 것을 통하여 진짜 의미를 찾기 위해 그가 말한 중요한 주제를 찾아야 한다.
(8) 경청자는 그럴 말한 의미를 찾고 내용을 반영하기 위해서 생각과 말의 시간적인 비율 차를 이용해야 한다.
(9) 경청자는 그가 말한 것에 대해 반응할 준비가 되어 있어야 한다.
(10) 경청자는 자기의 고민을 이야기하지 말 것

9) 경청기술을 배울 때의 10가지 제안(Kelsey)

(1) 내 자신에 대한 이야기를 우선 멈출 것
(2) 침묵할 것
(3) 인내심과 책임감을 가질 것
(4) 때에 따라 말하는 사람의 말에 반응을 보이고 그 말을 반영하며 자신이 그 사람을 이해하고 공감하고 있음을 표현할 것
(5) 경청은 가르침을 받고 연습할 필요가 있는 원칙이고 배워야 하는 기술임을 확신할 것

(6) 우리 자신을 다른 사람과 나눌 것

(7) 더 깊은 단계의 경청 이전에 먼저 표면적인 단계를 잘 경청할 것

(8) 깊은 단계에서 자신을 내보이는 사람을 사랑하게 된다.

(9) 충분한 시간과 비밀 보장, 그리고 조용한 장소가 필요함

(10) 다른 사람의 말을 방해하거나 그것에 대해서 그와 논쟁을 하게 되면 그것은 나에게도 해결되지 않은 예민한 곳이므로 그에 대해 판단하지 말 것

10) 상담(Counselling)

직원들은 자기 업무에 대한 불평과 불만 또는 고민이 있는 경우에 개인적으로 사기가 떨어지고 근로 의욕을 상실하여 직접 또는 간접적으로 업무 능률 내지는 생산성에 영향을 미친다. 상담할 때 유의할 점은 다음과 같다.

(1) 상담 진행 시 유의점

① 피상담자로 하여금 충분히 이야기를 하게 한다.

② 강제로 문제를 깊이 파고들지 말 것

③ 직접 또는 성급하게 문제를 해결하려고 하지 말 것

④ 상담 내용과 자료에 대한 비밀을 철저히 지킬 것

상담의 목표는 개인들의 자존심을 보호하면서 비정상적인 업무 수행도를 교정하는 것이다. 관리자나 감독자가 자문가로서 봉사할 때, 사용할 상담은 활동 상담이라고 하며 설정된 규범을 벗어나는 직원들의 업무 수행도를 지적해 주는 것은 교정상담이다. 사람들의 대면은 직원들의 행동을 보살피는 기회를 제공해 준다.

(2) 상담의 5가지 이유

① 생산성의 불만족이나 업무의 질

② 나쁜 직업 습관, 방침, 규칙, 절차, 윤리의 위반

③ 다른 사람들과 불편한 관계

④ 만성적인 불만

⑤ 고객의 불만

성공적인 상담 원칙은 다음과 같다.

(3) 성공적인 상담 원칙

① 적대자가 아니라 처음부터 친구로 대하라.

② 바르고 정직하라.

③ 다른 사람보다 더 듣는다.

④ 느낌을 말하게 하라. 그들이 어떻게 느끼는가를 그들에게 물어보라.

⑤ 대면 시간과 장소를 선택하라.

⑥ 트집을 잡지 마라.

⑦ 스스로 해결하게 하라.

⑧ 승리 승리의 해결책을 강구하라.

⑨ 타협을 하게 하라.

⑩ 가정하지 말고 사실을 확인할 것

⑪ 낙관적으로 긍정적인 결과를 가져오게 하라.

⑫ 자존심을 보호하라.

⑬ 권위주의를 피하고 공손하라.

⑭ 불가능을 생각지 말라.

⑮ 사람들의 좋은 점을 보라.

⑯ 감시를 보강하라.

⑰ 명확한 지속성을 가지라.

⑱ 방어를 유발하는 것을 피하라.

연습문제

1. 다음 중 틀린 것은?

1) 모집은 인적 자원 수급 계획에 의해서 자원자를 확보하는 것으로써 신문, TV, 알림방, 직업소개 등을 통해서 한다.

2) 선발은 지원자를 평가하여 그 중에서 조직에 적합한 사람을 찾아내기 위해서 지원서, 학교 성적표와 생활기록부, 교과과정, 면접시험 성적, 기타 제출 자료를 활용한다.

3) 배치 및 신입 직원 교육 훈련(orientation)은 채용된 사람을 단위 조직에 배치하고 새로운 직원들을 조직 구성원들에게 소개하고 운영 정책, 철학, 목표를 소개하여 조직의 문화와 의무와 책임 등에 숙달하게 하는 것이다.

4) 교육훈련과 인적자원개발은 구성원들이 조직 목표에 기여하게끔 집단이나 구성원 개인의 능력과 직무 기술을 향상시키기 위한 것이다.

5) 인사고과는 개인의 직위에 과업 기준과 목표 달성에 대한 개인들의 직무 수행성과를 달성하기 위하여 성과가 높은 사람은 무보상하는 것이다.

2. 다음 중 틀린 것은?

1) 전환 배치는 직장 내에서 직무나 근무 위치를 바꾸는 것으로 승진과 강등, 수평적 이동과 관련된 것이다.

2) 승진은 지위의 승격, 급료의 인상, 신분의 향상, 권한의 증대 등이고, 강등은 지위의 하락을 말한다.

3) 이직은 직장을 떠나는 것으로써 사직, 일시 해고, 해고, 퇴직 등과 관련된다.

4) 직무란 직원들의 숙련도, 지식, 능력, 권한과 책임 등을 과학적으로 수집해서 경영관리목적에 부합하도록 체계화하는 과정이다.

5) 전환 배치는 직장 내에서 직무나 근무 위치를 바꾸는 것으로 승진 시에만 적용된다.

3. 직무 기술서와 관련이 없은 것은?

1) 직무명　2) 작업조건　3) 직무개요　4) 작업조건　5) 교육과 경험

4. 직무명세서와 무관한 것은?

1) 교육　2) 경험　3) 판단력과 창의력　4) 육체적 숙련도　5) 위험

5. 선발에 해당되지 않은 것은?

1) 지원서 접수　2) 선발시험　3) 배경조사 및 경력조회　4) 최종면접　5) 내부모집

6. 직원 선발 시 일반적인 요인?

1) 직무기술서 준비 및 재검토　2) 지원자 모집

3) 일차 심사　4) 인터뷰 준비　5) 외부모집

7. 직원들의 생산적 면담의 8가지 지침 ?

1) 웃는 얼굴로 사람을 반겨라.

2) 좋은 일을 하기를 원하는 사람이라는 것을 나타내어라.

3) 행위가 당신의 부서, 다른 사람, 혹은 당신에게 어떤 영향을 끼치는지 설명하라.

4) 직원에게 대답할 시간을 주어라. 직원이 흥미를 잃을 때까지 있게 하라.

5) 직원에게 문제가 있다는 것을 불인정하게 하고 직원이 그 문제의 일부라는 것을 인정하지 않게 하라.

8. 원내 교육 훈련이 안 것은 ?

1) 현장 지도 2) 직무 순회 3) 직무 훈련 4) 특별 임무의 부여 5) 외부위탁교육

9. 인사 고과 방법의 유형 ?

1) 평정 척도법 2) 서열법 3) 대조 리스트법 4) 서열법과 명목집단법

10. 인사 고과 시의 문제점 ?

1) 평가 기준에 대한 인식 차이 2) 평정자의 편견

3) 평정자의 유형 차이 4) 현혹 효과(halo effect)

5) 중심화 및 관대화 경향과는 무관함.

11. 직무 기술서 작성 시 참고 사항이 아닌 것은 ?

1) 관리자가 부하 직원에게 일의 기준을 명확하게 밝힌다.

2) 능력이나 자질을 고려하여 일을 배정한다.

3) 직원이 달성할 수 있는 일이나 기대되는 성과를 제시하라.

4) 관리자나 직원들 모두의 직무가 경영 활동 중에서 각자의 일할 위치를 밝힌다.

5) 일이나 능력과는 무관하다.

12. 직무 기술서 작성 시 지침이 아닌 것은 ?

1) 다른 직무와 구분을 명확히 한다.

2) 작업 범위와 성격을 명시한다.

3) 상세하고 구체적으로 기록한다.

4) 이해가 쉽고 간단하고 명료하게 기록

5) 모든 조건이 충족되었는지 재검토할 필요가 없다.

13. 직원 충원 시에 고려할 점이 아닌 것은?

1) 검사실에 의해서 필요로 하는 인력 유형을 설정하라.
2) 각 업무에 필요한 인원수와 배치를 결정하라.
3) 직원들이 직무를 수행하기 위하여 적절한 훈련을 받도록 보장한다.
4) 작업량, 묶음 검사, 검사 방법, 자동화의 범위, 변화와 같은 개인적 요구들에 대한 장기간 동안의 변이들을 계획하라
5) 책임자가 마음대로 언제든지 충원할 수가 있다.

14. 직원의 필요인원의 유형이 아닌 것은?

1) 행 할 검사 과정의 기술적 또는 분석적 복잡성을 고려
2) 실질적으로 검사를 수행하는 사람들에게 지원 가능성이나 감독 결과
3) 검사량과 업무량
4) 장비, 기기, 컴퓨터 기술의 가능성
5) 필요한 검사실 직원들의 유형은 모두 아니다.

15. 노동조합의 기능이 아닌 것은?

1) 노동시장의 통제적 기능
2) 조합원 상호간의 대내적 공제적 기능
3) 단체교섭권과 경영참여의 경제적 기능
4) 법률과 정치적 기능
5) 법률과 정치적 기능은 고려치 않는다.

16. 노동조합의 형태가 아닌 것은?

1) 직업별 노동 조합
2) 산업별 노동조합
3) 일반 노동조합
4) 기업별 노동조합
5) 단일 조직과 연합조직과 무관함

17. 효과적인 경청이 아닌 것은?

1) 말하지 말 것
2) 말하는 사람을 편안하게 해줄 것
3) 말하는 사람에게 당신이 그의 말을 듣고 싶어 한다는 것을 보여줄 것
4) 주의를 산만하게 하지 말 것
5) 말하는 사람과 감정이입을 할 필요가 없다.

18. 무능한 경청습관이 안 것은?

1) 듣다 안 듣다 하는 경청
2) 붉은 깃발 경청
3) 귀만 열고, 마음을 닫고 하는 경청
4) 흐리멍텅한 눈으로 하는 경청
5) 겸손하게 듣고 판단

19. 성공적인 상담 원칙이 아닌 것은?

1) 적대자가 아니라 처음부터 친구로 대하라
2) 바르고 정직 하라
3) 다른 사람보다 더 듣는다.
4) 느낌을 말하게 하라. 그들이 어떻게 느끼는가를 그들에게 물어보라.
5) 대면 시간과 장소를 선택하라
6) 트집을 잡는다.

20. 상담 진행 시 유의점이 아닌 것은?

1) 피상담자로 하여금 충분히 이야기를 하게 한다.
2) 강제로 문제를 깊이 파고들지 말 것
3) 직접 또는 성급하게 문제를 해결하려고 하지 말 것
4) 상담 내용과 자료에 대한 비밀을 철저히 지킬 것
5) 침묵할 것

정답 1. ⑤ 2. ⑤ 3. ⑤ 4. ⑤ 5. ⑤ 6. ⑤ 7. ⑤ 8. ⑤ 9. ④ 10. ⑤ 11. ⑤ 12. ⑤ 13. ⑤ 14. ⑤ 15. ⑤ 16. ⑤ 17. ⑤ 18. ⑤ 19. ⑥ 20. ⑤

chapter 05 검사실 회계 관리

Laboratory Cost Accounting

1 검사원가의 정의(Definition of Laboratory Cost)

미국회계학회(America Accounting Association; AAA)의 정의에 의하면 "원가란 특정한 목적을 달성하기 위하여 발생하였든가 또는 발생할 가능성이 있는 희생을 화폐적 가치로 측정하는 것이다."라고 정의하였다.

원가는 검사실 서비스의 원가를 구성하는 요소를 원가요소라고 하고 발생하는 형태에 따라서 원가요소를 분류하면 인건비, 재료비, 경비 등으로 나눈다. 인건비는 검사서비스의 생산에 소요된 직원의 노동력에 대하여 지급되는 급료이다. 재료비는 검사서비스 생산을 위하여 소비된 재료의 소비액이다. 경비는 인건비와 재료비를 제외한 원가로서 전기료, 보험료, 감가상각비(주 검사장비, 보조장비), 수도료, 퇴직급여 충당금 전입액, 의국, 각 교실 운영비, 일반 소모품, 사무용품비, 인쇄비, 우편료 및 전신 전화료, 수선료(검사실, 일반비품, 전산장비, 의료기기 등), 후생복지비(노무관리, 직원 피복비, 특근 식비, 경조비, 단체 활동비), 시내 교통비, 학회 참여비, 직원 교육비, 임차료, 보조부문비 등이다. 즉 경비는 관리운영비이다.

인건비는 전문의, 과학자, 행정관리자, 사무원 등 공통 간접 인건비와 각 부서의 임상병리사, 임상병리 감독, 채혈 조무사 등의 간접 인건비로 분류된다. 그러나 직접검사를 담당하는 임상병리사는 직접 인건비로 분류된다. 재료비는 직접 검사하는 시약 같은 직접 재료비와 검사하는데 간접적으로 사용되는 시약외의 간접 재료비로 분류한다. 직접원가는 분석 장비의 감가상각비와 검사 시약비용이며, 간접비는 그 외의 간접 인건비, 간접 경비, 간접 재료비의 합계이다.

임상 검사실에서 원가(cost)란 검사 서비스를 산출하기 위해서 관련된 제자원을 투입하여 검사 서비스를 제공하는 과정을 기록하고 계산하여 정리하는 절차이다. 원가계산은 요인별, 부분별, 서비스별로 단계적으로 분류할 수 있다. 분류방법에 따라서 세분하여 비목별로 원가를 계산하는데 이것을 요소별 원가계산이라고 하며 재무회계와 밀접하게 연결되어 있으며 다음 단계의 부분별 원가계산이나 서비스별 원가계산을 위한 기초적 준비단계이다.

회계학적 측면의 원가란 "특정 목적을 달성하기 위하여 발생한 또는 발생할 것으로 예상되는 경제 가치의 희생을 화폐단위로 측정"한 것이다. 경제적 가치란 소비된 모든 물적 가치나 화폐단위로 표시할 수 있어야 하지만 반드시 현금 지출을 수반하지는 않는다.

2 검사 원가관리의 핵심

1) 검사원가계산의 목적과 이익

(1) 검사량과 원가를 동정

(2) 생산성의 원가를 결정

① 예산준비

② 자원소모의 관리와 조사

③ 요구된 기술의 평가

④ 변화의 계획

(3) 주기적으로 재무상태를 평가

① 경쟁병원과 비교

② 수수료협상과 실제정보에 근거한 계약

(4) 생산성의 증대

① 검사의 질을 유지

② 근무 중 수행도, 임상적 타당성, 산출결과, 유연성의 유지

③ 검사수행도와 서비스에 투자된 가치와 시간을 재무적으로 관리

2) 검사실 회계기능

(1) 원가계산의 기능적 측면

① 일반기능

② 차액분석

③ 판매와 가격기능

(2) 검사실 회계체계의 해부

① 원가계산표

가. 대차대조표(Balance sheet : BS)

자산, 부채, 재정

나. 운영명세표(Operating Statement : OS)

수익, 비용, 이익

다. 운영비분석

운영비의 유형들

라. 원가관리의 피라미드

장비원가, 부서원가, 진단검사의학과 원가

마. 재무적 의사결정의 흐름도

3) 검사원가 빙산의 일각

(1) 시약 10% 미만

(2) 시약 외 경비 90% 이상

직원급료, 리스비, 감가상각, 재검사, 반복검사, 장비보전, 정도관리, Calibrator, 경상비, 직원훈련비 등

172개 병원을 조사한 결과 미국병원은 노동집약적 산업이므로 지출의 가장 많은 항목은 인건비가 60~70%를 차지하며 검사실의 경우는 급료가 62~74%를 차지한다. 진단검사의학과의 시약이 대부분인 것처럼 생각하지만 시약은 10% 미만이다.

어떤 병원의 경우는 시약이 5~10%를 차지하는 검사실도 있다. 그래서 관리자는 검사실 운영비를 절약하려면 **그림 5-1**과 같이 시약 외의 다른 항목들을 잘 관리하는 것이 매우 중요하다.

검사원가의 빙산의 일각

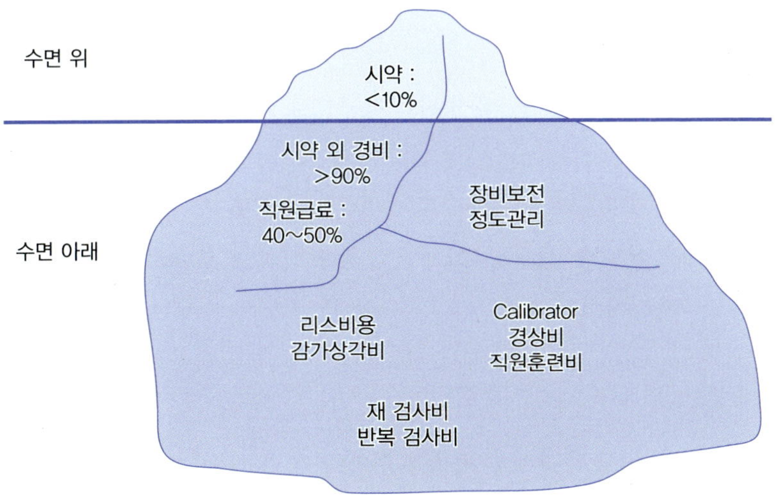

그림 5-1. 검사원가의 빙산일각

3 검사실회계(Laboratory Accounting)

미국회계학회에서 정의한 회계(accounting)란 "정보의 이용자에게 사전에 정통한 판단이나 의사결정을 할 수 있도록 경제적 정보를 식별하고 측정하고 전달하는 과정"이라고 하였다. 즉 회계란 경제적 정보를 식별하고 측정하며 의사소통을 하는 과정이며, 정보 이용자에게 경제적 의사결정을 유용하게 사용할 수 있는 정보를 제공하는 것이고, 경제적 정보로써 유용하기만 하면 무엇이든 회계의 대상이 된다는 것으로 회계의 영역이 매우 포괄적인 내용을 포함하는 것이다.

1) 회계의 목적

회계는 다음과 같은 목적을 달성하기 위하여 회계정보를 측정하고 제공하는 것이다.

① 현금 흐름의 전망을 평가하는 데 유용한 정보를 제공하는 것이다.

② 검사실의 자원과 그 자원의 청구권의 변동에 관한 정보의 제공이다. 즉, 경제적 자원, 채무 등에 대한 정보의 제공, 경영성과와 이익에 대한 정보의 제공, 유동성 지급 능력, 현금 흐름에 대한 정보의 제공, 경영설명과 해석에 대한 정보의 제공, 경영수락과 성과에 대한 정보의 제공 등이다.

③ 투자 및 신용결정에 유용한 정보의 제공이다.

2) 회계의 기능

회계의 기능은 내부적 기능과 외부적 기능으로 대별할 수 있다.

(1) 내부적 기능

내부적 기능으로는 측정기능, 기술적 기능, 경영관리기능으로 나누는데 그 내용은 다음과 같다.

① 측정 기능

측정기능은 복잡하고 다양한 정보를 경제적, 회계적으로 인식하고 분류하여 분류된 정보를 공통적 내지 동질적인 화폐단위로 환산하는 기능이다.

② 기술적 기능

기술적 기능은 인식 및 측정된 경제적 정보를 복식부기 방식을 통하여 기록, 계산 및 정리하여 재무제표를 작성하는 기능이다.

③ 경영관리 기능

경영관리 기능이란 관리자가 기록하고 계산하여 정리된 회계 정보를 이용하여 합리적으로 경영 관리활동을 수행하고 또 경영 각 부문의 업적과 성과를 평가하는 기능이다.

(2) 외부적 기능

외부적 기능은 보고기능과 이해조정 기능으로 분류할 수 있다.

① 보고 기능

보고기능은 외부의 제 이해관계자 집단이 합리적인 판단과 경제적인 의사결정을 할 수 있게 회계정보를 수시로 또는 주기적으로 전달하고 보고하는 기능이다.

② 이해조정 기능

이해조정 기능이란 어느 특정의 이해관계자에게 치우침이 없도록 일반적으로 인정한 회계 원칙에 근거하여 회계정보를 작성하고 상호 대립하고 있는 병원의 제 이해관계 집단의 요청 을 회계 구조 내에서 조정하는 기능이다.

3) 회계의 종류

회계의 종류는 내부적인 기능과 외부적인 기능에 따라서 재무회계(Financial Accounting), 관리회계(Managerial Accounting), 세무회계(Accounting for Taxation)로 분류한다.

(1) 재무회계(Financial Accounting)

재무회계는 대부분이 병원과 진단검사의학과외의 외부 이해관계자에게 경제실체의 재무활동에 대하여 필요한 회계정보를 제공하는 회계이다. 그래서 재무회계는 재무제표의 작성을 중요시하며, 회계기법, 회계기준, 회계실무를 다루어 재무제표 영역 밖의 의사결정은 고려하지 않으며, 회계의 자료는 객관적이고 검증성이 요구되며, 검사실 내의 환경을 고려치 않는다.

(2) 관리회계(Managerial Accounting)

관리회계는 관리자가 회계의 내부적인 기능을 이용하여 계획하고 지휘하여 통제하기 위한 것으로 합리적인 의사결정을 하는데 필요한 정보를 제공하는 것이다.

즉 관리회계는 재무회계의 의사결정을 중요시하며, 모든 산업의 광범위한 지식을 이용하되 회계자료를 기초로 하여 의사결정의 문제를 다루며, 회계자료는 적합성(relevance)과 탄력성 (flexibility)이 요구되며, 환경을 고려한 의사결정의 문제를 다루며, 관리회계의 궁극적인 목표는 경영조직의 내부문제를 해결하기 위한 의사 결정에 이용한다.

(3) 세무회계(Accounting for Taxation)

현대의 경영활동에서 조세가 미치는 영향은 막강하기 때문에 매우 중요하게 다루어야 한다.

조세란 국가가 수입을 달성할 목적으로 특정한 개별보상이 없이 사경제로부터 강제적으로 징수하는 화폐나 재화를 말한다. 그래서 세무회계의 목적도 경영실체를 보호하여 영속할 수 있어야 장기적인 세수의 극대화를 달성할 수 있다.

세무회계는 개별경제의 조세종합능력을 파악하기 위하여 적정하고 타당한 측정 기준의 체계적 확립을 실현함으로써 조세부담의 공정한 분배질서를 형성하고 개별경제와 종합경제의 경제적 이해를 합리적으로 조정하게 하여 국민경제의 건전한 발전에 기여하는 데 있다.

결국 경영의 관점에서 보면 재무회계, 관리회계, 세무회계로 나눌 수 있는데 재무회계는 외부보고와 회계감사를 위한 것이고, 관리회계는 내부보고를 위한 것이며, 세무회계는 세무보고를 위한 것인데 그 상세한 비교는 **표 5-1**을 보면 이해가 빠를 것이다.

표 5-1. 재무회계, 관리회계, 세무회계의 비교

유형 / 항목	재무 회계	관리 회계	세무 회계
목 표	회계자료의 기록, 분류, 요약, 해석 재무제표의 작성, 보고	의사결정의 정보제공, 경영계획의 수립과 통제 원가자료의 수집	과세소득인 세액의 결정
작성 근거	일반적으로 인정된 회계원칙(기업회계기준)	경제적 의사결정	세법 : 법인세법, 조세감면 규제법
자료모집의 방법과 시점	거래발생과 동시에 분개장과 원장에 기록	필요에 따라서 사전적, 동시적, 사후적으로 기록	재무자료에 근거하여 사후적으로 작성한 세무신고서
자료의 지향시점	과거지향	과거, 미래지향	과거지향
보고서(보고양식)	재무제표	특정양식 없음. 예산, 원가보고서, 성과보고서 등	세법소정의 양식
보고 시점	매년 또는 반기, 월별, 분기별 보고 가능	필요에 의해서 수시로 보고	매년
보고대상 (보고서접수자)	경영자 광범위한 이해관계자	경영자	세무서 경영자

출처: 장상우 저, 환자중심병원경영관리: 병원관리자의 새로운 사고방식,1995. P. 372. 고려의학

4) 검사실 회계의 의의

검사실 회계는 재화의 생산,판매 등 경영활동을 하는 일반기업과 다른 인간의 생명을 다루는 진료활동을 하는 조직이라는 데서 다소 차이는 있으나 병원도 하나의 경영조직이므로 경영이론 이나 경영원칙이 큰 차이가 없이 적용 가능하고 합리적인 병원경영을 위해서는 회계이론과 회 계원칙을 영리기업과 동일하게 적용할 수 있으며, 비영리성과 공익성을 가진 기업인만큼 영리 기업과는 회계특성이 다르기 때문에 병원회계에서는 다음과 특성을 고려해야 한다.

병원은 기금화폐(Fund Accounting)이므로 기금회계를 설치하여 병원의 경상적인 운영 외의 목적에 따라서 개별회계를 해야 한다. 일반기금은 운영기금, 용도지정기금, 고정자산기금으로 나누며, 사용제한기금은 특별목적기금, 원본보전기금, 고정자산대체 및 증설기금 등으로 나눈다.

그리고 제3자 단체(보험자 등)를 통해서 지급되는 의료수익의 비중이 대부분이며, 이익잉여금 처분계산서를 작성할 필요성이 없고 의료법인과 병원은 서비스업이므로 원가계산을 통하여 평가 할 재고자산이 없고 또한 원가계산을 하지 않고도 재무제표를 작성할 수 있으며 영리기업에서는 타 회사의 지배목적을 위해서 투자하면 투자자산으로 계산하나 병원의 경우는 비영리로 운영되는 조직이므로 배당을 허용하지 않으므로 영리기업의 투자는 허용되지 않으므로 투자 시에는 의료외 수익인 기부금 수익으로 계산한다. 그리고 학교법인이 운영하는 병원은 학교와 병원이 다르므로 별도의 장부로 회계처리해야 하고 재단법인이나 의료법인의 경우에는 비수익 사업체가 있으면 별개의 장부로 회계처리하고 합산하여 법인 전체의 재무제표를 작성해야 하나 세무처리는 상이하다.

4 검사원가계산의 목적(Goal of Lab Cost Accounting)

원가계산의 주목적은 검사서비스의 가격결정이나 경영능률 증진과 그 관리통제적 성과계산이나 단기성과계산의 자료제공에 있으며 특수목적으로는 손해배상액의 기초 가치의 산정에 있다.

검사실에서 원가계산의 목적은 검사수가의 결정, 경영관리의 정보제공, 의사결정의 수단으로 사용하기 위한 것이다. 세금의 절세를 위한 세무회계, 정부나 의료보험공단 등의 이해관계자들에게 회계활동을 제공하는 재무회계로 나눈다.

1) 검사수가의 결정

검사수가의 결정에서는 검사행위별로 세분화하여 원가계산에 의한 합리적 검사수가의 결정과 검사수가의 타당성 여부의 결정에 필요하다.

2) 경영관리를 위한 정보 제공

경영관리를 위한 정보제공의 목적은 검사실의 경영계획의 수립 시 경영정책의 의사결정 및 원가관리 등에 반영하기 위한 것이다. 검사실 업무 운영계획 수립 시 경영정책의 방향을 결정하고, 경영성과를 측정하여 비능률적 요인을 분석, 규명하거나 새로운 경영관리기법에 따른 과학적인 원가관리 시스템 도입을 위한 필요한 정보를 제공하고 경영의 평가와 통제수단으로 활용하는 데 있다.

3) 의사결정을 위한 정보제공

일반적인 원가계산으로는 의사결정의 목적달성에 한계가 있으므로 여러 가지 대안 중에서 가장 유리한 대안의 선택을 위한 특수원가 계산을 사용하게 된다. 즉 자동분석기의 구매, 관리시스템의 변경, 확장여부의 결정 등의 의사결정에 활용하기 위해서 사용된다.

5 검사원가의 종류(Types of Lab Cost Accounting)

1) 실제 원가계산과 표준원가계산

실제 원가계산에서는 실제로 발생한 원가를 정확히 집계함으로써 기간변동을 명백하게 나타낼 수 있지만 실적의 불량을 판단할 수 없고 현재 발생되는 원가를 통제하거나 관리하는 데 적용이 곤란하다. 그래서 원가요소별로 발생할 원가의 크기를 과학적인 방법으로 설정하고 실제원가의 비교분석에 의해서 경영의 능률 향상을 위한 것이 표준원가이다. 실제원가 계산은 재무회계적 원가계산이고 표준원가는 관리회계적인 원가계산이다.

관리회계란 검사실 관리자가 검사실 내부적인 기능을 이용하여 회계를 계획 · 지휘 · 통제하고 합리적인 의사결정을 하는 데 필요한 정보를 제공한다는 것이다. 즉 검사실 내부의 경영 문제점을 해결하기 위한 것이다.

6 검사 원가개념의 기초(Basic Concept of Lab Cost)

진단검사의학과의 진료과장이나 행정관리자는 재무적 자원과 인적자원에 관련된 검사실의 모든 생산성활동을 강화할 책임이 있다. 자원들을 성공적으로 관리하는 목적은 원가개념과 같은 일상적인 측정방법을 사용하여 임상검사실에서의 검사서비스의 생산과정의 효율성을 평가하는 데 있다. 원가란 자원의 흐름내용을 통해서 검사서비스의 활동자원에 대해 기여하는 것과 관련되어진다. 이러한 개념은 몇 가지의 방법으로 정의할 수 있다. 예를 들면 원가개념이란 임상검사 서비스를 위하여 진단 검사의 제공자에게 지급되는 금전적 지출과 금전적 비용을 말한다.

즉 검사실의 검사를 실행한다면 금전적 비용은 단순히 검사서비스를 위하여 지급되는 것이다.

금전적 비용이란 항상 전체적인 가치의 측정은 아니지만 활동범위의 측정을 위해서 실용적인 개념이다. 만약 무료로 임상검사 서비스를 제공했다면 금전적 비용은 0이다. 원가의 개념이란 검사서비스를 생산하기 위하여 요구되어지는 소비성이나 인건비를 위해서 누적비용을 위하여 제공되는 기술과 비용을 동정하는 개념이다.

원가란 지출이라는 말로 표현한다. 지출이란 재화나 서비스를 생산하고 제공하는 것에 관련된 부채를 증가시키거나 자산의 감소량을 측정하는 것이다. 즉 지출이란 만료된 비용을 뜻한다. 그래서 지출이란 회계 보고기간 동안에 발생된 수익과 동일하다. 원가란 미래기간 동안에 활용되는 자산이나 비용으로 인식되고 비용이 특이적 응용에 직접 관련되어 어떻게 사용되었는가를 설명하여 준다. 대부분의 이러한 묘사들은 직접비, 간접비, 변동비, 표준비용, 제품비용, 고정비와 같이 과거와 현재에 관련된 일상적인 묘사이다.

1) 비용의 부분

미국의 경우 **표 5-2**와 같이 병원의 전체 지출액에 대하여 검사실 지출비용은 8.5%이지만 병원 전체의 수입은 19.4%를 차지한다. 즉 병원에서 검사실의 수입이 병원 전체수입의 약 20%를 차지하고 있으므로 매우 중요한 수입원 중 하나이다.

병원검사실의 예산표는 **표 5-2**와 같이 총 검사실의 직접 및 간접비용, 총 병원예산, 총 검사실 수익, 총 병원수익으로 구성된다.

표 5-2. 병원 검사실의 예산표(Hospital Laboratory Budget)

항 목	예산 단위 : 억
검사실 총 직접비와 간접비	7(8.5%)
병원 예산	82.3
검사실 청구 금액	15.4(19.7%)
병원 청구 금액	78

표 5-3. 진단검사실 예산표(Laboratory Medicine Budgets)

항목	화학검사실	혈청검사실	조직검사실	미생물검사	합계
청구가능검사	176,000	17,000	21,000	42,000	415,000
인원(전일근무; FTEs)	21	3	8	9	64
수익	2,640,000	230,000	1,050,000	756,000	6,716,000
비용;					
급료	595,000	75,-000	200,000	225,000	1,600,000
공급	600,000	75,000	40,000	155,000	1,035,000
할당비;					
채혈(비조직검사 외 부서할당)	100,061	9,655	0	23,870	223,992
과장 비서(부서별할당)	7,500	1,875	60,000	1,075	74,200
전문가 급료(부서별할당)	62,500	62,500	312,500	62,250	625,000
채혈급료(비조직검사 외 부서할당)	67,005	6,472	0	0	310,000
수탁 검사비(부서별이용률)	227,500	32,500	16,250	16,250	325,000
혈액비(부서별이용률)	0	0	0	0	310,000
장비보전비(부서별이용률)	65,000	2,500	5,000	15,000	128,500
감가상각비(연도별)	75,063	3,146	11,438	21,161	169,995
여행비(균등분할)	3,333	3,333	3,333	3,333	19,9998
기타 비용(부서별이용률)	18,167	19,167	19,167	19,167	115,002
직접비	1,752,129	291,158	667,688	558,346	4,776,687
간접비(부서별건수비율)	506,530	48,926	60,438	120,877	1,194,375
총비용	2,2258,659	340,084	728,126	679,223	5,971,062
순 수입	381,341	110,084	321,874	76,777	744,938

source: Travers E.M. Managing Costs in Clinical Laboratories. McGraw-Hill. Inc., 1989. P.133

그리고 진단검사의학과의 지출부분은 **표 5-4**, **표 5-7**과 같이 인건비, 혈액은행, 물품 공급 및 재료대, 계약근로, 검사실 관리 운영비를 합계한 것이 검사실 총 직접비와 간접비이다.

진단검사의학과의 운영 명세표(Lab. Operation Statement)는 **표 5-5**, **표 5-7**과 같이 검사실 총 수익에서 총 경비를 감하면 순이익이 산출된다. 검사실 지출은 직원들의 급료, 물품 공급비, 장비비용, 전문비용의 직접비용과 간접비용을 더하면 검사실의 총 비용이 산출되고 검사실의 순이익은 검사실의 총 수익에서 검사실의 총 지출을 차감하면 계산된다. 비용부분을 보면 1984년도 미국의 경우는 **표 5-2**와 같다. 검사실에서 총 비용을 구성하는 지출항목들에 대한 검사실의 운영 명세표는 **표 5-5**, **표 5-7**과 같다.

표 5-4. 검사실의 비용부분(Laboratory Expense Breakdown)

비 용	단위 : 억	%
인 건 비	3.7	52.9
혈 액 은 행	1.8	25.8
물 품 비	1.0	14.3
장 비	0.2	2.8
계 약	0.2	2.8
경 영	0.1	1.4
총 직접비와 간접비	7.0	100.0

표 5-5. 검사실의 운영 명세표(Labotatory Operating Statement)

항 목	단위 : 백
수 익	9,172,716
비 용	
급 료	2,543,728
물 품	1,370,826
장 비	293,993
전 문 가	1,286,904
직 접 비(위 4가지 합계)	5,495,451
간 접 비	2,215,247
총 비 용	7,710,698
순 수 입(수익-비용)	1,462,018

Source: Travers, EM, Managing Costs in Clinical Laboratories, McGraw-Hill Inc, 1989.P.182

표 5-6. 검사실 운영비율(Laboratory in US)

분류	비율(%)	비고
공급비	29.6%	`시약, 정도관리, 피펫, 거즈, 알코올솜, 산소와 가스, 플라스틱과 용기
장비	10%	장비, 서비스 및 수리비, 감가상각비, 장비유지 계약비
인건비	44.8%	급료, 이동, 시간외 수당, FICA, 후생복지(의료보험, 산재, 식대)
운영비	15.6%	종이, 검사용지, 라벨, 우편, 전화, 인쇄, 운송, 세탁, 회비, 구독비, 보수교육, 소프트웨어, 가운, 장갑, 눈 보호장비, 컴퓨터 유지

표 5-7. 검사실운영명세표(Statement of Operation)

원가번호	항목	1월	년 누적	전년도 1월
A. 수익(Revenues) $				
501	타 병원 수탁	2,869.10	11,992.00	3,126.90
502	진료과 수익	12,874.95	47,348.90	10,799.50
506	입원환자수익	347,895.88	1,361,039.56	332,623.90
507	외래환자수익	23,533.77	83,746.62	18,339.54
509	최소진료 및 기타	4,578.95	17,092.66	3,967.38
500	검사실 총수익	391,752.95	1,521,219.74	268,857.22
	운영수익 차액	28,597.94	63,073.60	23,665.00
500	전자원 순운영수익	363,154.71	1,458,146.14	235,192.22
651	기술학교 운영수익	363,154.71(1,800.00)	1,458,146.14(7,200.00)	345,172.22(1,600.00)
	전 자원 총순수익	364,954.71	1,458,146.14	346,792.22
B. 직접 운영비(direct operation expenses) $				
704	B부서 의사급료	30,164.95	117,133.92	28,402.01
705	박사급 급료	4,583.33	18,333.32	4,125.00
706	임상병리과학자	38,769.90	151,941.54	37,200.90
707	병리사	42,387.90	169,909.80	42,567.00
709	보조원	10,456.28	42,6768.89	10,883.07
	총 직접 인건비	96,197.38(26.49%)	499,997.27(34.29%)	123,177.97(35.68%)
731	검사실 재료비	79,894.04	318,576.49	79,394.21
766	외부 수탁비	28,507.64(56.343%)	109,139.49(63.62%)	26,062.01(66.23%)
	총 직접 운영비	204,599.06(56.343%)	927,713.08(63.62%)	228,634.19(66.23%)
C. 간접운영비(Indirect Operating Expenses) $				
803	기술감독비	3,114.00	11,884.00	2,828.00
804	A부서 감독비	8,1124.76	31,324.52	7,537.50
838	공급, 자료처리비	3,215.23	12,432.96	7,537.50
842	장비수리 및 보전비	1,542.75	5,573.46	1,243.98
852	장비 대여비	4,357.95	17,431.80	3,957.95
861	학회 및 협회회비	375.00	375.00	125.00
862	정기간행물 구독료	89.00	134.00	89.00
863	도서 구매비용	53.00	108.00	
864	학회참석, 여행, 접대비	1,289.00	3,375.00	1,023.00
866	인증심사비	1,500.00	1,500.00	1,500.00
	총 직접운영비	23,660.00(6.52%)	84,138.74(5.77%)	21,305.68(6.17%)
913	비운영 총 관리자비	3,300.00	13,200.00	3,000.00

	총 검사실 운영비	231,559.75	1,025,051.82	252,939.87
	병원 전체 기여비	131,594.75(33.59%)	433,094.32(28.47%)	92,252.35(25.01%)

회계년도 : 1월 1일~12월 31일, 코드번호; 현재자산-100~199, 장기고정비-200~299, 현재부채-300~359, 장기부채-400~459, 재정차액-460~469회
source: Travers E.M, Managing Costs in Clinical Laboratories, McGraw-Hill, Inc., 1989, P.39.

표 5-8. 임상화학검사실의 건수 및 수익

검사항목	건수	비율(%)	수익	비율(%)
Profile 검사	25,000	29	2,300,000	41(가장 수익이 높음)
전해질	6,000	7	900,000	16
혈액 개스	3,500	4	525,000	9
혈당	15,000	17.5	255,000	5
Amylase	35,000	4	180,000	3.3
CRP	4,500	5	161,000	2.8
Alcohol	1,800	3	99,000	1.7
CKMB	2,200	3	191,000	3.3
....	....	....	....	....
기타 검사(약 140개)	24,500	28.5	1,0030,000	18
합계(150개 검사)	86,000		5,641,000(총수익의 30%)	

7 검사에서 발생되는 주원가비용

매 검사마다 인건비가 차지하는 비중은 크지만 다음과 같은 검사실 총 비용을 구성하는 요소들은 다음과 같다.

1) 장비구입비, 리스, 대여비
2) 인건비가 전체 비용의 60%~80%를 차지한다.(**그림 5-2** 참고)
3) 시약, 재료, 정도관리물질, 정도평가시험, 검량물질에 소요되는 경비로 **표 5-4**와 같다.
4) 장비유지비와 수리비
5) 구매비, 새로운 작업설치비, 보관비
6) 냉장고, 펌프, 전기코드 등에 지원되는 비용
7) 보수교육과 훈련비용
8) 법률적 요구에 의한 면허, 등록인증비, 정도관리비용
9) 참고검사 비용

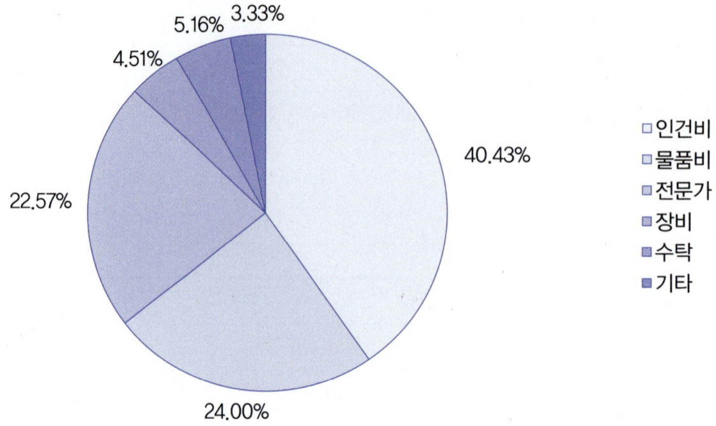

그림 5-2. 검사실의 직접원가(Lab. Direct Costs)
Source : Travers, E, M, Managing Costes in Clinical Laboratories, McGraw-Hill Information Service Co., 1989, P.182.

10) 법률적 요구에 대한 집행비용

11) 안전관리비용

8 감가상각(Depreciation)

1) 감가상각의 정의(Definition of Depreciation)

토지, 건물, 검사장비 등은 고정자산으로써 여러 가지 원인들에 의하여 그 가치가 점차로 감소되어 경영목적에 사용될 수 없게 되고 결국에는 폐기된다. 고정자산의 취득원가는 장기적으로 관찰하면 결국에는 비용이 회계연도나 폐기한 연도만의 비용으로 처리하는 적절한 방법이다.

그래서 고정자산은 이를 활용하는 모든 회계기간에 공헌하게 되어 고정자산이 활용되는 회계연도에 그 취득원가를 적절한 방법으로 배분하여 부담시키는 절차를 감가상각이라고 한다.

감가상각(depreciation)은 각 회계기간의 손익계산을 정확하게 하기 위해서 비용배분의 방법에 따라서 고정자산의 취득원가를 각 기간에 할당하는 과정을 말한다. IC회로의 자동분서기는 수명이 일반적으로 5년 정도이다. 고정자산의 취득원가는 선급비용(prepaid)을 말한다.

2) 감가상각의 원인

(1) 물질적 감가상각(Physical depreciation)

물질적 감가상각은 고정자산의 사용이나 시간경과에 의하여 물질적으로 소멸이나 파손되어 가치가 떨어진 것을 말한다.

(2) 기능적 감가상각(Function depreciation)

기능적 감가상각이란 진부화나 부적응화에 의하여 발생된 감가이다.

진부화란 새로운 발전으로 자산의 사용에 대한 경제적 가치가 불리하게 된 것이다.

3) 감가상각의 계산요소와 방법

(1) 감가상각의 계산요소

감가상각의 계산요소는 감가상각을 계산하기 위해서 취득원가, 내용연수, 잔존가액을 알 때 가능하다.

① 취득 원가

고정자산의 구입가액과 사용하기까지의 부대비용을 포함한 금액이다.

② 내용년수(useful life)

고정자산의 취득에서 폐기까지의 추정되는 사용 가능년수를 말한다. 실무회계에서는 세법에 명시된 고정자산의 내용년수를 적용한다.

③ 잔존가액(residual value)

잔존가액은 조정자산이 내용년수를 경과 후에 폐기까지의 추정 처분가격을 말한다. 세법에서는 고정자산은 취득원가의 10%이고 무형자산은 0%이다.

(2) 감가상각의 계산방법

감가상각비는 고정자산의 취득원가에서 비용화하는 부분의 자산이 폐기까지의 감가상각 총액이다. 그래서 감가상각액은 취득원가에서 잔존가액을 차감한 잔액이다. 감가상각방법은 많으나 정액법(fixed amount method), 정률법(fixed percentage method), 년수복합법(sum of year's digits method), 비례법 등이 있는데 그 중요한 핵심은 다음과 같다.

① 정액법(fixed amount method)

정액법은 고정자산의 감가총액을 각 연도에 균등하게 금액을 할당하는 것이다. 그래서 감가상각액을 고정자산의 내용년수로 나눈 금액을 각 연도의 감가상각액이 된다. 그 계산식은 다음과 같다.

감가상각액 = 취득원가 - 잔존가액 / 내용년수

② 정률법(fixed percentage method)

정률법은 고정자산의 장부가액을 일정한 상각액으로 사용하는 방법이다. 그 계산식은 다음과 같다.

매 기 상각액 = 미상각잔액 * 정율

$$* \text{정율} = 1 - n\sqrt{\frac{\text{잔존가액}}{\text{취득원가}}}$$

③ 년수복합법(sum of year's digits method)

년수복합법(sum of year's digits method)은 정율법의 대용으로 사용하며 정율법과 같이 상각비를 체감한다. 그 계산법은 다음과 같다.

매기 감가상각액 = (취득원가 - 잔존가액) * 잔여 내용년수 / 내용년수의 급수 합계

* 내용년수의 급수 합계 = 내용년수 * (1 + 내용년수) / 2

④ 비례법

비례법은 생산량 비례법과 작업시간 비례법이 있다. 생산량 비례법은 생산량을 비례하여 광산, 유전 등에서 그 가치가 감소하는 소모성 자산의 상각액을 구하는 데 이용한다. 작업시간 비례법을 예로 들면 다음과 같다.

작업시간 비례법은 작업시간이나 운전시간에 비례하여 상각액을 결정하는 것으로 자동차, 비행기, 자동분석기 등에 적용한다. 그 계산식은 다음과 같다.

감가상각비 = (취득원가 - 잔존가액) * 당기 이용시간 수 / 추정 총 이용시간 수

9 검사원가의 유형(Types of Lab Cost)

검사실의 생산과정에 채택된 비용은 검사를 위하여 소요된 경상비, 인건비, 물품비에 소비된 돈의 량이다.

1) 자산원가(Capital cost)

검사실 자산으로써 자동분석기, 컴퓨터설비, 건물, 사무실 등에 대한 구매비용, 기계의 리스비용, 또는 대여비 등이다.

2) 실제원가(Action cost)

인건비, 재료비 등으로 검사를 생산하기 위하여 소요된 제비용이다.

3) 표준원가(Standard cost)

표준원가는 검사 서비스가 생산된 후에 판명된 실제원가가 얼마가 되지 않으면 안 된다는 것을 전제로 한 추정원가이다. 작업환경에서의 계획, 사용될 재료, 검사방법에서 주로 활용이나 기능을 실행하는데 원가 구성요인들이 무엇인가를 추정하고 사전결정을 하는 것이다. 이들은 노동이나 재료 같은 원가요소로 구성되며 검사하는 데 사용된 추정원가로 표시한다. 표준원가는 실제원가와 비교측정을 위하여 사용되며 이것과 실제원가를 비교하여 그 차이를 분석하고 산정하는 방법이다. 즉 원가관리의 효율성을 위해서 실행된다.

4) 차액(Variance)

표준원가와 실제원가의 차이를 차액이라고 한다. 여러 가지가 있는데 노동이용, 노동비율, 재료의 효율성 변동으로 나눈다.

5) 관리 가능원가(Controllable cost)

관리가능 원가(controllable cost)는 검사실 관리자의 의지나 관리방법에 의해서 절약할 수 있는 원가로서 원가센터(cost center)내에서 기록되는 원가를 관리가능 원가라고 한다.

공식 조직구조 내에서 관리가능 원가는 책임 있는 관리자에 의해서 결정되며 직접적으로 관리계층에서 통제될 수 있는 원가이다. 원가 결정을 관리하기 위해서 관리자는 조직의 모든 수준에서 관찰하고 추정할 수 있다. 그래서 비용 기간단위를 관찰해야 한다.

예를 들면 노후화된 자동기계로 무턱대고 검사한다면 잦은 고장과 재검사로 비용이 증가하게 된다. 부서의 감독은 수리할 권한을 가지고 있지 않다. 그래서 재검사비용은 부서의 감독에 의해서는 관리불능이다. 결과적으로 검사실 행정관리자가 권한을 가지고 있어서 그 기계를 수리할 수 있고 다음 회계연도에 이런 지출을 예산으로 편성할 수 있어야 한다. 이 경우 비용은 관리자에 의해서 통제 가능한 원가가 된다.

6) 통제불능 원가(Uncontrollable cost)

검사실 행정관리자의 의지나 관리 방법에는 불문하고 절약할 수 없는 원가다.통제불능 원가의 전형적인 예는 다음과 같다.

(1) 생화학검사실 병리감독이 감가상각이나 재산세를 관리할 수 없다. 사람이나 공급물품은 직접 관리할 수 있지만 병원장의 급료 같은 것은 통제불능이다.

(2) 이사회는 병원장의 급료를 통제할 수 있다. 소유주는 건물을 구매하기 위하여 경비를 관리 할 수 있으나 검사실에 운영에 다른 인건비나 소모품비를 할당된 총비용은 이사회나 병원장이 통제할 수 없다. 검사실의 진료과장이나 행정관리자는 그들의 책임분야에서 즉시 비용을 직접 관리하는 section의 임상병리감독에게 이런 조직 구조상의 행정관리자에 의해서 영향을 받지 않는 원가로 조직의 어떤 관리층에서도 통제할 수 없는 비용을 통제불능원가라고 한다. 가격단위는 아니지만 수량을 통제할 수 있는 원가의 예를 들면 기계공급자가 병원에 새로운 서비스를 제공하기 위하여 시약가격을 인상하는 것이다.

(3) 감소에 의해서 비용관리는 성취할 수 있다. Section의 원가통제를 위해서 부서의 감독에게 그 권한을 위임해야 한다. Section의 감독자가 실무에서 일어나는 일은 제일 잘 알고 있으므로 통제가능 분야에서 직접 통제하도록 하고 통제되지 않은 경우에는 상위 관리자가 직접 관리해야 한다.

7) 총원가(Total cost)

진단검사의학과의 원가를 이해하고 운영의 가장 높은 비용영역을 분리하면 **그림 5-1**과 같이 빙산의 일각을 보는 것과 유사하다. 시약이나 물품비용은 임상검사 서비스의 생산을 위하여 주된 비용으로 고려되는데 오직 전체 빙산(total iceberg)의 5~10%는 수면 위에 보이게 된다. 총 비용의 보다 더 정확한 상태는 수면 밑에 있는 모든 비용 항목들이다. 수면 밑에 있는 모든 원가를 보기 위해서는 진료과장이나 검사실 관리자는 원가의 전문 용어의 명명지식을 알아야 한다.

E.M. Trevers가 1997년에 쓴 임상검사경영관리(clinical laboratory management : CLM)에 의하면 "원가(cost)란 비용(expense)이라는 말로 사용되지만 이것은 요구된 매 단위당 검사를 생산하기 위해서 요구된 사람, 경비, 물품을 공급하기 위해서 지급된 금전적인 지출이다."라고 말하였다. 총원가(total cost)란 "직접비(변동비)와 간접비(고정비)로 구성되어 있다. 검사실 환경에서 동정될 수 있는 총 원가의 상호관계의 주된 3가지의 분류는 (a) 직접비와 간접비(direct and indirect costs), (b) 고정비와 변동비(fixed and variable costs), (c) 통제 가능원가와 통제 불가능원가(controllable and uncontrollable costs)이다."라고 말하였다. 이 모든 것은 원가를 이해하는 데 중요하고 진료과장이나 행정관리자는 직접원가(변동비)가 매일 매일의 검사실 운영에 가장 관련 원가(relevant costs)라는 것을 알아야 하며 더욱이 진료과장, 행정 관리자 그리고 검사실의 모든 직원들이 좋은 예산 계획으로 이런 원가들(비용들)을 통제할 수 있다는 것을 기억해야 한다.

총 원가(total costs)를 full costs 또는 absorbtion costs라고 부르는 데는 이것을 간접원가를 포함해서 원가에 수반된 모든 검사실의 운영과정을 기록하고 총원가로서 목록에 기재 가능한 것을 적용해야 하며 검사실의 운영관리의 과학화에 기여하도록 관리하고 통제할 수 있어야 한다.

표 5-9. 검사실 총원가의 구성요인들(Components of Full Test Costs)

1. 직접비
1) 인건비 : 변동 인건비, 고정 인건비
2) 재료비 : 물품비, 시약대금, 검량물질, 정도관리 물질
3) 장 비 : 감가상각비, 리스비, 대여비, 서비스 유지 계약비
2. 간접비
1) 경비(관리비) : 인건비(진단검사의학과장, 행정 관리자, 비서) 재료 및 물품비, 장비 감가상각비(보조비) LIS, 면허비, 외부정도관리 참여비, 전문가 교육 및 훈련비
2) 병원경비 할당 : 시설 구매 및 설치비, 건물 감가상각비 의료기록비, 운영 관리비, 식당

(1) 직접비(direct costs, variable casts)

직접비는 **그림 5-3**에서와 같이 생산된 검사량에 따라서 함께 증가한다. 이것은 검사실의 경제적 가치의 최대치를 설정하는 것이다. 어쨌든 검사량의 증가는 section의 병리감독들 시약이나 물품을 위해서 보다 더 할인을 하고 낮은 인건비를 가지는 자동분석기를 선택함으로써 사리분별이 있는 현명한 총 직접변동비를 통제할 수 있다.

(2) 간접비(Indirect costs, fixed costs)

진단검사의학과의 진료과장이나 행정관리자 그리고 sections의 감독들은 이러한 비용들을 통제할 수 없다. 즉 물, 전화, 전송비 등에 따른 필요한 물품서비스의 제공으로부터 발생되기 때문에 통제가 불가능한데 대여비, 환자 접수나 검사를 수행하는 데 소요되는 경비, 리스비, 확장비, 우편비, 안내비, 주컴퓨터, software, 검사서비스의 계산이나 사무비, 훈련비, 교육재료 등이다.

표 5-10의 고정비 지출에서와 같이 간접비로써 고정비는 검사량이 증가해도 영향을 받지 않고 일정한 비용을 발생하는 계수만큼의 비용을 지불하게 된다. 우리는 두 개의 범주에서 변동비로써 직접비는 지출의 거의 대부분으로 계산되고 약 90-95%이며 장비의 판매나 물품의 공급자와 협상을 통해서 수량의 할인이나 계약방법(건수당 단가계약, 계열병원의 경우 통합구매 등)에 의지하며, 검사실에서 검사를 실행하는 직원들의 선임권이나 교육수준, 검사량 등 모든 것 중에서 가장 중요한 것을 선택함으로써 실현할 수 있다. 검사실의 지출을 줄이기 위해서는 진료과장, 행정 관리자, 병리감독들이 **표 5-10**과 **표 5-11**에서와 같이 직접비와 간접비에 대한 인건비, 이익, 물품비 자산 등의 분류동정이 선행되어야 가능하게 된다.

표 5-10. 검사실의 간접비와 직접비의 비교표(Lab. Indirect and Direct Costs)

고 정 비(간 접 비)	변 동 비(직 접 비)
1. 인건비 : 의사, 과학자, 관리자, 집행부 직원, 특수 부서 감독, 비서	1. 인건비 : 임상병리사, 채혈사, 보조원, 시체검안 보조원, 사무원, 감독, 직계비서, 운송자, 안내원
2. 복지 혜택 : 소송비, 연금, 선별적 혜택	2. 복지 혜택 : 급료변이에 따른 소송비, 선별적 혜택
3. 물품 및 기타 : 법률 및 회계감사비, 비임상적 자문비, 여행비, 학회 및 seminar 참석비, 세탁비, 보조장비, 전화, 사무실 및 일반물품, 연료 및 이용, 의료과오보험	3. 물품 및 기타 : 우편, 전문가 임상비, 의료물품, 화학 및 시약, 세탁, 약품, 산소 및 기타 가스, IV액 및 set, 필름, 용액, 종이, 전혈, 방사선 물질, 구매임상 서비스, 구매 음식, 쉬트 및 가운, 식사준비
4. 자 본 : 감가상각비, 리스, 대여, 재산세 장비유지 및 보증계약, 자산보험, 면허비	4. 자 본 : 없음

8) 간접비와 직접비(Indirect and Direct costs)의 구성요인들

(1) 인건비(labor costs)

간접 인건비(indirect labor costs)는 phyicians, scientists, managers, administrative staff, executive secretaries, supervisors 등의 급료이고, 직접비(direct labor costs)는 technologists, technicians, aides, autopsy assistants, clerks, transports, couriers, line secretaries, supervisors 등의 급료이다.

표 5-11. 검사실의 인건비의 구성요인들의 분류표(Labor Subaccount Categories)

총 운영 인건비(표준원가)	총 비운영 인건비
표준비용에서 정도관리 인건비 표준원가로 부터 변동 인건비 의사 및 병리사 급료 비서 및 사무원 급료 보조원 및 기타 운영 인건비 등	집행관리자 급료 장비보전인 급료 병리감독 급료 운전기사 급료, 안내인 급료, 자료처리 급료, 비운영분야 근무자 급료 등

(2) 이익(benefits)

고정비로써 이익은 본질적으로 고정된 법률적이나 선택적 이익이며, 직접비로써 이익은 변동급료에 관련된 법률적 이익이나 선택적 이익이다.

(3) 물품비(supplies)

고정비로써 물품비들은 법률비, 감사비, 자문비, 여행비, seminar의 경비, 부분적 세탁비, 부장비비, 기타 전화비, 사무실, 일반비, 연료비, 이용비, 의료과오에 대한 보험료 등이며, 직접비로써 물품비는 우편료, 전문임상비, 의료학적이나 외과적 서비스, 화학물질이나 시약비, 부분적 세탁비, 약품비, 산소나 의료 가스비, 정맥주사나 투여비, 보철비, 필름비, 용액비, 종이구매비, 전혈비, 방사선 물질비, 음료비, 세탁비, 음식비, 취사비 등으로 이루어졌다.

(4) 자산원가(Capital costs)

간접비로써 고정비는 감가상각비, 이자, 리스비, 대여비, 자산보험료, 면허비, 재산세 등이며 직접비로써 변동비는 없다. **표 5-8**의 간접비로써 고정비와 직접비로써 변동비를 참고하기 바란다.

(5) 간접비의 구성요인들(Indirect cost components)

급료, 후생복지 혜택, 전체 검사실 물품비, 정도관리비, 사무실 물품비, 냉장고나 항온기 등의 일반장비 구입비로서 구매비, 대여비, 리스비, 설비 유지비, 감가상각비, 일반 유지비, 건물 감가상각비, 컴퓨터 서비스비, 보수교육비, 여행비, 잡지구독비, 세탁비, 병원집행비, 회비, 전화료, 주택관리비, 이용비, 보험료, 일반 부채, 단체운동비, 세금, 경영자문비, 안전봉사비 등으로 구성되었다.

표 5-12. 검사실의 간접비의 구성요인들(Indirect cost components)

급 료 : 병리감독, 불분명한 기술직원 및 사무원

직원 복지
정도관리 및 일반 소모품
사무실 물품
일반공동장비(캐비넷, 냉장고, 원심분리기, 의자 등의 구매대여, 리스, 보전, 감가상각비 등)
일반 설비 유지비 및 건물 감가상각비
컴퓨터 서비스, 보수교육, 여행, 면허, 책대금, 잡지대, 회비, 세탁, 전화, 병원관리, 식당, 전기 및 가스 등의 공익 사업, 보험(일반부채, 여성 상여금, 집단건강), 세금, 경영자문비, 담보 및 저당

표 5-13. 물품비, 시약비, 혈액비의 하위 원가표(Major Supply, Reagent, and Blood sub accounts)

총 재료 및 물품비 :

검사실 총 재료비(표준원가)
물품 및 정도관리(표준원가)
표준원가로부터 변동비, 검사실 재료비, 정도관리
다른 검사실의 물품비 및 재료비, 사무실 및 교육, 자료 처리 및 물품비

이의 계산은 1년 단위를 최소한의 기간으로 계산하여 비교하며, 총 원가에 의존관계로 검사량의 변동에 민감하게 작용하고 간접비용의 주기적 본질을 파악하는데 이용되는 것이 총 원가이다. 그래서 전체 검사실의 운영관리내용을 파악하게 되어 통제가 가능하고 우선순위를 결정할 수 있게 된다.

검사실 경영관리의 의사결정에 응용하기 위한 총원가의 적용은 검사실에서는 다소 제한은 있지만, 총 원가의 주된 역할은 검사실 운영의 이윤을 평가하고 검사수가 정책을 평가하는 종합적인 정보를 제공하는 데 있다.

9) 이익원가(margin cost)

이익원가란 추가검사를 실행하는 데 수반된 비용이다. 이익원가란 점증적이고 부가적인 것으로 추가적 검사를 실행하지 않은 이상 손해는 없다. 예를 들면 최근 작업량의 증가는 의료업무를 위해서 원내에서 의사들을 위해 검사를 실시하는 것은 검사실이 결정해야 한다.

만약 인력이나 장비의 대체 장비가 없이 검사가 실시된다면 진정한 이익원가는 신문이나 포장 그리고 유사한 항목들과 같이 일시적으로 수반된 비용으로써 소모품이나 시약을 위해서 소모된 비용을 말한다.

만약 검사작업이 일상적인 시간에 실시되었다면 인건비는 이익원가에 포함되지 않는다. 그러나 시간 외 근무에 관련된 것이나 예상된 부수적 검사량을 조정하기 위하여 사람을 채용할 필요가 있다면 이 경우는 역시 이익원가 비용으로 고려될 수 있다.

이익원가는 기여이윤이 없는 것이다. 월이나 분기비용에 일치하는 section 부서의 기여를 나중에 측정하고 병원에 이윤을 제공하게 된다. 단순히 말하면 기여이윤이란 검사실 전체나 부서들에 수반된 검사를 생산하기 위한 직접원가와 수익 사이의 차이를 뜻한다. 의미 있는 기여이윤은 검사실에 영향을 주고 그것을 통제될 수 있을 때에 가능하다.

10) 원가의 계정 할당(Allocation of costs)

이것은 전형적으로 병원에서 사용되는 방법으로 **표 5-14**, 15와 같이 병원에서 각 부서, 원가센터, section, 기타 부서에서 응용된다. 모든 계정방법들의 일반적인 목표는 간접원가와 무엇을 채택할 것인가에 대한 차이에 강력한 상관성에 근거한 원가를 채택하도록 노력해야한다.

표 5-14. 병원의 간접비를 검사실에 할당

비용 감소 부서	단위 억 원	과 / 기능	단위 억 원	%
승인비	0.41	외 과	1.93	20.8
출납원 및 청구	3.17	검사실	1.41	15.2
경영 관리	5.72	수술실	0.80	8.6
총 병원 감소 비용	9.3	ICU	0.77	8.2
		의 원	0.51	5.5
		방사선과	0.49	5.2
		응급실	0.26	2.8
		호흡기 치료	0.18	2.0
		기 타	2.95	31.7
		합 계	9.30	100

표 5-15. 병원의 수익산출의 할당표

부 서	단위 / 백만원	%	할당 구조
경영 관리	711	25.4	감소
출 납	633	22.6	감소
인턴 및 레지턴트	554	19.8	감소
설 비	297	10.6	계산
장비 감가상각	116	4.1	계산
건물 감가상각	54	1.9	계산
중앙 공급실	52	1.8	감소
자료 처리	45	1.6	
기 타	10	0.4	실제 송장
병원의 총 경비 할당	328	11.8	실제 송장
	2,800	100	

11) 관련원가(Relevant costs)

관련원가는 원가결정의 2개 이상의 대체안건에 비교되는 원가이다. 미래원가에 근거한 의사결정에 관련된 장비의 대체나 특수목적으로 검사량의 수용과 같은 비일상적인 의사결정에 의해서 이루어지는 것이 관련원가이다. 미래원가란 과거에 근거하여 계획되어지나 아직 비용으로 초래되지 않는 원가이다. 이와 같이 의사결정을 할 때에는 모든 비용이 고려될 필요는 없지만 고려해야 할 비용을 고려원가라고 하고 대체로 이로 인하여 차이가 발생되는 예측된 비용을 미래비용으로 규정한다. 예를 들면 만약 검사실 설비보수나 수리를 제공하기 위한 제안으로 외부기관에 의뢰했다면 수리, 공급, 보수, 부품 공급, 그리고 간접 인건비는 내부적이나 외부적으로 서비스가 실행되는 데 의지하기 때문에 관련원가라 한다. 검사를 실행하는 데 소비되는 비용이나 인건비는 직접원가로 대체방법에 의해서 변화가 없게 되므로 의사결정은 관련원가가 아니다.

12) 피할 수 있는 원가(Avoidable costs)

피할 수 있는 원가는 고려될 수 있는 의사결정에 영향을 받는다. 검사실의 활동이지속되지 않는다면 비용이 줄어들 수 있어서 절약할 수 있는 것을 피할 수 있는 원가라 한다. 검사 활동이 불변이라면 피할 수 있는 원가는 지속될 것이다. 예를 들면 검사실의 활동을 50%로 축소한다면 비용억제 대책으로 50%의 검사량을 축소할 것을 고려하고 무엇을 절약할 수 있느 냐 하는 것에 대한 것이다. 그 해법은 피할 수 있는 비용을 피하도록 검사실을 관리해야 할 것이다. 가령 국제통화기금 관리 경제하에서는 원화가 절하되므로 수입하는 물품의 가격은 2배 이상 상승하므로 가격이 비슷하면 국산품으로 대체하는 등 검사실의 지출비용을 감소하기 위해 이에 대한 원가분석이 선행되어야 할 것이다.

국산품이라도 검사과정에서 정도관리 지식을 제대로 활용하면 목표치로부터 치우침이 크고 표준편차가 큰 시약이나 검사방법이라도 얼마든지 검량정보를 통해서 이들의 변이를 감소시킬 수가 있다. 그래서 적재적소에 단위검사 시스템의 정도관리를 성공적으로 수행하기 위하여 인적자원의 효율적인 배치와 정도관리에 대한 교육과 훈련이 중요하다는 것을 인식해야 한다. 대부분의 모든 상황의 산출물에서 계획된 변화에 의해서 산출물의 매 단위당 최근비용이나 평균비용의 증가는 피할 수 있는 원가를 과장 표현한 것이다. 고려될 수 있는 비용 부분은 매물원로 분류한다.

변동비는 항상 피할 수 있는 원가의 하위 집합이지만 피할 수 있는 원가는 약간의 고정비 를 포함한다. 예를 들면 간호서비스에 있어 인건비 50%의 병상서비스를 중단한다면 과감하 게 감소할 수 있다.

13) 기여원가(Committed costs, sunk costs)

기여원가는 매물원가라고 부른다. 매물원가는 고려하기 위한 의사결정에 영향을 받지 않는 다. 50%의 감소가 제안된다면 감가상각의 큰 부분으로써 인건비, 보험료 등이다. 즉 검사량에서 제안된 감소량에서 피할 수 없다. 고정비와 변동비 대 매물원가의 구별, 피할 수 있는 원가는 완전하지 않다. 고정비로 분류된 많은 비용은 매물원가이다. 보험료 할증금은 일반적 으로 예기된 정상수준의 활동에 부과된 고정비로 검사량이 현저하게 감소된다면 의료 과오의 부담금은 전혀 고정되지 않는다. 요약하면 매물원가는 모든 고정비가 매물되지는 않지만 거의 고정비의 하위집합을 뜻한다. 만약에 검사실의 문을 닫기로 결정했다면 고정비와 변동비에 관련된 검사실 원가는 아마 절약될 것이고 피할 수 있는 것으로 분류되지만 검사실 문을 닫기로 한 의사결정에 대해서는 매물원가가 아니다.

변동비와 고정비의 관계는 **그림 5-3**과 **그림 5-4**와 같다.

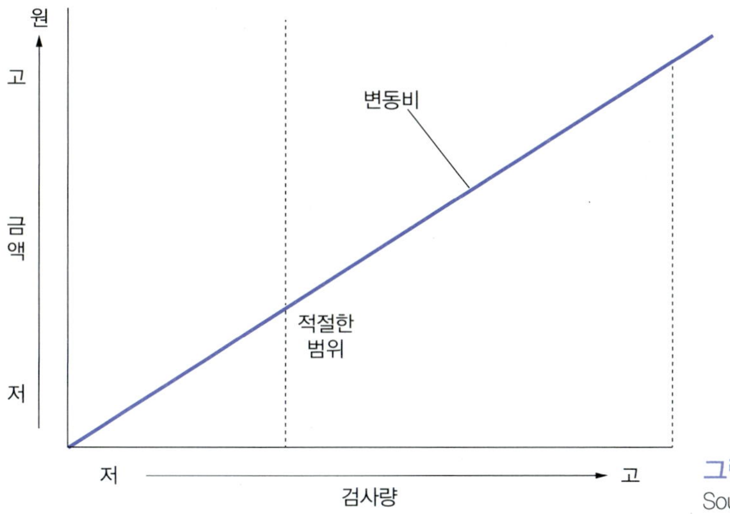

* 변동비는 검사량에 증가하며 변동비도 함께 증가한다.

그림 5-3. 검사량의 증가로 변동비가 증가
Sourse : Travers, EM, Managing Cost in Clinical Laboratories, McGraw-Hall Information Seyvices Co, 1989. P.75

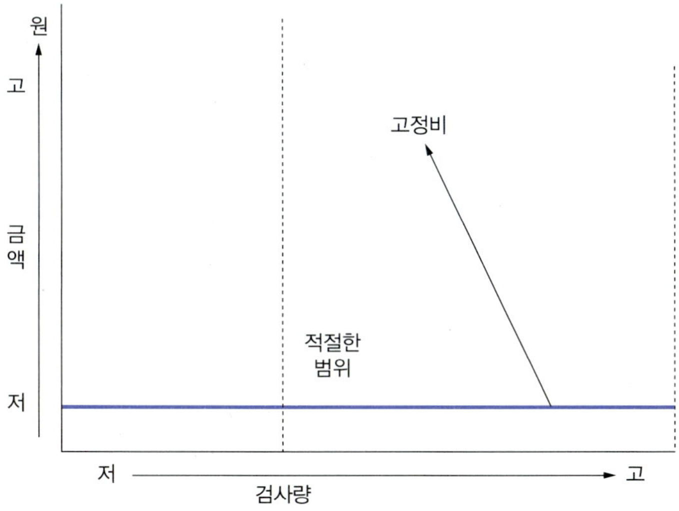

* 고정비는 검사량이 증가해도 고정비는 증가되지 않는다.

그림 5-4. 검사량은 증가해도 고정비는 불변

14) 기회원가(Oppertunity costs)

기회원가란 재료, 인건비 또는 장비의 어느 것이든지 자원의 양자택일적인 제 용도 중 하나를 택하고 여타의 것을 포기하는 특정 재화에 대한 제효용 중 그 하나를 채택함으로써 희생되는 다른 효용을 측정한 원가이다.

15) 차액원가(variable costs)

차액원가란 작업상에서 어떤 변화 때문에 총 원가의 증가나 감소 그리고 원가의 특수한 요소의 변화가 생기는 것이다. 차액을 다시 증분하여 증가 차액인 경우를 감분원가(decrement costs)라고 한다.

10 활동원가기준(Activity Based Costing; ABC)

사람들은 주어진 정보에 의해서 의사결정을 한다. 임상검사 시스템이 변화되면 그에 따르는 비용이 발생되므로 그 정보스템에 유용한지를 분석하여 비교해야 한다. 이러한 과정이 없이 정보 이용자들에게 제시된 회계정보는 그 가치가 왜곡되고 상실됨으로 진실한 정보 내용의 파악을 어렵게 만든다.

최근에 검사실의 감량경영과 구조조정, 전자동화 검사실, 노동생산성 향상을 위해서 검사실 시스템을 변화시키고 있다.

검사실 시스템이 변화됨으로써 총 검사원가는 증·감을 하게 된다. 전자동화 검사실(total laboratory automation: TLA)의 실현을 위해서 대규모 설비투자를 했다면 검사실 총 원가 중 직접 인건비의 구성비는 급증하게 된다. 이러한 원가구조의 변화에도 불구하고 전통적인 원가계산에서는 직접 노동시간의 기준으로 간접비를 임의 배분함으로써 적합성이 애매하고 왜곡된 원가정보와 필요 없는 재고 누적을 초래하고 비재무적인 경영정보를 제공하지 못하는 문제점이 있어 이러한 문제를 개선하기 위하여 경쟁상황에서 비재무적인 성과의 측정치들이 조직의 성과에 유용하게 사용될 필요가 있다.

조직은 투자 의사결정과 원가구조를 반영하는 효과적인 원가관리 측면에서 관리회계를 고려 해야 한다. 그래서 경쟁환경에 적응하기 위한 도구로서 활동기준원가가 등장하였다. 활동기준원가에서는 검사 서비스를 산출하는 생산물에 소비되는 자원을 자원동인에 따라서 임상검사 서비스의 활동별로 집계하고 활동원가를 활동동인에 따라서 검사 서비스를 추적한다. 검사서비스 원가는 정확하게 계산되어 간접 서비스의 배부에 의한 원가 왜곡의 문제를 해결할 수 있고 원가가 집계되는 과정에서 각 활동별 원가정보를 이용하여 통제를 효과적으로 할 수 있게 된다. 원가계산 측면에서는 각 검사 서비스별로 정확한 원가를 산출할 수 있으며 관리회계 측면에서는 검사 서비스의 생산과정의 활동계획, 활동실행 및 활동의 성과 측정으로 관리회계 측면에서 중요한 정보를 제공해 줌으로써 합리적 의사결정을 할 수 있게 된다.

의료기관에서 진료행위별 원가는 가장 기본적인 원가정보가 요구되므로 활동기준원가의 활용이 요구된다. 임상검사 서비스의 활동을 조사하고 총 계정원장의 원가자료와 자원동인을 활용하여 활동별로 검사원가를 집계하고 원가 직접 대상인 검사에 대하여 직접비를 계산하고, 간접비를 활동인과 합리적인 배분기준에 의해서 검사원가를 산출하는 것이다.

원가계산은 병원장이나 검사실 관리자들에게 중요한 원가정보를 제공해주는 수단이며 이러한 정보가 없이 진단검사의학과 관리자가 검사방법의 선택, 장비의 구매, 인사정책, 고객만족의 증진 등에 관한 합리적인 의사결정은 할 수 없게 된다. 특히 검사실 내부목적에 의한 관리회계란 의사결정자에게 합리적인 정보제공에 있다.

보건복지부, 의료보험공단, 제3자 지불인 등의 지불할 보험급여의 경우에도 이러한 검사활동에 근거하여 산출된 검사원가에 검사외 비용과 적정이윤을 결합한 것이 검사수익으로 **그림 5-5**의 검사원가 구조이다.

원가계산이란 검사수익이 어떻게 분류되고 집계되는가를 조사하는 것은 검사실 원가계산의 유형을 파악하는 데 도움이 된다. 검사수익은 입원이나 외래부서별, 환자유형별 및 수가 종목별 로 구별할 수 있다. 입원환자나 외래환자별로 검사손익이 어떤가를 계산하는 정보를 제공한다.

<table>
<tr><td>인건비</td><td rowspan="4">검사 원가</td><td rowspan="5">경상 원가</td><td rowspan="6">검사 수익</td></tr>
<tr><td>재료비</td></tr>
<tr><td>관리비(경비)</td></tr>
<tr><td>기타 경비</td></tr>
<tr><td colspan="2">검사외 비용</td></tr>
<tr><td colspan="3">적정이윤</td></tr>
</table>

그림 5-5. 검사원가의 구조

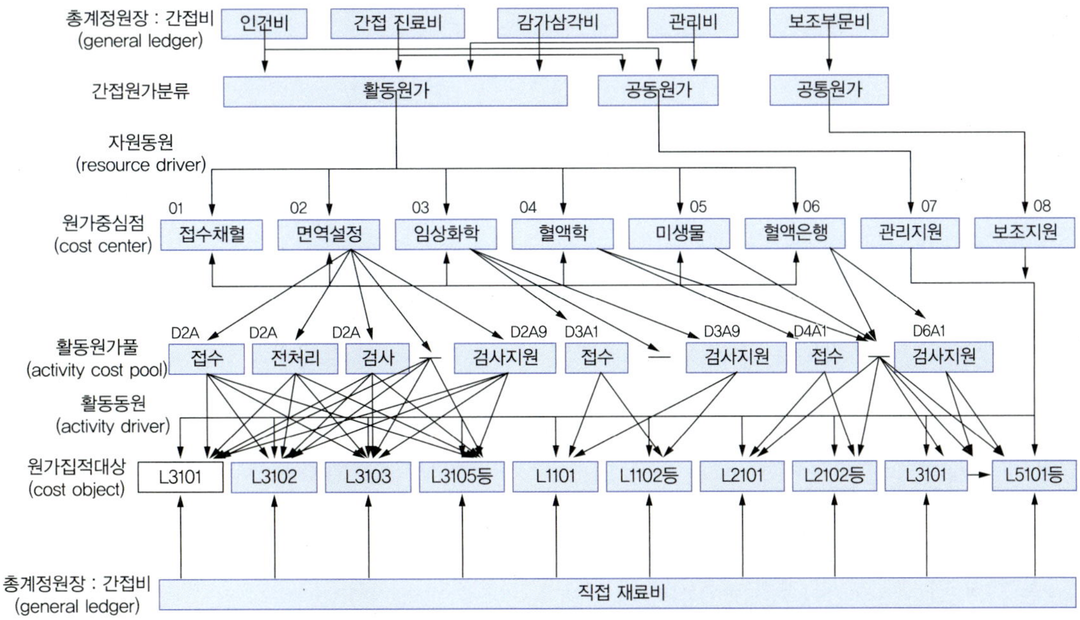

그림 5-6. 검사원가 계산모형

표 5-16. 활동중심점별 원가 집계표(단위 : 천 원)

구 분	접수채혈	임상화학	혈액학	면역혈청	미생물	혈액은행	관리지원	보조지원	합 계
접 수	73,817	2,866	5,952	3,947	8,934	13,769			95,516
채 혈	15,523								15,523
전처리	14,410	16,581		4,141	12,753				47,885
검 사	4,714	103,226	108,001	42,373	65,158	37,797			323,472
검사결과처리	4,904	9,986	13,358	11,869	11,869	5,306			44,871
보관		2,591	814	12,767	12,767	5,598			18,519
헌혈						11,729			0
운반	1,171	1,692	783	2,085	2,085	681			6,569
물품수불	621	1,258	558	2,743	2,743	966			7,143
배지				7,157	7,157				7,157
설비지원	142	16,910	6,162	5,722	5,722	2,167			34,032
검사지원	5,354	15,735	9,988	8,074	8,074	4,499			46,596
공통지원							205,224	720,780	926,004
합 계	120,656	170,845	145,616	72,904	137,262	82,512	205,224	720,780	1,573,287

출처 : 아주대학교병원, 임상병리과, 1997

검사부서별 원가계산은 그 부서의 손익상태를 나타내므로 부서경영에 유용한 정보를 제공해준 다. 혈액은행, 요화학, 미생물 등에서는 적정이윤이 없는 경우도 있을 수 있는데 이유는 검사활동에 투자한 장비, 인력, 시약 등에 따라서 과잉투자로 인한 원가요소 때문이다.

미국은 제3자 단체들이 환자유형별로 원가계산자료를 요구하므로 이들 단체들이 제시한 검사실의 원가중심점별(cost center) 원가집계는 접수채혈부서, 임상화학부서, 혈액학부서, 면역혈청부부, 미생물부서, 혈액은행부서, 관리지원부서, 보조지원부서로 **그림 5-6**의 검사별원가 계산모형에서와 같이 활동중심점별 원가표는 **표 5-17**과 같다.

활동기준원가(ABC)의 실전적인 예는 1997년 6월부터 1997년 11월까지 6개월간 A병원의 임상병리과의 부서별 원가분석표는 표는 5-16과 같다. 활동기준원가의 직접원가와 활동원가 그리고 공통원가의 비용분류는 **표 5-16**과 같고 전통적인 원가계산을 이용한 직접비와 간접비에 대한 비용분류표는 **표 5-18**과 같다. 활동기준원가의 비용내역은 **표 5-20**과 같다. 전통적인 원가계산과 활동기준원가계산은 어떤 검사에서는 서로 상반되게 원가가 높거나 낮게 나온다. 전통적 원가계산의 배분은 직접비와 간접비로 대별하지만 활동기준원가에서는 직접원가, 활동원가, 공통원가로 대별하므로 활동원가와 공통원가의 배분 비율에 따라서 다르다.

표 5-17. 임상병리과 부서별 원가 분석표(기간 : 1997. 6-11월 단위 : 천 원)

부서	지출							수입		순수익 (비용%)
	인건비	재료비 (시약)	장비감가 상각비	투자지급 이자	기타	공통비용 (분배%)	소 계	검사료	수혈료	
접수채혈	164,315	97,004	1,965	1,965	외부수탁비용 72,216	0	337,467	–	–	–
혈액학	186,569	264,406	47,194	47,194	–	219,255 (30%)	764,621	1,459,013	–	694,392 (15.3%)
임상화학	170,815	711,404	101,980	101,980	–	292,340 (40%)	1378,520	4,757,763	–	3,379,243 (74.5%)
미생물	158,502	289,729	35,082	35,082	–	73,085 (15%)	591,482	558,945	–	-32,537 (-0.6%)
면역혈청	96,476	19,539	19,539	19,539	–	109,627 (10%)	940,634	1,382,743	–	442,109 (9.7%)
혈액은행	126,089	195,294	12,360	12,360	혈액비(경기도적십자) : 1,237,839 헌혈자기념품: 1,700 헌혈자적립금: 980 헌혈자보상금: 340	36,542 (5%)	1,623,507	20,892	1,652,687	50,073 (1.1%)
관리, 진료 지원행정 부서	323,355	54,027	–	–	16,000	0	393,382	–	–	–
합 계	1,226,124	2,307,317	218,120	218,120	1,329,076	730,850	5,298,765	8,179,358	1,652,687	4,533,281

출처 : 아주대학교병원. 임상병리과. 1997

표 5-18. 전통적인 원가분류표

구 분		직접비	간접비
인건비	임상병리사, 채혈조무사, 각 부서의 감독		*
	전문의, 검사실장, 사무원		*
관리비	감가상각비(검사장비)	*	
	감가상각비(보조장비)		*
	의료기기 수선비		*
	퇴직급여충당금전입액		*
	교실 및 의국 운영비		*
	일반소모품 및 사무용품비		*
	인쇄비		*
	우편료 및 전신전화료		*
	수선비(전신장비수선비 일반비품수선비, 건물수선비)		*
	복리후생비(직원피복비, 노무관리비, 특근식비, 경조비, 단체 활동금, 일용잡금, 시내교통비, 기타지급 수수료) 및 임차료		*
	보조부문비		*
재료비	직접재료비	*	
	간접재료비		*

표 5-19. ABC시스템에 의한 비용분류

구 분	직접원가	활동원가	공통원가
인건비 임상병리사, 채혈조무사, 각 부서의 계장 전문의, 검사실장, 사무원			*
관리비 감가상각비(검사장비)	*		
감가상각비(보조장비)		*	
의료기기 수선비		*	
퇴직급여충당금전입액		*	
교실 및 의국 운영비			*
일반소모품 및 사무용품비			*
인쇄비			*
우편료 및 전신전화료			*
수선비(전신장비수선비 일반비품수선비, 건물수선비)			*
복리후생비(직원피복비, 노무관리비, 특근식비, 경조비, 단체 활동금, 일용잡금, 시내교통비, 기타지급 수수료) 및 임차료			*
보조부문비			*
재료비 직접재료비	*		
간접재료비			*

표 5-20. ABC를 이용하기 위한 임상병리학과의 비용 내역(단위 : 천 원(%)

비용	내역	금액
직접원가 재료비	직접 재료비	968,576(35.04)
관리비	감가상각비 (검사장비)	118,798(4.30)
소계		1,087,374(39.34)
활동 원가 인건비	임상병리사,채혈조무사,계장	528,297(19.11)
관리비	의료기기수선비	8,301(0.30)
	퇴직급여충당금 전입액	732(0.03)
	감가상각비 (보조장비)	39,192(1.42)
소계		576,523(20.86)
공통 원가 인건비	전문의, 검사실장, 사무원	133,275(4.82)
재료비	간접재료비	197,534(7.15)
관리비	교실 및 의국운영비	8,770(0.32)
	일반소모품 및 사무용품비	5,824(0.21)
	인쇄비	7,866(0.28)
	우편료 및 전신전화료	3,717(0.13)
	수선비(전신장비수선비 일반비품수선비 건물수선비)	368(0.01)
	복리후생비(직원피복비, 노무관리비, 특근식비, 경조비, 단체 활동금, 일용잡금, 시내교통비, 기타지급 수수료) 및 임차료	22,262(0.81)
	보조부문비	720,780(26.07)
소계		1,100,396(39.81)
합계		2,764,293(100.0)

11 검사실 예산(Laboratory Budget)

1) 검사실 예산의 정의와 종류

검사실 예산이란 검사실의 경영계획 및 경영활동을 계수적으로 표시한 소요 단위당 활동 수와 서비스단위 활동당 비용을 곱하여 계산된다. 즉 병원의 운영계획을 수량으로 표시한 공식적인 계획을 말한다. 예산을 작성하는 것을 예산편성(budgeting)이라 하며 예산통제는 그 편성에서 시작되고 예산계획에 의한 예산편성과 예산통제를 통합하여 예산관리(budgetary management)라 부른다.

예산(budget)은 병원의 경영계획의 진전상황을 통제하고 운영결과와 업적을 평가하는 하나 의 척도이다. 그리고 예산이란 예산기간, 경영활동의 범위, 예산의 정밀도, 사업활동의 유형, 예산과목의 성격, 탄력성의 정도에 따라서 분류기준이 다른데 그 자세한 내용은 다음과 같다.

(1) 예산의 종류

예산은 병원의 사업계획인 운영계획의 내용, 기간, 대상, 탄력성, 예산의 정밀도, 예산과목의 성격에 따라서 종류가 다양하다.

① 예산기간에 따라서 장기예산과 단기예산으로 분류되고 10개년 계획예산, 5개년 계획예산, 3개년 계획예산 등은 장기예산에 속하고, 월차예산, 4분기예산, 개별예산, 연간예산 등은 단 기예산에 속한다.

② 경영활동에 범위에 따른 부분예산과 완전예산으로 분류되며 부분예산은 병원의 일부분의 경영활동을 다루는 것을 부분예산이라고 하며 병원 전 부분의 경영활동을 종합적으로 다루는 예산을 완전예산 또는 종합예산이라 한다. 즉 병원 경영활동을 포괄하는 범위에 따라서 분류하는 예산이다.

③ 예산의 정밀도에 따라 주 예산과 세목예산으로 구분하는데 주 예산은 1개년 예산, 6개월 예산을 말하며, 기본 예산이라고도 하며, 세목예산은 월차예산 같은 것으로 실행예산이라고도 한다.

④ 사업활동의 범위에 따라서 경상예산과 자본예산으로 분류하는데 경상예산은 운영예산과 같은 손익예산을 말하며 자본예산은 검사설비나 건설에 따른 예산을 말한다.

⑤ 예산과목의 성격에 의한 분류로는 손익예산과 재무예산으로 분류하는데 손익예산은 발생주의에 관계되는 예산이며 재무예산은 현금주의에 의한 현금예산이라고 한다.

⑥ 탄력성의 정도에 의한 분류로는 계획예산, 변동예산, 할당예산으로 나눈다. 계획예산이란 고정예산 또는 예측예산이라고도 하며 실행 가능한 특정조업도의 표준척도를 기준으로 편성하는 것이고, 변동예산이란 탄력성 예산 또는 복수예산이라고도 하며 일정한 기준이 되는 조업도 이외의 실현가능하다고 생각되는 100%, 90%, 80% 등의 각 수준에 따라서 편성하는 예산이며, 할당예산이란 일정한 특정의 목적을 위하여 경영활동에 지출해야 할 예산액을 결정할 기준이 없기 때문에 고정적인 최고의 지출한도로써 정해진 예산으로, 조정연구비 예산 등이다.

2) 예산의 편성절차

병원예산 중 경상예산의 편성절차는 일반적으로 최고경영자의 예산편성방침을 결정하고 각 부문의 부문예산을 작성한 후, 경리과나 예산과의 종합예산안을 작성하고, 예산심의위원회의심의처에서 최고경영자의 최종결정이 이루어지면 각 집행부문에 확정예산액이 전달되는 것이나 그 상세한 내용은 다음과 같다.

(1) 최고경영자의 예산편성의 방침결정

병원의 최고경영층으로부터 예산편성방침이 예산전문가(controller)를 경유하여 각 집행부서에 전달되는 것이다.

(2) 각 부문에서 부문예산안을 작성

상위층의 예산편성방침에 따라서 과거의 실적이나 기타의 자료를 참고하여 현장의 실정이나 요구에 맞게 부문예산안을 작성하여 기일 내에 예산과나 기획부서(경리과)에 제출해 야 한다.

(3) 예산과의 종합예산안을 작성

각 부문예산안을 예산편성의 방침에 근거해서 상정된 예산액을 조정하고 각 부문예산안을 기초로 하여 종합예산안인 손익계산서 예산안이나 대차대조표 예산안을 작성하는 것이다.

(4) 예산위원회의 심의

부문이나 종합예산안을 예산위원회에 제출하고 원안이 예산위원회의 심의를 거쳐서 임원회 또는 이사회에 상정한다.

(5) 최고경영자의 최종결정

임원회나 이사회에서 모든 예산안이 조정되고 최고경영자에게 회부되면 다시 재조정을 하여 최종 결정한다.

(6) 각 부문에 확정예산액을 전달

병원최고경영자가 확정한 예산은 예산과(경리과)를 경유하여 각 집행부문에 전달한다.

경영예산의 편성절차는 상기와 같으나 장기적인 전략적 계획하에서는 예산편성은 사업계획이 수립된 이후의 예산편성 절차에 대한 예산편성절차도는 **그림 5-7**과 같다. 원장이 확정한 예산은 진단검사의학과에 전달되면 각 부서장들에게 행정관리자는 전달한다.

그리고 예산편성할 때의 지침사항은 예산편성의 절차와 일정계획, 병원경영목표와 전략적 계획 그리고 경영환경여건의 핵심사항의 설명, 해당 연도의 예산편성의 기본방향과 제약점, 각종지표에 의한 예산편성의 기준, 예산요구서 작성요령과 기준, 당해 연도 사업계획서, 예산 요구서 양식 등이 포함되어야 한다.

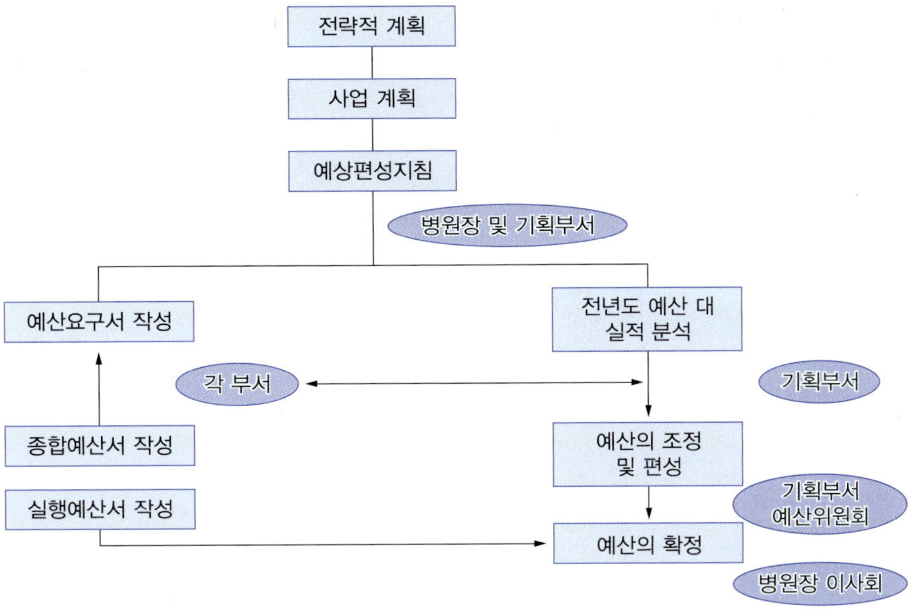

그림 5-7. 장기 전략적 예산편성의 절차도

예산은 달성 가능한 목표를 수량으로 표시한 계획이지만 표준과 반드시 일치하지 않을 수도 있으며 예산편성의 장 · 단점은 발생한다. 예산의 장점은 사전에 계획을 수립하고 미래 를 예측하여 변화하는 환경에 전략적으로 대비할 수 있고, 성과 평가의 기초가 되므로 하위자는 상위자로부터 기대하는 방향제시를 받을 수 있으며, 직원 상호 간이나 부문 간의 의사소통과 조정을 도우며 예산통제의 사고를 구성원들에게 심어주고, 원가절감의식이 높아 지고 협조적인 분위기가 조성되는 것이다.

예산의 단점으로써는 조직이 경직되어 불의의 상황과 잘못 예측된 상황에 적응력이 결여될 수 있고, 통제가 강하여 비능동적인 근무태도를 보일 수 있으며, 할당한 예산을 모두 집행하여도 된다는 무책임한 사고를 가져와서 비용의 낭비를 가져올 수 있다.

그래서 경영자는 예산의 장점을 살리고, 단점은 보완하여 예산편성 시에나 통제과정에서 고려하는 것이 현명하다.

3) 예산의 통제(Budgetary Control)

예산통제(Budgetary Control)는 예산제도를 통해서 검사실 경영활동을 계수적으로 통제하고 자 하는 경영관리기법이다. 즉 병원전체의 관점에서 과학적이고 정책적으로 예산을 편성하고 실시함에 있어서 각 부분 활동을 조정하고 실시활동을 통제하는 계수관리의 수단을 말한다.

예산통제는 예산편성과 경영활동의 통제를 의미하며 예산이란 각 부분의 경영활동을 과학적인 계수로 예측하는 것이고 통제란 예측에 의한 실시결과인 실적을 예산과 비교하고 평가하여 예산차이 분석을 행하는 것이다. 예산과 집행 사이의 차이가 발생하면 원인과 책임소재를 분석해야 한다. 즉, 예산수정, 집행자의 태도, 운영체계, 기타문제점을 개선하는 방안을 찾아야 한다.

(1) 예산통제의 목적

예산통제의 목적은 경영방침의 숫자적 명확화, 최고경영자의 경영방침의 표명, 경영구성원의 책임한도의 명시, 각 부문활동의 상호조정, 경영비용의 절감 등이 있는데 그 핵심내용은 다음과 같다.

① 경영방침의 숫자적 명확화

예산통제는 병원의 경영방침을 숫자적으로 명확하게 표시한 경영계산이다.

② 최고경영자의 경영방침의 필요성

계수적으로 명확하게 표시된 예산은 병원의 전체적 관점에서 구체화되는 경영의 통일적 방향을 제시한 최고경영자의 경영방침이다.

③ 경영구성원의 책임한도의 명시

병원예산은 경영구성원에 대한 각자의 책임의 한도를 명시한 것으로 각 부문에서 구성원들이 실행해야 할 행동과정이나 노력목표가 명료하게 표시된 책임범위이다.

④ 각 부문활동의 상호조절

병원의 예산통제는 대규모화에 따라서 그 필요성이 증가하는데 각 부문활동의 상호 간에 조정을 위해서 필요하다.

⑤ 경영비용의 절감

병원의 예산통제에 의해서 재료비, 인건비, 경비 등을 절약하고 고용을 안정시키고, 물적시설의 효율적인 이용을 통하여 궁극적으로 병원의 이익을 적정화를 기할 수 있다.

(2) 예산 통제의 기술

예산통제의 기술은 대규모 경영에서 각 부문활동의 독립성을 부여한 분권적 경영관리하에서 경영관리기술은 다음과 같다.

① 이익관리기술

예산통제는 이익관리기술로써 비용을 최소로 억제하고 이익을 극대화해야 한다. 즉 예산을 성실하게 집행함으로써 이익계획에 의한 목표달성이라 할 수 있다.

② 경영관리기능의 기술

예산통제의 3대 기능은 계획기능, 조정기능, 통제기능을 말한다.

계획기능은 병원의 종합적 내지 구체적인 집행계획인 예산을 편성하는 기능을 말하며, 조정 기능이란 예산의 편성 내지 실시과정을 통해서 부문활동 상호 간의 조정을 하는 기능이며, 통제기능은 각 부문담당자가 책임을 지게 되는 경영활동은 예산을 통해서 각 부문담당자가 경영활동을 관리하고 예산과 실적의 차이분석을 통해서 적당한 개선 조치가 이루어지게 하는 기능을 말한다.

연습문제

1. 원가의 설명 중 틀린 것은 ?

1) 원가란 인건비, 재료비, 경비로 나눈다. 2) 인건비란 급료이다.

3) 재료비란 시약대금 등이다. 4) 경비란 1)과 2)을 제외한 경비이다.

5) 경비란 비 관리운영비이다.

2. 원가의 정의 중 맞은 것은 ?

1) "원가란 특정한 목적을 달성하기 위하여 발생하였든가 또는 발생할 가능성이 있는 희생을 화폐적 가치로 측정하는 것이다."

2) 원가란 비화폐적 가치이다.

3) 검사원가란 검사 서비스를 산출하기 위해서 관련된 제 자원을 투입하여 검사 서비스를 제공하는 과정을 기록하고 계산하여 정리하는 절차는 아니다.

4) 회계학적 측면의 원가란 "특정 목적을 달성하기 위하여 발생한 또는 발생할 것으로 예상되는 경제 가치의 희생을 화폐단위로 측정"한 것은 아니다.

3. 회계의 목적이 아닌 것은 ?

1) 현금 흐름의 전망을 평가하는데 유용한 정보를 제공하는 것이다.

2) 검사실의 자원과 그 자원의 청구권의 변동에 관한 정보의 제공이다.

3) 투자 및 신용결정에 유용한 정보의 제공이다.

4) 회계란 "정보의 이용자에게 사전에 정통한 판단이나 의사결정을 할 수 있도록 경제적 정보를 식별하고 측정하고 전달하는 과정"이다(정의)

4. 회계의 내부적 기능이 아닌 것은 ?

1) 내부적 기능으로는 측정기능, 기술적 기능, 경영관리기능으로 나눈다.

2) 측정기능은 복잡하고 다양한 정보를 경제적, 회계적으로 인식하고 분류하여 분류된 정보를 공통적 내지 동질적인 화폐단위로 환산하는 기능이다.

3) 기술적 기능은 인식 및 측정된 경제적 정보를 복식부기 방식을 통하여 기록, 계산 및 정리하여 재무제표를 작성하는 기능이다.

4) 경영관리 기능이란 관리자가 기록하고 계산하여 정리된 회계 정보를 이용하여 합리적으로 경영 관리활동을 수행하고 또 경영 각 부문의 업적과 성과를 평가하는 기능이다.

5) 내부적 기능은 보고기능과 이해 조정 기능으로 분류할 수 있다(외부적 기능임).

5. 회계의 종류가 아닌 것은 ?

1) 회계의 종류는 내부적인 기능과 외부적인 기능에 따라서 재무회계, 관리회계, 세무회계로 분류한다.
2) 재무회계는 대부분이 병원과 진단검사의학과외의 외부 이해관계자에게 경제실체의 재무활동에 대하여 필요한 회계정보를 제공하는 회계이다.
3) 관리회계는 관리자가 회계의 내부적인 기능을 이용하여 계획하고 지휘하여 통제하기 위한 것으로 합리적인 의사결정을 하는데 필요한 정보를 제공하는 것이다.
4) 세무회계란 세무회계의 목적도 경영실체를 보호하여 영속할 수 있어야 장기적인 세수의 극대화를 달성할 수 있다.
5) 관리회계의 궁극적인 목표는 경영조직의 내부문제를 해결하기 위한 의사결정에 이용하는 것이 아니다..

6. 검사원가계산의 목적이 아닌 것은 ?

1) 원가계산의 주목적은 검사서비스의 가격결정이나 경영능률 증진과 그 관리 통제적 성과계산이나 단기성과 계산의 자료제공에 있다.
2) 검사수가의 결정에서는 검사행위별로 세분화하여 원가계산에 의한 합리적 검사수가의 결정과 검사수가의 타당성 여부의 결정에 필요하다.
3) 경영관리를 위한 정보제공에 있다.
4) 의사결정을 위한 정보제공에 있다.
5) 의사결정과 경영관리의 정보제공에는 무관하다.

7. 진단검사의학과에서 발생되는 주 원가비용이 아닌 것은 ?

1) 장비구입비, 리스, 대여비
2) 인건비가 전체 비용의 60 ~ 80%를 차지한다.
3) 시약, 재료, 정도관리물질, 정도평가시험, 검량물질에 소요되는 경비
4) 장비유지비와 수리비
5) 구매비, 새로운 작업설치비, 보관비
6) 냉장고, 펌프, 전기코드 등에 지원되는 비용은 포함이 안 된다.

8. 감가상각의 계산요소와 관련이 없는 것이 아닌 것은 ?

1) 감가상각의 계산요소는 감가상각을 계산하기 위해서 취득원가, 내용연수, 잔존가액을 알 때 가능하다.
2) 취득원가는 고정자산의 구입가액과 사용하기까지의 부대비용을 포함한 금액이다.
3) 내용년수는 고정자산의 취득에서 폐기까지의 추정되는 사용 가능 년수를 말한다.
4) 잔존가액은 조정자산이 내용년수를 경과 후에 폐기까지의 추정 처분가격을 말한다.
5) 감가상각은 각 회계기간의 손익계산을 정확하게 하기 위해서 비용배분의 방법에 따라서 고정자산의 취득원가를 각 기간에 할당하는 과정을 말한다(정의)

9. 검사원가의 유형과 관련이 없는 것은?

1) 관리가능 원가는 검사실 관리자의 의지나 관리방법에 의해서 절약할 수 있는 원가로서 원가센터 내에서 기록되는 원가를 관리가능 원가라고 한다.
2) 통제 불가능 원가는 진단검사의학과 관리자의 의지나 관리 방법에는 불문하고 절약할 수 없는 원가이다.
3) 자산원가란 검사실 자산으로써 자동분석기, 컴퓨터설비, 건물, 사무실 등에 대한 구매비용, 기계의 리스비용, 또는 대여비 등이다.
4) 실제원가란 인건비, 재료비 등으로 검사를 생산하기 위하여 소요된 제 비용이다.
5) 표준원가는 검사 서비스가 생산된 후에 판명된 실제원가가 얼마가 되지 않으면 안 된다는 것을 전제로 한 추정원가는 아니다.

10. 예산의 종류가 아닌 것은?

1) 예산기간에 따라서 장기예산과 단기예산으로 분류한다(10~3개년 계획예산, 년 예산)
2) 부분예산은 병원의 일부분의 경영활동을 다루는 것을 부분예산이라고 하며 병원 전 부분의 경영활동을 종합적으로 다루는 예산을 완전예산이라 한다.
3) 예산의 정밀도에 따라 주 예산과 세목예산으로 구분한다(기본 예산, 세목예산)
4) 사업활동의 범위에 따라서 경상예산과 자본예산으로 분류한다(운영예산, 자본예산)
5) 예산과목의 성격분류로는 손익예산과 재무예산이 있고, 손익예산은 발생주의에 관계되는 예산이며 재무예산은 현금주의에 의한 현금예산은 아니다.

11. 예산의 편성절차가 아닌 것은?

1) 최고경영자의 예산편성의 방침을 결정한다.
2) 각 부문에서 부문예산안을 작성을 한다.
3) 예산과의 종합예산안을 작성을 한다.
4) 예산위원회의 심의에서 최종결정을 한다.
5) 예산위원회의 심의에서 최종적으로 통과되면 병원장에게는 알일 필요는 없다.

12. 예산통제의 목적이 아닌 것은?

1) 경영방침의 숫자적 명확화
2) 최고 경영자의 경영방침의 필요성
3) 경영 구성원의 책임한도의 명시
4) 각 부문활동의 상호조절
5) 경영비용의 절감은 아니다.

13. 간접비와 직접비를 설명하시오 ?

14. 고정비와 변동비를 설명하시오 ?

15. 회계의 내부적 기능과 외부적 기능을 설명 하시오 ?

정답 1. ⑤ 2. ① 3. ④ 4. ⑤ 5. ⑤ 6. ⑤ 7. ⑥ 8. ⑤ 9. ⑤ 10. ⑤ 11. ⑤ 12. ⑤

chapter 06

검사실 재무 관리

Laboratory Financial Management

1 재무관리의 본질

1) 재무관리의 의의

재무관리란 필요로 하는 자본의 조달과 이의 운용을 위한 재무활동을 계획하고, 이를 지휘 · 통제하는 것을 말하는데 그 구체적인 내용은 자본의 조달 및 운용, 현금의 흐름, 운전자본의 관리 등이 포함된다. 즉 경영활동에 필요한 자본이나 자금을 조달하는 일과 조달된 자본을 경영목적에 유용하고 합리적이고 경제적으로 운영하는 것을 말한다.

재무관리는 진단검사학과의 활동 중에서 자금과 관련된 직접적이나 간접적인 활동을 어떻게 효율적으로 수행하느냐에 대한 자금의 조달 및 운용, 그리고 이와 관련되어 있는 계획 및 통제 등 자금과 관련된 모든 활동이 그 대상이다. 병원재무관리의 목표 역시 적정수익의 극대화와 병원가치의 극대화이다.

2) 재무관리의 목표

경영학분야와 같이 병원조직의 목표는 이윤극대화이다. 그러나 재무관리 측면에서 이윤 극대화설은 위험과 불확실성이 포함되어 있지 않고, 상이한 시점에서 발생하는 투자로 인한 이익을 분석하는 것이 어렵기 때문에 비판을 받아왔다.

그래서 현대의 재무관리목표는 경영자나 주주에 대한 부의 극대화(wealth maximization)가 일반적이다. 즉 조직을 영속적으로 존속시키고 성장시키는 것이 부의 극대화이며, 그로써 사회적 책임을 다하는 것이 재무관리의 궁극적인 목표이다.

재무관리의 목표를 효율적으로 달성하기 위한 과제와 가치판단 기준은 자본 수익성, 재무유동성, 재무안전성에 있다.

(1) 자본 수익성 목표

자본 수익성 목표는 수익성을 증대하는 것으로 조직이 수익성이 없으면 그 유지와 존속, 그리고 성장을 할 수 없으며, 존재 자체가 상실되므로 자본수익성의 목표는 가장 중요한 목표이다.

자본수익성을 측정하는 공식은 다음과 같다.

$$자본수익성 = \frac{순이익}{총자본} \times 100 = 총자본이익율(총자본회전율 \times 매출액이익율)$$

자본 수익성이나 총자본이익률은 자산의 회전율인 총자본회전율을 높이거나 매출액 이익률을 높이면 가능하고, 이 양자를 동시에 높이면 더욱 좋다. 총자본회전율의 표준은 없으나 높을수록 수익성이 높다.

(2) 재무 유동성 목표

재무 유동성 목표는 병원의 지급의무와 지급능력의 시간적 조화에 따른 지급능력을 말하여 유동성관리를 뜻한다. 병원이 유동성이 없으면 자금회전이나 운전자본의 궁핍을 면할 수 없어서 현대조직의 생명이라 할 수 있는 신용거래나 서비스가 떨어진다. 재무유동성을 측정하기 위하여 유동비율을 산출하는데 그 계산식은 다음과 같다.

$$재무유동성 = 유동성비율 = \frac{유동자산}{유동부채} \times 100$$

상기의 유동성 비율이 높으면 유동성이 크며 200%를 넘으면 만족할만한 수준이다.

(3) 재무안정성 목표

재무 안전성을 안전성이라고 하며 재무의 자본분배 관계로써 자본의 수요와 공급의 구조적 조화 내지 대차대조표의 대차변수의 수직적이고 수평적 조화를 뜻한다.

안전성이 빈약하면 재무구조의 견실성을 잃게 되어 장기성장의 저력과 불황 극복의 능력을 상실하게 된다. 그래서 재무관리의 목표는 안전성을 향상시키는 데 있다. 재무안전성의 측정에는 여러 가지 기법이 있는데 그 대표적인 것이 부채비율이다.

$$재무안전성 = 부채비율 = \frac{유동자산}{유동부채} \times 100$$

재무 안전성 비율은 100% 이하면 바람직한 상태이다. 즉 부채를 갚기 위하여 자기자본이 견실하다는 것이다.

상기와 같이 3가지 목표 중 어느 하나를 극대화하면 다른 하나 내지 두 가지가 위축되거나 약화되는 상호관계의 함수관계가 생긴다. 즉 극단적인 수익성의 추구는 유동성과 안정성을 위축시키고, 지나친 유동성의 추구는 수익성과 안정성을 해치게 하며, 과도한 안정성의 추구는 다른 두 가지 목표에 장애를 준다.

그래서 재무관리의 수행 시에는 삼자 간의 상호관계를 견제하여 균형을 유지하는 것이 재무관리의 일반적 원칙이며 재무정책이다. 이들 관계의 3대 목표는 상호관계를 도시하면 **그림 6-1**과 같다. 병원재무관리의 기능을 효율적으로 수행하기 위해서는 병원의 목표가 분명해야 하는데 적정수익의 극대화와 수익성과 위험에 대한

재무제표(financial statements)란 병원이나 과별로 거래를 측정하고 기록하여 작성되는 회계보고로서 병원의 운영실적이나 재무상태를 나타내는 표로 대차대조표, 손익계산서, 재무상태변동표, 이익잉여금처분계산서, 부속명세서 등이 있다.

대차대조표(balance sheet)는 일정시점에서 병원이나 진료과의 재무상태를 명시하기 위하여 작성되는 재무제표 중 하나이다. 재무상태란 자산은 부채와 자본을 합한 것으로써 자산 부채 자본의 재무상태를 뜻한다.

손익계산서(income statement)는 일정한 회기 내의 병원이나 진료과의 종합적인 운영성과를 표시한 것으로써 그 기간 동안의 운영성과를 알기 위한 그 기간 내에 발생한 비용항목과 실현된 수익항목을 기록하여 당해 기간의 순이익을 표시한 재무제표 중 하나이다.

재무상태변동표(statement of changes in financial position)는 과거의 자금이 어떻게 조달되고, 어떻게 사용되었는가를 보여주는 표이다. 자금운용표(sources and uses of funds)라고도 부른다. 이것은 회기 초의 대차대조표와 회기 말의 대차대조표 사이에 나타난 자산 부채 자본의 증감을 자금의 증감에 연결시켜서 작성한 보고서이다. 즉 자금의 원천과 그 운용의 적부를 분석한 표로써 재무구조의 변화와 지불능력의 추세를 판단할 수 있다.

손익분기점 분석(break-even-point)은 총수익(total revenue)과 총 운영비용이 일치하는 점으로써 비용이 회수되어 이익도 손실도 생기지 않는 것을 말하며 그 기점을 손익분기점이라 한다.

2 검사실 비율분석(Ratio Analysis in Laboratory)

비율분석은 다른 절대값의 비율로 사용되는 2개 이상의 자료의 상호관계를 평가하는 과정이다. 즉 자동분석기의 2개 모형에서 측정될 수 있다. 관리자는 검사실 운영의 효율성, 이용률, 생산성의 비율을 재무적 비율로 활용한다. 이러한 비율은 검사실의 재무적 상태를 측정하고 예측하는 데 중요하다.

1) 활동성 비율(Activity Ratios)

활동성 비율이란 검사실이나 병원의 입원환자나 외래환자의 업무량의 영향을 측정하기 위하여 비재무적 지수를 계산하고 평가하는 것이다. 수행도 이용률은 실행한 검사에 대하여 환자활동의 지표를 제공해 준다. 즉 일환자당 검사건수, 시약이나 물품의 이용, 장비의 사용 및 불사용 등이나 투입과 산출비용은 자원소모의 지표이다. 이것은 산출단위당 자원의 이용을 측정하는 것이다. 예를 들면 전체 직원대비 검사건수, 매 검사건수당 근무시간 같은 서비스단위당 검사실 직원의 전체 노동시간 범위 등이다.

2) 재무적 비율(Financial Ratios)

재무비율은 관리자에게 2가지 목적으로 이용된다. 첫 번째는 미시적 내지 거시적 수준에서 지출이나 비용의 효율성을 측정하는 것이고, 두 번째는 검사실의 전체 재무상태를 평가하는 목적이 있다. 재무상태를 평가하는 기술은 재무비율분석이다.

3) 비율분석의 종류

(1) 활동성비율(activity ratios)

① 이용율(utilization ratios)

가. 매환자당청구가능건수 $= \dfrac{\text{청구가능검사건수}}{\text{환자수}}$

나. 매환자당청구가능검사건수 $= \dfrac{\text{청구가능검사건수}}{\text{입원환자수}}$

② 자원이용율(Resource Utilization Ratios)

가. 매청구가능검사건수당총비용 $= \dfrac{\text{총비용}}{\text{청구가능검사건수}}$

* 전문가 인건비는 의사, 과학자

나. 매청구가능검사건수당직접비 $= \dfrac{\text{직접비}}{\text{청구가능검사건수}}$

다. 매청구가능검사건수당비기술적인건비 $= \dfrac{\text{비기술적인건비}}{\text{청구가능검사건수}}$

라. 매청구가능검사건수당기술직원인건비 $= \dfrac{\text{기술직원인건비}}{\text{청구가능검사건수}}$

마. 매청구가능검사건수당물품비 $= \dfrac{\text{물품비}}{\text{청구가능검사건수}}$

바. 매청구가능검사건수당장비비 $= \dfrac{\text{장비비}}{\text{청구가능검사건수}}$

③ 생산성비율(Productivity Ratios)

매 청구가능 검사건수당 전문가인건비는 다음과 같다.

가. $매청구가능검사건수당전문가인건비 = \frac{전문가인건비}{청구가능검사건수}$

나. $매인건비당청구가능검사건수 = \frac{청구가능검사건수}{총인건비}$

다. $물품당청구가능검사건수 = \frac{청구가능검사건수}{총물품비}$

(2) 재무비율(Financial Ratios)

① $매청구가능검사건수당수익 = \frac{수익}{청구가능검사건수}$

② $매청구가능검사건수당이익 = \frac{이익}{청구가능검사건수}$

③ $매입원환자당수익 = \frac{수익}{입원환자수}$

4) 경영분석의 체계와 목표

경영분석의 목표는 재무유동성, 재무안정성, 자본수익성을 알아보기 위한 것이다. 재무유동성이란 병원의 이해관계자 등에게 지불할 지급능력을 말하는 것이고 재무안정성이란 자본배분관계를 뜻하며 자본수익성이란 경영성과에 따른 병원의 이윤성을 뜻한다. 이 3가지 요인들은 서로 관련성을 가지고 있기 때문에 상호 배타적인 관계에 있다. 즉 수익성을 올리려면 재무안정성이나 재무유동성을 줄여야 하고 재무유동성을 늘리면 안전성이나 수익성이 회생되는 경우가 발생하게 된다.

경영분석의 목표와 그 대표비율의 구성 및 판단기준은 다음과 같다.

$재무유동성 = 유동비율 = \frac{유동자산}{유동부채} \times 100 \rightarrow 200\%$ 이상은 양호함

$재무안전성 = 부채비율 = \frac{부채}{자본} \times 100 \rightarrow 100\%$ 이하면 건전함

$자본수익성 = 자본이익율 = \frac{이익}{자본} \times 100 \rightarrow$ 높을수록 양호함

3 손익분기점분석(Break-Even Point Analysis)

손익분기점분석이나 비용 검사량 이익분석(Cost-volume-probit analysis)에서 가장 중요한 전제가 되는 것은 총비용(total costs)과 고정비(fixed costs)와 변동비(variable costs)로 구분할 수 있다는 가정이다. 고정비(fixed costs)는 검사량의 증감에 무관하게 일정하게 발생하는 비용이며 변동비(VC)는 생산량의 증감에 따라서 비례적으로 함께 증가하는 비용이다. 이때 생산요소 비용인 원재료비와 인건비 등은 변하지 않는다.

손익분기점분석에서 총수익(total revenue : TR)이나 총비용(total cost : TC)은 생산량(Q)의 함수로 보고 TR이나 TC는 직선으로 도시할 수 있으며 그 교차하는 점이 손익분기점으로 비용과 수익이 일치하는 점으로 이익도 손실도 발생하지 않는 점이다.

총수익= 총비용, TR = TC

총수익= 고정비+변동비

TR= F+VC

TR=F+VC에서 총수익은 검사량에 단위가격을 곱하여 구하고 변동비(VC)는 생산량(검사량)에 단위당 변동비(V)를 곱하여 구할 수 있기 때문에 총수익과 총비용의 관계는 다음과 같다.

$P \cdot Q = F + V \cdot Q$ $\quad \therefore Q$ = 검사량(생산량)

Q를 구하면 $\therefore\ Q = \dfrac{F}{(P-V)}$ P=수익

Q는 손익분기점이다. 손익분기점(Q) 이하에서는 손실이 발생하고 Q 이상에서는 이익이 발생하여 이익영역을 나타낸다. 공헌이익률(1-V/P)은 자동분석기의 구입가격이 2억 원이라면 단위당 변동비가 1,500원이고 단위당 검사가격(V)이 2,000원이라면

$P \cdot Q = F \cdot \dfrac{P}{(P-V)}$ 또는 $TR = F \cdot \dfrac{1}{1-\frac{V}{P}}$ 이다.

손익분기점량$(Q) = \dfrac{F}{(P-V)} = \dfrac{200{,}000{,}000}{2{,}000-1{,}500} = 400{,}000$건

이러한 손익분기점 하에서의 총수익은

$TR = F \cdot \dfrac{1}{1-\frac{V}{P}} = 200{,}000{,}000 \times \dfrac{1}{1-\frac{1{,}500}{2{,}000}} - 200{,}000{,}000 \times \dfrac{1}{0.25} = 800{,}000{,}000$원이다.

이때의 기여이익률은 0.25이다.

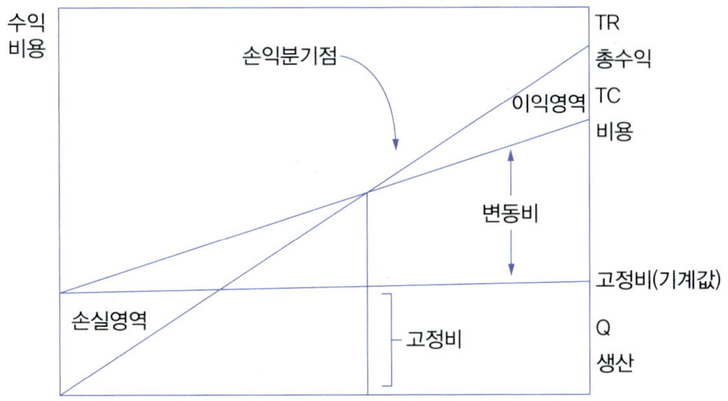

그림 6-2. 손익분기도

1) 손익분기점 검사량(Break Even Volume)

$$\text{손익분기점검사량} = \frac{\text{총고정비}}{\text{건당평균수익} - \text{건당평균변동비}},\quad TV = \frac{F}{A-V}$$

예 1) 고정비(자동분석기) · · · · · · 40,000,000원

매 건당 변동비 · · · · · · · · 4,000원

매 건당 수익 · · · · · · · · · 21,500원

상기 계산식에 대입하면,

$$\text{검사량}(T) = \frac{40{,}000{,}000}{21{,}500-4{,}000} = \frac{40{,}000{,}000}{17{,}500} = 2285\text{건}$$

2) 손익분기점 수익

$$\text{수익} = \frac{\text{총고정비}}{\text{기여이익율}},\ R = \frac{F}{CM}$$

$$\text{CM} = (\text{A} - \frac{\text{A}}{\text{V}}) = (\text{수익} - \frac{\text{변동비}}{\text{수익}})$$

예 2) $\text{기여이익율} = \frac{21{,}500-4{,}000}{21{,}500} = 0.814$

$$\text{수익} = \frac{40{,}000{,}000}{0.814} = 49{,}140{,}049.14\text{원}$$

3) 손익분기점과 이익

예정이익= P

(1) 검사량 = $\frac{\text{총고정비 + 예정이익}}{\text{수익 - 변동비}}$

$$T = \frac{F+P}{A-V}$$

(2) 수익 = $\frac{\text{총고정비 + 예정이익}}{\text{기여이익율}}$

4) 총이익(Gross Margin)

총이익 = 수익 - 직접비

예 3) 수익....................10,000,000

직접비.................7,000,000

총이익 = 10,000,000 - 7,000,000 = 3,000,000

순이익이란 수익에서 변동비와 고정비를 차감한 금액으로 수익이란 변동비, 고정비, 순이익의 합계이다.

수익 = 변동비 + 고정비 + 순이익

순이익 = 수익 - (변동비 + 고정비)

총비용 = 직접인건비 + 시약 + 소모품 + 물품 + 감가상각 + 면적비

총비용 = 총원가

5) 계산의 공식들

변동비(VC), 고정비(FC), 검사가격(TP), 검사량(TV)

(1) 총비용(TC) = (변동비 × 검사건수) + 고정비(FC)

(2) 총수익(TR)= (검사가격 × 검사량) = (TR × TV)

(3) 기여한계(CM) = (검사가격 - 변동비) = (TP - VC)

(4) 기여 한계률(CM%) = (기여한계/검사가격) = (CM/TP)

(5) 한계이익(PM%) = 〔(총수익-총비용)/총비용〕 = (TR-TC)/TC〕

(6) 검사량 손익분기점(TV) = [년 고정비/(검사가격-변동비]
또는 검사량= 〔고정비/(검사가격-변동비)〕

(7) 매 검사당 최소가격 손익분기점 = (년 고정비/검사량) + 변동비
또는 TP=(FC/TV)+VC

(8) 최소수익 손익분기점 = (년 고정비/검사가격-변동비)/검사가격
또는 TR= (FC/CM%)

6) 검사 이용률과 생산성

(1) 높은 검사이용의 원인

① 교육병원으로 인턴과 레지던트가 처방하는 경우
② 잘 개발된 최신의 검사계획을 가진 경우
③ 임계진료환자의 수가 비정상적으로 증가
④ 임상의사의 부적절한 재검사처방
⑤ 진료의사의 부담액의 책임
⑥ 이용률 조사가 비효율적인 경우
⑦ 병리학적 사례조사의 결여
⑧ 검사소시간의 빈약
⑨ 재원일(LOS)의 단축으로 검사처방의 증가
⑩ 검사의뢰서의 설계빈약
⑪ 검사선택과 해석의 알고리즘 결여
⑫ 업무단위의 부적절한 계산(인위적 높은 이용률)
⑬ 높은 이용률을 유도하는 재무적 이권을 주는 경우
⑭ 응급검사의 과잉 이용률(묶음검사의 무능결과)
⑮ 진료의사의 검사의 질에 대한 지각저하로 불필요한 재검사
⑯ 환자상태정보의 불연속성으로 검사방법의 불 신뢰성
⑰ 검사정보의 일정빈약으로 부적절한 자동화검사
⑱ 기준근무일수의 계산착오
⑲ 영향력 있는 의사의 부적절한 서비스요구의 허락으로 인한 정책적 문제
⑳ 연구개발업무를 부적절하게 청구가능검사로 계산하는 경우

7) 과잉 이용률의 해결책

(1) 의사교육계획을 개발
(2) 결산 보고서를 피드백으로 진료의사들을 지도
(3) 컴퓨터에 진료사례별로 검사결합에 대한 프로토콜, 적절한 표준 알고리즘을 개발
(4) 검사의뢰서보다는 모든 검사를 컴퓨터에서 의뢰하도록 프로토콜 배려
(5) 적절한 이용에 대한 진료의사의 재무적 보상제도를 마련
(6) 검사이용률을 줄이도록 관리를 위임하도록 설정
(7) 진료사례의 결합과 진료의사의 검사비를 평가
(8) 묶음검사(panel)의 적절성을 평가
(9) 병원과 진단검사학과 합동이용위원회를 설치
(10) 처방의사에게 검사원가정보를 공유하는 프로그램을 개발
(11) 응급검사 처방을 엄격한 표준으로 제정
(12) 표준 검사처방을 조사하고 평가
(13) 검사선택과 해석에서 진단검사전문의와 관련성 촉진
(14) 진료의사들의 검사정보요구를 조사하고 평가(근무시간 수정과 최고 혼잡한 시간대에 직원을 배정)

8) 노동생산성이 낮은 이유

(1) 부적절한 자동화
(2) 숙련도의 낮음
(3) CAP 업무량단위(WLUs) 보고서의 견고성
(4) 불량한 설비로 인한 업무흐름의 저하
(5) 전산화의 결여문제로 인한 정보흐름의 저하
(6) 원내검사처방의 감소
(7) 부적절한 묶음검사
(8) 가능한 검사를 수탁
(9) 진료의사의 부적절한 서비스 수준
(10) 높은 응급검사비율
(11) 부적절한 검사소시간의 표준설정
(12) 재검사로 인한 부적절한 정도관리계획
(13) 과잉기계고장으로 인한 재검사

(14) 교대근무, 부서 간, 과 간의 부적절한 업무분배
(15) 장기근속직원들이 일을 쉬는 시간대에도 과잉급료의 지급
(16) 부적절하게 할당된 훈련이나 기술교육을 지원
(17) 직원이직이나 신규직원채용의 부적절한 과잉예비교육
(18) 전문병리사와 종합 병리사(CLS)의 불균형
(19) 업무량단위의 부정확한 평가
(20) 불필요한 정도관리

9) 저 노동생산성의 해결책

(1) 검사실 통합기회를 평가
(2) 마케팅개선으로 업무량과 묶음검사 크기의 증가
(3) 일상 업무를 다른 교대근무로 이동
(4) 업무흐름을 매끄럽게 하기 위하여 적절한 공간과 설계를 보장
(5) 고정 직원 대 탄력근무의 조사
(6) 저비용자동화의 개선(비노동집약적 장비로 대체)
(7) 검사실의 전산화
(8) 조화된 채용, 훈련, 보상으로 직원들의 기대와 수행도를 증진
(9) 진료과 직원들과 관계개선
(10) 묶음검사의 증가를 조사(TAT의 요구완화)
(11) 최대효율성을 위하여 부서를 결합 내지 작업장을 통합
(12) 서비스의 반복을 감소
(13) 교차 부서별 훈련(종합병리사와 전문병리사)
(14) 위성검사실 활용의 평가
(15) 전 직원들의 문제해결능력과 예방보전의 개선
(16) 직원들의 효율성이 낮으면 가끔 수탁검사의뢰
(17) 직원감원을 조사
(18) 근무 중 직원들에게 100%의 동기부여
(19) 조직도를 평가하여 적절하게 재구축(너무 다 계층조직이면 수평조직으로 수정)
(20) 조사연구시간의 적절성을 평가
(21) 업무량의 정확성을 개선
(22) 주 자동화 검사항목들의 최대 효율점을 결정

(23) 노동집약적 장비를 제거

(24) 고숙련자를 피하고 직원들의 교차부서별 훈련을 활용

(25) 수기 대 자동화 검사원가의 평가

(26) 제조 대 구매비용의 결정

(27) 고임금자의 회피

4 물품 및 재고관리(Material and Inventory Management)

1) 물품관리(Material Management)

(1) 물품관리의 정의

물품관리는 비용의 효율성과 유용성을 확보하기 위하여 물품의 취득과 이용을 감독하고 관리는 체계적 과정이다. 이러한 기능은 물품의 구매와 취득 그리고 물품이 도착 후에도 감독하는 것을 포함한다. 병원에서 2가지 기능은 중앙화된 물품관리과에서 취급하고 있는데 구매부서와 재고관리부서가 조직화되어 있다. 구매부서는 물품을 주문하고 판매인으로부터 송장을 처리하는 것을 감독한다. 재고관리부서에서는 보안과 재고수준을 유지하고 물품을 불출하는 것이다. 이러한 2가지 기능은 검사실에서도 결합하는데 주문과 재고관리는 개별부서나 병리감독들에 의해서 취급되어 진다. 그리고 지명한 개인이 물품의 체계적 취득과 책임을 가진다.

2) 물품관리의 목적(Goals for Material Management)

물품관리의 목적은 검사실의 조직화된 구매계획이 물품명세서의 수량, 질, 적시성에 일치하도록 공급을 보장하는 것이다.

(1) 물품관리의 목적

① 공급은 적당한 시기에 도착해야 한다.

② 손상을 최소한 감소시켜야 한다.

③ 이월주문이나 지체를 피한다.

④ 보관장소는 최상의 편의로 이용한다.

⑤ 가장 경제적이고 유리한 가격에 구매한다.

⑥ 재무적 자원들은 재고에 너무 많이 투자하지 말아야 한다. 즉 적정재고만 유지한다.

(2) 공급의 정의

예산목적을 위해서 가격과 시간기준에 일치하는 물품은 분류한다. 이러한 기준밖에 있는 항목들은 자산항목에 분류한다.

① 1년 이내에 소모되거나 1년 이내의 유효기간을 가진 물품들은 항상 공급물품으로 분류한다.

② 회계감사관에 의해서 설정된 어떤 가격수준 이하의 품목들은 공급을 분류하거나 1년 이상 유효기간이 초과하는 품목은 분류한다.

3) 물품주문과정(Supply Ordering Process)

주문과정은 기록보관과정의 단순화의 촉진을 위해서 약간의 문서들이 자신의 검사실 실정에 맞게 개발되어야 한다. 주문방법은 크게 2가지로 분류하는데 단가계약에 의한 주문은 주문시점에서 지정된 협정가격에 계속 주문하는 것이고, 경쟁입찰의 경우에는 일정한 구매품목을 **표 6-1**과 같이 물품코드, 항목, 단위당 가격, 수량, 가격을 계산하여 합산하고 소계를 계산하고 할인율을 정한 후에 운송비 및 세금을 계산한 것이 최종구매가격이다.

표 6-1. 구매주문서

고객만족병원, 진단검사의학과

발주일 : __________ 구매주문번호 : __________

공급자 : __________ 전달일 : __________

주문번호	항목	단위가격	수량	가격

소 계 :

할인액 :

합 계 :

운송비 :

세 금 :

총 계 :

표 6-2는 중앙공급실로부터 물품공급을 제공하는 순회청구서(traveling requisition)이다. 이러한 2가지 서류들은 계속 주문 시에 사용한다. 검사실의 각 부서에서는 부서별 코드와 물품번호를 부여하고 청구서나 견적서 작성 시에는 코드번호를 LC 401(Laboratory Chemistry 401)의 약어를 부여하고 항목들의 기록은 가나다순이나 ABC순으로 기록하고 제품포장단위, 단위가격, 제조자, 수량, 가격을 기록하여 누구나 쉽게 구별이 가능하게 목록체계를 구성해야 한다.

순회청구서는 물품관리에 의해서 재고를 가지고 있는 제품목록표이다. 이것은 재고를 보관하고 있는 부서로부터 각 부서로 돌아오는 물품을 문서화한 것으로 매월 갱신해야 한다. 순회청구서에 포함되는 항목들은 보통 다른 부서들에서 사용하는 물품이며 주문 시에 사용된다.

소모품은 일반적으로 일반소모품과 전문소모품으로 분류한다. 전자는 검사실 외의 타부서에서도 공히 사용하는 것이며 후자는 오직 검사실에서만 사용하는 것이다. 즉 주사기와 검사 kit이다.

표 6-2. 순회주문서

고객만족병원, 진단검사의학과

주문일 : 2012년 3월 1일　　주문자 : 홍길동
부서 : 임상화학 LC

제품코드	항목	단위	단위가격	제조사	수량	가격
LC 2001	Albumin R1	300ml×3	50,000	삼광	10	500,000
LC 2002	Alk.Phosphatase R1	300ml×3	40,000	〃	10	400,000
LC 2003	〃 R2	100ml×3	70,000	〃	10	700,000
LC 2004	BUN R1	21ml×4	40,000	〃	5	200,000
LC 2005	〃 R2	21ml×4	70,000	〃	10	700,000
LC 2006	BUN Standard	4ml×6	35,000	Iatron	1	35,000
LC 2007	Calcium	300ml×3	99,000	삼광	10	990,000

4) 정기주문(Standing orders)

예측 가능한 사용수준을 가진 제품이나 유효기간이 짧은 제품은 정기주문을 통해서 미리 주문하는 것이다. 정기주문은 시약이나 물품의 lot번호를 보존하고 주문하는 것이 좋다. 구매주문과정에서는 특수한 제품의 경우에는 설정된 일정에 따라서 주문량을 운송하기 위해서 판매자의 지시사항이 제시되기도 하는데 특히 혈액은행의 reagent cell이나 정도관리 물질들은 유효기간이 짧으므로 주기적 간격으로 주문생산을 위해서 생산일정에 맞추어서 주문하고 소비해야 한다. 재고관리란 재고수준을 점검하는 지속적인 과정이다. 즉 재고의 신선도를 유지하기 위해서는 위치순환, 현재의 요구에 일치하기 위한 필요한 양을 주문공급, 재고운반비용을 최소화하는 것 등이다.

검사실에서 주 원가 요인은 재고가치를 조사하는 것이다. 정기적인 재고점검은 물품원가통제에서 중요하다. 연재고조사는 자산을 관리하기 위하여 주기적 재고조사는 그 기간 동안에 소모된 지출과 재고비용을 파악하기 위해서 한다. 재고조사는 영구적, 주기적, 불시 점검이 있다.

재고관리의 재무통제의 고려할 점은 "재무적 보관이나 운반문제로부터 가장 경제적인 주문량은 무엇인가? 대량 주문 시 할인혜택은 얼마인가? 재무적 기여범위와 적절한 공급의 보장을 위한 주문시기는 언제인가?"이다.

5) 재고 위치의 배정

재고실의 효율적인 이용을 위해서는 재고위치의 체계적 시스템이 확립되어야 원하는 시간에 쉽게 식별할 수 있어 면적의 이용에 효율성이 있다. 그래서 재고배치도(stock location chart)를 부여하고 누구나 쉽게 찾을 수 있게 해야 한다. 가령 재고위치(stock location position)번호가 A1D12이라면 첫 번째 재고 방을 A라고 하고 5개의 칸으로 횡으로 분할되었다면 각 절제부분은 ABCD로 횡으로 분할하고 각 저장소의 위치에서 종으로 1에서 25까지 있다면 재고위치번호 A1D12는 **그림 6-3**과 같이 A부분의 횡으로 1번째 작은 화살표 위치에서 D줄의 위치에서→ ⑫번 위치이다.

재고위치번호는 항상 재고기록카드에 항목별로 기록하고 보관되어야 한다.

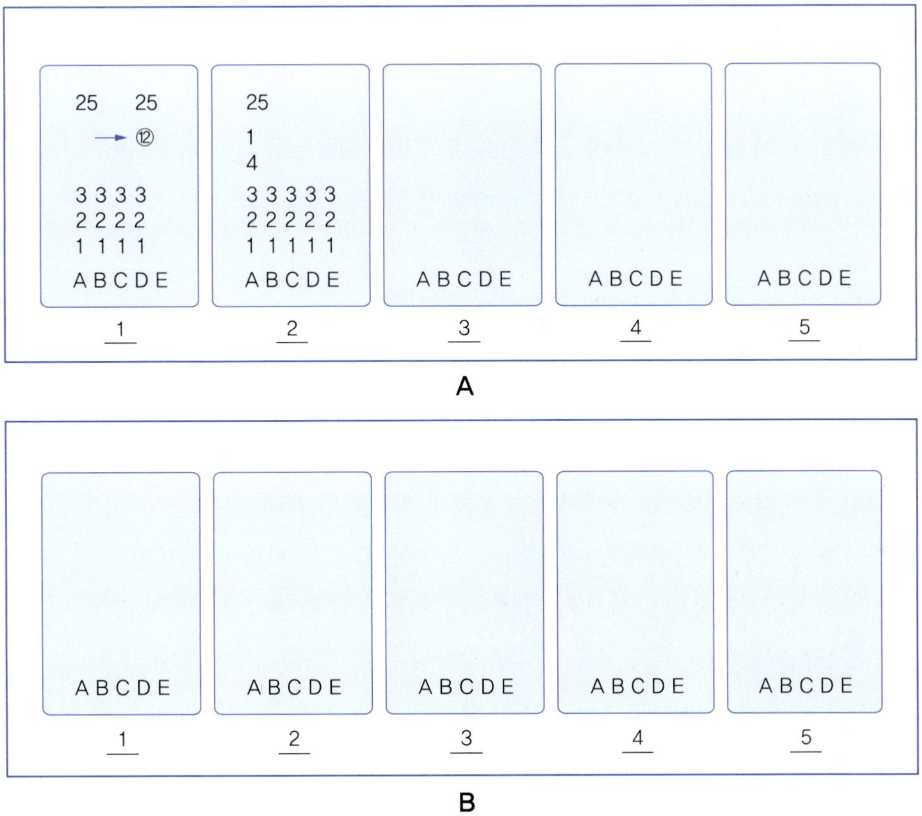

그림 6-3. 재고위치번호

5 재고자산의 관리

검사실의 재고자산은 약품, 소모품, 시약, 의료장비 및 설비 등으로 병원이 소유하고 있는 제재산을 말한다. 재고관리는 상기와 같은 제자산을 최고의 재고수준을 결정하여 투자에 의해서 발생되는 이익과 이에 따른 비용과 위험의 균형을 유지하는 것을 말한다. 그리고 재고자산의 적정수준을 결정할 때는 제자산의 소비량과 계절적 변동, 공급자의 신용도, 재고관리의 제비용 등을 고려하여 결정해야 한다.

1) 재고관리의 비용

재고관리에 수반되는 제비용 요인들이 검사실의 재고수준을 결정하는 가장 중요한 요인이다. 이러한 제비용의 요인들을 분석하고 검토하지 않고서 적정 재고수준을 결정하는 것은 비과학적인 재고관리방법이다. 대체적으로 재고관리에 관련된 비용은 재고유지비용, 주문비용, 재고의 고갈에 따른 기회비용 등이다.

재고유지비용은 보관비, 보험료, 재산세, 감가상각과 진부화비용, 동결된 자본의 비용 등이며 주문에 따른 발주비용은 대량구입불능에 따른 할인기회의 상실과 발주비용 그리고 발송이나 선적 및 취급비용 등이고 재고고갈에 따른 기회비용은 진료기회의 상실에 따른 비용과 환자들의 불신감 등에 따라서 발생된 비용이 포함된다.

2) 주문량의 결정

주문량의 결정을 여러 가지 방법이 있으나 물품소요계획기법(Material Requirement Planning : MRP)과 경제적 주문량(Economic Order Quantity : EOQ)만 설명하고자 한다.

(1) 물품소요계획(Material Requirement Planning; MRP)

물품소요계획(MRP)기법은 경제적 주문량(EOQ)과 재주문점을 기초로 하는 전통적인 재고관리기법의 제약점을 보완한 최근에 개발된 재고관리기법이다. 즉 물품소요기법이란 운영일정을 기초로 하여 그 운영에 필요한 제물품의 소요량 및 소요기간을 역산하여 물품조달계획을 수립하여 운영일정관리와 함께 효율적인 재고를 기하고자 하는 방법을 말한다. 경영학분야에서는 자재소요계획기법이라 한다.

MRP기법의 주목적은 생산활동(진료활동)에 필요한 물품을 필요한 시기에 필요한 양을 필요로 하는 장소에 조달하고 공급하는 것이며, 그 목적을 달성하기 위해서는 다음과 같은 기능을 수행하는 것이다. 즉 주문에 앞서 사전에 계획을 검토할 수 있게 하여 주고 주문시기와 주문량을 알려주며, 언제 주문을 독촉할 것인가를 알려주고, 수요 공급 조달능력 등에 관한 전반적인 상황변화에 따른 주문 변경을 가능하게 하며 상황의 완급도에 따라서 우선순위를 조절하여 물품조달 및 진료운영을 적절하게 진행할 수 있게 하여 주는 것이다.

MRP기법은 진료양과 진료일정을 파악하여 물품계획, 구입에 대하여 적시조달에 이르는 절차에 따라서 동태적으로 수행되면서 진료일정계획과 재고관리를 연결시키는 것이다. MRP기법의 절차는 진료량과 진료일정을 파악하여 진료분석도를 작성하여 물품의 품목별 재고현황과 조달기간을 파악한 후 물품소요계획표(MRP schedule)를 작성하고 소요량, 주문량, 주문일자를 정확하게 표시하는 것이다. 이 기법은 가능한 한 최대로 재고수준을 낮추어서 재고자산에 투하된 투자가치를 최소화하여 현금의 유동성을 향상시키고, 다른 데 투자할 수 있게 하는 데 있으나, 다양한 거래처별 관리와 공급자의 신뢰성이 중요하다. 이 기법의 장점은 재고투자가 최소로 감소되고 물품부족현상이 최소로 줄어들고 물품상황 변화에 따라서 진료일정 및 물품계획이 민감하게 변경 가능하고, 소요량의 시기, 주문의 시기 등이 강조되고, 사전납기 통제가 용이하다.

(2) 경제적 주문량(Economic Order Quantity; EOQ)

그림 6-5와 같이 경제적 주문량은 물품이나 자재의 구입에 따른 재고유지비 등을 고려하여 가장 경제적이라고 판단되는 물품이나 물품의 1회 주문량을 말하는 것으로 재고관리에 필요한 총비용이 최소가 되는 점을 말한다. 병원이 최초로 재고단위를 보유하게 되면 그 경제성이 크지만 재고단위가 점점 증가될수록 재고유지비는 재고량에 비례하여 증가하게 되고 이와 상반되는 경우에는 추가로 보유하게 되는 재고의 한계이익은 점점 감소되어 병원의 순한계 이익이 감소하게 된다. 합리적인 재고수준은 추가된 재고이익이 0일 때이며, 재고로 인한 총이익이 최대가 되는 점이다.

이 같은 경제이론에 입각하여 적절한 재고수준을 결정하는 기법 중 하나가 경제적 주문모형인 것이다.

그림 6-4의 재고량과 재고사용량을 보면 재고량과 정비례 관계에 있는 재고유지비와 재고고갈로 인한 기회비용 및 주문 비용으로 나눈다.

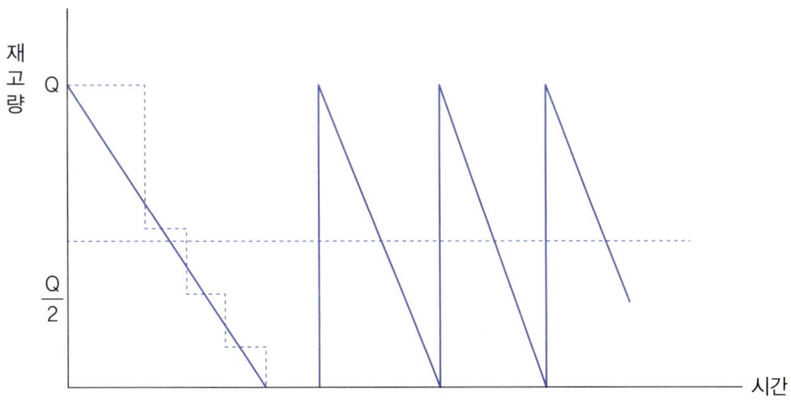

그림 6-4. 재고량과 재고사용량

일정하게 점차적으로 재고를 사용하고 안전재고(safety stock)가 없다면 1회 주문량 Q가 일정한 경우에 평균재고량은 Q/2가 되며 초기의 재고량과 기말재고량의 평균이 되는 것이다.

재고관리상의 비용계산식은 다음과 같다.

Q : 1회 주문량

C : 재고 1단위당 일정기간 동안의 유지비

S : 일정기간 동안의 총 주문량

O : 1회 주문비용

$$재고유지비용(T1) = \frac{Q}{2}C$$

$$주문비용(T2) = \frac{S}{Q}O$$

평균재고량(Q/2)을 유지하기 위한 비용인 재고유지비용(T1)은 평균재고량×재고단위당 유지비용이 된다. 주문비용(T2)은 총 주문횟수에 1회 주문비용을 승한 것이며 총 주문횟수는 일정기간 동안 필요한 총 주문량을 1회 주문량으로 나눈 것이 된다. 그래서 재고관리에 수반되는 총비용 T는 T_1과 T_2를 더한 것이고 최적의 1회 주문량 Q는 T_1+T_2를 최소로 하는 점이 되는 것이다.

그러므로 경제적 주문량은 T=Q・C/2+S・O/2가 최소일 때의 주문량이며, 그 식을 1회 주문량 Q를 구하면 경제적 주문량(EOQ : Q☆)의 계산식은 $EOQ = \sqrt{\frac{2S \cdot O}{C}}$ 이다.

그리고 경제적 주문량에서 최소가 되는 총비용을 T☆라 하면 그 계산식은 경제적 주문량 $EOQ = \sqrt{\frac{2S \cdot O}{C}}$ 에 재고관리를 위한 총비용 $T = T1 + T2 = \frac{Q}{2} + \frac{S}{Q}O$ 식에 대입하면 경제적 주문량에 최소가 되는 총비용 $T^{☆} = \sqrt{2SOC}$ 이다.

즉 $T = \frac{QC}{2} + \frac{SO}{Q}$

Q에 대한 도함수를 구하여 O으로 두면 $\frac{dT}{dQ} = \frac{C}{2} + \frac{-SO}{Q^2} = 0$

$$\frac{C}{2} = \frac{SO}{Q^2} \quad Q^2 = \frac{2SO}{C}$$

$$Q^{☆} = \sqrt{\frac{2SO}{C}}$$

$T = \frac{QC}{2} + \frac{SO}{Q}$ 에서 Q 대신 $\frac{2SO}{C}$를 대입하면

$T^{☆} = \sqrt{\frac{SOC}{2}} + \sqrt{\frac{SOC}{2}} = 2\sqrt{\frac{SOC}{2}} = \sqrt{2SOC}$가 된다.

즉 **그림 6-5**는 1회 주문량(EOQ)과 재고유지비용 및 주문비용의 관계를 나타낸 것이다.

예 1) 환자중심병원에서 2012년 한해에 albumin을 2,000병 사용하고 1회 주문비용이 1,000원 소요되고, 재고유지비용이 재고 단위당 100원씩 소요된다면 경제적 주문량(EOQ)은 몇 병인가?

EOQ 계산식 :

$$Q^{☆} = \sqrt{\frac{2SO}{C}} \text{ 에 대입하면}$$

$$= \sqrt{\frac{2 \times 2{,}000 \times 1{,}000}{100}} = 200\text{병이다.}$$

한 번 주문할 때의 주문량이 200개가 최적 수준이므로 1년간 총 주문횟수는 1년 사용량인 2,000병을 1회 주문량인 200병으로 나누면 10회 주문하게 되며, 최소가 되는 총비용 $T^{☆}$는 아래 계산식에 대입하면 총비용 $T^{☆}$ = 20,000원이 된다.

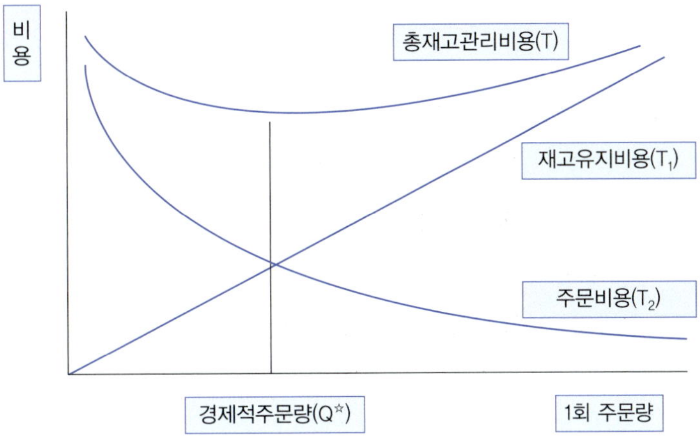

그림 6-5. 경제적 주문량의 결정

3) 주문시기(주문점)의 결정

그림 6-6과 같이 검사실에서 진료에 차질이 없게 하기 위하여 재고가 부족하면 이에 대비하여 재고가 부족하기 전에 재고가 일정수준에 도달하면 다시 주문을 해야 한다. 물품을 주문하여 납품할 때까지 사용할 재고량만큼 남아 있을 때 다시 주문을 하는 것이 주문점(order point)이다. 즉 주문 시기는 재고를 발주하여 납품할 때까지 걸리는 시간은 조달시간에 1일 평균 사용량을 곱하여 결정하는 것이다. 예를 들면 1일 사용량이 40개이고 조달기간이 5일이라면 40개 곱하기 5일이면 재고가 200개 남아 있을 때에 주문을 해야 되므로 주문시기 즉 주문점은 200개가 남아 있을 때이다.

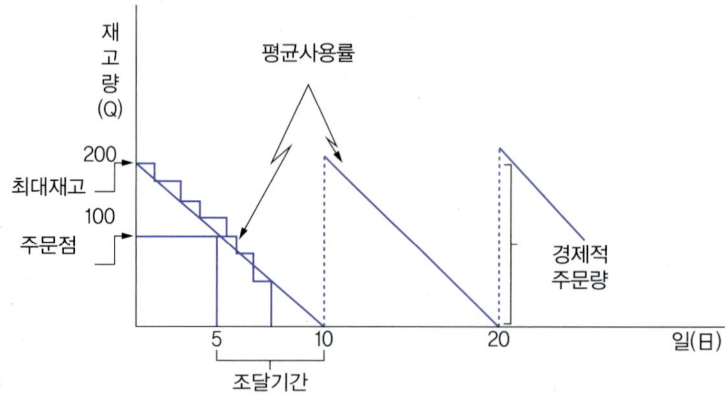

그림 6-6. 주문점의 결정

4) 경제적 주문량 모형의 가정과 문제점

경제적 주문량 모형의 가정은 이론과 계산식에 입각해서 생각해 보면 매일의 재고사용량이 일정해야 하고, 그 양이 정확해야 하며 인도시점과 발주시점 간에 물품의 조달기간(lead time)이 일정해야 하고 그 조달기간이 일정하고 정확해야 하며 재고유지비는 평균재고량의 변동에 따라서 일치할수록 정비례하여 변화해야 하며, 주문대상인 물품의 단위당 가격이 구매량과의 대소에 무관하게 일정해야 하며, 재고유지비 및 주문비용이 시간의 변화와 무관하게 일정해야 하며, 해당물품의 주문은 다른 물품의 주문과는 상관없이 주문해야 한다는 가정하에서 성립된 이론이다.

이러한 이론의 성립된 가정은 현실에서 비현실적이며 병원에 찾아오는 고객이 매일 같아 동일한 환자 수를 진료하는 것도 아니고, 매일 동일한 약품이나 물품을 일정하게 소비하는 것도 아니다. 현실적으로는 자본주의 사회에서는 대량구매에 따른 할인 등이 실행되고 있어 가격이 변동적 이어서 비현실적인 것이나 이 모델을 검사실 조직이 직면해 있는 상황여건에 따라서 제약조건에 알맞게 변형시켜서 재고관리의 최적의사결정에 사용할 수 있는 것이다.

상기 경제적 주문량이나 물품 소요계획 외에도 고정 주문량 모형(fixed order quantity model)등이 있는데 이 모델은 1회 주문량을 고정시켜 두고서 보유재고가 재주문점인 일정수준에 이르면 고정주문량만큼 주문하는 모형이다. 그래서 주문량은 불변이고 주문시점만 변동되는 것이다.

ABC 재고관리 시스템에서는 A종류 물품은 엄격한 통제가 이루어져야 하므로 고정량 재고시스템이 이용되어야 한다. B종류 물품은 비용의 절감을 위해서 과거의 수요로부터 현재를 예측하는 통계적인 방법을 사용하는데 기준재고시스템(S-S시스템)을 사용한다. 검사실이 몇 가지 종류의 물품을 동시에 함께 주문할 수 있다. 즉 A종류보다 B종류의 가치가 저가이므로 B종류의 물품을 개별 주문하는 것은 비경제적이다. C종류 물품은 완전히 완화된 통제를 해야 하는데 신청하고 수령하면 즉시 불출(소모)로 처리하여 시간의 절약과 경비의 절약을 하기 위한 것이다. C종류에 속하는 물품을 일일이 재고조사한다면 매우 비경제적이다.

재고자산에 대한 재고조사는 월 재고조사, 년 재고조사 등으로 구분할 수 있으나 재고조사방법은 A종류 재고는 수불장부를 매일 기록하는 것이 좋고 B종류와 C종류는 이월수량에 당월입고를 더하여 월말에 현재의 재고량을 파악하여 빼주면 그 수량이 당월의 출고량인 소모량이 되게 재고조사를 하는 것이 좋다. 재고량에 대한 실사는 경제적 손실에 대한 중대한 문제가 발생하였을 때 자체 내에서 또는 외부감사에 의해서 실사를 하고서 문제원인에 대한 대책을 강구해야 한다.

ABC재고관리 시스템은 검사실에서 사용하는 물품은 수천 가지이므로 이들 전 품목을 상세하게 전부 통제하기 위해서는 시간과 인건비의 증가가 수반되어야 하므로 비경제적이다. 즉 일반적으로 모든 부서에서 공통으로 사용되는 일반소모품, 특수부서에서 사용하는 전문소모품, 약품, 시약, 필름 등으로 분류되는데 모든 품목을 관리하는 데 있어서 경제성을 고려하여 통제하는 기법이 ABC재고관리 시스템이다.

검사실의 관리자의 요구의 정도에 따라서 **그림 6-7**의 ABC 재고관리 시스템이 자주 사용된다. 대부분의 검사실에서 전체 재고관리 투자액 중에서 A, B, C로 3등분하여 고가물품이 차지하는 A항목은 전체 투자비가 대략 75% 정도 차지하나 전체 물품 중에서 차지하는 비중은 10% 정도밖에 되지 않지만 이들 물품을 집중 관리해야 한다. B항목에 속하는 재고가치는 15% 정도를 차지하는 그 물품의 전체적인 비중의 15% 정도를 차지하는 물품을 B종류 재고라 한다. C항목에 속하는 물품은 전체 재고관리물품 종류 중에서 10%의 가치를 차지하나 전체 물품종류로는 75%의 범위를 차지하는 것을 C종류 물품이라고 한다. 단 A, B, C 항목의 물품종류나 그 가치의 %는 조직의 크기와 그 특성에 따라서 상이하다.

5) 안전재고와 불확실성(Stock Inventory and Uncertainty)

검사실에서는 환자수요의 불확실성, 재고고갈에 따른 기회비용을 고려하여 미래계획에 차질 없이 대비하기 위하여 일정량의 재고를 유지하는 것을 안전재고(safety stock)라고 한다. 즉 미래의 불확실성에 대비하여 미리 계획된 여유재고량을 뜻한다. 그래서 안전재고수준의 결정은 수요예측의 불확실성, 고갈재고로 인하여 발생된 기회비용, 물품의 납기의 지연, 재고유지비의 상승 등에 따라서 안전재고의 양이 상이하다.

6 재고관리시스템의 기본유형

재고관리시스템은 수요량, 조달기간, 발주량, 발주시점(발주주기) 및 재고량 등의 상관관계에서 총비용이 최소가 되도록 발주량과 발주점(발주주기)을 결정하는 것인데 일반적으로 정기발주형, 정량발주형이 있다.

정량발주형은 재고가 일정량(발주점)에 이르면 사전에 결정된 일정량(발주점)을 발주하는 것인데, 다음에 나올 ABC분석표에 따르면 B품목에 주로 사용된다. 정기발주시스템은 일정한 기간을 발주주기로 하여 필요량(부정량)을 발주하는 것으로 A품목에 알맞다. 이 시스템은 수요변동에 신속히 적용할 수 있는 이점이 있으나 정량발주시스템에 비하여 보다 많은 안전재고를 필요로 하는 것이 단점이다. 정량발주 시스템에서는 총비용을 최소화시키는 일정발주량과 일정발주점을 결정해야 하고, 정기발주 시스템에서는 총비용을 최소화시키는 일정발주기와 발주량을 결정해야 한다. 그러나 대부분의 진단검사의학과에서는 경제적 발주를 위해 실제로 2가지 시스템을 통합하여 관리하고 있다.

1) 경제적 발주량

(1) 재고 관리에 관련된 용어

위에서 언급된 경제적 발주량(EOQ), 경제적 주문점(EOP) 및 재청구 기간(ROT)을 이해하고 결정하기 위해서 재고와 관련된 몇 가지 개념들을 살펴보면 아래와 같다.

① 연간 소요량(annual usage)

연간 사용된 물품의 양 및 수를 말한다. 과거 몇 년간의 소모집계를 근거로 산출한다.

② 매일 평균 사용량(average daily usage)

연간 청구한 supplies의 양을 365로 나눈 것이다.

③ 구매비용(cost of ordering)

구매 담당 부서의 연간 order 시 사용했던 비용(expenses)을 구매횟수로 나눈 것이다.

④ 재고 유지비용(annual holding cost)

즉시 사용하지 않은 물자의 저장 및 유지에 필요한 비용을 말한다.

⑤ 규격당 단가(cost per unit)

구매가격을 container size (box, case, truck load 등)로 나눈 것이다.

⑥ 조달 소요 기간(lead time)

물자의 청구에서 병원에 도착하기까지의 시간을 말한다.

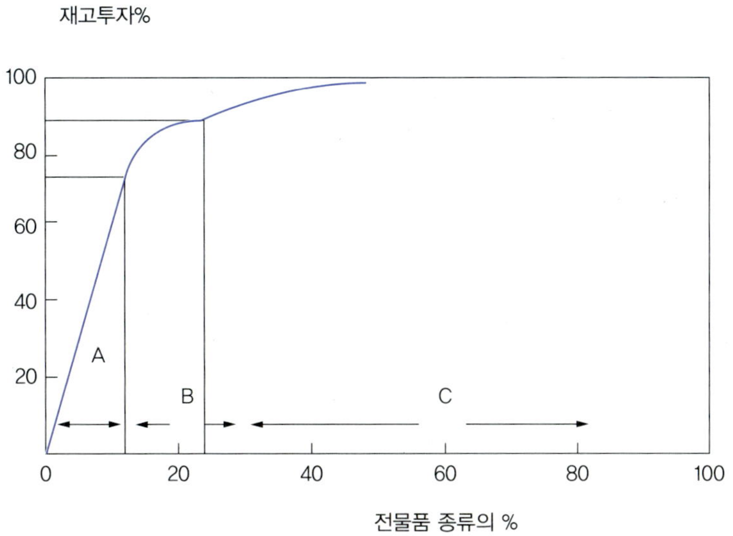

그림 6-7. ABC 재고분류 시스템

(2) 경제적 주문량(economic ordering quantity; EOQ)

경제적 주문량이란 물자관리 비용을 최소화시키는 1회 주문량을 말한다(**그림 6-5**).

1회 주문량에 영향을 미치는 요인으로는 월평균소모실적, 안전재고량, 발주점, 병원의 자금능력, 창고면적, 주문량에 대한 단가할인 여부, 시약의 유효기간, 보관방법 등 여러 가지가 있다. 그러나 똑같은 조건에서 과학적인 시도방법으로 물자관리 비용을 최소화하기 위해서는 주문비와 보관비의 합계액을 최소화하기 위한 1회 주문량을 설정해야 할 필요가 있다. 일정량의 물자를 구입할 경우에 여러 번 나누어 구입할수록 주문비는 증가하게 되나 평균 재고수준이 낮아지므로 보관비는 감소하게 되고, 반면에 주문횟수를 줄이게 되면 주문비는 감소하지만 1회 주문량이 증가하게 되어 재고수준이 높아지므로 보관비는 증가하게 된다. 여기에서는 미래의 수요율은 일정하며, 미리 알고 있는 구매가격은 구매량과 무관하며, 또한 발주비는 발주량과 무관하고, 조달기간은 일정하며 미리 알고 있다는 가정에 따른다.

(3) 경제적 주문점(Economic ordering point; EOP)과 재청구기간(optimal reorder time; ROT)

경제적 주문점(EOP)은 reorder point(ROT)라고도 하는데, 이는 적정량의 재고를 계속 유지하기 위해 어느 정도 물량의 재고가 있을 때 재청구가 가장 적합한 시점을 말하며, 재청구기간(ROT)은 EOQ와 EOP의 장점을 살리기 위해 물류청구의 적합한 기간을 설정하는 시간이다.

EOQ, EOP와 ROT를 찾는 공식은 **표 6-3**과 같다.

표 6-3. 물자관리의 경제성(Economics of material management)

Method	Formula
Economic ordering quantity(EOQ)	$\sqrt{\dfrac{2 \times annual\ usage \times \cos t\ of\ ordering}{annual\ holding\ \cos t\ per\ unit}}$
Economic ordering point(EOP)	(annual usage / 365 day) × lead time in day
Rorder optimal time(ROT)	(EOQ) / annual usage) × 365 days

EOQ, EOP, ROT를 찾는 공식을 알기 쉽게 그림으로 나타내면 **그림 6-8**과 같다.

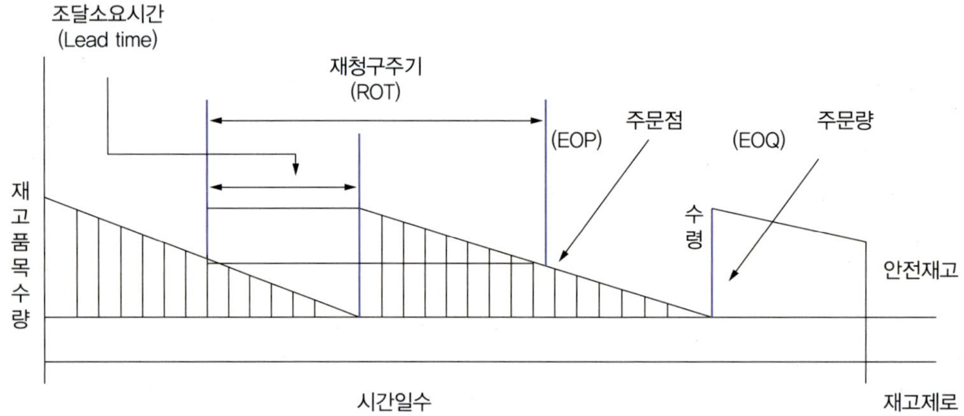

그림 6-8. 경제적 물류관리의 도표

출처 : 조기학, 서순팔, 대한임상검사경영관리학회지, Medical Laboratory Management Review, 1999, p 96

2) 사례 연구 I

Lionel A. Varnadoe, PhD, MBA가 쓴 Medical Laboratory Management : Operations, Review, and Study Guide(P. 170)에서 인용한 예를 들면 다음과 같다.

(1) 어느병원에서 혈액한천배지를 연간 11,000 20/pk 사용하고,cost of ordering은 $25, annual holding cost per unit은 $2.50/년, lead time은 7일이라고 할 때 한번 청구 시 가장 경제적인 청구량은 얼마이며, EOP 및 ROT는?

$$EOQ = \sqrt{\frac{2(11{,}000 packs \times \$25/order}{\$2.50 holding/yr}} = \sqrt{\frac{5550{,}000}{\$2.50}} = \sqrt{220{,}000} = 469\ packs/order$$

EOP = 11,000 packs / 365 days × 7 days = 211 packs

ROT = 469 packs/order / 11,000 packs × 365 days = 15.5 days/order

즉 상기 병원의 경우 1회에 청구할 가장 경제적인 혈액한천배지의 양은 469 packs이고, 재고가 211 packs가 될 때(매 16일마다) 재청구해야 한다.

(2) 국내 어느 종합병원의 ALP등 총 9종의 검사시약의 품목에 대해 EOQ, EOP 및 ROT는 **표 6-4**와 같다.

표 6-4. EOQ, EOP and ROT of laboratory test reagents

Reagents	EOQ	EOP	ROT	Ordering quantity (per 3 months)	Inventory level (per 3 months)
ALP	6.6	4.2	22.1	27	4
AST	6.9	4.6	20.9	30	5
ALT	6.9	4.6	20.9	30	5
Creatinine	5.6	3.1	25.6	20	3
Cholesterol, total	4.6	2.1	31.1	13	2
BUN	5.6	3.1	25.6	20	3
Triglyceride	6.6	4.2	22.1	27	4
HBs Ag	3.7	1.3	38.6	9	1
Anti-HBs	3.5	1.1	42.6	8	1

여기에서 보면 ROT의 가간이 품목마다 달라 전체적으로 가장 합리적인 관리를 모색하는 것이 필요하다.

예 1) 사례연구 II

전남대학교병원 진단검사의학과에서 1997년도에 사용한 물자의 구입된 수량은 시약과 의료소모품을 합쳐 전체 1,910건이었으며 거기에 따른 구입된 금액은 2,487백만 원이었다. 우선 각 품목의 년 소요량에 구입가격을 곱하여 품목별로 년 소요금액을 산출하고 년 소요금액이 가장 큰 품목부터 차례로 나열하여 ABC분석에서와 같이 A 및 B 품목에 해당하는 약 20%를 단가 입찰로 구매하여 많이 사용하는 품목에 한해서는 월 1회 이상 구입할 수 있게 하고, 나머지 약 80%에 해당하는, 즉 C에 해당하는 품목은 총액 입찰을 하여 2~3개월에 한 번씩 구입하였다.

표 6-5에서 보면 전체 진단검사의학과에서 사용하는 1,910품목 중 17%에 해당하는 316품목이 전체 구입한 금액의 85%를 차지하는 것으로 나타났다. 여기에서 사용된 비율은 ABC분석 관리법과 거의 비슷하였다. 그러나 반드시 ABC분석의 분류원칙에 따라야만 가장 효율적인 물자관리라고는 할 수 없다.

표 6-5. ABC분석 관리법에 따른 비교(단위 : 백만 원)

품 명		종 류	비율(%)	금 액	비율(%)
시약종류	단가품목	265	21	1,536	87
	총액품목	1,011	79	225	13
	합계	1,276		1,760	
소모품종류	단가품목	51	8	577	79
	총액품목	583	92	150	21
	합계	634		727	
전체 품목 수	전체단가품목	316	17	2,113	85
	전체총액품목	1,594	83	375	15
	합계	1,910		2,487	

7 사후정산품목과 Cock System

1) 사후정산품목

맞춤을 필요로 하는 등 미리 예측하여 재고를 보유할 수 없거나 재고를 보유하지 않는 것이 합리적일 경우 재고를 보유하지 않고 선정된 품목에 대하여 업체를 선정하여 일괄포괄단가계약(납기 미지정) 후 필요시점에 조달 후 사용량(환자에게 시술량)에 대하여서만 대금지불 절차를 거치는 품목을 의미한다.

2) Cock System 품목

공급 업체로부터 물품을 일정한 장소에 미리 stock해 놓고 사용량만큼 월말에 세금계산서와 거래명세서를 발행하는 제도이다. 따라서 사용량이 많고 고가 품목에 적용하면 효과가 있다.

지금까지 대부분의 종합병원 진단검사의학과에서는 인적관리, 정도관리 등에 대해서는 많은 노력을 하여 왔으나 물자관리에 대해서는 소홀히 하여 왔던 것은 사실이다.

물자관리에 관한 연구보고도 있고, 잘 운영되고 있는 병원들도 일부 있으나, 대부분의 경우 이론적인 뒷받침 아래 물자관리를 효율적으로 운영하지 못했었다.

병원에 따라 다소 차이가 있겠으나 정확한 사용량의 예측에는 어려움이 있고 또한 시약은 유효기간이 짧은 경우가 많고 또한 냉장이나 냉동보관품목 등이 많아 경제적인 관리법칙대로만 관리하기는 어렵다.

진단검사의학과의 물자관리는 ABC분석 관리법과 경제적 발주시스템을 기초로 하여 각 병원의 실정에 맞는 물품의 재고 관리가 필요하며, 특히 고가의 금액이나 물량이 많은 품목들에 한해서는 최근에 대형 병원들이 실시하고 있는 사후정산품목과 cock system기법을 병행하면, 보다 이상적인 진단검사의학과 재고관리가 될 수 있다.

표 6-6. 사후정산품목과 Cock System의 비교

	사후정산품목	Cock System 품목
차이점	• 물품을 미리 stock하지 않음 • 필요시마다 업체에 요청사용	물품을 미리 stock함
공통점	• 업체와 품목과 단가를 사전결정 • 사용 후 대금지불	

8 재고조사기법

검사실에서 사용하는 물품은 시약, 병원의 모든 부서에서 공히 사용하는 탈지면 같은 일반소모품, 검사실에서 사용하는 sample cup 같은 전문소모품 등에 대한 지출비용을 산출하여 검사실 수입과 비교하여 수익성과 이익이 나는지를 비교하여 검사실의 효율성을 조사하는 데 있다. 자본주의의 원칙은 이익중심이므로 이윤이 없으면 검사실 검사업무를 밖으로 outsourcing을 해야 한다. 즉 계속검사를 함으로써 손실만 발생되기 때문이다. 여기에는 기계의 감가상각과 인건비 그리고 관리비 등을 포괄적으로 함께 계산하고 비교해야 한다.

이들의 품목들은 **표 6-7**과 같이 각 부서별로 code 번호와 일련번호를 다르게 부여하고 가나다라, abc 순서대로 품목을 정리하여 나열하는 재고조사 양식을 가지고 자신의 부서에서 사용하는 사람들이 직접 재고조사를 해야 재고파악이 용이하다. 사용하는 사람들이 형태파악을 잘할 수 있기 때문이다.

표 6-7. 누적재고조사표

가천길대학병원 2012년 3월 검사실 재료 청구 및 전월, 입, 출고 현황								결재	**담당**	**계장**	**실장**
(1-12) 청구일자 : 2012년 1월 20일 : 작성인 홍길동											
검 10 CODE		단위	익월 청구량	예상단가	예상금액	전월입고 누계	전월 입고량	전월 소모량	당월 소모량	당월 재고량	거래선
L501	Cell Dyn Istonic Diluent(20L)	box	6	61,600	369,600	27	5	25	6	1	대웅
L502	Cell Dyn Istonic Detergent(20L)	box	3	67,760	203,280	16	3	14	3	2	대웅
L503	Cell Dyn Istonic Lytic Agent(1L)	box	1	473,000	473,000	6	1	5	2		대웅
L504	CBC Bittle(100pcs x 10)	box	2	44,000	88,000	6		5	2		녹십자
L505	Capillary tube plan(100pcs X 10)	box		24,200		12		2		10	삼보
L505	Capillary heparin(100pcs x 10)	box		27,500		10				10	삼보

재고조사의 가장 좋은 방법은 매일 소모한 소비량을 계산하고 월 재고조사나 연 재고조사를 하는 것이지만 많은 시간과 비용이 수반된다. 그러므로 고가시약의 비용을 제외하고는 사실대로 소모한 양을 월말 재고조사하고 전월 이월재고조사에서 전월 이월재고량에 당월 입고량을 더하고 월말 재고를 빼주면 당월 소모량이 계산되는 일반적인 방법이 재고조사에 수반되는 시간과 경비를 절약할 수 있어서 조직의 효율성을 향상시킬 수 있다.

1) 통상적 재고조사방법

당월 소모량=(전월 이월재고 +당월 말 입고량)-당월 말 재고량

당월 소모량을 계산하기 위해서는 전월 말 재고량에 당월 말 입고량을 더하고 당월 말 재고량을 빼주면 된다.

2) 누적재고조사기법

누적재고조사기법은 **표 6-7**과 같이 당월 재고를 확인하고 당월 소모량을 역으로 계산하는 방법과 동시에 매월 누적되는 누적소모량과 누적입고량을 함께 계산하면 연말에 자동으로 매월 사용한 누적소모량과 매월 입고된 누적입고량을 별도로 계산하지 않아도 되므로 시간과 경비를 절약할 수 있어서 조직의 효율성을 향상시킬 수 있다. 누적재고조사의 양식은 **표 6-7**과 같다. 관리자는 당월 검사건수와 당월 소모량을 비교하여 추정하면 그 비교가 가능하다. 그러나 차이가 심하면 그 차이를 규명하여야 한다.

3) 장비재고조사

장비재고조사는 상반기와 하반기 또는 연말이나 필요에 의해서 각 부서별로 가나다라, abc 순서대로 나열하고 code와 장비의 일련번호 그리고 제조번호, serial No. 구입연월일, 사용부서, 취득일, 조사자, 기기관리자 등을 기록해야 한다. 장비조사원본은 행정관리자가 소지하고 사본은 각 부서의 부서장이 보관하면서 수시로 직원들이 열람할 수 있게 지정된 장소에 둔다.

장비의 수명은 장비보전과 정비례하여 일상적 보전과 주기적 보전이 중요하므로 상세한 장비정도관리양식은 고려의학 출판사(전화 : 02-765-0333)의 "종합적 정도관리경영의 실제"를 참고하면 도움이 될 것이다.

그리고 계속 구매하여 입고되는 장비는 즉시 장비대장에 기록하고 그 관리자를 지명하고 일상적 장비보전과 주기적 장비보전을 실행하도록 한다. 난이도가 있는 검사장비는 그 훈련을 위해서 제조회사에 파견하여 훈련을 받도록 한다. 장비제조회사에서는 새로운 장비의 경우 판매전략으로 마케팅을 강화하기 위해서 무료해외훈련을 주선하는 회사도 있다.

연 습 문 제

1. 재무관리의 기능이 아닌 것은 ?

 1) 자금조달의 기능 2) 자금운용의 기능 3) 재무계획의 기능
 4) 재무통제의 기능 5) 재무자본의 기능

2. 다음 중 틀린 것은 ?

 1) 총수익= 고정비+변동비
 2) 수익=변동비+고정비+순이익
 3) 순이익=수익-(변동비+고정비)
 4) 총비용=직접인건비+시약+소모품+물품+감가상각+면적비
 5) 총비용 = 총수익

3. 다음 계산의 공식이 틀린 것은 ?

 1) 총비용(TC) = 변동비 × 검사건수) + 고정비(FC)
 2) 총수익(TR) = (검사가격 × 검사량) = (TR × TV)
 3) 기여한계(CM) = 검사가격 － 변동비) =(TP-VC)
 4) 기여 한계률(CM%) = (기여한계/검사가격) = (CM/TP)
 5) 한계이익(PM%) = 〔(총수익-총비용)/총수익〕 = (TR-TC)/TR〕

4. 높은 검사이용의 원인이 아닌것은 ?

 1) 교육병원으로 인턴과 레지던트가 처방하는 경우
 2) 잘 개발된 최신의 검사계획을 가진 경우
 3) 임계진료환자의 수가 비정상적으로 증가
 4) 임상의사의 부적절한 재검사처방
 5) 재원일(LOS)의 단축으로 검사처방의 감소

5. 과잉 이용률의 해결책이 아인 것은 ?

 1) 의사교육계획을 개발
 2) 결산 보고서를 피드백으로 진료의사들을 지도
 3) 검사의뢰서 보다는 모든 검사를 컴퓨터에서 의뢰하도록 프로토콜 배려
 4) 적절한 이용에 대한 진료의사의 재무적 보상 제도를 마련
 5) 검사 이용율을 증가하도록 관리를 위임하도록 설정

6. 노동생산성이 낮은 이유가 아닌 것은?

1) 부적절한 자동화
2) 숙련도의 낮음
3) 원내검사처방의 감소
4) 불량한 설비로 인한 업무흐름의 저하
5) 가능한 검사를 비 수탁

7. 저 노동생산성의 해결책이 안 것은?

1) 검사실 통합기회를 평가
2) 마케팅개선으로 업무량과 묶음검사 크기의 증가
3) 일상 업무를 다른 교대근무로 이동
4) 고정 직원 대 탄력근무의 조사
5) 진료과 직원들과 관계개선

8. 물품관리의 목적이 아닌 것은?

1) 공급은 적당한 시기에 도착해야 한다.
2) 손상을 최소한 감소시켜야 한다.
3) 이월주문이나 지체를 피한다.
4) 보관장소는 최상의 편의로 이용한다.
5) 가장 비 경제적이고 유리한 가격에 구매한다.

9. 재고자산관리와 무관한 것은?

1) 주문량의 결정(물품소요계획)
2) 경제적 주문량
3) 주문시기(주문점)의 결정
4) 안전재고와 불확실성
5) 비경제적 주문량 모형의 가정과 문제점

10. 재고 관리에 관련된 용어가 아닌 것은?

1) 년간 소요량
2) 매일 평균 사용량
3) 구매비용
4) 재고 유지비용
5) 판매비용

11. 재고조사방법이 아닌 것은?

1) 통상적 재고조사방법
2) 누적재고조사기법
3) 장비재고조사
4) 총수익

12. 저 노동생산성의 해결책은?

1) 노동집약적 장비를 제거
2) 부적절한 검사소시간의 표준설정
3) 재검사로 인한 부적절한 정도관리계획
4) 과잉기계고장으로 인한 재검사
5) 교대근무, 부서간, 과간의 부적절한 업무분배

13. 노동생산성이 낮은 이유는 ?

1) 재검사로 인한 부적절한 정도관리계획
2) 장기근속직원들의 일을 쉬는 시간대에도 과잉급료의 지급
3) 부적절하게 할당된 훈련이나 기술교육을 지원
4) 직원이직이나 신규직원채용의 부적절한 과잉예비교육
5) 업무량단위의 부 정확한 평가

14. 재무관리의 재무제표와 무관한 것은 ?

1) 재무제표(financial statements)
2) 대차대조표(balance sheet)와 손익계산서(income statement)
3) 손익분기점 분석(break-even-point)
4) 재무상태변동표(statement of changes in financial position)
5) 자산원가

15. 운전자본 관리와 관련이 없는 것은 ?

1) 유동자산의 적정수준 유지
2) 유동자산을 위한 적정자본조달
3) 경영주의 부의 극대화를 위한 최적운전자본정책의 결정
4) 운전자본 관리의 궁극적인 목적은 경영주의 부의 극대화
5) 저유동성 자본정책과 고유동성자본정책의 연속선상에서 최적의 유동성정책을 찾지 않아도 된다.

정답 1. ⑤ 2. ⑤ 3. ⑤ 4. ⑤ 5. ⑤ 6. ⑤ 7. ⑤ 8. ⑤ 9. ⑤ 10. ⑤ 11. ④ 12. ① 13. ① 14. ⑤ 15. ⑤

chapter 07

검사실 마케팅 관리

Laboratory Marketing Management

1 마케팅의 의의

미국마케팅학회(American Marketing Association; AMA)의 정의에 의하면 마케팅이란 생산자로부터 소비자나 사용자에게 유통되는 재화나 용역의 흐름을 관리하는 제활동의 수행이다(Marketing is the performance of business activities that direct the flow of products and services from producers to consumer or user)라고 정의되었다. 오늘날의 마케팅 활동이란 먼저 고객의 요구와 제품에 대한 고객의 기호가 무엇인가에 대한 정보를 수집하고 그 정보를 어떤 생산이나 서비스에 제공할 것인가에 대한 의사결정에 이용하는 것이다.

현대 marketing의 아버지라고 할 수 있는 Northwestern University의 Philip Kotler는 "마케팅이란 어떤 개인이나 집단이 타인이나 집단과 더불어 제품 및 가치를 창조하고 교환하는 활동을 통해서 자신들의 욕구나 욕망을 충족하는 과정에서 발생하는 사회적 및 관리적 과정이다. (Marketing is social and managerial process by which individuals and groups obtain what they need and want through creating and exchanging products and value with others)"라고 정의하였다.

여기서 개인이나 집단의 욕구(need)나 욕망(wants)이 매우 의미 있는 표적인데 그 상세한 뜻은 아래와 같다.

욕구(Need) :

인간의 욕구란 개인이나 집단의 결핍상태이다.

A human need is a state of felt deprivation in a person and a group.

욕망(Wants) :

인간의 욕망이란 개인의 문화와 개성에 의해서 모양을 갖춘 형태이다.

A human wants are the form that human needs take as shaped by person's culture and individuality.

상기에 설명한 내용을 보면 인간의 결핍된 욕구와 개성이나 문화에 의해서 지배되는 욕망에 초점을 두고서 제품이나 서비스를 제공해야 한다는 추론이 설 것이다.

그래서 병원 마케팅은 건강에 대한 지역주민의 태도와 요구변화를 통해서 그들의 건강을 도모하고 수요 감소를 예측하고 그 조정을 위해서 의학지식을 제공하여 수요의 창출을 촉진시키고 선의의 자유경쟁을 통해서 의료서비스의 질을 향상시키는 데 기여할 수 있다.

결과적으로 마케팅이란 현재나 또는 잠재적인 소비자나 사용자의 욕구와 욕망을 충족시킬 수 있는 재화나 서비스를 제공하기 위하여 제품이나 서비스, 경로, 가격, 판매촉진, 유통 등의 검사실의 경영활동을 수행하는 시스템을 뜻한다.

2 마케팅의 중요성

1) 시장의 중요성

(1) 의학기술의 향상과 질의 향상

현대의 검사실은 의학지식의 발달로 검사과정에 있어서 진료기술의 혁신경쟁을 통해서 의료의 질의 향상과 생산성에 대한 효율을 향상시킬 수 있다.

(2) 고객(환자) 요구의 증가

검사실 마케팅은 환자의 요구를 충족시켜 줄 수 있는 진료서비스를 제공해야 하는데 오늘날의 환자의 요구는 지식수준과 생활수준의 향상에 따라서 매우 급속하게 변화하고 있다.

(3) 건강보전의 향상

환자들의 진료요구수준을 향상시켜서 수요를 자극하여 그들의 건강보전과 인류의 안녕에 기여를 증대시킬 수 있다.

(4) 지역주민의 공동체의식 향상

마케팅 프로그램을 개발하여 주민의 건강의식을 개선하여 병원과의 공동체 의식을 향상시킬 수 있다.

2) 마케팅의 정의(Definition of marketing)

마케팅은 구매자가 제품이나 검사서비스를 구매하는 수단으로 제공되는 수반된 활동이다. 즉 광고, 촉진, 판매, 경로선택, 전달경로, 가격 같은 수단을 이용하여 구매자를 촉진시키는 것이다. 따라서 마케팅은 격렬한 경쟁환경에서 모든 조직이 신중하게 고려해야 한다.

검사실 관리자들은 환자, 의사, 제삼자 지불인 등의 건강진료구매자들이 무엇을 원하는지 발견하고 시장에서 제공하기 위한 전략적 계획들을 개발해야 한다. 전략적 계획이란 시장의 종합적 구성 요소들의 통제 불가능한 변이들에 대하여 사용할 조직계획이다. 조직의 관리자들은 그들의 조직이 미래의 계획에 종합시스템이 영향을 주는 많은 요인들을 알아야 한다. 마케팅 개념은 검사서비스의 촉진과 위치선정기술과 함께 시장가격을 다루는 것이다.

마케팅 정의의 핵심은 수요와 공급(demand and supply)의 상호작용모형으로 이행하는 것이다. 즉 상호작용이 출현하는 장소를 시장이라 한다.

경제에서 시장은 구매자와 판매자가 유사한 상품이나 검사 서비스를 사고파는 상호관계에서 잠재적 영업행위를 하는 상호관계를 가지는 상호작용의 거미줄(web)이다.

3) 경제모형의 가정

경제모형의 설명에서 검사서비스를 위한 시장을 예제로 이용할 수 있다. 검사서비스는 정확성, 효율성, 적시성에 관련된 지속적인 질을 요구한다. 수요의 가정은 각 소비자가 정상수요곡선을 가지고 있다. 소비자의 입장에서 환자를 대신하여 검사서비스를 구매하는 진료의사들이 검사를 요구하는지와 얻을 혜택이 무엇인지에 대한 판단부분은 검사서비스의 본질을 포함한다. 이 본질적 부분에 있어서 검사실 의사들은 직접적으로 의료진료의 소비수요에 영향을 줄 수 없다.

의료시장에서는 임상검사서비스를 찾는 많은 소비자들이 있고 개별 소비구매자들이 지나치게 많음으로 인해서 또는 개별 소비구매자들이 검사가격에 영향을 주지는 않는다.

그림 7-1의 시장수요곡선(market demand curve : D)에서 매 검사당 검사가격이 2,500원이라면 검사수요량은 50,000건이며, 검사가격이 2,400원이면 검사수요는 60,000건이며, 2,000원이면 100,000건이다. 그림의 수요곡선에서는 고객선호도의 변화는 수요를 변화시킨다.

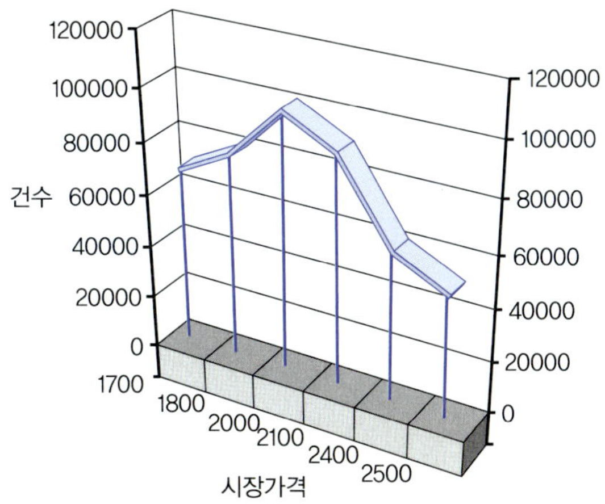

그림 7-1. 검사수요곡선

개별적으로 각 검사 공급자는 상향 한계원가 곡선(upward marginal cost curve)을 가진다.

각각의 공급자들의 최대 이윤의 가정은 한계원가곡선을 기초로 하고 이에 영향을 주는 요인은 바로 수요곡선이다.

검사공급자 집단에 관해서는 우리는 수많은 공급자들이 있고 그들이 서로 검사가격에 영향을 주기 위해서는 미리 담합하지 않는다는 것을 알고 있다.

그러나 검사소비자들은 구매의사결정을 할 때에 가격을 비교할 수 있기 때문에 대체공급자의 공급가격을 고려할 수 있다.

소비자들이 구매경쟁 상황에서 팔 것이 한정되어 있다면 공급자들은 높은 가격에 팔게 될 것이다. 그러나 이와는 반대로 낮은 가격에서 파는 것은 중간 한계원가를 무시한 것이다. 이러한 시장에서는 각 공급자는 주어진 가격에서 한계원가와 동일한 선에서 공급될 것이다.

그림 7-1의 시장 힘의 상호작용에서와 같이 공급곡선(supply curve : S)과 같이 검사건수가 70,000건이면 1,700원에 공급되고 검사가격이 1,800원일 때는 80,000건, 2,000원이면 100,000건에 공급된다.

즉, 검사량이 많으면 할인 가능성이 수탁 검사실에서 발생할 것이다. 중요한 결론은 공급곡선의 위치에 영향을 주는 요인들을 관찰해야 하고 수요와 공급곡선 아래서 소비자와 생산자 사이에서 거래가 이루어진다는 것이며 검사실들 간의 가격과 경쟁에 대한 경쟁모형으로부터 이러한 상호작용이 표현될 수 있다는 것이다.

4) 시장의 가격(Market price)

경쟁시장에서는 단순가격이나 시장가격이 시장을 명확하게 인식하게 만든다. 시장의 힘이란 물물교환과정에 영향을 주기 위하여 시장에 참여하는 능력이며 구매자들이나 판매자들 모두에 의해서 영향을 주고 있다. 예를 들면 정부의료보험계획은 그 구성원들에게 보험료 인상률에 영향을 주는 위치에 있다.

시장의 힘에 영향을 주는 요인들은 검사서비스의 실행 가능한 대체품들의 다양성이다. 하나의 수탁검사실이 수백 ㎞ 떨어진 곳에 오직 하나만 있다면 시장의 힘은 독점이다. 이 경우 검사서비스공급에서 가격설정이 여유가 있게 된다. 시장 힘은 검사서비스의 가격, 수량, 질에 대한 시장 산출물에 영향을 준다.

5) 시장공급(Market supply)

개별시장에서 서비스 이동은 특수한 시장에서 검사서비스의 이동에 대한 가설이 형성되고 전개될 수 있다. 시장공급에 영향을 주는 요인들은 공급자들의 수와 개별 공급자 행동에 영향을 주는 요인들에 의해서 결정된다. 각 검사실 공급자에게 공급 일정이 주어지고 시장 공급일정은 **그림 7-2**의 개별공급곡선으로부터 시장 공급곡선의 유도에서와 같이 우리가 알고 있는 공급자들로부터 얻어질 수 있다.

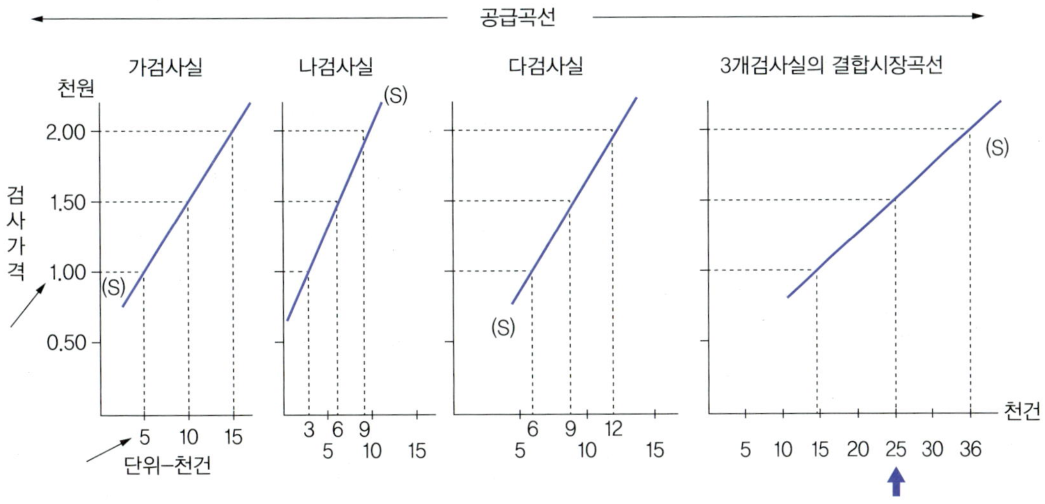

그림 7-2. 개별 공급곡선으로부터 시장공급곡선의 유도

임상검사시장이 가, 나, 다 검사실 3개로 구성되어 있다고 가정하면 각 검사실은 검사서비스의 공급일정에서 경쟁하게 되는데 〈가〉 검사실은 검사가격이 1,000원일 때 5,000건, 1,500원이면 10,000건, 2,000원일 때 15,000건을 공급한다.

〈가〉 검사실과 동일한 가격 1,000원, 1,500원, 2,000원에서 〈나〉 검사실은 3,000건, 6,000건, 9,000건을 공급하고, 〈다〉 검사실은 동일가격 3가지 수준에서 6,000건, 9,000건, 12,000건을 각기 공급하게 된다. 주어진 검사일정에서 3개의 검사실들은 하나의 시장 하에 있고 시장공급곡선은 동일한 가격에서 개별시장공급곡선의 합계이다.

1,000원일 때 검사의 시장공급은 가, 나, 다 검사실에서 5,000건, 3,000건, 6,000건으로 그 합계는 14,000건이며 **그림 7-2**의 가장 오른쪽의 3개 검사실 결합곡선에서 검사가격이 1,500원이면 화살표(▲)와 같이 25,000건이 공급되며 2,000원이면 36,000건이 공급된다. 즉 시장공급곡선은 모든 개별공급곡선의 수평적 합계로 나타난다.

주어진 가격에서 이러한 공급모형은 시장에서 공급되어질 수량을 예측할 수 있다. 검사가격을 내리면 검사수요가 증가하는 것은 검사실 경영관리(합본)편의 검사실 경제학을 참고하기 바란다. 우리나라의 의료보험체계하에서 가격인하가 가능한 경우는 실직자가족, 극빈자가족, 저소득자 가족, 직원가족, 직원소개환자, 아파트단지나 직장과 계약하여 할인혜택을 줌으로써 검사가격의 인하가 가능하며 검사수요를 증가시킬 수 있다. 입원환자의 경우에 20%의 본인 부담률을 할인 등이다.

3 고객행동(Customer Behavior)

검사실의 고객들은 환자, 보호자, 고용주, 보험회사, 정부기관, 진료의사 등이나 그중에서 진료의사가 이들을 대신하여 검사처방을 발행하는 핵심고객이다. 그래서 마케팅활동의 대상은 환자를 대신하는 그 선행조건으로 병원 내의 진료경로 내에 있는 고객인 모든 진료의사들의 고객행동을 파악해야 한다. 즉 진료의사는 고객인 환자나 보호자에게 진료행위를 하기 위해서 왜 검사가 필요한지를 설득하고 동의를 받아야 한다. 검사실에서는 진료의사에게 검사안내편람를 제공하여 검사수요를 증가시킬 수 있으며 또한 검사실 소식지를 매월 배부하는 것도 도움이 된다.

1) 고객의 의사결정과정

고객행동분석을 위한 고객들의 치료의사결정과정을 보면 다음과 같다.

(1) 불충족 서비스 욕구를 인식한다(질병의 인식).

(2) 욕구를 충족하기 위한 대체적 해결방안을 탐색한다.

(3) 그 대체적 해결방안을 평가한다.

(4) 치료할 것인가를 결정한다.

(5) 치료 후 고객은 내적 조화감과 일관성 그리고 인지적 일치감을 추구하고 이것이 충족되지 않으면 심리적 불안감을 느낀다.

2) 고객행동의 요인(Factors of Customer behavior)

고객행동을 분석하려면 진료서비스 제공에 영향을 미치는 사회적 심리적 요인, 문화적 요인을 고려해야 하고 진료 구매의사결정의 배경인 생활구조, 생활의식 등의 다차원적 변수를 분석하고 설명할 수 있어야 한다. 고객행동에 영향을 주는 제요인은 다음과 같다.

(1) 심리적 요인(Paychological factor)

심리적 요인은 고객 개개인의 동기, 지각, 학습경험, 개성, 태도에 따라서 각 고객들이 진료자극을 받아서 그에 반응하는 정도와 결과에 따라서 진료선택 행동이 상이하게 된다.

(2) 사회적 문화적 요인(Social and cultural factor)

고객인 환자들의 진료선택 행위에 영향을 미치는 사회적 문화적 요인은 문화(culture), 사회계층(social class),

준거집단(reference group), 가족(family), 생활주기(life cycle) 등이 있다.

4 서비스 마케팅(Service Marketing)

1) 서비스 마케팅의 의의

서비스란 조직에 제자원인 투입물들을 투입하여 서비스조직의 시스템의 전환과정을 통해서 눈에 보이지 않는(intangible) 생산성의 결과산출물을 생산하는 것을 말한다. 그래서 서비스의 제공자와 서비스를 받는 사람들 사이에서 생산물이 제공되는 서비스자체가 눈에 보이는 유형의 물품이 아니기 때문에 이들 사이에는 단순하게 느끼는 감정이라든지 직감 그리고 영감 등을 통해서 서비스의 실체를 파악하고 판단하게 되기 때문에 정확하게 규명되기보다는 감성과 이성에 의해서 결정되는 경향이 많다.

그래서 서비스 마케팅(service marketing)은 인간의 행동을 과학적으로 관리하기 위하여 사람의 행동을 예측하고 제어하며 현상을 관찰 분석하여 그 예정된 사실을 실험으로써 검증하고 이론화하는 종합 과학적 학문(multidisciplimary science)인 행동과학적 접근이 필요하다.

서비스 마케팅(service marketing)은 서비스산업에서 이루어지는 마케팅을 말한다. 서비스란 고객들에게 그들의 욕구나 욕망을 충족시켜 주는 것이며, 단독으로 확인가능하고 본질적으로 사람의 눈에 보이지 않은 무형의 활동을 뜻한다. 특히 병원은 자본집약적 산업이라기보다는 노동집약적 산업이므로 고객들의 진료과정 중에서 그 진료제공행위에 관련된 조직의 단위기능별로 개별적인 서비스의 결합체를 의료서비스라고 할 수 있다.

따라서 병원구성원들의 마음자세와 행동이 서비스 마케팅에 기여하기 때문에 그들의 개별행위에 대하여 적극적으로 관리하는 기술이 필요하다. 사람의 행동은 매일 30분씩 최소한 21일간만 반복학습하면 변화된 행동을 보이므로 개선할 행동을 매일 아침마다 복창하면 효과적인데 이것은 잠재능력을 가진 구성원을 습관화 하는데 효과적이다. 또한, 서비스 선택자들에게 인지도를 높이며 서비스의 전문성과 안전성 그리고 신뢰성을 향상시키기 위하여 효율적인 커뮤니케이션과 자각이론을 결합하는 노력을 해야 할 것이다.

2) 서비스 마케팅의 특징

(1) 무형성(Intangibility)

무형성(Intangibility)이란 서비스 분야에서 일반적으로 눈으로 그 실체를 정확하게 확인이 곤란한 무형의 형태로 제공되는 것이나 그 당사자가 체험을 통해서 느낄 수밖에 없어서 서비스 자체를 강조하기가 곤란한 것이다. 더욱이 병원서비스는 법률적으로 광고의 행위가 다소 금지되어 있고 치료과정에서 인간의 생명을 다룬다는 것이 그 특징이다.

(2) 불가분성(Inseparability)

불가분성(Inseparability)은 병원조직시스템의 다양성 측면에서 6M인 사람(Men), 기계(Machine), 측정(Measurement), 물품(Materials), 방법(Methods), 환경(Milieu)을 이용하여 생산물을 산출하기 위한 변형과정에서 6M의 실행결과가 검사서비스이다. 그래서 병원서비스는 창출과 동시에 제공되는 것이 일반적인 형태를 취하므로 서비스 그 자체와 서비스 제공자가 분리되지 않는 서비스가 거의 대부분을 차지하고 있다. 또한 병원서비스는 그 서비스를 재고자산으로 저장할 수 없기 때문에 생산된 서비스를 모아두었다가 전체시장에 대량 공급의 한계성이 있기 때문에 특정한 경우를 제외하고는 시장 판매행위가 곤란하다. 병원의 서비스판매활동은 본질적으로 이동진료(mobile care service)를 제외하고는 주 판매경로를 활용할 수밖에 없다.

(3) 이질성(Heterogeneity)

이질성(Heterogeneity)은 병원마다 그 규모와 크기가 상이하고 병원시스템 내의 각 구성원들의 진료수행도가 동일하게 일정한 표준서비스를 제공한다는 것은 사실상 거의 어렵다. 특히 병원은 그 크기와 규모 그리고 인력과 의료전달체계상의 의료장비나 그 시설이 상이하고 진료능력의 차이에 따라서 1차 진료는 의원, 2차 진료는 종합병원, 3차 진료는 대형종합병원이나 대학병원으로 구분되어서 있을 뿐만 아니라 동일 3차 진료기관이라고 해도 치료적 기술(therapeutic technology), 진단기술(diagnostic technology), 의학지식정보 시스템 기술(Information system technology), 복수목적기술(multipurpose technology) 등이 다양하고 병원의 전 직원들의 개성과 그들의 능력과 진료업무수행도가 다르기 때문에 고객에게 제공되는 의료서비스의 질을 일률적으로 표준화하기 어렵다. 그래서 종합적 의료의 질 경영을 통해서 병원경영자에게서부터 중간관리자 그리고 최일선의 일반직원들까지 하나의 시스템 내에 존재하는 상호작용의 톱니바퀴처럼 지속적으로 의료서비스의 질을 향상시키도록 노력하고 경영자의 운영철학에 종합적 의료의 질 경영(Total Quality Management : TQM)에 대한 확고한 개념을 포함시켜서 병원의 자긍심과 이미지 향상에 힘써야 한다.

(4) 소멸성(Perishability)

병원서비스는 서비스의 제공과 동시에 소멸성이 높아서 병원운영시스템을 통하여 산출된 서비스를 저장하기가 곤란하다. 그러므로 의료시장 조사(medical market research)를 통하여 마케팅관리를 실행하는 데 필요한 정보들을 수집하고, 기록하고, 분석하여 목표시장(target market)이나 잠재수요를 자극하여 대량의 의료수요의 공급과 소멸성에 의한 저장의 한계성을 극복하고 적극적으로 대처해 나가야 한다. 또한, 수요의 증가에 따른 진료업무처리의 개선과 업무처리능력을 신장하기 위하여 구성원들의 인적자원의 계발측면에서 노동생산성에 대한 잠재능력을 향상시켜야 한다.

의료수요창출의 수량과 제공받을 수 있는 수진능력의 한계성을 고려하여 소멸될 수 있는 의료수요를 재창출하기 위해서는 시간적, 공간적 적용방법을 찾아서 예약제, 가격전략, 인지도향상을 위한 전략을 준비하고 소멸성 그 자체를 창출의 기회로 삼도록 하는 기법들을 적극적으로 계발해야 한다. 결론적으로 의료수요의 증가에 대응하여 수익창출의 기회로 활용하기 위한 전략의 계발이 필요하다. 전략계발의 예로서 환자들이 집중되는 시간대에서 오후의 한가한 시간대로 예약시간을 변경하거나 재진의 단순투약 등은 투약일을 한가한 요일로 정하여 환자를 분산하기 위한 분산예약제도가 있으며 이를 적극적으로 도입해야 한다.

5 기능적 마케팅전략(Functional Marketing Strategy)

검사실의 마케팅전략이란 경영목표를 효율적으로 달성하기 위해서 마케팅환경의 변화에 대하여 마케팅의 제활동을 전체적으로 적응시켜서 마케팅자원의 기능적 배분을 결정하고 고객창출을 도모함과 함께 경쟁상의 우월한 의료시장의 지위를 확보해가기 위한 일련의 전략이다.

그래서 검사실 마케팅 전략은 경영목표달성의 수단으로 이익목표, 성장목표, 안전성목표, 탄력성목표가 있어야 하며 이들 목표를 달성하도록 조화롭게 조정하는 것이 필요하다. 그리고 마케팅 환경변화에 적응하기 위하여 환자의 욕구, 진료선택 행동, 경쟁상황, 사회환경, 정치풍토 등의 끝없이 변화하는 환경변화에 신속하게 적응하는 조치가 중요하며, 그 변화하는 환경 속에서 새로운 의료시장기회를 발견하고 포착하여 최대로 활용할 수 있는 동태적 마케팅정책의 실현을 위해서 기동성과 유지성을 가져야 한다.

1) 검사실 마케팅의 목표

검사실 마케팅전략의 목표는 고객을 창조하기 위한 서비스의 질, 동일상병에 따른 가격차별화, 광고, 홍보, 수요촉진 등을 마케팅 자원으로 활용해야 하며, 이들 자원들의 결합을 결정하는 마케팅 믹스를 결정하는 것이 현대의 중요한 마케팅전략의 목표이다. 즉 목표시장(target market)의 결정, 신 고객의 창조, 마케팅 믹스의 창출, 수익성의 증대와 유지 등이 마케팅전략 목표에 포함되어야 한다.

2) 마케팅 전략의 구성

마케팅 전략이란 목표시장의 선정과 마케팅 믹스의 결합이라는 요인 등으로 구성된다고 할 수 있다.

(1) 목표시장(Target Market)의 선정

목표시장의 선정은 병원이 지향하고자 하는 특정 고객집단을 선정하는 것으로써 고객들이 소유한 다양한 욕구와 욕망, 그들의 소득수준, 거주지, 교육수준, 직업 등이 상이하므로 전체의료시장을 적당한 기준에 따라서 이질적인 의료시장으로 세분화해야 한다. 병원의 제자원과 그 능력을 가지고 특정시장에서 창조적으로 적응하기 위한, 시장세분화 전략을 수행하기 위한 선행조건으로써 목표시장을 결정하여 그 시장세분화전략을 수행하기 위한 것이다.

3) 검사실의 고객

고객이 누구이고 고객이 무엇을 원하는지를 정확히 파악하는 것은 어느 마케팅 계획에서든 중요한 측면이다. 검사실의 주 고객은 진료의사, 간호사, 직원, 환자, 다른 병원, 다른 기관 등이다.

(1) 마케팅 대상 : 고객

검사실이 전문적인 관심을 쏟는 대상이 환자라는 것은 의심할 여지가 없다. 하지만 검사실은 고객을 파악해야 한다. 검사실에 환자를 보내는 주체는 환자자신, 의사, 부모, 고용주, 보험회사, 정부기관 등이며 각 검사실의 운영자들은 환자들이 자기의 검사실로 오는 이유와 이러한 결정에 영향을 준 요인에 대하여 더 자세히 이해하여야 한다.

검사실들은 평소 자기들에게 주로 검사받는 환자들이 있으며, 위에서 말한 환자를 보내는 고객들이 자기검사실을 선택하도록 하는 것이 검사실 마케팅 전략의 목표이다. 이것은 마케팅 계획에서나 중요한 개념이지만, 특히 대형병원 검사실에서 이 개념을 잘 파악해야 한다. 마케팅 측면에서 볼 때, 구매자들은 두 개의 그룹으로 나누어질 수 있다.

① 특정 검사실을 고정적으로 이용하는 단골고객

② 선호하는 특정 검사실이 없는 고객

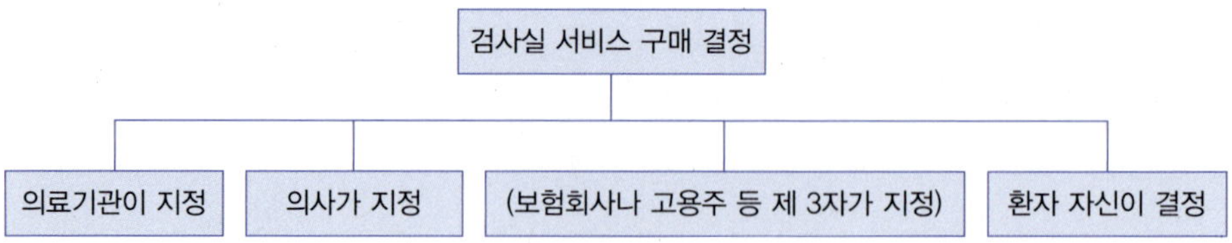

그림 7-3. 검사서비스 구매결정

(2) 전속시장(Captive Market)

과거에는 병원검사실만을 이용하는 고객들이 있다는 것이 병원 검사실 측면에서는 큰 이점이었지만, 이제는 대형병원 이외의 곳에서도 많은 사람들이 검사를 받고, 병원에 내원 시 이미 다른 곳에서 시행한 검사결과를 가지고 오는 경우도 있으며, 또한 병원검사실은 이제 과거에 그들에게 검사를 위탁하던 검사실들과도 경쟁하게 되었다. 검사실서비스를 위한 전속시장의 고객확장사업으로 보험회사나 고용주집단들 같은 고객들과의 계약을 따내는 것 등도 검사실마케팅계획의 중요한 부분이다.

(3) 선호하는 특정 검사실이 없는 고객(Discretionary Buyers)

자유재량의 구매자들은 어디서 서비스를 받을지 결정하는 집단이다. 많은 환자를 모집하여 데려올 수 있거나 개인의료보험이 자유재량의 구매자가 될 수 있다. 또한, 자유재량의 구매자들은 환자, 의사, 제3의 지불인 또는 다른 기관이 될 수 있다. 시장 조사에서 어머니가 종종 가족이 어디서 건강관리를 받을지 결정하는 중요한 요소로 작용함을 볼 수 있다. 이러한 이유로 많은 건강관리의 홍보초점이 어머니, 여자에 맞춰져 있고 가족 문제와 연관이 되어있다. 이것은 아이를 광고대상으로 하는 패스트푸드 마케팅전략과 비슷하다.

(4) 고객 기대

특정 고객의 기대를 만족하기 위하여 어떤 고객을 목표로 할 것인지 결정하는 것은 검사실의 능력에 의해 이루어진다. Treacy and Wiersema(1995)는 건강관리를 포함하는 부분뿐만 아니라 모든 의료기관들이 이 문제를 직면하고 있다고 지적하였고 의료기관의 시장지도자들이 새로운 경쟁 세계를 특징짓는다고 판단하는 3개의 중요한 진실을 다음과 같이 나열하였다.

① 다른 고객들은 다른 종류의 가치를 구입한다. 현실적으로 모든 방면에서 가장 우수한 검사실 서비스를 기대할 수 없으므로 특정한 고객을 고르고 가치 관점을 좁혀야 한다.

② 검사서비스 가치기준이 높아짐에 따라 고객들의 기대 또한 높아지므로 계속해서 개선되어야 한다.

③ 뛰어난 수준의 검사서비스를 생산하는 우수한 운영모델이 필요하다(고가치 전용장비).

또한, 고객을 가치의 범위 또는 그들의 예상에 따른 다른 필요성에 따라서 3개의 시장분류 모델로 나누었다. 각각의 분류는 최상의 상품 필요성, 최상의 문제해결, 최상의 총비용을 만족하는 길을 추구하고 있다. 검사실은 세 측면의 가치 중 하나를 뛰어넘기 위한 마케팅 전략을 선택할 수 있다.

첫 번째로 최상의 상품 필요성이 특출한 것은 매우 정교하고 전문화된 검사실 절차 또는 고도의 배려하는 서비스를 제공하는 의미라고 할 수 있다(예를 들면 정교한 개인적 관심과 시설).

둘째로 최상의 문제해결은 특정 유형의 고객을 위해 고안된 완전한 묶음 서비스(검사메뉴, 정맥절개술, 결과 회송시간)를 제공하는 것을 의미하는 것이라 할 수 있다.

셋째로 최상의 총비용은 양과 가격에 집중하는 것을 포함한다고 볼 수 있다.

Treacy and Wiersema(1995)이 시장 지도자들의 조치(action)와 시장전략을 묘사한 4개의 새로운 규칙은 다음과 같다.

(5) 시장전략

규칙 ① 가치의 특정 범위를 뛰어넘음으로써 시장에 최상의 상품을 제공하라.

규칙 ② 가치의 한계기준을 유지하라.

규칙 ③ 매해마다 가치를 개선시키며 시장을 지배하라.

규칙 ④ 타의 추종을 불허하는 가치를 제공하는 잘 짜인 경영 모델을 만들어라.

예를 들어 병원검사실은 공동통로를 제공하는 컴퓨터 시스템을 의사진료실과 연결함으로써 환자의 필요성을 위한 사업을 추진할 수 있다(최상의 문제해결). 독립된 작은 검사실은 검사실 또는 정맥절제술 센터를 진료센터 단지 안에 세워 직접 수송하고 결과를 얻을 수도 있다(최상의 상품 필요성). 국립검사실은 관리의료 시스템을 수행하기 위해 할인된 가격을 제시할 수도 있다(최상의 총비용). 요점은 근본적인 기준이 이 세 개의 모든 분야에서 상응되어야만 한다는 것이지만, 검사실은 고객 가치의 관점 중 하나만을 뛰어넘음으로써 성공을 획득할 수 있다는 점이다.

시장의 지도자가 되기 위하여 의료기관은 고객의 가치를 반영하기 위하여 사업모델 또는 절차를 준비해 놓아야만 한다. 사업 구조, 관리 시스템, 문화, 특정의 뛰어난 가치를 창조하기 위하여 모든 것이 동시에 이루어져야 하며 이것이 의미하는 점은 질적인 면은 각각의 경영 기능을 위하여 필수적인 요소가 되어야만 한다는 것이다.

4) 기능적 마케팅전략(Four P's of Marketing)

시장기능의 역할은 목표시장에서 검사서비스의 판매이윤을 가져온다면 검사실의 목표는 달성되는 것이다. 기능적 마케팅전략들은 생산된 검사서비스(Product), 검사경로(Place), 검사가격(Price), 검사촉진(Promotion)으로 구성된다. 검사실 마케팅 관리자들이 어떤 검사를 어디에서, 누구에게, 얼마나 많은 검사량을 어떤 방법으로 제공할 것인가를 결정하게 해준다. 전형적으로 이런 전략들은 4P를 통해서 가능하게 된다. 즉 검사실이 의도하는 목표시장이 선정된 후에 마케팅 믹스(4P)를 결합하여 마케팅 목표가 되는 검사선택 집단의 욕구와 욕망을 능률적으로 충족하기 위해서 특정시점에서 결합 하고자 하는 제 마케팅 변수(marketing variables)의 요소와 그 양을 결합하는 것이다.

Kotler와 Clarke(1987)에 의하면 고객을 끌어들이고 유지하는 분야에서 조직적인 전략과 방법을 구성하는 4개의 주요한 도구(상품, 가격, 검사경로, 검사촉진)가 있으며 이 요소들은 마케팅 전략을 발전시키기 위한 틀을 제공하고 계획을 실행하기 위한 방법을 동정하는 데 이용된다고 한다.

또한, J. McCathy는 그 구성요소들을 통제 가능한 4P로써 상품(product), 가격(price), 장소(place), 홍보(promotion)로 구분하였고, 통제 불능요인으로 법률적 규제, 경쟁, 수요, 비 마케팅비용 등이 있다고 말하였다. 그러나 J.R. Darling은 마케팅 믹스의 구성요인들을 상품(product), 가격(price), 장소(place), 통신(communication)으로 분류하고 홍보 대신에 통신을 대체시켰다.

(1) 검사서비스(product)

검사실의 상품은 검사를 수행하고 결과를 제공하는 것이다. 즉, 생산된 검사서비스는 검사실 조직 내의 직원,

분석장비, 물품, 검사술식 등을 투입하여 변형과정을 통해서 산출된 검사서비스를 말한다.

그림 7-4의 진단시스템으로서 검사실에서와 같이 투입과 산출의 변환시스템으로써 환자검체나 개체를 검사변환시스템의 변환과정을 통해서 검사결과를 얻는 것이다. 검사서비스(product)에 관련되는 요인들은 검사의 전문성, 장비의 현대화, 전자동화 검사실, 직원의 전문화, 시설의 현대화, 서비스제공자와 수혜자의 이해관계의 상충 등이 잘 결합되어야 생산성을 향상시킬 수 있다. 즉, 검사서비스의 강조 점, 기여이윤, 이미지, 욕구, 태도 등이다.

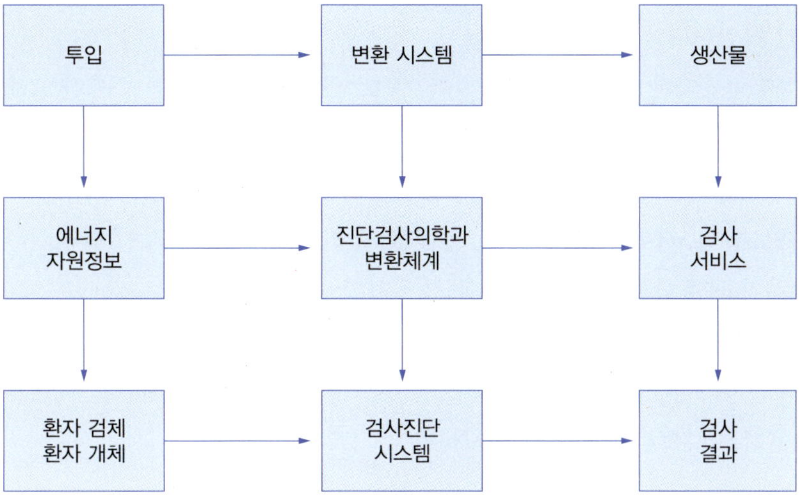

그림 7-4. 진단시스템으로써 검사실

검사실 상품이 무엇인지에 대한 전문적인 정의를 이해하는 것은 검사실 집단 내부에서 계속되는 논쟁 및 유사한 문제들처럼 쉽지 않은 것이 사실이다. 이러한 논쟁은 변화하는 시장현실에 상응하는 서비스와 검사실 상품을 개량하기 위한 모든 경제적인 문제에 의하여 더욱 복잡해진다. 검사실은 이러한 현실과 거래를 하여야만 한다.

의료사회에서 분석된 자원과 능력(Varnadoe, 1978)으로 임상 검사실의 상품이 제공되어 진다면 검사실은 변화하는 시장환경에 의존되는 다양한 가치를 연구하고 감정하며 상응할 수 있다. 이것이 특정한 상품을 다른 상품과 구별하는 이유이고, 특정한 검사실의 혈당검사를 다른 검사실의 혈당검사와 구별하는 이유이다. 시장언어로 상품 차별화라 말하며 '차별화'는 검사소요시간(turnaround time), 가격, 편리함, 검사조합(test mix), 지불선택, 질에 관한 평판과 같이 서비스와 관련된 아이템으로부터 확인할 수 있으며 소비 결정권에 직접적으로 영향을 미치는 서비스 변이이다.

(2) 검사경로(Place)

검사실이나 병원의 목표시장(target marketing)의 진료권 내의 경계 내에 있는 고객들이 진료 서비스를 제공받기 원하는 시간과 장소에, 그에 상응하는 서비스를 받을 수 있도록 하기 위한 병원의 접근성, 주차의 용이성,

진료공간의 안락함, 접수의 신속성, 무 대기시간, 진료비지불의 용이성, 입 · 퇴원 절차의 간소화, 자연환경의 아름다움, 진료수용의 능력, 병원순회차량의 편의성 등이 진료경로 요인이다. 고객들을 능동적으로 충족시키기 위하여 이러한 요인들을 잘 결합함으로써 형성되는 것이 그 하위믹스이다.

진료경로 요인으로써 일반적인 것은 이용자의 근접성과 교통의 편이성, 그리고 일상 생활용품 종합센터가 찾고자 하는 병원에 가까운 위치에 있다든지, 동일위치에 있는 경우이다. 마케팅 전략의 측면에서 병원의 신축이나 증축 시에 일반적인 요인들을 고려해야 한다. 시장적용범위수준, 지리적 우선권, 진료경로, 경로목표, 구조, 마케팅관리자의 배분자(distributor), 판매대표, 직접 판매에서 신임의 변화, 원하는 판매조직, 조직화된 판매력 등이 검사경로의 핵심이다.

Kotler와 Clarke(1987)는 "다른 마케팅 믹스가 어떻게 보이는지를 좌우하는 중요한 요소는 의료 기관의 위치이다"라고 말하였다.

장소는 서비스 분배에 영향을 주고 다음 세 가지 결정을 수반한다.

① 기관의 디자인, 위치, 케어 요소(진료실, 응급실, 클리닉 등)의 물리적인 접근.

② 교체와 대기시간을 포함하는 시간적인 접근

③ 고객을 제공자에게 유도하고, 수탁검사 획득을 포함하는 정보와 검사촉진 접근

장소는 고객들에게 얼마나 편리한 검사실 서비스인지를 결정하는 한 요소이다. 역으로부터의 거리, 픽업의 정도, 수술시간은 고려되는 다양한 요소들의 예시이다.

(3) 검사가격요인(Price)

검사가격요인에서는 실제로 목표시장을 선정하고 타 병원장이나 진료의사와 고객들의 욕구를 효율적으로 충족시키는 데는 한계점이 있으나 그 장애요인은 전국민보험정책에 의한 의료수가이다. 그러나 검사비의 지불방법의 변경을 카드로 결제할 수도 있으나 임상검사시장의 과도한 경쟁으로 할인을 예방하고자 2000년부터는 병원으로부터 임상검사센터는 수금을 하는 것이 아니고 직접 국민의료보험공단으로 신청해야 한다. 지급능력의 한계성을 고려하여 분할납부방식, 직원 가족이나 친인척의 할인, 회원병원 근로자 조직의 할인, 한가한 요일이나 시간대에 할인해주는 것은 검사가격의 기능적 결합요인 전략이 될 수 있다.

노인, 극빈자, 저소득자, 실직자의 할인이나 직원 가족의 할인, 본인 부담금 면제 등으로 수요와 공급의 가격탄력성을 향상시키면 검사수요가 증가하게 된다.

그 핵심은 **표 7-1**의 시장에서 기능적 전략들에서와 같이 경쟁가격, 할인가격, 진료기관별 수가차등 정책, 높고 낮은 가격의 목표가격 세분화 가능성, 총 이익, 비용이나 수요중심이나 경쟁중심 가격의 강점 등이다.

미국의 경우 가격은 가장 주요한 경쟁 요소가 되었고, 비용을 조절할 수 있고 새로운 고객에게 매력적인 가격을 제공할 수 있는 검사실들은 현재 이 중대한 서비스 요소에서 명백한 이점으로 작용된다. 가격을 기반으로 경쟁할 수 있는 능력은 검사실의 한 부분과 선불할당제 프로그램을 차지하는 데에 특히 중요하다.

표 7-1. 시장에서 검사실 기능적 마케팅 전략(4P)

기능적 전략	기능적 전략에 적용할 전형적인 요인들
검사서비스 (Product)	1. 어떤 검사 서비스를 창조할 것인가? 2. 어떤 검사가 가장 이윤이 있는가? 3. 어떤 검사서비스가 우리가 찾은 기획 이미지인가? 4. 고객이 무슨 검사 서비스를 필요로 하고 있는가? 5. 고객의 태도에 영향을 주는 요인은 무엇인가?
검사가격 (Price)	1. 검사가격이 기본적으로 경쟁이 되는가? 2. 할인가격제공이 가능한가? 3. 가격조절의 융통성은 있는가? 4. 검사가격의 정책들이 국가 내지 지방표준인가? 5. 검사가격의 진료기관 차등화 가능성? 6. 목표가격세분화는 무엇인가? 높은 가격, 낮은 가격, 보통가격? 7. 총 검사이익은 얼마인가? 8. 비용이나 수요중심 강조인가 아니면 경쟁중심 가격의 강조인가? 9. 직원가족, 실직가족, 친인척 무료검사의 결합?
검사경로 (Place)	1. 시장적용범위수준이 필요한가? 2. 지리적 영역에서 우선권이 있는가? 3. 핵심 진료경로는 무엇인가? 4. 경로목표, 구조, 관리는 무엇인가? 5. 마케팅 관리자들이 분배자, 판매대표, 직접판매에서 신임의 변화는? 6. 우리가 원하는 판매조직은 무엇인가? 7. 담당구역, 시장, 검사서비스에 조직화된 판매력을 가지고 있는가?
검사촉진 Promotion)	1. 핵심조직의 우선권과 접근성은 무엇인가? 2. 어떤 광고, 의사소통의 우위, 접근성에서 검사서비스시장, 담당구역에서 차별화의 연계성은 어떤 것인가? 3. 종합적 마케팅전략으로 가장 지속적인 대중매체는 무엇인가? 4. TV, 라디오, 신문의 검사진료의 상담안내 5. 임상검사서비스 편람을 배부하여 검사이용의 촉진 6. 매월 임상검사 뉴스지를 제작 배부 7. 질병원인 균 별 검사의 병원 내외 강의 8. 차별화 된 검사법의 강점을 보도자료로 이용하도록 배포함

Source : Pearee, JA. Robinson, RB, Formulation, Implementation and Control of Competitive Strategics, Richard D. Irwin. Inc. 1991.p.311.

(4) 검사촉진(Promotion)

① 진료촉진요인(Promotion factors)은 진료권 내에 있는 지역주민과 하나의 공동체로써 그들에게 병원의 차별적인 서비스 전략, 시장세분화 전략, 종합적 의료의 질 경영(TQM), 주기별 무료진료, 건강 교육강좌, 순회진료, 지역의 보건정책의 프로그램에 참여 등을 고려하여 잠재수요를 촉진시키고 상호관계의 개선에 기여하여 친근감을 조성하는 일이다.

그리고 지역의 문화사업에 일익을 담당할 수도 있고 지역의 사회사업에 참여하여 임종환자의 무료방문진료,

노약자의 특수진료 제공 등이 목표시장의 고객들에게 결합함으로써 형성되는 마케팅 믹스의 하나이다.

자궁암 무료검사, 실직자가족 무료검사, 노약자 무료검사, 신 검사 무료시행, 새로운 임상검사의학 상식 제공, 검체 채취요령 및 운반, 검사결과의 해석과 질병관계의 지식 정보 전달 등이다. 즉, 조직의 우선권, 접근성, 광고 및 안내책자, 의사소통 능력의 우위, 차별화검사와 연계성, 종합적 마케팅전략으로 지속적인 대중매체가 무엇인가를 고려해야 한다.

결국 검사실 마케팅의 기능적 전략들은 4P의 믹스로써 사회환경, 경쟁병원, 정부정책, 병원장 및 진료의사의 성향, 고객인 환자 및 보호자, 제삼자 지불인, 의료보험공단, 지역사회 등의 다양한 환경요인을 고려하여 기능적 요인들을 전략적으로 결합하는 것이 필요하다. 검사실의 기능적 마케팅전략들은 **표 7-1**을 참고하길 바란다.

마케팅 기능의 검사서비스 구성요인들의 기능적 전략들은 검사서비스를 찾는 목표시장이나 검사서비스 개념의 포괄적인 설명서를 제공해야 한다. 이런 설명서는 시장 기능의 매일활동에서 일관성과 연속성을 촉진한다.

② **검사경로요소(place component)의 기능적 전략**은 어디서, 언제, 누구에게 임상검사서비스를 판매하고 공급하기 위한 것을 동정하는 것이다.

여기서 기본관심은 배분경로로써 검사서비스가 최종사용자에게 전달되는 마케팅제도의 결합이다. 마케팅 전략의 요소는 종합적 마케팅노력으로써 일관성을 강화하기 위해서 단순 또는 복수의 경로에 대한 결정을 안내하는 것이다.

③ **촉진요소의 기능전략**은 조직이 목표시장을 어떻게 의사 전달하는가를 정의하는 것이다. 마케팅 믹스(marketing mix)의 촉진요소전략은 마케팅관리자들에게 광고, 인적판매, 판매촉진, media 선택의 사용과 결합을 위해서 기본적인 지침들로 제공되어야 한다. 그리고 다른 마케팅 요소들의 일관성을 가져야 하고 경비의 요구와 재무적 전략을 밀접하게 통해야 한다.

④ **가격요인의 기능적 전략**은 단순하면서 가장 중요하게 고려해야할 점이다. 이런 전략은 직접적으로 수요의 공급, 이윤성, 고객의 지각, 감시자의 반응에 영향을 준다. 가격전략의 접근법은 비용중심, 시장중심, 경쟁검사실 중심으로 이루어진다. 비용중심접근법은 가격결정을 총 원가에 중심을 두거나 목표가격범위 또는 수용 가능한 가격인상폭(makeup)과 관련된다. 시장중심접근법은 가격이 소비자 수요에 기초하는 것으로 퇴보된 오일산업에서 휘발유가격과 같다. 경쟁중심 접근법은 가격결정을 이들 경쟁조직에 집중하게 된다. 이런 태도들 중 하나는 조직의 가격전략에서 지배적으로 작용하고 그 전략은 항상 다른 조직 집단의 태도에 영향을 주게 된다.

* Kotler and Clark(1987)의 마케팅 촉진도구 4가지

- 광고 : 신문에 광고를 기재하는 것과 같은 비개인적인 어떠한 유형의 발표
- 판매 촉진 : 반짝세일, 상품 유인 등
- 개인적인 판매 : 개인적인 서비스 대표자를 통한 판매
- 평판 : 뉴스 미디어를 통해 이슈되는 비상업적인 정보 발표, 그리고 사회 클럽과 다른 교육 기관과 같은 다른 대중 포럼(프린트, 라디오 그리고 TV 뉴스 발표, 대중 정보 세션)

표 7-2. 진단검사의학과 서비스 마케팅 제안서 개요

검사실 서비스를 위한 마케팅 제안서 개요

플랜 목적

1. 시장 개요
   1) 이용 가능한 마케팅 시장세분화
      (1) 외래환자　　(2) 진료의사
      (3) 기관들　　(4) 기타

   2) 경쟁
      (1) 현재 고려되는 것
         ① 기관들　　② 소규모 검사실들
         ③ 독립적인(국립이 포함된) 검사실들　　④ 진료소(클리닉)
         ⑤ 기타

2. SWAT(강점, 약점, 분석, 전술) 분석
   1) 경쟁에서의 강점들과 약점들
      (1) 검사실 A
         ① 강점들　　② 약점들
      (2) 검사실 B
         ① 강점들　　② 약점들

   2) (자신의)검사실의 장점들과 단점들
      (1) 강점들　　(2) 약점들

3. 기회
   1) 외래환자
      (1) 추천　　(2) 실행(수행)

   2) 진료의사
      (1) 추천　　(2) 실행(수행)

   3) 기관들
      (1) 추천　　(2) 실행(수행)

   4) 기타(진료소, 근교 역 등)
      (1) 추천　　(2) 실행

4. 승인 요구
   (즉시 계획을 수행하기 위해 어떤 단계, 어떤 자원이 필요한 상태인지 명확하고 명료하게 하여 행정적 승인을 요구)

Source : Varnadoe, LA: Marketing the hospital laboratory. Laboratory Medicine 18:397-401, 1987

표 7-3. 진단검사의학과 서비스 마케팅 제안서

검사실 서비스를 위한 마케팅 제안서

목적 : 이 연구의 목적은 검사실 서비스를 위해 이용대상을 확인하고 넓히기 위함이다.
이 프로그램은 단계화된 가격 구조를 전제로 한다.

마케팅 구분

세 가지의 가능한 마케팅 구분이 서비스를 넓히기 위한 주요 기회로 제공되었다.

① 외래환자 : 이 용어는 특히 어느 검사실에서 수행할지 스스로 결정하는 환자들에게 적용되었다.

② 의료진 : 이 용어는 완료를 위하여 외부 검사실로 의뢰되거나 판독실안에서 수행되는 검사실 업무를 묘사하는 데 이용되었다.

③ 기관들 : 이 분류는 검사실의 업무가 필요한 사람들로 구성된 기관들을 일컫는다.
이 분류는 가정간호, 아파트 단지 또는 다른 단독주택의 존재도 포함할 수 있다.

경쟁(Competition)

현재 고려되는 것 : A 의료기관(주)은 현재 두 개의 지역병원을 운영하고 있다_하나는 외래 고객을 받아들이는 작은 독립적인 검사실이고, 세 개의 주요 국립검사실은 통신 서비스를 사용하는 지역을 담당한다. 대도시권과 더불어, 시병원과 임상검사실은 외래 고객들에게 검사실 서비스를 제공한다. 이 검사실 사업과 경쟁하기 위한 3개의 국립 검사실은 B 검사실, C 검사실, D 검사실이다.

미래 고려되는 것 : 연말에, 4개의 검사실이 시의 남쪽을 담당하기 위해 시병원 지역에 가동을 시작할 것이다.

- 시병원은 독립된 외래환자 시설을 개원할 것이다.
- 이웃 지역에서의 일반적인 병원은 외래 응급실을 개원할 것이다.
- 개인 병리학자가 의료 복합 검사실을 개원할 것이다.
- 건강관리협회가 외래 환자의 업무를 수용할 "응급 진료소"를 개원할 것이다.

이 5개 기관은 시의 남쪽에서 외래환자 업무를 위해 서로 경쟁할 것이다.

SWAT 분석

경쟁에서의 장점과 단점 : 이 분석은 시병원 주변의 시장포화 때문에 E 지역의 중앙과 북쪽 부근으로 제한된 것이다.

임상검사실

임상 검사실은 현재 시에 존재하는 유일한 독립 검사실이다. 저소득층 지역에 존재함으로써 진료소는 우리에게는 외래 환자의 주요부분을 잃게 만들며 대도시권에서 가격 구조에 영향을 받는다.

장점

- 25년의 평판
  주에서의 차별화된 가격
  환자와 메디컬 직원들의 알려짐
- 교체시간에 대해 경쟁할 수 있음
- 환자에 응대하는 유형을 선택할 수 있음(자선이 아닌 저소득층 의료보험)
- 이익 요소 단독으로 테스트 믹스를 선택할 수 있음

단점

- 환자가 가격에 높은 민감함을 가지고 있다.
- 대도시권보다 낮은 것을 제외하고 가격 제한이 없다
- 낮은 가격 이윤을 가진 서비스를 제공하는 재정적인 자원에 제한이 있을 것이다. 이것은 교체시간이 중요한 때 경쟁에 취약하다.

국립 검사실

강점

- 매우 낮은 가격
- 의사 또는 환자에 지불되는 구조
- 빠른 픽업 서비스
- 고객을 부르기 위한 잘 훈련된 판매 직원

약점

- 지역 기술 지원이 없다.
- 먼 위치로 인하여 서비스의 질을 규정하기 어려울 수 있다.
- 교체 시간이 느림
- 의사들로 인한 진단검사의학 전문의와 전문적인 또는 개인적인 상호교류가 없고 이는 강력한 유대관계를 형성하는 데 방해가 될 수 있다.

대도시권 의료기관

강점

- 질과 서비스 전달의 높은 평판
- 메디컬 직원을 위한 로컬 기술과 전문적인 지원
- 부가적인 재정 지출 없이 검사 정도를 증가시키기 위해 지원이 가능한 장비
- 단골환자를 기반으로 하여 서비스가 마케팅 쇠퇴의 두려움 없이 선택적으로 평가된다.

약점

- 높은 가격
- 요금이 낮더라도 높은 가격 평판에 대한 책임이 있다.

기회

앞에서의 기술한 상세한 조사에 아래의 프로그램들이 추천된다.

1. 검사실 업무와 관련된 가정 간호를 접근하려면 다음과 같다.
   - 결과를 위한 빠른 교체시간
   - 24시간 서비스
   - 채혈과 픽업 서비스
   - 그들의 환자들에게 특별한 할인 가격

실행

프로그램 리스트를 나열하고 소개하는 편지와 서비스들이 이용 가능함을 알린다.

2. 진료, 판독실

이용 가능한 대부분의 검사는 응급이 아니기 때문에, 가격과 교체시간은 경쟁 요소가 될 것이다.

- 이용 가능한 높고 알려진 질
- 지역적으로 문제 해결을 위해 이용 가능한 기술적이고 전문적인 직원
- 픽업되는 검체와 매일 여러 차례 검체 이송
- 개인적인 관례의 필요에 맞춘 개인적인 청구 프로그램
- 사무실 자체 검사를 위하여 기술적인 지원이 제공될 수 있다.

실행 :

진료, 판독실에 이용 가능한 서비스와 새롭게 할인된 가격을 소개한 편지(Letter, 공문)

계약을 성사시키고 팔기 위한 개인적인 면담을 성립시킨다.

3. 외래환자 :

이용하기 쉽게 이 시장구분이 생성되는 것은 어려운 것으로 생각된다. 왜냐하면 :

- 대도시권에서보다 환자가 지불할 가격이 높다.
- 검사실 검사를 획득하는 확립된 습관
- 환자들은 검사실을 선택한다. 그래서 광고가 어렵게 된다. 왜냐하면 많은 개인적인 선택을 해야 하기 때문이다

제안과 실행

환자를 유치하기 위해 이용할 수 있는 분리된 지역에 설립한다.

비용을 줄이고 판매사원의 이점을 갖는 거점을 만들고 비용을 줄이는 공격적인 사업으로 독립된 검사실로 발전해 나간다.

인근의 임상검사실을 무효화하는 공급가격 일정으로 발전시켜라.

4. 서비스 관리

환자를 위한 검사실 업무를 수행하는 많은 진료, 판독실이 있다. 하지만 면허제한 때문에 해외지역의의료기관으로 부터 검사업무를 받아들이는 것이 불가능하다. 이러한 해외의료기관과의 관계를 발전시킨다면 이 위탁업무는 허용될 수 있다. 이것이 지역편리성이 집중되어있는 지역에 검사실을 개원하기 위한 방법이 될 수 있다.

승인을 요구하기

1. 새로운 서비스를 알리는 편지 또는 공문을 준비하라.
2. 지역의 의사들이 원하는 어떠한 유형의 서비스들이 필요로 한지에 관한 설문지를 준비한다.
3. 지역의 검사기관과 경쟁할 수 있는 다단계의 공급비용을 조사하고 공급가격 일정을 발전시켜라.

Source : Varnadoe, LA : Marketing the hospital laboratory, Laboratory Medicine 18:397–401, 1987

5) 마케팅 계획(Marketing plan)

(1) 검사실 마케팅 모델은 다음 과정을 포함한다.

① 검사실 서비스 지역의 평가

② 검사의뢰 요구를 결정

③ 타당한 검사 조합의 발전

④ 협정 노력을 통한 마케팅 발전

⑤ 모든 검사와 서비스의 체계적인 평가

(2) 시장 조사(Market research)

① 의료적, 재정적, 수행 지표 같은 마케팅 정보들은 내부기록 체계에 의해 검토한다.

② 시장 발전의 매일 매일의 정보를 얻을 수 있는 마케팅 판단 체계가 필요하다.

③ 특정한 마케팅 기회에 관한 체계적인 수집, 연구, 결과를 조합하는 마케팅 연구 체계가 필요하다.

④ 이러한 시스템으로부터 얻어진 데이터를 평가하기 위한 통계와 마케팅 모델기술을 이용한 분석적 마케팅 체계가 필요하다.

(3) 시장 제안(Market proposal)

① 시장 개요 : 첫 번째 맥락에서 시장세분화, 경쟁자, 예상되는 변화가 확인되고 재검토한다.

② SWAT 분석 : 검사실 업계에서 개별 경쟁자의 상대적인 장점, 약점과 시장기술이 시장개요 전망에서 검토한다.

③ 기회 : 특정 차원의 가치와 시행 모델의 부분에서 시장기회의 잇점을 탐색한다. 이것은 계획을 실행하는 단계에서 따라오는 첫 번째 주어진 권고와 각각의 고객 또는 시장 세분화에 의해서 목록화될 것이다.

④ 승인 : 제안서의 마지막 단락에, 예산요구와 담당직원의 승인을 포함하는 조직화로부터 요구되는 계획 추진 승인을 요청하고 어떠한 활동이 필요한지 정확하게 알린다.

6 검사실 판매(Laboratory sales)

1) 판매구조(sales structure)

촉매와 효소는 특정한 상황에서 필요한 요구 사항들을 충족시킬 수 있도록 기본적인 원자들과 서로 반응하며 원하는 변화를 얻기 위해서는 일련의 반응들이 아무런 문제없이 순차적으로 완수되어야 한다. 이러한 일련의 사건들은 검사실 판매구조에서 한 번의 방문만으로 빠르게 진행되기도 하지만 때때로 성공적인 결론에 도달하기 위해 수개월 또는 수년이 걸리는 경우도 있다. 판매의 기술은 판매과정 중 어디에 가능성이 있는지를 파악하고 그것을 진행시키는 방법을 아는 것이라고 할 수 있다.

(1) 성공적인 판매는 다음과 같은 단계들로 이루어진다.

① 계획과 준비

② 접촉

③ 호의적인 분위기의 연출

④ 시작

⑤ 연계

⑥ 질의

가. 이의의 발견 및 해결

나. 구매신호의 관찰

다. 근거의 제공

⑦ 시도의 종결

⑧ 종료

일단 상품과 그와 관련해서 제공할 서비스가 파악되었다면 사실/이익 일람표를 작성하는 것이 방문판매계획을 작성하는 경우에 도움이 된다. 하나의 재화나 서비스 체계는 사실/이익 일람표를 이용함으로써 동정되어지는데 각각의 판매요구를 계획하는 데 도움을 준다. 또한, 상품의 구입에 있어 여러 가지 가능한 유형의 결정권자와 영향을 주는 사람들을 구분해 봄으로써 판매계획을 작성하는 데 도임이 됨을 알 수 있다.

표 7-4. 사실/이익 일람표

사실	이로움
기술부의 책임자인 지역진단검사의학과 전문의 네 명	결과의 질과 재현성, 기술적인 면과 판독에서 도움이 된다.
응급검사와 급송 서비스	신속한 결과회신(일반적으로 검사처방 30분 이내)
첨단의 검사실 정보 시스템	검사종료 후 직접 보고 되는 편의성
영업사원 또는 서비스 담당자의 정기적인 방문	변화하는 요구에 걸맞은 지속적으로 개선되는 서비스
고객서비스에 헌신하는 부서	신속하고 전문적인 상담전화, 주문, 문제해결
공식적인 교육 프로그램	사무직을 대상으로 저렴하고 편리하게 전문적인 교육과 환자서비스 교육을 제공
정교한 검사 조합과 연구개발 프로그램	모든 검사 요구에 부응하는 원스톱 구매

표 7-5. 여러 가지 가능한 유형의 결정권자와 영향을 주는 사람들

개인의원	의사/의료실장 실무 또는 사무 관리자 검사실 관리자/검사자 간호사 채혈사 의료보조원 사무실 요원 접수원
병원	검사실 관리자/검사실장 진단검사의학과 전문의 행정가(일반적으로 임상서비스 부원장) 재무책임자 검사자 채혈사 보조원(검체처리와 전화응대원)
요양원	행정가 의사 간호서비스 관리자 간호사 간호보조원 사회사업가 작업관리자 사무실 요원
동물병원	수의사 수의사 보조원 사무실 요원 접수원

(2) 적절한 질문을 준비하고 대답을 경청하기

가능성을 질문하고 그에 대한 대답을 통해 그들의 요구에 걸맞은 서비스를 검사실이 제공할 수 있을 것이라고 기대하는 것이다. 따라서 대답을 듣지 못하는 경우에는 아무런 성과를 얻지 못함에도 불구하고 영업사원들이 하는 가장 큰 실수가 바로 이 대답을 듣지 못하는 것이다. 대부분의 사람들은 경청하는 것에 대한 훈련을 받지 않는다. 대부분의 사람들은 설명하고, 설득하고, 남을 이끌도록 훈련받으며, 경청하는 것에 대한 훈련은 받지 않는다.

2) 평가기법

(1) 개인면담

잠재적인 수입과 서비스요구를 파악하기 위한 가장 중요한 기술 중 하나는 의사와 병의원 직원들과 직접 면담하는 것이다. 실제 면담은 의뢰하고자 하는 검사의 양, 정보를 공유하고자 하는 적극적인 태도, 동료들에 대한 의사의 영향력 등에 따라 달라진다. 대개 진단검사의학과 전문의와 관리자의 도움으로 면담할 대상의 선정 및 접촉이 가능하다. 일반적으로 10번 정도의 면담이면 좋은 정보를 얻을 수 있다.

면담을 통해 다음 네 가지의 목표를 달성할 수 있도록 한다.

① 호의적인 주목을 끌 수 있어야 한다.
② 정권자와 결정에 영향을 주는 사람들을 파악한다.
③ 검사의 양과 수익에 대한 정보를 제공한다.
④ 서비스 요구와 그에 대해 경쟁검사실이 제공하는 서비스에 대한 만족도를 파악한다.

(2) 면담계획

면담의 목표 중 하나가 차후에 진행될 방문을 위한 신뢰관계를 구축하는 것이므로 면담 대상자가 정해지면 그 사람 자체도 면담을 계획할 때 중요한 고려대상이 된다. 면담의 신뢰도와 중요성을 높이기 위해 검사실책임자나 진단검사의학과의사가 참여할 수도 있다. 면담을 위해 두 사람이 팀을 이룰 경우, 한 명은 면담을 편안하게 진행하고 다른 한 명이 내용을 기록할 수 있으므로 효율적인 면담을 진행할 수 있다. 면담 시 편안한 분위기를 조성한다면 훨씬 더 좋은 결과를 얻을 수 있음은 말할 것도 없다.

(3) 결정권자와 영향을 주는 인물을 파악하기

의사뿐만 아니라 검사처방, 검체채취, 비용청구를 담당하는 직원, 어떤 수탁검사실을 이용할 것인지를 결정하는 데 중요한 역할을 담당하는 실무관리자 또한 중요하다.

(4) 면담예약

면담 대상자가 파악되었다면(그리고 관리자나 진단검사의학과 전문의와 예비접촉이 있을 수도 있다), 전화를 걸어 면담의 목적을 친절하고 단순명료하게 설명하면서, 면담이 상대방에게 도움이 될 것이라고 느끼게 해 주는 것이 좋다. 한 가지 예를 들어보자.

"안녕하세요, A 선생님, 저는 B 검사실의 홍길동입니다. 최근에 저희 검사실의 C 박사님이 저희의 새로운 고객확장서비스에 대해 전화 드린 것으로 알고 있습니다. 선생님, 도와주셔서 너무 감사드립니다. 한 번 직접 찾아뵙고 말씀 나누고 싶은데 언제쯤 시간이 괜찮으십니까?"

만약 A 선생이 전화를 받은 시점에 너무 바쁘다거나 회의 중이라며 통화를 계속하기 어려워하면 언제 다시 전화해도 괜찮을지 물어보고, 면담이 가능하게 될 경우, 개인면담이라면 30분 정도의 시간을 요청하면 된다. 같이 참석할 사람이 있다면 알려주고, 면담시간을 점심시간 무렵이나 일과시작 또는 마감시간 근처로 잡으면 면담시간을 좀 더 연장하기 용이하다. 시간이 여유가 된다면 아침이나 점심시간 무렵에 만날 때 도시락을 준비하겠다고 제안하는 것도 도움이 된다.

(5) 신뢰관계의 구축

시간을 내어 준 상대방에 대한 감사의 인사와 검사실의 여러 가지 장점들에 대한 칭찬(친절한 직원들, 훌륭한 검사실 건물과 경관, 리모델링 등)으로 면담을 시작하는 것이 좋다. 면담이유에 대해 친절하고 단순명료하게 다시 말해주고, 동석자가 있다면 소개를 한다. 면담 시에는 준비해 온 질문들을 단순히 읽기보다 대화형식으로 진행하는 것이 좋다. 기록하는 사람은 미리 생각해 둔 각각의 주제에 대한 대답들을 잘 챙겨야 하며, 때로는 각각의 주제에 대해 직접적으로 질문하지 않아도 대화하는 도중에 적절한 대답들을 얻어낼 수 있다. 면담 시 다음에 나열된 주제들을 참고할 수 있으며, 필요에 따라 질문할 주제들이 추가될 경우도 있다.

(6) 데이터의 수집

많은 의사들이 종합적인 검사기록을 정리해 두지 않기 때문에 임상에서 처방되는 검사건수에 대한 정확한 자료를 모으는 것은 매우 어려운 일이다. 정확하게 시장 견적을 내기 위해서는 고객의 실제 검사 건수를 알아야 하지만 고객이 적극적으로 협조하더라도 실제검사건수를 제대로 파악하기 쉽지 않은데, 의사가 자신이 보는 모든 환자들을 하나의 수탁검사실로 보내더라도 실제로 정확한 검사처방건수를 파악하기 어려울 경우가 있다. 한 가지 접근방식은 먼저 얼마나 많은 환자들이 특정 기간(한 달 또는 한 주)에 내원했는지 묻고, 그다음 그 중 몇 명이나 검사를 처방받았는지를 묻는 것이다. 의사와 직원들은 대부분 이러한 관점에서는 비교적 정확한 자료를 제공할 수 있다.

전형적인 환자에서 얼마나 많은 검사(대개 2~3가지)를 시행하는지는 의사에게 물어보거나 의무기록 등을 통해 파악할 수 있다. 이 자료들을 바탕으로 의사들이 매달 처방하는 평균 검사건수를 추정할 수 있고, 이것을 일하는 의사의 수로 나누면 의사 한 명이 처방하는 평균 검사건수를 얻을 수 있다. 이것을 다른 곳의 결과와 비교하고 평균을 내어 잠재적인 전체 검사건수를 결정할 수 있다. 미국에서 전형적인 의사는 매달 200~250건의 검사를 처방하지만 이것은 각 병의원과 지역에 따라 매우 달라질 수 있다.

서비스 요구에 대하여 가장 종합적이고 정량적인 자료는 다음에 설명할 서면조사를 통해 얻을 수 있다. 이에 비해 개별 면담을 통해서는 이러한 요구들을 더 깊이 있게 파악할 수 있다. 만약 의사가 병원검사실과 전화를 통한 의사소통과정에서 문제가 있었다고 말한다면, 무슨 일이, 언제, 얼마나 자주 일어나는지 면담 시에 좀 더 상세하게 물어보는 것이 좋다. 그리고 상대방이 이에 대해 설명하는 동안에는 주의 깊게 듣고, 방어적인 태도를 보이거나 변명하는 것은 피해야 한다.

(7) 면담의 마무리

준비한 주제들에 대해 충분히 이야기를 나누었다면 더 논의하고 싶은 사항들이 있는지 물어보는 것이 좋은데, 종종 이런 질문이 가치 있는 피드백을 제공할 수 있는 다른 토론들을 이끌어 내기 때문이다. 그리고 시간을 내어준 것에 대해 감사하고 상대방이 요청한 사안에 대한 추후서비스를 약속해 준다. 면담 시 이야기한 고객확장프로그램에 크게 관심을 보였다면 추가방문 약속을 잡을 수도 있다. 하지만 이 시점에서는 판매를 밀어붙이지 말아야 한다. 이 면담의 일차적인 목적은 정보를 얻는 것이기 때문이다.

(8) 설문 조사(Mail surveys)

개별면담이나 전화면담을 통해 태도와 요구들에 대한 가치 있는 통찰을 얻을 수 있다면, 주요 서비스 영역 내에 있는 모든 검사실 이용 의사들에게 실시하는 설문조사를 통해서는 전체 시장을 추정파악하고 경쟁상황을 평가하기 위해 유용한 통계자료를 얻을 수 있다. 설문조사 편지와 양식은 아래와 같으며, 이후 진행될 조사과정은 각 검사실에 맞게 조정하면 된다.

3) 초점집단 계획의 특이적 양상(specialized aspects of focus group planing)

포커스그룹(시장 조사를 위해 각 계층을 대표하도록 뽑은 소수의 사람들로 이뤄진 그룹)을 조직할 때 필요한 많은 단계들은 모임을 계획할 때와 동일하지만 다음과 같은 점들을 더 생각해 볼 수 있다.

(1) 참여를 위한 표적 집단의 결정

개인의원을 대상으로 할 경우에는 관리자, 임상의사, 간호사, 의료 보조요원 등을 포함하고, 장기요양원이나 방문간호병원을 위해서는 관리자, 간호사, 청구와 관련한 인력, 간호조무사 등이 적절할 것이다.

중심그룹은 원활한 의사소통을 위해 가능하면 15명을 넘지 않게 적절한 크기로 선정하는 것이 좋다. 만약 더 많은 사람들을 선정해야 할 경우 두 개 혹은 그 이상의 중심그룹을 조직할 수도 있다.

(2) 중심집단 토의주도자(Leader)의 탐색과 지정

중심집단 토의주도자는 개인적으로 검사실 이슈에 대한 분명한 이해와 소통에서 상당한 경험을 가지고 있어야 한다. 때때로 중심집단 계획을 위해 행정조율자 역할을 수행해야 한다.

(3) 중심집단 조율자(Coordinator)의 탐색과 지정

중심집단 조율자는 토의주도자에 의해 지정되며 서신과 전화통화, 만남장소, 식사계획, 기타 행정적인 세부사항에 대한 책임을 지고 있다.

표 7-6. 설문조사표

설문조사(Mail Physician Survey)

의료기관명 ______________________ 전문과목 ______________________

임상의사 수 ______________________ 소재위치 ______________________

귀 의료기관의 초기 위탁 검사실은? ______________________

위탁 검사실 서비스를 허용기간은? ______________________

실제로 특정 달의 검사의뢰 건수는? ______________________

원내 검사실내에서 검사 여부는? 예 ______________ 아니오 ______________

원내에서 수행하는 총 검사의 비율은? ______________________ %

실무에 이용하는 위탁검사실은? ______________________

이름 ______________________

지역 ______________________

이용하는 주된 이유 ______________________

위탁 검사실이 당신과 당신의 환자들을 위해 서비스를 개선해야 한다면 무엇을 해야 합니까?

____

❶ 선생님이 이용하는 병원검사실과 다른 수탁검사실의 질을 아래의 서비스를 기준으로 점수를 매겨주십시오. 평가척도는 1~5점(1=매우 불량, 2=불량, 3=만족, 4=양호, 5=매우 양호)

❷ 서비스의 중요도도 점수를 매겨 주십시오. 평가척도는 1~5점(1=중요하지 않음, 2=약간 중요함, 3=비교적 중요함, 4=매우 중요함, 5=절대적으로 중요함)

서비스	중요도 (1~5 선택)	병원 검사실 (1~5 선택)	다른 검사실 ______ (1~5 선택)
전체적인 만족도	1 2 3 4 5	1 2 3 4 5	1 2 3 4 5
가격	1 2 3 4 5	1 2 3 4 5	1 2 3 4 5
택배 서비스	1 2 3 4 5	1 2 3 4 5	1 2 3 4 5
검체 채취 장소	1 2 3 4 5	1 2 3 4 5	1 2 3 4 5
전화를 위한 의사소통	1 2 3 4 5	1 2 3 4 5	1 2 3 4 5
검사의 질	1 2 3 4 5	1 2 3 4 5	1 2 3 4 5
진단검사의학과 의사	1 2 3 4 5	1 2 3 4 5	1 2 3 4 5
기술적인 자문			
의뢰양식	1 2 3 4 5	1 2 3 4 5	1 2 3 4 5
검사의뢰 지침	1 2 3 4 5	1 2 3 4 5	1 2 3 4 5
결과 보고서	1 2 3 4 5	1 2 3 4 5	1 2 3 4 5
비용청구의 정확성	1 2 3 4 5	1 2 3 4 5	1 2 3 4 5
관리부분의 협조도	1 2 3 4 5	1 2 3 4 5	1 2 3 4 5
보험계약			
전산연동	1 2 3 4 5	1 2 3 4 5	1 2 3 4 5

(4) 의제와 화제목록의 준비

서면조사에 있는 질문과 면담양식 등을 참고하여 토론의 주제를 결정할 수 있다. 그러나 제한된 시간 동안 열린 토론을 목적으로 하므로 주제는 대여섯 개를 넘지 않도록 하는 것이 좋다. 다음과 같은 것들을 생각해 볼 수 있다.

① 의제는 다음을 포함한다.

가. 현재 의뢰하는 검사실들 : 장점과 단점(병원검사실도 여기에 포함된다.)

나. 제공 서비스(환자 서비스센터, 택배 서비스)

다. 가격 결정과 비용청구

다양한 검사실의 가격들이 얼마나 차이가 나는지

가격차이가 어느 검사실을 이용할지를 결정할 때 얼마나 영향을 주는지

현재의 지불방법과 직접 또는 삼자지불, 월 고객 같은 지불방법

라. 보고서(보고서 형식과 임상적 유용성)

마. 검체 접수에서 결과 보고까지 예상되는 시간(turnaround time, TAT 예상)과 TAT충족률(일반검사와 응급검사 모두 해당됨)

바. 참여자의 중요한 다른 안건

㉠ 전화를 통한 의사소통

㉡ 자문

㉢ 교육

(5) 모임의 장소, 날짜, 시간 결정

참석자들에게 전화하거나 직접 방문하여 의견을 모아 결정하는 것이 제일 좋다. 만약 많은 개원의들이 병원 근처에 위치하고 있다면 모임을 병원에서 하는 것이 적절할 수 있다. 참가자들의 일상업무에 지장을 주지 않도록 모임을 점심때나 이른 저녁때로 하면 좋다. 모임은 두 시간을 넘지 않도록 하고 처음 30분은 인사, 식사, 소개에 할애한다. 또한 참석에 대한 감사의 의미로 작은 병원 내에서 쓸 수 있는 상품권 같은 작은 선물을 마련하는 것도 좋다.

(6) 초청장 보내기

서면 초대장을 각 기관의 주로 연락하는 사람에게 보낸다. 초대장에는 모임 날짜, 시간, 위치, 소요시간, 목적뿐만 아니라 식사에 대해서도 명시하는 것이 좋다. 초대장은 적어도 2~3주 전에 보내도록 한다.

(7) 전화 사전점검

참석자들에게 수일 전에 전화하여 참석여부를 확인하며 참여가 얼마나 중요한지 강조한다. 참석할 인원수

를 확인하여 식사 계획을 조정한다.

(8) 중심집단 토론을 이끌기

① 지도자 : 참석자들에게 참석에 대한 감사의 말로 시작한다.

② 지도자 : 토론의 목적에 대해 다시 언급한다. 예를 들면 검사실 서비스에 대한 지역사회의 요구를 어떻게 병원 내 검사실에서 더 잘 충족시킬 수 있을지 조사하고 있다고 언급한다.

③ 코디네이터 : 핵심과 안건들을 모두가 볼 수 있는 차트에 기록하는 역할을 한다.

④ 지도자 : 각 안건에 대해 참석자들에게 질문을 하는 것으로 토론을 시작한다.

- 활발한 토론을 이끌기 위해 개방형 질문을 되도록 한다.
- 대부분의 노련한 진행자들은 참석자들의 적극적인 참여를 유도하는 데 능숙하며 이런 목적으로 특별하게 고안된 방법으로 토론을 시작할 수도 있다.

⑤ 지도자 : 모든 화제를 다 마칠 때까지 토론을 계속한다.

⑥ 지도자 : 기록된 주요 안건들을 요약하고, 추가의견이 있는지를 물어본다.

(9) 토론 후 정리

기록된 안건들을 서면 보고서의 양식으로 요약한다. 보고서는 서면 조사와 개별 면접의 결과를 입증하고 보완하는 데 사용될 수 있다.

중심그룹 토론의 주요 가치는 더 포괄적인 시장조사에서 확인된 문제에 깊이를 더하는 데 있다. 예를 들면 서면 조사를 통해 막연히 검체접수에서 결과보고까지의 시간(TAT)이 중요한 문제라고 확인하였다면, 포커스그룹 토론에서는 구체적이고 명확하게 TAT에 대한 기대와 요구사항을 파악할 수 있다.

(10) 설문조사 과정

① 계획하기

가. 견본편지와 양식 그리고 그들의 요구에 취향이 맞게 했는지 검토하라.

나. 일정을 잡는다. 배송날짜와 회신만기일(보통 2주 후)을 설정하라.

다. 예산에 여유가 있다면, 설문에 응해준 것에 대한 선물을 정한다. 상품권을 이용하면 회신율을 극적으로 증가시킬 수 있다

② 병원의 마케팅 부에서 검사실 이용고객이 될 수 있는 모든 의사들의 주소를 구한다. 주소 목록은 설문지 배송뿐 아니라 조사의 회신 여부를 확인하는 데에도 사용한다.

③ 직원회의와 소식지에서 앞으로 진행될 설문조사에 대해 알리고 임상의사들의 협조를 구한다. 진단검사의학과 의사는 다른 임상의사들과의 사석에서도 설문조사를 홍보할 수 있다.

④ 편지와 형식의 제작

가. 분명한 용어와 요점을 정리한다.

나. 좋은 질의 종이와 주목할만한 도표를 이용한다.

다. 우표가 붙어있고 주소가 적힌 반송용 봉투를 동봉하는 것도 잊지 말아야 한다.

⑤ 회신을 받으면 목록을 작성하고, 즉시 간단한 감사인사와 함께 선물을 보낸다.

(11) 중심집단(Focus group)

기존고객과 예상고객 모두의 태도와 요구를 파악하기 위해서 종합적 품질 관리와 지속적인 품질향상 프로그램의 권위자들이 제안하는 기술이 있는데, 이것은 바로 숙련된 진행자가 소규모의 고객이나 예상고객(대개 7~10명)과 함께 그들의 요구사항에 대해 집중적인 토론을 진행하는 것이다. 몇몇 전문가들은 광고예산이나 홍보용 예산을 고객의 정확한 요구와 시장지위를 파악하는 데 도움을 줄 수 있는 중심그룹에 쓰는 것이 훨씬 더 좋다고 말하기도 한다. 여기에서 얻은 자료들은 우리가 주목하는 세분시장에 대한 마케팅 노력을 재배치하는 데 이용할 수 있으며, 점점 더 많은 컨설턴트들과 시장조사기관들이 중심그룹 서비스를 제공하고 있다.

좋은 경영대학원이 있는 대학에서 이러한 서비스를 제공할 수도 있다. 중심그룹과 광고에 격년단위로 예산을 편성하는 방법 또한 시도해 볼 수 있는데, 한 해에는 중심그룹으로부터 정보를 얻고, 다음 해에는 그렇게 파악된 요구사항들에 초점을 맞추어 광고를 하는 방식이다.

4) 판매 책임지역과 영업부분활동

진단검사의학 분야 중 마케팅과 판매야말로 직원들에게 그 어떤 분야보다도 새로운 기회를 더 많이 제공할 수 있다. 검사실 근무자들의 가장 흔한 불만사항 중 하나는 발전의 기회가 없다는 것이다. 탁월한 커뮤니케이션 능력이 있고, 고객의 요구에 부응할 수 있는 직원들이라면, 마케팅과 판매야말로 바로 그 해답이 될 수 있을 것이다. 고객확장서비스가 성장함에 따라 새로운 서비스와 관련된 많은 활동들뿐만 아니라 판매 그 자체조차도 전문적인 마케팅 관리가 필요하게 될 것이다. 다음은 지역 수탁검사실에 있는 마케팅 부서의 전형적인 활동 목록이다. 점점 더 넓은 지역의 의료기관들을 고객으로 상대하게 되고, 제공하는 서비스도 점점 더 복잡해짐에 따라 이러한 활동들을 관리하는 것은 상근직이 될 것이다. 그 시기는 조직이 어떻게 구성되느냐에 따라 달려있지만, 대개 3~4개의 성장하는 판매구역이 있고 각각에 담당자가 할당될 때쯤이 된다.

다음의 활동들은 일반적으로 마케팅 부서에서 담당하는 일들이다.

(1) 마케팅노력과 행정팀과의 조율을 위한 전략적 계획, 배상, 법률제정, 정치적 요인, 경쟁에 관한 최근 경향들의 이해

(2) 중요한 자료와 정보를 모으고 공유하기 위한 효율적인 마케팅 정보시스템을 개발
(3) 고객의 요구를 바탕으로 새로운 상품과 서비스를 개발, 새로운 시장과 분야를 개척
(4) 마케팅, 판매, 고객 서비스, 택배부서의 생산성과 비용 효율성을 극대화
(5) 기존고객층에 대한 지원과 유지
(6) 대중매체를 이용한 직접적인 광고와 홍보 캠페인
(7) 고객을 위한 출판물을 계획, 준비, 제작 : 출판물의 구성, 디자인, 원고, 편집, 출판
(8) 출품자로서 전문가 모임에 참석
(9) 판매 :
 ① 의료부분의 검사(testing)
 ② 산업적인 검사(testing)
 ③ 동물 검사(testing)
 ④ 연구개발된 새로운 상품과 서비스

(10) 내부적 마케팅, 교육, 훈련 프로그램을 통해 높은 도덕수준과 종업원참여를 보장
(11) 고객 교육용 프로그램을 개발하고 관리
(12) 택배서비스, 환자서비스 센터, 고객 서비스 부서를 관리
(13) 마케팅과 판매활동에 대한 효율성을 모니터링

7 마케팅 환경의 조사(Marketing Environment Review)

1) 마케팅계획에서 고려할 점

(1) 고객의 특성, 경향, 시장
(2) 시장점유율, 경쟁요인들의 묘사
(3) 사명과 목표의 묘사
(4) 핵심고객 및 서비스영역에서의 핵심 욕구들을 묘사
(5) 검사서비스 및 핵심이익의 묘사
(6) 전술과 전략활동의 결합을 묘사
(7) 검사실 경제 측면의 묘사 등이다.

마케팅계획의 설계단계에서 가장 중요한 단계는 마케팅의 환경조사와 시스템 조사이다.

표 7-7. 마케팅 환경조사의 핵심 점은 다음과 같다.

1. 시장분석	3. 시장 성장잠재력
1) 시장크기 2) 욕구와 수요의 동정 3) 시장세분화 4) 구매자 행동(진료의사, 환자) 5) 목표시장	1) 시장크기 2) 생산의 차이 3) 배분의 차이 4) 능력의 과잉과 공급 5) 검사서비스의 수명주기 6) 이용의 차이
2. 중요분석 요인들	**4. 시장구조**
1) 시장진입의 장애 2) 시장 퇴출의 장애 3) 대체검사의 다양성 4) 구매력 5) 공급력 6) 정부계획과 정책들 7) 시장크기와 성장잠재력 8) 경쟁자들의 대항	1) 시장세분화 2) 미 합병의 안전성 3) 미 합병의 불안정성 4) 통합

그리고 마케팅 환경조사에서는 다음사항을 고려해야 한다. 시장이란 검사실의 주된 시장과 목표고객들은 누구인가?

고객만족과 욕구들은 시장에서 검사실의 위치는 무엇인가?

부정적인 것과 긍정적인 것을 기록하라. 경쟁이란 검사실의 주된 경쟁자란 누구인가?

그 특징을 기록하라.

이익은 무엇인가? 외부환경은 검사실의 생산능력에 긍정적이거나 부정적인 영향을 주는 검사경로의 채택할 경향이나 개선점은 무엇인가?

8 시장분석(Market Analysis)

시장계획의 역할은 주된 시장과 각자의 욕구들을 정의하는 것이다. 시장분석은 내부적 외부적 평가의 구성요인이다. 시장분석의 완성에 도움을 주는 것은 주 시장과 적절한 시장세분화이다. 시장이나 시장세분화는 지리적 특성, 사회적 특성을 가진 사람들의 집단으로 구성된다.

1) 임상검사산업의 분석

임상검사산업의 세분화는 구매차이, 생산서비스의 다양성에 의해서 기초가 된다. 시장세분화의 차이점은 구매력, 공급력, 시장진입의 위협, 대체검사서비스의 위협, 시장세분화 내의 경쟁 등이 있다.

검사실 관리자들의 책임은 완전한 시장세분화를 선택하는 것인데 그 핵심은 검사산업의 크기 및 성장률, 검사실의 강점과 약점, 경쟁력의 강점 등이다.

검사시장의 시나리오분석은 검사산업분석의 필수요인이다. 즉 미래산업구조의 결정, 검사산업구조의 함축성, 기회와 위협의 동정, 경쟁이익의 출처 결정, 경쟁자의 행동의 예견 등이 포함된다.

(1) 경쟁자의 분석(competitor analysis)

① 경쟁자의 능력

② 경쟁자의 선택

③ 검사실의 수익과 운영에 경쟁활동이 어떻게 영향을 주는가?

(2) 경쟁자의 평가(competitor evaluation)

① 현재나 미래의 경쟁자는 누구인가?

② 경쟁자의 사명, 목표, 전략은 누구인가?

③ 경쟁자시장의 중요성은 무엇인가?

④ 경쟁자의 독특한 감정은 무엇인가?

⑤ 경쟁자가 특징적인 약점이 있느냐?

⑥ 경쟁자의 전략변화의 가능성은 무엇인가?

⑦ 경쟁자의 전략이 검사산업이나 검사시장, 우리의 검사실에 어떤 영향을 주는가?

(3) 검사시장 목표의 표본

① 연, 월 총 검사수익의 설정

② 연, 월 새로운 검사시장의 범위

③ 연, 월 시장 점유율 또는 시장소비량

④ 모든 검사서비스의 총 이윤의 설정

⑤ 질 중심 검사실 계획의 명성의 설정

⑥ 언제까지 시장 주도자가 될 수 있는가?

(4) 시장목표선택의 지침들

① 돈, 시간, 검사단위를 측정하라.

② 현실적이어야 한다.

③ 도전적이어야 한다.

④ 분명하고 간결하고 이해할 수 있어야 한다.

⑤ 다른 것과 모순이 없어야 한다.

⑥ 수익성 및 현금 흐름

⑦ 판매량 및 시장 점유율

⑧ 인지도 및 질

⑨ 검사가격 및 검사서비스

시장경로지식은 고객들과 경쟁자들에 대한 정보를 포함해야 한다. 만약 검사실이 새로운 정보를 포함해야 한다. 만약 검사실이 새로운 검사서비스 유형을 개발하지 않는다면 고객들은 다른 검사서비스 제공자들을 찾게 된다. 고객의 기초정보는 "고객은 누구인가? 검사서비스 공급자는 누구인가? 고객은 무엇을 원하는가? 우리는 만족하는가? 의사나 환자가 고객이다." 등이 포함되어야 한다.

(5) 진료의사 및 고객들의 욕구

① 검사서비스의 질

② 적절한 검사서비스 메뉴

③ 신속한 검사소요시간(Turnaround time : TAT)

④ 검사결과의 전달수단

⑤ 검사정보

⑥ 채혈 및 환자 준비사항

⑦ 분명한 검사결과의 보고

⑧ 손쉽고 유익한 검사결과 상담

(6) 고객서비스의 피드백의 근원

① 일반적 조사 및 불만

② 직원회의

③ 근무 중 수집된 고객의 논평(환자, 의사, 제삼자)

④ 구두 및 서면 고객조사

⑤ 중심고객집단

⑥ 위원회 보고서

⑦ 검사시장 대리인의 논평

⑧ 조직 내 환자대표자의 논평

⑨ 선택된 고객을 방문하는 검사실 전문경영 자문가의 의견

⑩ 부서의 감독들의 직접 직원들의 관찰 결과

⑪ 부서 간 교차 타진료과별 회의

9 시장세분화 전략(Market Segmentation Strategy)

시장세분화 전략(market segmentation strategy)은 하나의 제품에 대하여 시장을 구성하고, 고객들을 일정한 기준에 의해서 몇 개의 고객 계층으로 세분화하여 그들의 욕구에 맞는 서비스를 개발하여 고객이 만족하도록 홍보나 광고를 하여 마케팅 전략을 전개하여 경쟁상의 우위를 차지하려는 마케팅 전략이다.

그래서 시장세분화는 시장기회(market opportunities)를 탐색가능하고, 생산된 서비스와 마케팅 활동 등을 목표시장(target market)의 욕구에 부응하여 조정가능하며, 특정한 세분시장의 반응에 입각하여 마케팅 프로그램과 예산을 조정할 수 있으며, 선정된 각각의 표적세분시장 특성에 따라서 적당한 마케팅 활동이 가능하다는 이점이 있다.

1) 시장 세분화와 전제조건 3가지

(1) 시장세분화의 효율성을 위한 전제조건은 세분화된 크기나 구매력(진료선택력)의 정도를 측정할 수 있는 측정가능성(measurability)이 있어야 하며,

(2) 목표세분화시장에 접근할 수 있는 접근가능성(reachability)이 있어야 하고,

(3) 마케팅 활동에 든 비용과 노력을 보상할 수 있는 충분한 실질성(substantiality)이 있어야 되는 것이다.

2) 시장세분화의 기준

시장 세분화의 기준은 사회경제적 변수, 지리적 변수, 심리적 욕구 변수, 구매동기(진료선택 동기)로 나누는데 그 상세한 내용은 다음과 같다.

(1) 사회적 변수

사회적 변수는 연령, 성별, 소득수준, 종교, 인종, 가족 수, 가족의 생명주기, 직업, 학력, 사회계층별 등이 있다.

(2) 지리적 변수

지리적 변수는 기후, 도시와 지방, 지역별 등이 있다.

(3) 심리적 욕구 변수

심리적 욕구변수는 개성, 생활유형, 추구하는 이점, 충성도, 감수성 등이 있다.

3) 시장세분화 전략의 유형

시장세분화는 목표시장으로써 비차별적 마케팅(undifferentiated marketing), 차별적 마케팅 (differentiated marketing), 집중적 마케팅(concentrated marketing)으로 전략화하는 것을 말 하는데 그 자세한 것은 다음과 같다.

(1) 비차별적 마케팅 전략(Undifferentiated Marketing Strategy)

전체시장의 시장세분 (market segments)을 인식하지 않고 고객욕구의 차이점을 오히려 공통점에 관심을 두는 전략을 말한다. 즉 불특정 다수인에게 제품이나 서비스, 그리고 마케팅 프로그램을 개발하고자 하는 것이다. 이 전략의 장점은 단순제품이나, 서비스를 표준화하여 대량공급을 가능케 하여 원가를 절감시킬 수 있으나 동일분야에서 여럿의 경쟁자가 참여하면 극도의 경쟁이 발생되어 소외된 시장부분은 미충족되는 단점이 있다. 거대한 의료시설과 장비, 그리고 많은 의료인력을 가지고 병원의 종합적 제기능에 관련된 진료나 의학교육, 의학연구활동, 탁아소의 운영, 병원 외의 초대형백화점 운영, 사무전문빌딩 등을 복합적으로 운영하여 시장을 다양화하는 것을 말한다.

(2) 차별적 마케팅 전략(Differentiated Marketing Strategy)

차별적 마케팅 전략(differentiated marketing strategy)은 전체 시장 중에서 세분화된 시장 수요를 인정하고 그 각 세부시장에 각기 틀린 서비스나 제품 그리고 마케팅 프로그램을 개발하려는 전략이다. 즉, 시장세분화의 기준에 입각한 전략이다. 이 전략의 장점은 다양한 고객에게 다양한 서비스나, 의료서비스 계열별로 다양한 경로를 통해서 홍보나 광고를 하면 총수익이 증가될 수도 있으나, 일반관리비, 재고관리비, 촉진비용 등이 증가되는 것이 단점 이다. 검사서비스의 차별화는 검사소요시간(TAT), 가격, 편의성, 검사결합메뉴, 검사비 지급 조건, 질 편람(quality manual)이다. 임상검사서비스의 생산은 돈, 노동력, 검사장비 등의 제 자원을 검사실에 투입하여 검사결과라는 생산서비스로 산출하는 것이다.

병원이 종합전산망을 갖추고 대기시간 무 내지 15분 진료종료, 그리고 임상검사 같으면 인체 내에 어떤 수치의 위험 경고치를 넘으면 인간의 생리적 메커니즘에 이상증상이 발생 될 가능성이 있는 경우에 즉시 재검사를 하고, 위험 경고치이면 즉시 담당의사에게 연락하여 어떤 결정을 즉시 하게 하여 환자를 보호하는 운영기법이나 제도(빌리루빈혈증 등), 특수진단장비나 치료장비를 활용하여 그 희소가치가 있는 서비스를 제공하는 것 등이 있다. 그 외에도 전산이나 친절도를 차별화할 수도 있다. 즉, 진료서비스의 차별화이다.

(3) 집중적 마케팅(Concentrated Market Strategy)

먼저 상술한 두 가지 마케팅 전략은 전체시장을 대상으로 하여 마케팅 활동을 전개하는 것이지만, 집중적 마케팅 전략은 자원이 제약되어 있는 경우, 어느 하나 또는 소수의 적은 시장부문만 전념하려는 전략을 말한다. 이 전략은 광범위한 시장에서 낮은 시장점유율 을 달성하는 것보다 하나 또는 소수의 시장에서 높은 시장점유율을 획득하고자 하는 것 이다. 이것의 장점은 특정한 시장세분에 충분한 지식과 명성이 높아서 그 세분시장에서 강력한 지위를 획득할 수 있는 것이다. 그리고 생산성, 진료경로, 촉진 등에서 그 전문화로 인하여 운영상 경제성이 향상되는 것이다. 그러나 본 전략의 단점은 성장을 특정시장부문 에만 전념하므로 상황의 변화에 따라서는 매우 높은 위험성이 있는 것이다. 이 전략은 시장의 다양한 분야에 침투하기보다는 적은 시장에 깊게 침투하여 성장하려는 것이나, 다른 경쟁자가 침투하는 경우는 위험이 크므로 경쟁자의 침투를 차단하기 위해서 견고한 보호장 벽을 유지하는 것이 중요한 선결요건이다.

10 검사 서비스 개발(Laboratory Product Development)

1) 새로운 검사서비스 개발의 의의

오늘날 무한 경쟁 사회에서는 임상검사서비스의 지속적인 개발과정이 검사실의 생존과 성장에 크게 기여한다. 검사서비스개발은 고객의 욕구를 충족시키기 위한 고객만족 검사서비스의 제공에 있다. 검사서비스 개발과정에서는 진단검사의학이나 경영관리기술의 비중이 점점 커지고 있으며 그 임상검사 서비스의 수명주기(life cycle)가 단축되고 있어서 새로운 검사서비스의 개발의 효율적인 추진이 어려우나 적시성을 고려해야 성공한다. 즉 차별화될 수 있는 기술수준의 도전과 시장경제의 면밀한 분석에 따른 고객수요에 근거한 충족을 동시에 만족시키는 것이 필요하다.

검사서비스개발(product development)이란 제공자와 고객 모두가 만족할 수 있는 생산물을 제공하기 위한 전반적인 계획이다. 검사실의 성장전략계획에서 서비스와 시장의 개발은 검사실 조직의 목표를 달성하는 데 가장 중요한 과업 중 하나이다.

검사실이 성장하려면 고객이 만족할만한 차별화된 검사서비스를 의료시장에 내놓아야 한다. 검사실이 보유하고 있는 연구개발능력과 생산능력 그리고 마케팅능력 등이 유기적인 결합이 요구되고 재무계획이 뒷받침되어야 한다.

검사서비스개발이란 기존의 서비스를 개선하거나 새로운 서비스를 도입하는 것을 뜻하며 그 필요성은 아래와 같다.

(1) 검사서비스개발의 필요성

① 고객의 욕구를 충족시키기 위하여 검사서비스개발이 필요하다.

② 경쟁병원보다 경쟁우위를 확보하기 위해서 필요하다.

③ 검사서비스를 개발함으로써 조직의 생산능력과 마케팅 능력을 효율적으로 사용할 수 있어 내부능력을 확장시킬 수 있다.

④ 기존 검사서비스 개량을 초월하여 새로운 서비스로 새로운 시장에서 새로운 고객을 창출하여 성장할 수 있다.

검사실 조직이 지속적으로 성장하고 발전하기 위해서는 새로운 검사서비스의 개발이 필수적 이다. 새로운 검사서비스란 새로운 검사서비스를 창조해서 기존시장이나 새로운 시장에 판매 하는 성장전략이다. 새로운 검사서비스 개발전략은 기존의 서비스로 수익성을 신장시킬 수 없을 때 성장하기 위하여 실행하는 전략으로 서비스 다각화에 의한 차별화 전략이다.

검사서비스개선이란 기존의 검사시스템을 변형하여 진료의사가 검사처방을 발행하고 그 검사결과가 진료과에 되돌아오는 데 소요되는 검사소요시간(turnaround time : TAT)을 단축하든지, 검사실 정도관리시스템의 종합적 결여로 정확성이 떨어져서 신뢰성이 낮은 결과치 들을 보다 더 신뢰성 있는 종합적 정도관리 시스템으로 확립하여 신뢰성 있는 검사결과를 산출하여 고객만족 등의 실현하는 것이다.

검사서비스 다각화에 대한 새로운 검사서비스개발(product development)을 위해서는 지속적 으로 개발되는 신제품의 kit나 장비들을 사용하여 기존에 검사하지 못하는 새로운 임상검 사서비스 개발을 위해서 전문잡지, 학술대회의 참여, 인터넷 탐색, 선도주자의 위치에 있는 사람들에게 접촉하여 새로운 검사서비스를 개발하는 데 도움이 된다.

2) 새로운 검사서비스 개발 과정

임상검사실 자체 내에서 새로운 검사서비스의 개발을 할 수도 있지만 대부분이 투자비와 개 발기간에 따른 관리비의 증가로 인하여 거의 장비나 kit의 제조회사들을 통해서 이루어진다. 이들은 그들의 고객인 검사실에 근무하는 사람들이나 연구기관들에 의해서 얻은 정보에 근거 하여 새로운 제품개발을 하게 된다.

즉 아이디어의 창출→적격심사→경제성 분석→초기 제품설계 및 개발→모형실험→최종제품 및 공정설계→신제품개발의 문제점을 통해서 이루어진다. 그리고 신제품은 확실한 아이디어의 개념화로부터 시작해서 다양한 개발과 실험을 거쳐서 완성제품이 출시되는데 다음과 같다.

(1) 신제품 개발 과정

① 아이디어 창출

신제품의 아이디어는 조직 내 · 외부에서 탐색하거나 우연한 아이디어로 포착되어 시작한다. 아이디어의 근원은 직원, 고객, 과학자, 경쟁업자, 판매원, 거래점, 최고경영자로부터 나온다.

가장 중요한 것은 고객의 욕구와 기술개발이다.

② 초기 적격심사

초기 적격심사는 성공하지 못할 것은 제외하여 개발비용을 절감하는 데 있다. 개발비용은 총비용의 50~60%를 차지함으로 제품개발기준, 시장기준, 재무기준을 참고해야 한다.

③ 경제성 분석

경제성분석이란 신제품에 대한 수익성과 투자 수익률을 결정하는 데 목적이 있다. 개발자원의 배분이다.

④ 초기 검사서비스 제품설계 및 개발

검사서비스의 설계는 기능, 기술적 요구사항 및 세부사항, 서비스 및 유통의 경제성을 고려해 야 하고 제품설계자는 검사서비스 제품의 운영특징과 품질의 신뢰성에 관심을 가져야 한다.

⑤ 모형실험(Prototype testing)

실제의 실험을 통해서 전체적인 생산활동에 들어가기 전에 문제점을 발견하고 시정하는 것이 다. 즉 모형실험이란 검사서비스 제품설계가 완성되면 모형을 통해서 실제의 사용조건하에서 그것의 특성을 실험하는 것이다.

⑥ 최종 검사서비스 제품 및 공정설계

모의실험의 문제점을 보완해서 최종설계에 반영하여 설계도면을 만들고 생산과 관련된 계획들을 시작하여 생산공정들이 선택되어 운영관리의 구체적인 과정이다.

⑦ 검사서비스 제품개발 절차의 관리

검사서비스 제품개발 절차는 조직 내 · 외부의 연구개발(research and development : R&D), 마케팅, 재무 및 기타분야와 밀접한 관계가 있는 활동이다. 검사서비스 제품개발 책임자는 교차 부서별 의사소통(cross department communication)을 하고 일정계획과 마감시간을 준수하도록 활동을 조절해야 한다.

11 SWOT 마케팅전략

1) SWOT분석의 개념정의

SWOT는 검사실 조직 내부의 강점(Strengths : S)과 약점(Weakness : W) 그리고 검사실조직 밖의 외부의 환경적인 기회(Opportunities : O)와 위협(Threats : T)의 두문자를 표시하는 기법이다.

SWOT분석기법이란 관리자가 진단검사의학과의 전략상황의 신속한 개요를 창출하는 데 폭넓게 사용되고 있다. SWOT기법은 진단검사의학과 내부의 강점과 약점들 그리고 외부상황의 기회들과 위협들 사이에서 적합하다는 것을 조사하는 효율적인 전략의 가정에 근거하는 것이다. 좋은 적합성은 검사실의 강점과 기회를 최대로 살리고 약점과 위협을 최소화하는 것이 현명하다. 정확히 접근하려면 성공하는 전략의 설계를 위하여 강력한 함축성을 가져야 한다.

SWOT분석기법은 조직의 다양성을 활용한 기초에 의한 진단도구이다. 이것은 검사실의 전체적인 전략적 영영관리의 틀에서 사용하는 것이다. 검사실의 강점과 약점 그리고 기회와 위협을 조사하는 것이다. 검사실 자신의 약점, 위협들과 싸우면서 강점과 기회의 다양성의 이익들을 동정하고 채택하기 위하여 SWOT분석을 사용하도록 선택하는 것이 현명하다.

2) 조직의 환경 분석

(1) 내부환경 분석

내부평가는 핵심적으로 참여하는 진단검사의학과의 업무환경을 종합적으로 이해하는 것이 목적이다. 검사실환경을 분석하여 다른 경쟁자와 비교했을 때의 강점과 약점을 비교한다.

① 강점(S)이란 조직의 강점분석을 하는 것이다. 즉 명백한 이익을 주는 자원들이다. 강점이란 어떤 틈새에서 명성이나 평판, 훌륭한 역량, 세계적 수준의 검사의 질이나 전문기술 등이다.

② 약점(W)이란 검사실의 약점들을 분석하는 것이다. 즉 조직의 약점들을 동정하고 파악하는 것이다. 명백한 예를 들면 미숙련으로 높은 운영비와 평판이 좋지 않은 것 등이 포함된다.

(2) 외부환경 분석

외부환경의 경쟁적 분석은 객관성이 있는 기관의 자료를 사용한다. 즉 병원협회, 대한의사협회, 의료기관전문학회, 대한진단검사의회, 대한임상병리사협회, 의학협회, 공인계획기관, 상공회의소, 인증기관, 국가통계, 의약품회사, 광역시나 도의 연감, 법률면허기관, 기타 정부기관과 출판물 등을 참고한다.

① 외부경쟁병원의 위협

② 외부검사실 경제의 외부적 관리의 위협

③ 전문의 사이의 경쟁 증가

④ 전문의 무관심의 위협과 검사실 밖의 모든 기회와 위협을 분석한다.

가. 기회(O)란 검사실의 기회를 분석하는 것이다.

기회가 동정이 되면 잠재적 강화와 새로운 고객들, 비용절감, 높은 질병에 기여방법 등을 찾는다.

나. 위협(T)이란 검사실 밖의 위협을 분석하는 것이다.

동정될 수 있는 어떤 잠재적 위협이 특수한 검사서비스에서 관심이 줄어든다든지, 검사서비나 세금이 증가하거나 또는 엄격한 법률의 개정 등이다.

3) 진단검사의학과의 SWOT분석

(1) 적절한 진단검사의학과의 목표를 설정하고 규정하는 경영관리이다.

즉 전략적 계획과정을 통해서 달성된다. 전략적 계획이란 검사실의 환경에 영향을 주는 내・외부환경을 분석하는 것이다. 외부적 요인의 핵심은 아래와 같다.

① 외부적 요인

가. 법률의 개발

나. 경제동향

다. 의료검사산업의 성장률

라. 새로운 검사기술

마. 경쟁

외부적 분석의 목적은 기회와 위협을 찾는 것이다. 내부적 분석단계는 검사실 조직과 경영구조를 조사하는 것이다. 즉 검사 이용자들의 이용률과 처방관습, 장비와 재료 이용률, 재무 상태와 조건 등이다.

(2) 진단검사의학과의 목표와 목적에 일치하는 검사의 질을 조사한다.

즉 내부적 경영관리체계를 개발하는 것이다. 조직의 수행도 조사는 내부적으로 매월, 주기적으로 추적하고 이전의 검사수행도와 비교해야 한다. 즉 외부동료병원(peer hospital laboratory)과 상호비교를 하는 것이다. 불필요한 검사를 줄이면 검사량이 감소해서 생산성은 낮아진다. 이런 상황에서는 저생산율은 좋은 결과이다. 병원의 목표와 함께 모든 비율분석을 평가하는 기회가 되어야 종합적인 평가에서 좋은 자료를 얻을 수 있다.

(3) 진단검사의학과가 미래의 과정으로부터 차이를 지적해주는 비율분석조사에 대하여 교정조치를 취할 수가 있다.

만약에 목표가 운영비의 절감이었다면 높은 노동 이용률을 나타내는 비율이면 인력감량절약을 선택할 수 있다. 마케팅계획이란 주 고객시장과 각각의 욕구들을 규정하는 것이다. 그리고 내 · 외부적 평가를 하는 것이다. 경쟁시장의 분석은 주된 시장과 적절한 시장세분화를 동정하는 데 도움을 준다.

즉 시장의 크기, 성장률, 기술, 사용료, 경쟁자의 수, 집단의 기초, 고정 환자, 기관장의 능력과 공격성, 긍정적 이윤, 성취가능성, 지출감소능력, 인두계약자의 수, 지역공동체의 지원, 인근지역 경쟁자의 수, 상환감소로 인한 약점 등이다. 조직 마케팅을 인식하고 동정하는 것은 효율적인 마케팅전략에 기본이 된다.

(4) 시장결정에서 고려할 점

① 조직환경에 영향을 주는 인구통계학, 경제, 기술, 정부, 문화에 관련된 주된 개발이 무엇이냐?
② 조직의 주된 사람이 누구냐? 누가 서비스를 제공할 것인가?
③ 시장에 의해서 관리되는 서비스 영역이 얼마나 크느냐?
④ 각 시장에서 주된 시장 세분화는 무엇이냐?
⑤ 현재와 미래에 예상되는 각 시장과 시장세분화의 특성과 이익이 얼마냐?
⑥ 각 시장의 예상성장률은 얼마냐?
⑦ 검사 서비스의 시장 확장이 얼마나 빠른가?
⑧ 환자들이 지리적으로 얼마나 떨어져 있는가?
⑨ 경제적이고 좋은 수행도와 이월인건비를 포함한 검사서비스로부터 환자 차별화의 이익이 무엇인가?
⑩ 차별화된 검사 서비스를 구매하는 이유는 무엇이냐? 즉 검사서비스의 특성, 자각, 광고, 가격, 촉진, 진열, 홍보안내, 관습 등이다.
⑪ 설정된 시장에서 고객의 시장위치는 무엇이냐? 즉 시장공유, 고객서비스의 이용의 반복유형 등
⑫ 각 시장에서 성공의 요구조건은 무엇이냐?
⑬ 차별화된 시장세분화에서 고객태도는 무엇이냐? 브랜드, 자각과 이미지.
⑭ 각 서비스세분화의 전체가 무엇이냐?
⑮ 조직이나 검사서비스의 고객신뢰를 강화해야 하는 것이 무엇이냐?
⑯ 검사서비스를 이용하는 데 도움을 주는 영향력은 무엇이냐?
⑰ 검사서비스의 수명주기 상태는 무엇이냐?
⑱ 검사서비스의 조사와 개선계획이 있느냐?
⑲ 검사서비스를 이용하는 고객들을 지원하고 봉사하는 결함이 있느냐?

4) SWOT의 4가지 전략

(1) 공격적 전략

기회가 강점이면 공격적 전략을 선택한다.

(2) 다양화전략

위협이 약점이면 방어적 전략을 선택한다.

(3) 방향전환전략

기회가 약점이면 포기전략을 선택한다.

(4) 방어적 전략

위협이 강점이면 위협헷지전략을 선택한다.

SWOT분석은 미래의 가상의 시나리오가 아니라 정확한 자료에 근거하여 분석한 정확한 강점과 정확한 약점, 정확한 기회와 정확한 위험을 분석하므로 성공가능성이 증가한다.

SWOT분석은 계획의 전략적 달성이나 마케팅전략 등에 사용된다.

조직의 내부환경을 분석하여 그 강점과 약점을 찾고, 조직의 외부환경을 분석하여 기회와 위협을 찾아서 이것을 기초하여 강점은 살리고 약점은 보완하는 기회를 활용하고 위협은 억제하여 조직의 마케팅 전략을 수립하는 것을 의미한다.

그림 7-5와 같이 4가지 요소인 강점 · 약점 · 기회 · 위협(SWOT)에서 강점과 약점은 경쟁자와 비교할 때 고

SWOT Matrix 전략	강점(S) 직원 수 재무상태에 기여 직원들	약점(W) 개발을 위한 불충분한 자원 학문적 공동체에 불충분한 기여
기회(O) 검사실의 이미지 기술평가	SO 강점과 약점전략 : 기회이득을 위해서 강점을 활용	WO 약점과 기회전략 : 기회이득을 위해서 약점을 극복
위협(T) 전문의 우선병원 외래진료로 병원 방향전환	ST 강점과 위협전략 : 위협을 회피하기 위해 강점을 활용	WT 약점과 위협전략 : 위협을 회피하기 위하여 약점을 최소화

그림 7-5. SWOT Matrix 전략

객으로부터 강점과 약점으로 인식되는 것이 무엇인지, 기회와 위협은 외부환경에서 유리한 기회와 불리한 요인은 무엇인지를 찾아서 병원 내에서 진단검사의학과의 마케팅에 활용하는 것이 중요하다.

진단검사의학과의 고객은 환자, 환자가족, 진료의사, 간호사, 병원직원들이지만 가장 중요한 고객은 진료의사와 환자이다. 조직내부의 강점과 약점을 분석하고, 조직의 외부의 기회와 위협에 반응하여 조직목표를 달성하려면 SWOT분석을 통한 마케팅전략이 필요하다.

고객이 인식하는 약점이 무엇이며, 기회는 조직의 외부환경에서 유리한 기회요인이 무엇인가를 분석하고, 그리고 위협은 외부환경에서 불합리화 위협요인이 무엇인지를 도출해야한다. 내부적 요인으로 강점과 약점과 외부의 기회와 위협에 대응하여 검사실의 목표를 달성하는 SWOT분석의 전략은 다음과 같다.

5) 핵심전략 선정(의사결정)

조직들은 자신의 원활한 경영활동을 위하여 기회와 강점(O-S)에 위치할 수 있도록 최선을 다해야 한다. 현재 자신의 위치에서 기화와 강점으로 도약하기 위한 동태적인 마케팅 전략을 수립하고 이것을 달성하기 위한 활동 등을 통해 자신의 상황을 기회와 강점으로 이동하는 것이 SWOT 분석의 주된 목적이다.

SWOT분석으로 강점, 약점, 분석, 전술을 상호 결합하여 분석하기도 하지만 궁극적인 목적은 조직의 장점과 단점을 파악하고 검사실의 올바른 미래를 파악하는 데 있다. **그림 7-6**은 ARUP Lab의 SWOT 분석을 묘사한 것이다.

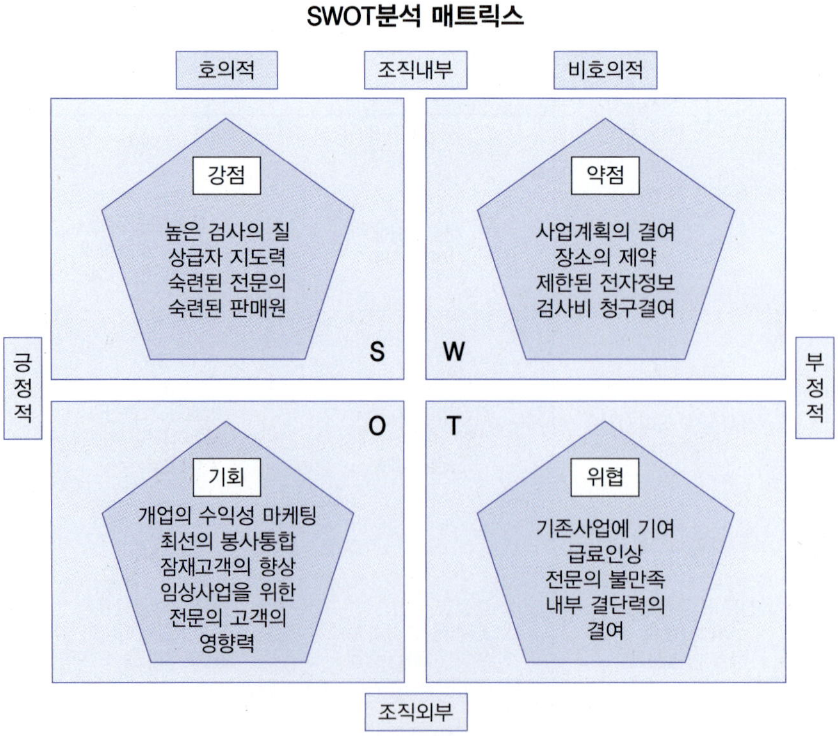

그림 7-6. SWOT 분석의 매트릭스

6) SWOT분석절차와 방법

(1) 분석절차

① 외부환경분석

② 내부환경분석

③ SWOT분석

④ 전략방향수집

⑤ 전략과제를 도출

(2) SWOT분석 방법

SWOT분석은 4분형 그리드를 사용하여 자료가 정확하고 명확한 핵심요인들을 짧고 명확하게 묘사하여 한 눈에 쉽게 분석하도록 기술하는 것이 의사결정에 중요하다.

① 거시 환경 요인들

요인들 분석은 인구통계학, 기술환경, 경제, 정치, 사회, 문화, 자연환경, 법률적 요인 등이다.

가. 인구통계학적요인은 인구구조의 변화, 지역별 인구구조, 가구와 가구당 가구원수

나. 경제적 요인은 경기동향, 물가, 소득, 경상수지 등이다.

다. 사회적 요인은 연령, 인종, 성별, 사회계층

라 문화적 요인은 가치관, 신념, 풍속, 종교

마 자연환경요인은 병원활동에 의해 영향을 받거나 병원활동의 투입요소로 사용되는 자연자원의 변화이다.

바. 기술환경요인은 산업분야에 영향을 미치는 기술적 변화이다.

사. 정치적 요인은 해외 정치환경, 정부정책, 규제 등이다.

아. 법률적 요인은 병원간의 공정거래, 환자보호, 병원보호 등 병원활동과 관련된 각종 법률 등이다.

분석기법은 시나리오분석기법, 인과관계모형, 시계열분석 등이 사용된다. 의료시장의 변화영향을 추측하는데 좋으나 최적의 전략을 제공하는 데는 약하다.

② 검사 시장분석

검사 시장분석은 목표시장, 경쟁병원, 의료환경에 대한 지료를 수집하고, 분석하는 작업, 즉 병원의 활동을 병원환경에 적응시켜 병원이 추구하는 목적을 달성하기 위한 수단으로 전략과 정책을 개발하고 필요한 정보를 수집하도록 각종 자료를 수집하고 분석하는 일련의 과정이다.

검사 서비스의 효과는 검사수요를 예측하고, 시설을 계획하여, 생산과 제공계획의 평가와 서비스의 경제성을 분석하는 것이다. 즉 진료의사와 환자들의 정보를 파악하고, 검사처방의 구매력과 구매습관을 파악해야 한다. 목표시장의 수익규모와 경제적인 속성을 파악하고, 경쟁병원의 정보를 파악하여 비교하며, 경제적 정치적 환경을 고려한다.

③ 시장조사의 장점

가. 현재와 미래 고객과의 의사소통의 제공으로 현실적이고 목적지향적인 전략수립이 가능하다.

나. 시장에 존재하는 기회를 구체화하고, 사업아이템의 위험을 줄이며, 사업내용의 문제점을 알려주고 구체화시킨다.

다. 유사사업에 대한 벤치마킹과 사업과정의 추적이 가능하다.

라. 사업의 성공가능성을 평가할 수 있도록 도움을 준다.

④ 조사방법

1차 조사에서는 병원게시판, 면담, 설문지, 전화, 인터넷 등의 통신을 이용한다. 2차 조사는 의료소비자 단체, 전문 학회, 관련도서나 정기간행물 등을 통해서 조사한다.

⑤ 검사실 내부분석

검사실 내부분석 방법은 성과분석, 원가분석, 강점과 약점분석, 내부능력 분석, 과거와 현재의 전략분석 등이 있다.

(3) 강점과 약점을 분석방법

① Porter의 가치사슬 분석

검사 서비스 등 고객을 통해 가치를 창출해 주는 가치 활동으로서 상호 연계된 가치사슬을 통해 가치 활동의 비용보다 가치가 높도록 하는 활동이다.

② Ansoff의 기능적 분석

마케팅, 재무상태, 연구개발(R&D), 생산 등의 기능을 분석하여 조직의 장단점을 분석하는 방법이다.

③ Makinggy의 7S 분석

검사실의 조직, 관리자의 능력과 기술, 시스템, 업무수행도, 전략이 결합하여 조직의 공유된 가치관으로 공동 목표를 위하여 업무를 수행하는 강점으로 이들을 분석하는 것이다.

(4) 경쟁병원 분석

경쟁병원의 목표, 경쟁병원의 현재전략, 경쟁병원의 능력, 경쟁병원의 미래전략의 예측 등이다. 특히 인접 동료병원을 목표로 삼아야 한다.

(5) 개인의 SWOT분석

① 강점은 나는 집중력이 강하고 목표를 정하면 결코 달성을 한다.

② 약점은 나는 자신감이 앞서고 매사를 너무 쉽게 생각한다.

③ 기회는 나는 다른 사람들의 분위기와 상황판단에 눈치가 빠르다

④ 위협은 나는 목표한 것은 끝내지만, 싫은 것은 결코 하지 않는다.

7) 관리자의 전략적 경영관리

(1) 효율적인 전략적 경영관리는 가치를 창조하고, 환경의 변화에 대응하고, 조직의 위치를 개선하기 위하여 내부자원을 창의적으로 전개하는 것이다.

전략적 구성요소들은 전략적 의사결정을 달성하기 위한 목표와 진단검사의학과가 발전하도록 검사서비스 마케팅, 투자의 우선순위를 평가하고, 시너지효과를 개발하고, 자원들의 효율적인 할당을 포함한다. 성공의 임계요인들은 다음과 같다.

(2) 경쟁이익을 창출하는 특이한 경쟁력

① 사업의 핵심을 제공하는 지속적인 경쟁이익들

② 검사서비스 마케팅을 달성하기 위하여 필요한 기능적 영역의 힘

(3) 개념구조의 개발전략의 계획

① 변화는 리엔지니어링을 적용

② 비전은 미래를 내다보는 능력

③ 시장위치는 적재적소에 검사서비스를 제공

④ 핵심은 틈새시장을 찾아서 실행하는 것

(4) 관리자가 달성해야 할 일

① 전략적 계획목표를 위하여 직원들 중에서 전문가를 활용한다.

가. 장기조직목표를 위해서 적합한 목표를 개발하라.

나. 외부시장상황을 평가한다.

다. 비용과 자원효과에 대한 내부고려 사항을 분석한다.

라. 특이한 프로젝트 목표, 실행전략, 목표기간을 개발한다.

② 개념 전략계획

가. 직원과 함께 계획하고, 방법을 동정하면 개발목적과 조직목표를 달성하는 데 기여하게 된다.

나. 수행도 평가의 일부분으로 개인기여를 포함을 시킨다.

12 데이터베이스 마케팅(Data Base Marketing)

데이터베이스의 정의는 James Martin에 의하면 "다양한 사용자의 필요를 충족시킬 수 있고 공용할 수 있도록 설계되고 관련된 자료의 집합이다."라고 말하였다.

데이터베이스 마케팅이란 일정 기간에 재원하는 환자들의 자료를 저장하고 분석하여 고객분석을 하여 단골고객을 관리하는 것이다. 병원을 찾은 고객인 환자들의 3~5년 동안의 고객정보를 모아서 기초자료를 분석하고 가공하여 자료를 저장해두면 고객들의 이용형태의 파악이 가능하다.

산모가 아이를 출산하고 다시 성장한 새엄마가 되어 다시 찾게 하여 단골고객을 만들 수 있다면 가족병원으로써 역할을 하게 된 것이다.

컴퓨터의 데이터베이스에 저장된 기초자료에 의해서 주 고객들을 찾아서 데이터베이스 마케팅을 하기 위하여 이름, 성별, 생년월일, 주소, 취향, 색상, 병명 등에 대한 과거기록에 대한 데이터베이스를 구축하고 목표고객들에게 생일축하카드, 병원원보, 의학정보 등을 발송하여 고객들을 집중 공략하는 것이 오히려 불특정 다수인들을 대상으로 하는 대량판매(mass marketing)의 고비용 광고비를 절약할 수 있다.

고객을 직접 상대하는 직접 마케팅전략을 실행하면 꼭 찾아올 환자들만 병원을 찾게 만들 수 있다. 그리고 검사결과의 해석을 위한 참고치(정상치)의 정확한 범위를 성별, 소아, 성인, 노년기에 따른 정확한 참고치의 설정이 가능하여 질병과 건강인과의 상호관계를 명확하게 추적할 수 있어서 질병의 진단과 치료과정의 해석에 정확성을 제공할 수 있다.

13 SCAP 마케팅 전략

1) SCAP 마케팅전략의 개념정의

1960년대 J. McCarthy가 4P개념으로 생산품(product), 가격(price), 유통경로(place), 판매촉진(promotion)을 주장하였다. 1980년대에는 고객의 욕구충족에 초점을 둔 인식으로 발전하였고, 1990년대에는 4C의 개념으로 고객의 가치(customer value), 고객의 대가로서 지불비용(cost), 편의성(convenience), 의사소통(communication)의 개념으로 발전하였다.

미국마케팅학회(AMA)는 1985년 "마케팅이란 개인이나 조직의 목적을 달성하기 위하여 모든 교환을 창출하기 위하여 아이디어, 삼품, 서비스의 개념, 가격, 판매촉진과 유통경로를 계획하고 실행하는 과정이다."라고 정의를 하였다.

마케팅의 대부인 P. Kotler 교수는 "마케팅이란 제품과 가치를 충족하기 위하여 이것을 타인과 교환하여 개인이나 단체가 필요한 것이나 원하는 것을 창출하기 위하여 충족시키는 데 필요한 경영상의 과정이다."라고 정의를 하였다.

1962년 Keith R. Davis는 서비스산업에 적용하는 서비스(service), 진료수가(consideration), 접근성(access), 촉진(promotion)의 첫 글자를 따서 SCAP라는 마케팅전략을 발표하였다. 그러나 표7-8과 같이 McCarthy의 4P 개념이나 Davis의 4C개념의 차이는 생산품이 제품이냐 아니면 서비스냐의 차이이다. 제품은 눈에 보이지만 서비스는 산출물이 눈에 보이지 않은 무형성과 서비스를 제공할 때마다 동일하지 않은 산출물의 이질성 그리고 생산과 동시에 소멸하는 소멸성을 가지고 있다. 그래서 진단검사시장에서 서비스 위치전략은 **표 7-9**와 같다.

SCAP 마케팅전략은 의료의 질 유지와 향상을 통한 검사서비스(S)이고, 제공된 서비스대가로 지급하는 것이 검사수가(C)이며, 입원진료, 통원진료, 방문진료, 진료위치검사 등에 따른 것은 검사의 접근성(A)이며, 검사판매를 위한 다양한 구매촉진활성화를 위한 활동이 촉진(P)이다. SCAP 마케팅전략이란 이들 4C에 대하여 시장을 조사하고 정확한 정보에 근거하여 효율적으로 결합하는 전략이다.

병원 마케팅은 다른 산업의 마케팅보다 제공되는 산출물이 서비스이기 때문에 제약이 존재하며 더욱이 진단검사의학과의 마케팅은 진료행위에 따른 검사처방을 발행해주는 진료의사와 환자가 주 고객이다. 검사 서비스의 특성에 대한 위치전략은 **표 7-9**와 같다.

표 7-8. 4P와 SCAP 마케팅전략의 비교

4P Jerome McCarthy 마케팅 믹스	SCAP Kaith R. Davis 마케팅 믹스	요인
Product 제품	Service 서비스	검사서비스 범위와 질, 검사유형, 묶음검사, 대기시간, TAT, 주 진료경료(CP)의 결과 해설서, 예약일정, 경고치 범위의 초과 통보
Price 가격	Consideration 진료수가	원가분석관리, 카드결제, 분할결제, 극빈자 할인혜택, 직원의 직계가족 할인제도, 특수검사 비보험 적용
Place 유통경로	Access 접근	검사실 위치, 접근의 용이성, 시공간적 환경, 외래검사, 입원검사, 방문검사, 진료위치검사
Promotion 촉진	Promotion 촉진	진료의사와 공동체의식, 진료의사의 의뢰촉진, 지역공동체관계, 인근시장의 의뢰촉진, 병원 원보 활용, Lab 소식지, 음악회개최, 지역 건강프로그램 참여

표 7-9. 서비스의 시장위치전략

검사서비스의 특성	검사특성의 내용	특성의 시장위치 전략
무형성 intangibility	실체확인 불가능 효용성파악이 곤란	명성과 우월성, 검사의 질, 전문성, 신뢰성, 서비스 차별화로 확장
이질성 heterogeneity	TAT, 제공자, 제공자장소의 이질성	진단검사의학의 전문성제고, 검사기술력 차별화, 서비스의 균질화
동시성 simultaneity	생산과 동시에 소비	높은 접근성을 구축 고객참여의 검사 시행 고객의 욕구를 반영한 검사

2) 마케팅의 목적

(1) 진료의사와 환자를 이해한다.
(2) 진료의사가 요구하는 욕구변화를 조사한다.
(3) 진단검사의학과의 의사결정력에 도움을 준다.
(4) 검사실 경제학적 측면에서 한정된 제자원들을 효과적으로 활용하는 것이다.

3) 성공적인 마케팅조사

(1) 목표달성에 도움이 되는 자료를 수집한다.
(2) 의사결정의 시기에 맞추어 자료를 즉시에 수집한다.
(3) 주어진 정보를 효율적으로 사용하기 위해서 조직 관리자의 능력을 최대로 발휘한다.
(4) 투입과 산출의 관계에서 비용과 효과에 대한 경제성이 있어야 한다.
(5) 조사결과 신뢰성과 타당성이 있어야 한다.
(6) 조사결과의 실용 가능성이 있어야 한다.

4) 고객행동의 연구

(1) 시장세분화는 진료와 환자의 진료유형에 따라서 상이하므로 주기적인 욕구를 조사하고 반영한다.
(2) 목표시장(target market)의 욕구충족을 위해서 4C에서 수집된 정보를 활용하여 의사결정을 한다.
(3) 고객의 반응을 조사하고 실현가능한 것을 먼저 실행한다.
(4) 진료의사나 환자가 보다 현명한 판단을 하도록 적극 도와준다.

5) SCAP 마케팅전략

(1) 검사서비스(S)는 탁월한 의료진과 의료장비, 직원들의 친절한 응답성, 적시성, 정확한 검사결과의 해석, 검사 서비스의 질 유지능력(내 · 외부정도관리결과의 정확성, 유명기관의 인증), 친절도, 불만해결능력 등이다.
(2) 검사비(C)는 원가분석과 관리, 경제적 관리, 적정수가의 조정과 관리, 카드결제의 활용, 분납제도의 도입, 극빈자의 할인제도도입, 적자검사의 경우 의료보험공단에 근거자료를 제출하여 급여개선 등이다.

(3) 접근성(A)는 무형의 서비스로 물리적, 공간적, 시간적, 절차적 접근성으로 병동검사(POCT), 외래검사, 입원검사 등 검사의 접근의 용이성이다.

(4) 촉진(P)는 Lab Newsletter, 병원원보활용, 전화상담, 최신의 특수질병별 묶음검사의 유형에 대한 정보를 제공, 환자중심의 통합진료체계(IDS)에 함께 참여, 연구 Report의 제공 등이다.

2010년 12월에 의료 TV광고가 전면 개정됨으로써 적극적으로 활용한다. 의료마케팅은 서비스제공 후의 사후관리로 건강유지와 개선으로 합리적이고 체계적인 진료수행도과정이다.

진료과나 환자의 욕구를 분석하고 그것에 기초하여 기술, 분석, 예측, 활동을 통해서 현재보다 더 좋은 해결방안을 찾아야 한다.

6) 마케팅믹스의 구성요인들

마케팅믹스의 구성요인들은 고객인 진료의사와 환자들에 관련된 의사결정으로 검사가격, 촉진관련 등에 대한 고객행동에 대한 정확한 정보와 지식에 근거하여 마케팅의사결정을 하는 것이다.

그리고 검사 소요시간, 대기시간, 채혈시간, 검사결과전송시간, 임계치, 결과보고상태, 참고치, 보고가능범위, 경고치 보고, 검사결과 해석능력, 인과관계, 검사 선호도와 관습을 고려한다. 병원 내의 진료과별에 따른 시장세분화로는 묶음검사의 전문화와 효용성 등은 4C에 관련된 사항들을 고려해야 한다.

연 습 문 제

1. 현대 마케팅의 아버지는 ?

1) Philip Kolter 2) J.R Darling 3) J. MacCathy 4) James Martin 5) James Market

2. 미국 마케팅 학회(AMA)에서 정의한 Marketing이란 ?

1) 제조계획에서 최종판매까지의 전 과정이다.

2) 생산자로부터 소비자에게 유통되는 재화나 용역의 흐름을 관리하는 제 활동이다.

3) 어떤 개인이 타인과 더불어 제품 및 가치를 창조하고 교환하는 활동을 통해 자신 의 욕구나 욕망을 충족하는 과정에서 발생하는 사회적 과정이다.

4) 구매자가 제품이나 검사서비스를 구매하는 수단으로 제공되는 활동이다.

5) 시장에서의 장보기 또는 매매하는 과정이다.

3. 시장의 중요성과 관련된 내용으로 관계가 먼 것은 ?

1) 의학 기술의 향상과 질의 향상 2) 고객의 욕구의 증가

3) 쾌적한 환경의 추구 4) 건강보존의 향상

5) 지역주민의 공동체 의식 향상

4. 마케팅의 핵심은 ?

1) 광고와 홍보 2) 촉진 3) 판매 4) 경로선택 5) 수요와 공급

5. 검사 서비스 마케팅의 특징이 아닌 것은 ?

1) 무형성 2) 불가분성 3) 이질성 4) 소멸성 5) 충족성

6. 마케팅 믹스의 구성 요건이 아닌 것은 ?

1) 검사경로 2) 검사가격 3) 검사서비스 4) 검사방법 5) 검사촉진

7. Marketing Mix(마케팅 결합)의 구성요인인 4P와 거리가 먼 것은 ?

1) Product 2) Price 3) Promotion 4) Process 5) Place

8. 마케팅 계획에서 고려할 점으로 거리가 먼 것은 ?

1) 고객의 특성 2) 시장 점유율 3) 검사실 경제 측면

4) 사명과 목표 5) 철저한 비밀 유지

9. 시장목표 선택의 지침내용과 거리가 먼 것은 ?

1) 현실적이어야 함 2) 도전적이어야 함 3) 모순성이 없어야 함
4) 돈의 검사 단위를 측정해야 함 5) 최고의 검사 가격과 검사 서비스를 제공함

10. 검사시장 세분화의 전제 조건은 ?

가. 충분한 실질성	나. 접근 가능성
다. 측정 가능성	라. 불가분성

1) 가, 나, 다 2) 가, 다 3) 나, 라 4) 라 5) 가, 나, 다, 라

11. 시장 세분화의 기준으로 심리적 욕구 변수에 속하는 것은 ?

1) 연령 2) 성별 3) 기후 4) 감수성 5) 종교

12. 시장 세분화 전략으로 검사 서비스를 표준화하여 대량공급이 가능하여 원가절감 을 기대할 수 있는 마케팅 전략은 ?

1) 집중적 마케팅 2) 차별적 마케팅 3) 비 차별적 마케팅 4) 특성화 마케팅

13. 검사 서비스 개발과정의 순서가 올바르게 나열된 것은 ?

1) 아이디어 창출 → 초기 적격 검사 → 경제성 분석 → 모의 시험
2) 초기 적격 검사 → 아이디어 창출 → 모의시험 → 경제성 분석
3) 경제성 분석 → 초기 적격 검사 → 아이디어 창출 → 모의시험
4) 모의시험 → 아이디어 창출 → 초기 적격 검사 → 경제성 분석
5) 아이디어 창출 → 초기 검사 서비스 제품설계 → 초기 적격검사 → 모의시험

14. 의약정 협의회에서 투약 의뢰서를 몇 년간 보관키로 합의했나 ?

1) 1년 2) 2년 3) 3년 4) 4년 5) 5년

15. Data base에 기록하는 내용과 거리가 먼 것은 ?

1) 환자 나이 2) 성별 3) 생년월일 4) 취향 5) 환자 본적지

정답 1. ① 2. ② 3. ③ 4. ⑤ 5. ⑤ 6. ④ 7. ④ 8. ⑤ 9. ⑤ 10. ① 11. ④ 12. ③ 13. ① 14. ⑤ 15. ⑤

chapter 08 의사소통 Commuincation

1 지각과정

인간이 의사를 전달하는 communication 영역의 50%를 지각이 차지하고 있다. 일반적으로 지각과정(perceptual process)은 상황과 행위 사이의 가장 중요한 요소로 간주되고 있다. 즉 지각의 연구는 조직행위(organizational behavior)에 대한 이해를 증진시키는 데 커다란 기여를 하고 있는 것이다.

인간의 행위를 외부로부터 제공되는 자극에 대한 기계적인 반응으로 간주하는 형태론자들은 지각이 인간행위와 전혀 관계없는 것이라고 한다. 그러나 인간의 행위가 자극에 대한 심리적 평가과정의 결과라고 보는 인식론자들은 지각이 인간행위의 설명예측 및 통제상 핵심적인 개념이라고 파악하고 있다. 따라서 지각이 조직행위를 이해하는 데 있어서 고려되어야 할 하나의 주요한 인식변수로서 제시되었으며 그 순서는 다음과 같다.

① 지각과정의 일반적 특성과 중요성에 대한 이론적 고찰
(감각과 지각과의 관계 및 지각의 주요 하부과정)
② 지각의 선별화와 외부적, 내부적 요인
③ 지각의 조직화 과정
④ 사회적 지각, 귀속화 현상, 상동적 태도 등

2 지각(Perception)

1) 지각의 본질과 중요성

(1) 지각의 의의

인간은 환경으로부터 주어지는 자극을 심리적 평가과정을 통해 평가하고 이를 바탕으로 자신의 행위방식에 대한 의사결정을 내린 다음에 비로소 특정한 행위를 하게 된다. 이와 같이 인간과 환경을 의미 있게 연결시켜 주는 다리의 역할을 수행하는 심리적 평가과정을 가리켜 심리학적으로 지각이라 한다.

지각세계와 실제의 현실세계의 차이를 인지하는 것은 조직행위를 이해하는 데 있어서 결정적인 것이 된다.

(2) 지각의 정의(definition of perception)

지각이란 개인이 외부자극에 대하여 의미를 부여하고 심리적인 영상(mental image)을 형성하기 위하여 투입된 자극들은 선별(selection), 조직화(organization), 해석(interpretation)하는 과정이다(Stephen Robbins).

(3) 지각의 중요성

각 구성원은 조직이 제공하는 일체의 자극이나 다른 구성원을 있는 그대로 지각하는 것이 아니라 자신의 지각이 곧 자극이나 다른 구성원의 실재하는 본질이라고 생각하고 이에 근거하여 자신의 조직 내 행위요인인 태도, 동기, 행위 등을 결정한다.

따라서 조직 내 구성원들의 지각방식이나 지각내용을 알지 못하고서는 결코 그들의 행위를 설명, 예측 또는 통제할 수 없는 것이다.

(4) 감각(sensation)과 지각(perception)

감각과 지각의 차이점과 유사점에 대한 일치된 견해는 없다. 물리적 감각으로써 시각, 청각, 촉각, 후각 그리고 미각 등이 있으며, 또 소위 "제6감"이라고 하는 것도 있다. 이렇게 볼 때 감각은 주로 심리적 기능에 의해 결정된 매우 일차적(기초적)인 행위를 다루고 있음을 시사해 준다.

지각은 감각보다 더 복잡하고 보다 광범위한 개념이다. 지각과정은 선택의 복잡한 상호작용과 조직화(체계화), 그리고 해석 등을 포함한다. 비록 지각이 원초적 자료인 감각에 상당히 의존한다고 하지만, 인식과정은 그 같은 자료들을 여과, 한정하거나 완전히 변화시켜 버리는 것이다. 그러므로 감각이 지각의 요소라는 말과 감각자료가 지각의 기초라는 의미는 전혀 다른 것이다(즉, 감각은 지각이 있은 다음에 갖는 의식내용이다).

예를 들어 고정된 나무가 있다고 하자. 시선을 천천히 그 나무의 다른 면으로 돌림에 따라 관찰자는 아마 그 물체가 움직이고 있다고 느낄(senses)것이다. 그러나 또한 그 물체가 고정되어 있는 것이라고 지각(perceives)하는 것이다. 지각과정이 감각과정을 압도함으로써 관찰자는 그 물체를 고정체로서 보는(sees)것이다. 달리 말해 지각과정은 "실재"의 감각세계로부터 공제시키거나 그것에 부가시키는 것이다.

(5) 지각의 하부과정(sub process)

일련의 하부과정의 존재는 지각의 복잡성과 상호작용적 성질을 나타내주는 증거가 된다. **그림 8-1**은 이 같은 하부과정들이 서로 어떻게 관련되어 있는지를 나타내 준다.

위의 그림에서 등록, 해석, 환류는 보이지 않는 내부적 인식과정들인 반면에 상황, 행위 그리고 결과는 지각이 실제로 형태에 관련되어 있음을 보여주고 있다.

지각의 하부 과정

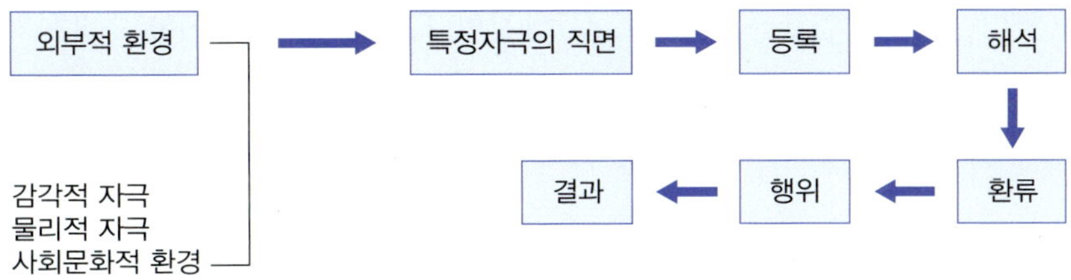

그림 8-1. 지각의 하부과정

(6) 적용실례

① 심층감각을 통해 증진되어진 지각

「보험회사」의 회장인 존 바이른은 비공식 토론회의를 주재할 때 회사 내의 각급 직원 15명 정도를 항상 참여시키는 것을 관례화시키고 있다.

그는 이와 같은 회의가 회사 내에서 무엇이 진행되고 있는가를 정확히 지각하는 데 큰 도움이 된다고 말하고 있다. 바이른의 이 같은 접근방식은 오늘날 많은 조직체들에 의해 점증적으로 수용되고 있으며, "심층감각"이라고 명명되어졌다. 모든 계층의 직원들과의 이 같은 비공식 회합의 유형은 최고 경영자들에게 공식적(정상적)으로는 만날 수 없는 종업원들과 상호교류(작용)를 가능케 하는 기회를 제공하여 준다. 그 목적은 모든 조직수준의 여러 문제들을 깊게 이해시키며 하의상달을 보다 원활하게 의사소통을 하는 데 있다.

카이저, 리즈, 노드롭, 미네소타 발전소, 록히드, 제너럴 일레트릭 등 굴지의 회사들에서 사용되고 있으며, 특히 록히드의 월터 헤이트는 이 같은 형태의 커뮤니케이션이 최고 경영자 층에게 가장 강력하고도 유용한 수단의 하나가 되고 있다고 시사했다. 원활한 커뮤니케이션이 없으면, 지각은 조직 내에서 쉽게 왜곡되어져 버리기 때문이다.

심층감각은 이 같은 왜곡현상을 예방하는 하나의 좋은 방법이 될 것이다.

2) 지각의 선별화(Selectivity)

인간은 외부로부터 주어지는 자극을 감각기관을 통해 받아들이게 되는데, 이 과정에서 주어지는 자극들을 모두 받아들이는 것이 아니라 그 중 일부만을 선별적으로 수용한다. 이렇게 선별적으로 수용한 자극들 중에서 중요하다고 판단되는 것을 다시 선별하여 이 자극들 상호 간 및 이들과 이미 자신이 가지고 있는 지각구조들을 연결시킴으로써 하나의 영상 내지 의미를 부여하는 과정이 곧 지각인 것이다.

따라서 지각은 실재의 물리적 세계를 진실 되게 반영하는 것이 아니라 개인의 편견과 가치관에 의해 재구성된 세계를 반영하게 되는 것이며, 또한 각 개인의 지각영역은 서로 다르기 마련이어서 모든 사람들이 동일한 자극을 동일한 방식으로 지각하지는 않기 마련이다.

이와 같은 특성을 이용해서 사람들의 주의를 끌어 원하는 방향으로 인지를 하도록 유도하여 자극상황을 꾸미는 방법이 있을 수 있다. 이런 방법들은 실용적으로 선전이나 홍보, 광고 등에서 주요하게 다루어지고 있다.

그렇다면 모든 자극들 가운데 왜, 그리고 어떻게 특정 자극에 대해서만 선별하는가? 외부적 요인과 내부적 요인으로 나누어 살펴본다.

(1) 외부적 주요요인

① 강도와 크기 - 외부자극이 강하고 클수록 지각되기 쉽다(**그림** 8-2).

② 대조 - 배경에서 벗어나 있거나 혹은 그렇지 않은 것이 주의를 끌기 쉽다(**그림** 8-2).

③ 반복 - 반복은 주의를 끌 기회를 증가시킬 뿐만 아니라 자극에 대한 감수성을 높인다. 그러나 반복이 지속되면 역효과가 날 우려가 있다.

④ 운동성 - 정지물보다는 환경 속에서 움직이고 변하는 것이 주의를 더 끈다.

⑤ 새로운 것과 친숙도 - 친숙한 환경 속에서의 새로운 사물이나 사건 또는 새로운 환경에서의 익숙한 사물, 사건 등은 더 주의를 끈다.

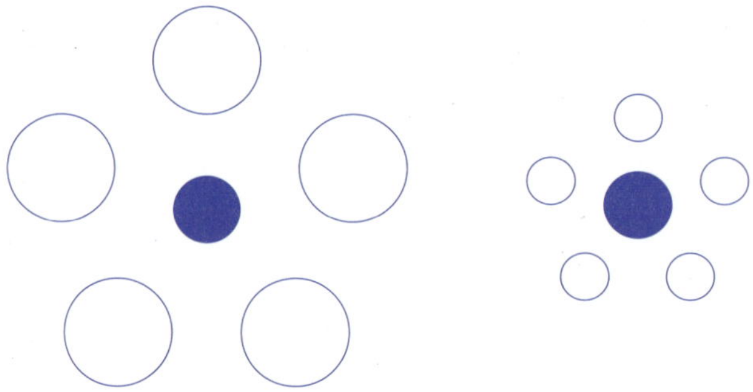

그림 8-2. 강도와 크기

(2) 내부적 자세요인

① 과거의 경험(학식의 정도)

지각의 선별성에서 본 바와 같이 사람은 자극의 일부만을 선택하여 대상을 자극하게 된다. 그런데 이러한 선택은 무조건적으로 이루어지는 것이 아니라 과거의 경험, 배경, 태도, 관심 등에 의해 이루어지며 이것들에 의해 뚜렷한 특성으로 생각되는 것들만을 선별하여 지각하게 된다.

이와 같이 대개의 경우 과거의 경험은 극심한 개인적 차이를 나타내게 만든다. **그림** 8-3에서와 같이 동일한 사람을 개인지각 차에 따라서 젊은 여인이나 나이든 사람으로 상이하게 지각하는 것이다.

개인 지각의 차이

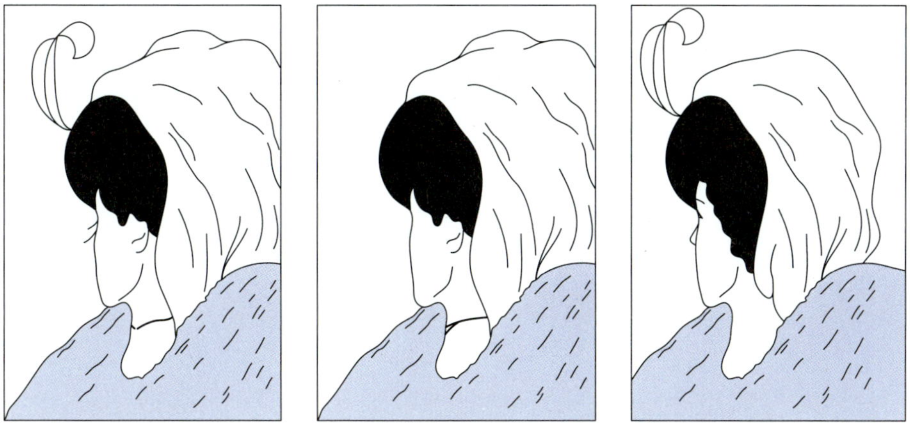

여인상의 유형? A : 나이든 여인 B : 젊은 여인

그림 8-3. 개인지각차이

② 동기부여의 수준

가. 1차적 동기(motivation) - 성욕, 식욕

나. 2차적 동기(motivation) - 권력, 우호관계의 형성, 성취 등에 의한 강한 욕구

③ 인성(Personality)

가. 자극을 받아들일 때의 개인의 심적인 자세

나. 가치관

다. 연령 등

3) 지각의 조직화(Organization)

지각이 형성되기 위해서는 정보나 자료가 형태를 갖추어야 한다. 이렇게 어떤 상황의 정보나 자료들이 형태를 갖추어 의미를 갖게 하는 과정이 조직화(체계화) 과정이며, 지각의 구조적 속성을 이루는 과정이다.

(1) 전경(주제) – 배경(Figure – Ground)

이 개념은 조직화 과정의 가장 기본적인 형태로써 일반적으로 간주된다.

전경(주제) - 배경원리라는 것은 간단히 말해 전경(주제)과 배경이 분리되는 것을 말한다. 즉 우리가 보는 것

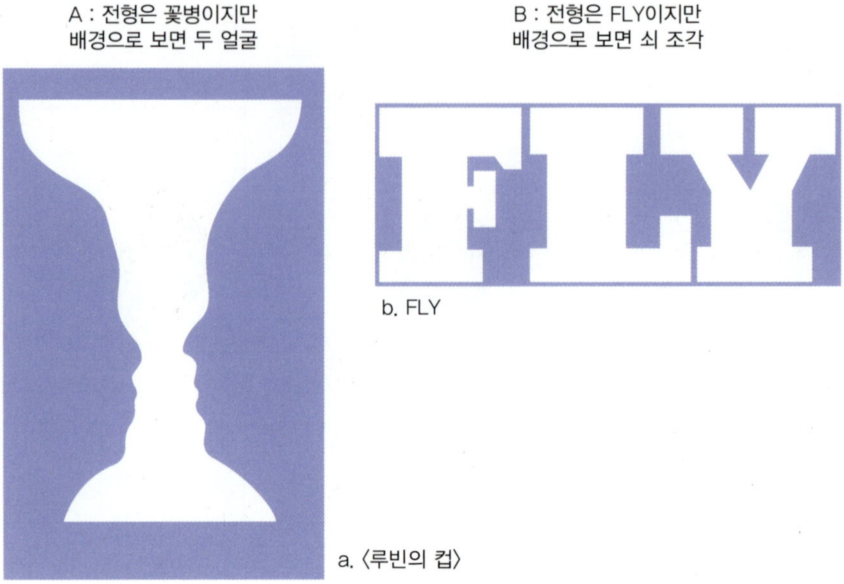

그림 8-4. 주제와 배경을 구분한 예

은 주제와 배경을 어떻게 나누느냐에 따라 달라지는 것이다. 개인차에 따라서 **그림 8-4 A**는 하얀 부분을 주제로 보면 컵이지만 배경인 부분을 선택적으로 지각한다면 두 사람의 얼굴이다. **그림 8-4 B**는 쇠조각과 FLY로 상이하게 지각한다.

그림 8-4에서와 같이 지각적 선별화는 지각의 조직화 과정에 큰 영향을 미친다는 것을 알 수 있다.

(2) 조직화 과정이 갖는 원리

① **근접성** - 자극요소들의 물리적 인접도, 즉 가까이 있는 대상들은 따로따로 지각되기 보다는 함께 지각되는 경향이 있다(공간적 근접성과 시간적 근접성).

② **유사성** - 자극요소의 비슷한 정도, 즉 유사성이 클수록 동일 그룹에 속하는 것으로 지각될 가능성이 높아진다(**그림 8-5 A**).

③ **연속성** - 명백하고 계속적인 패턴이나 관계만이 지각되는 것. 이것은 조직구성원들의 사고를 비창조적, 비융통성으로 이끌 우려가 있다(**그림 8-5 B**).

④ **완결성** - 하나의 지각상황을 완성해(채워 넣는)나가는 과정이다(**그림 8-5 B**).

⑤ **기타** - 분절, 형태의 강약, 대칭성의 유무 등이 있다.

(3) 지각의 항등현상(Perceptual Constancy)

① 동일한 원격자극(물리적 사물)이 여러 가지 서로 다른 근접자극(신경, 감각기관의 흥분)을 형성하더라도 지각은 동일한 원격자극에서 동일한 지각체를 구성하는 것이다.

② 예를 들면, 먼 곳에 있는 자동차는 가까운 데 있는 것보다 적은 망막세포를 흥분시키지만 먼 자동차가

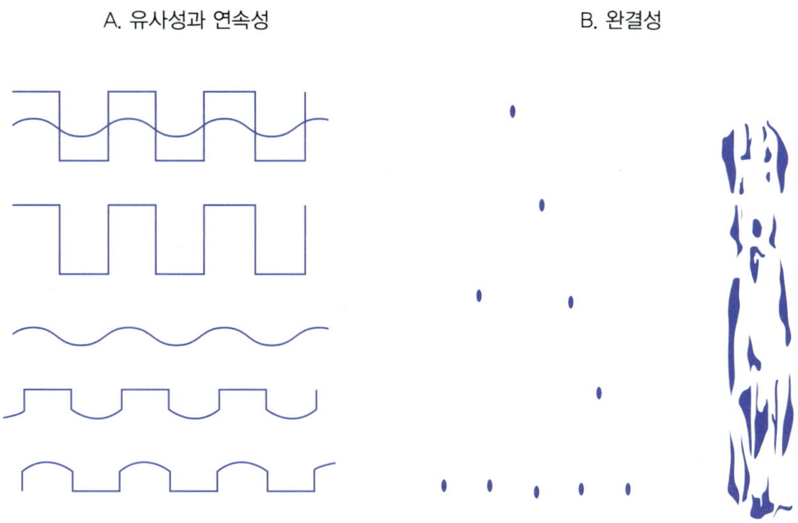

그림 8-5. 유사성과 연속성, 완결성

작다고 지각하지는 않는 것이다.

③ 세계를 안정되게 지각하는 것은 이 항등현상에 의한다.

④ 그러나 지각의 항등성은 절대적인 것이 아니며 물리적 조건이나 주위작용의 변화에 따라 없어지기도 한다(착오).

(4) 지각적 맥락(Perceptual context)

① 이것은 지각적 조직화의 가장 높고, 가장 세련된 형태이다. 즉 환경에서의 자극, 사물, 사건, 상황 그리고 사람들에게 의미나 가치를 부여하는 것이다.

그림 8-6은 그 자체로서는 별 의미가 없으나 구두적 설명(맥락)이 가해졌을 때 비로소 그 의미와 가치가 부여된다. 그림 6의 A는 쥐 다섯 마리의 다리이며 그림 B는 맥주 캔 위의 쥐 두 마리이다.

② 이에 비춰볼 때 직장 내에서 상사가 구두명령, 메모, 새로운 정책, 암시 그리고 치켜 올린 눈썹이나 등을 다정스럽게 두드린다는 것은 조직의 맥락에서 볼 때 독특한 의미와 가치를 발생시킨다고 할 수 있다.

(5) 지각적 방어(Perceptual defense)

① 지각적 방어는 맥락과 매우 밀접한 관련이 있다. 인간은 맥락에 있어서 개인적 · 문화적으로 꺼려하거나 위협이 된다고 느끼는 자극이나 상황적 사건에 대해 방어(인식하기를 거절하거나 차단) 심리를 구축한다.

② 따라서 지각적 방어는 감독자와 종업원, 노동조합과 경영자 측의 관계를 이해하는 데 유용할 수 있다. 즉 경영자는 종업원들이 불만에 차 있지만 그들이 "행복"하다고 여기려고 하며 또 고충(불만)처리위

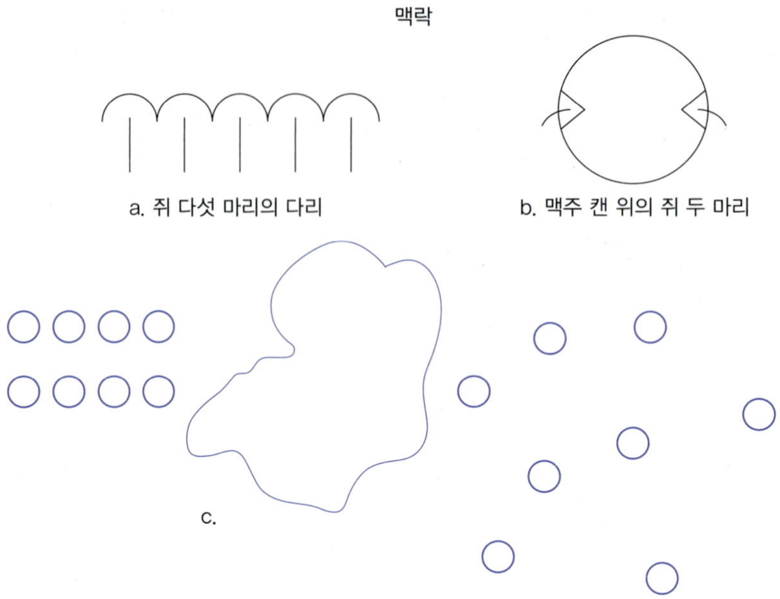

그림 8-6. 맥락

원회나 파업이 발생했다 하더라도 여기에 참여한 "행복한" 종업원들이 선동자들에 의한 희생물이라고 결론지으며, 따라서 회사 내에는 기본적으로 문제가 없다고 보려는 것이다.

이와 같은 예는 어떤 부류의 사람들, 특히 조직 내의 경영자와 종업원들이 왜 "맹점"을 지니고 있는지를 설명하는 데 도움을 준다. 그들은 정확히 파악하지 못하거나 끊임없이 잘못 해석하는 것이다.

4) 사회적 지각(Social Perception)

① 사회적 지각은 한 개인의 다른 사람들을 어떻게 지각하는가 하는 것과 관련이 있다.

② 사회적 지각에 투사되는 수많은 복잡한 요소들이 있지만 그러나 가장 기본적(일차적인) 요인은 인성과 심리적 과정 속에서 발견된다.

③ 조직구성원들은 다른 구성원들에 대한 그들의 지각이 그들 스스로의 특성과 그리고 다른 구성원들의 특성에 의해 크게 영향을 받는다는 것을 반드시 인식해야 한다.

(1) 귀속화(Attribution)

① 귀속화란 지각대상인 어떤 행위나 사건이 발생하게 된 원인을 지각자가 자의대로 상정하는 과정을 가리킨다. 즉, 타인의 행위에 대한 우리의 지각이나 판단은 타인의 심리적 상태에 대한 우리들 자신의 추측(추정)에 의해 큰 영향을 받는다는 것이다.

② 귀속화 과정에 영향을 미치는 요인

가. 외부적 요인 - 환경

나. 내부적 요인 - 개인자신

다. 기타 - 행위자의 지위, 의도, 행위의 결과 등이다.

③ 귀속이론은 타인의 행위에 대한 각자의 원인해석(추정)에 따라 그 행위에 대한 우리의 대응행동과 미래에 대한 예측이 달라지기 때문에 매우 중요한 의미를 갖는다.

④ 그러나 한 사람이 특정행위를 하게 되는 이유는 매우 복잡한 반면에 우리의 이해력이나 지각에 필요한 정보의 축적능력은 극히 제한되기 마련이다. 이러한 이유에서 조직의 구성원들에 대한 우리의 판단은 왜곡될 가능성이 많다.

(2) 상동적 태도화(Streoptyping)

① 상동적 태도화란 피지각자가 속해 있는 사회적 계층이나 범주에 의해 그에 대한 지각이 영향을 받는 것을 말한다. 즉 사람들은 타인에 대한 지각이나 인상을 형성할 때 그 사람의 성, 인종, 종교집단, 국적, 직업 또는 가입하고 있는 단체 등과 같은 뚜렷한 사회집단적 속성을 먼저 생각하며, 이전의 경험에 의해서 어떤 집단에 속한 사람들은 모두가 어떤 공통적인 특성을 갖고 있다는 믿음(편견)을 가지고 있다.

② 예 - 미국인의 물질만능주의, 일본인의 국수주의, 독일인의 근면함, 교직자의 정직함, 정치가나 기업가의 권모술수 경향, 성직자의 고결함 등이다.

③ 왜곡의 가능성

상동적 태도는 그 집단구성원의 공통적인 특성이 아니라고 믿고 있는 특성을 그 사람이 갖고 있는 것으로 지각하려는 준비는 안 되어 있음으로 해서 지각의 왜곡이 나타날 수 있다.

(3) 현혹 효과(Halo effect)

① 현혹효과란 한 사람이 다른 사람을 평가할 때, 피평가자가 가지고 있는 뚜렷한 특성 즉, 지능, 외모, 신뢰성 또는 협동성 등에 의해서 전체적인 인상이 결정되는 것을 의미한다. 쉽게 말해서 자신이 좋아하는 사람의 성과나 장점은 과대평가하고, 싫어하는 사람의 그것은 과소평가하는 성향이 곧 현혹효과인 것이다.

② 조건(원인)

평가측면이 성실성, 협동성, 충성도, 학습의욕, 친근감 등과 같이 약간 애매모호한 것일 때, 평가자에게 생소한 것일 때, 도덕적인 판단을 포함하는 것일 때 현저하게 나타난다.

③ 예 - 가. 교수가 예뻐하는 학생에게 실제 성적보다 훨씬 좋은 학점을 주는 결과를 초래한다. 이것은 그 교수의 입장에서는 의식적인 편견을 갖고 있어서 그렇게 하는 것이 아니고, 다만 그 학생을 예뻐하며 공부 잘 하기를 바라는 심정이 그 학생의 답안지에 대한 지각에 영향을 미친 것일 뿐이다.

나. 커뮤니케이션 과정에서도 지각자가 정보원에 대한 자신의 평가를 기초로 하여 정보를 평가하는 일반적인 경향이 있다. 즉, 집단 내에서의 지위가 낮은 사람이 제안한 아이디어보다 지위가 높은

사람이 제안하면 이를 과대평가할 뿐만 아니라 쉽게 받아들이게 되는 것이다.

④ 심리적 지각과정의 다른 모든 측면들처럼 현혹효과도 조직행위의 궁극적 이해나 연구를 위한 매우 중요한 함축성을 지니고 있다.

3 지각의 핵심

1) 지각은 매개적 인식과정의 하나의 주요한 요소이다. 이 복잡한 과정을 통해 사람들은 그들이 직면한 자극상황을 해석하는 것이다.
2) 선별화와 조직화(체제화)는 지각의 해석에 관여한다. 선별화는 외부적으로는 강도, 크기, 대비(대조), 반복, 운동성, 새로운 것, 친숙도 등에 따라 내부적으로는 각 개인의 동기부여의 수준(정도)에 따라 영향을 받는다.
3) 선별화 과정에 의해 선택, 여과된 자극은 전체적으로 의미 있게 조직화된다.
   (1) 전경(주제) - 배경개념은 지각의 조직화 과정에 있어서 가장 기초적인 형태이다.
   (2) 또 커다란 자극요소들의 유사성과 근접성, 연속성과 완결성 등도 조직화 과정에 커다란 역할을 하는 개념이다.
   (3) 항등현상, 맥락 그리고 방어적 국면 등은 보다 복잡한 요소들이다. 특히 사회적 맥락은 조직 내의 인간행위를 이해하는 데 있어 중요한 역할을 한다.

인간의 행위가 자극(stimulus)에 대한 심리적 평가과정의 결과라고 보는 인식론자들은 지각이 인간행위를 설명할 수 있는 핵심적인 개념이라고 주장한다. 실제로 우리가 외부세계를 지각하는 방식은 외부세계가 실재하는 방식과 꼭 같을 필요는 없으며 또한 동일하지 않은 경우가 허다하다. 뿐만 아니라 우리는 실재의 외부세계에 근거를 두고 행동하는 것이 아니고, 외부세계에 대한 자기 자신의 지각을 근거로 행동한다고 할 수 있다.

조직 내 조직구성원의 행위도 마찬가지로, 각 구성원은 조직환경이 제공하는 일체의 자극이나 사건, 그리고 다른 여타의 구성원을 있는 그대로 지각하는 것이 아니라, 자신의 지각이 곧 자극이나 다른 구성원의 실재하는 본질이라고 생각하고 이에 근거하여 자신의 행위요인-태도, 모티베이션, 행위 등을 결정한다.

따라서 조직 내 개인들의 지각방식이나 지각내용을 정확히 파악하여야만 그들의 행위를 설명, 예측 또는 통제할 수 있는 것이다.

4 초감각적 지각(Extra Sensory Perception)

초감각적 지각(E.S.P)에 대한 연구는 미국의 Duke University의 라인초심리학연구소 그리고 영국의 에딘버러, 옥스퍼드, 리버풀, 케임브리지 등의 대학에서 E.S.P에 대한 연구가 매우 활발하다. 미국이나 독립국가연합 등에서는 첩보원이나 군사목적에도 이용되고 있다.

E.S.P는 "여분의 감각투시" 훈련으로써 이것을 발달시키면 영적인 I.Q가 잘 발달된다. 초감각적 지각은 인간의 마음과 몸의 communication을 이루는 인간의 잠재된 에너지이다. 오늘날 이 세계에는 통상적인 감각기관 이외의 힘(E.S.P)을 이용해서 먼 곳에서 일어나는 일을 정확히 보거나 상대방의 마음을 읽을 수 있다. 지각이 communication의 50%를 차지하고 있다. 그래서 지각과 communication에 대한 기본 지식을 터득하는 것은 사람의 마음을 진실되게 읽고 미래행위의 예측을 가능하게 하며 예측된 행위의 통제에 매우 유용한 수단이 된다.

5 의사소통(Communication)

의사소통은 **그림 8-7**과 같이 개인과 개인, 집단과 집단, 조직과 조직, 개인과 집단, 개인과 조직이 상호정보를 교환하는 과정이다. 모든 조직은 개인과 집단으로 구성되어 있으며 조직 내에서의 모든 활동은 개인과 집단 그리고 조직전체와 조직 외부와의 정보교환의 활동이다. 관리자가 조직의 목표를 달성하기 위하여 모든 관리 기

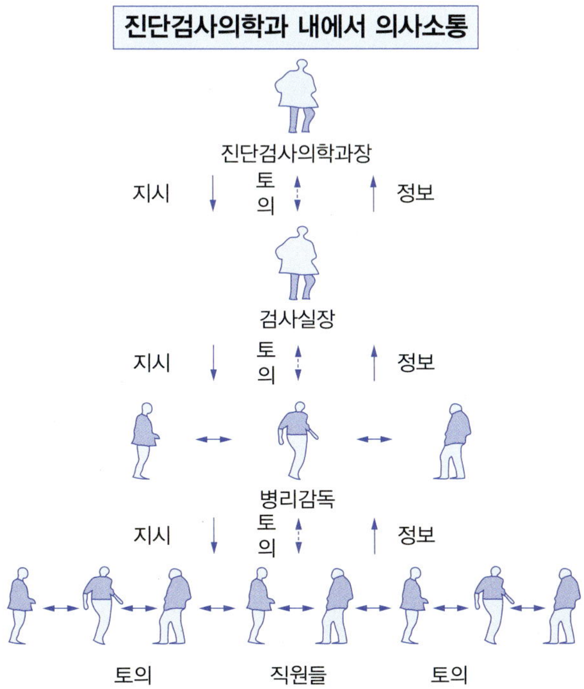

그림 8-7. 진단검사의학에서 의사사소통

능을 통합하고 연결하는 과정에서 의사소통의 기능이 없다면 각 기능별로 부서 간에 연결이 되지 못하여 결국은 조직의 목표달성이 어렵게 되고 실패할 것이다. 따라서 조직의 목표를 성취하기 위하여 모든 활동들이 효과적으로 수행되기 위해서는 목표에 관련된 모든 요소 간에 적절한 조정과 연결기능이 필요하게 된다.

그래서 효율성 있는 의사소통의 활성화를 위해서는 송신자와 수신자가 함께 개선을 해야 한다. 그리고 개인의 성격의 유형과 지각태도에 따라서 같은 내용도 상이하게 전달되는 경우도 있다.

바나드(C. I. Barnard)는 의사소통은 "조직의 공동목표를 달성하려고 노력하는 구성원들을 연결시켜주는 수단"이라고 정의하였다.

1) 의사소통의 과정(Communication Process)

(1) 송신자(sender)

조직과 관련하여 송신자는 의사소통을 하기 위한 생각, 의도, 정보를 가진 구성원이다.

(2) 기호화(encoding)

송신자의 생각이나 목적을 메시지의 형태로 바꾸어 주는 언어이다.

(3) 메시지(message)

기호화 과정의 결과가 메시지이다. 언어적, 비언어적 형태를 취한다. 비언어적 형태의 유형은 25만 가지나 된다.

(4) 매체(medium)

메시지의 전달 수단이다. 얼굴대면, 전화, 집단회합, 컴퓨터, 메모, 정책 규정집, 보상체계, 일정계획, 진료 예측의 기록 등이다.

(5) 해독과 수신자

메시지가 수신자에게 적합한 형태로 해독되어야 한다. 해독은 메시지를 해석하는 수신자의 사고과정이다.

(6) 피드백(feedback)

일방적인 의서소통은 수신자로부터 송신자의 방향으로 이루어지지 않아서 피드백이 되어 메시지 사이에 왜곡이 일어난다. 수신자의 반응을 송신자에게 전달해주는 메시지 수신 여부와 의도한 반응이 나타났는지 여부를 확인하게 해준다. 양방향과정이 수신자로부터 송신자의 방향으로 이루어지는 피드백을 제공해준다.

(7) 잡음

의도한 메시지를 왜곡시키는 일체의 요인들이다. 시간의 압박감으로 의사소통의 결여나 불충분한 정보를 전달하게 되면 의도한 바와 전혀 다른 의미로 받아들여질 수 있다.

6 의사소통의 경로

1) 공식경로와 비공식경로

의사소통은 공식경로와 비공식경로를 통해서 전달된다. 공식적인 경로는 검사실의 직계조직구조에 의하여 이루어지는 반면, 비공식적인 의사소통의 경로는 자연발생적으로 이루어진 연결망을 통해서 형성된 사회적 관계의 연결망을 활용하는 것이다.

(1) 비공식적인 연결망(grapevine)

① 새로운 뉴스에 대해 자주 이야기를 한다.
② 자신의 일에 영향을 주는 것에 대하여 이야기를 한다.
③ 친한 사람만 이야기를 한다.
④ 가까이 있는 사람들끼리만 이야기를 한다.
⑤ 업무절차상 자주 접촉하는 사람들의 경로가 있다(grapevine).

(2) 비공식적인 의사소통경로의 이점

① 타인들의 긍정적인 의견을 전달받으므로 직원들의 사기가 진작된다.
② 직원들에게 안정감, 소속감을 제공하여 만족과 안정감을 준다.
③ 감정폭발을 억제하도록 하는 안전밸브 역할을 한다.
④ 잘못된 계획, 감정개입의 의사결정, 편파적 감정의 발생을 견제해 주고, 균형을 잡아주어 신중한 계획 수립과 행동에 영향을 준다.
⑤ 피드백의 원천으로 활용이 된다.

(3) 하향적 의사소통(Downward communication)

상위자에서 하위자로 전달된다. 직무 지시물, 중심적 메모, 정책, 규정집, 절차, 업무지시, 소식의 간행물 등이다.

(4) 상향적 의사소통(Upward communication)

수신자의 지위가 송신자보다 더 높은 경우이다. 제안함, 집단적 집회나 항의, 고충 처리 절차 등이다.

(5) 수평적 의사소통

조직계층상 동일한 지위의 개인, 집단 사이의 정보의 흐름이다.

(6) 대각적 의사소통

필요에 따라서 필요한 개인과 개인, 부서와 부서 사이의 관계, 지위고하를 막론하고 상호의사소통을 한다.

① 변화의 법칙

개인의 지식변화 - 개인의 태도변화 - 개인의 행동변화 - 집단의 행동변화가 일어난다. 전 단계의 변화가 이루어지지 않고서는 다음 단계의 변화가 이루어지지 않는다는 법칙이다. 그래서 **그림 8-8**에서와 같이 질적인 의식수준의 변화를 위해서는 교육과 의사소통이 함께 이루어져야 호의적으로 수용하게 된다.

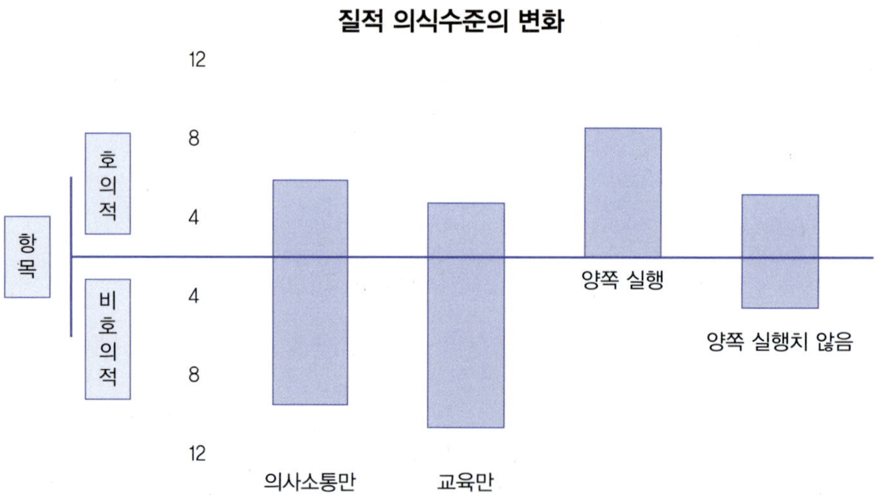

그림 8-8. 질적 의식수준의 변화

7 미국경영관리학회의 효과적인 의사소통방법

1) 의사 전달을 하기 전에 우선 아이디어를 명료화한다. - 수용자나 그에 의해 영향을 받게 될 사람들의 목적과 태도까지 고려한다.
2) 의사전달의 참된 목표를 검토해야 한다.

- 정보의 취득, 행동요구, 타인의 태도변경 등

3) 전반적인 물리적, 인간적 상황을 고려한다.

- 발표시기, 조직 내의 사회적 분위기, 관습과 과거의 관행 등

4) 의사전달을 계획함에 있어서 다른 사람과 미리 상담한다.

- 메시지에 대한 통찰력과 객관성의 증진 등

5) 전달하고자하는 내용뿐만 아니라 전달자의 태도에 대해서도 조심한다.

- 상호 간의 존경심, 음성, 표현방법, 다른 사람의 반응에 대한 관용성 등

6) 수용자에게 도움이 되거나 가치 있는 내용을 전달할 수 있는 경우는 즉시 행한다.

- 수용자의 입장에 서서 그들의 이익과 요구를 고려할 것

7) 의사전달의 사후 평가를 잊지 말 것

- 상호 작용의 중요성

8) 의사전달은 현재만 아니라 미래를 위한 것도 되어야 한다.

- 장기적인 이익 및 목표에 합치되어야 한다.

9) 의사전달을 지원하는 행동을 한다.

10) 수용자를 납득시키려고 할 뿐 아니라 자신이 수용자를 이해하려고 하는 좋은 청취자가 되어야 한다.

8 의사소통의 장애요인 – 전달자, 수신자, 심볼, 전달경로

1) 사용하는 용어상의 문제

- 난해한 한문, 과도한 공식적 어귀, 환경적 교육적 배경

2) 용어에 대한 관습의 차이

3) 환경과 표정에 따른 의미의 가감

4) 관심과 주의력의 제한

- 자신의 태도와 신조에 합치되는 의사소통에는 감수성이 빠르지만 그것과 모순되는 내용에는 감수성이 둔하다.

5) 가치관의 차이

6) 투사에 의한 왜곡

7) 선입관에 의한 왜곡

8) 수신자에 의한 정보의 간소화 그 작용

- 복잡한 것은 간소화하고 균형이 잡히지 않는 불규칙적인 자극은 균형이 잡힌 것으로 보고자 하는 심리적 경향

9) 정보의 고의적인 정선
   - 하향적 의사전달
10) 정보의 고의적 독점
11) 타인에 대한 지능의 과소평가
12) 상급지위에 대한 맹종
13) 보호적 처우
   - 허위숫자, 상향적 의사전달
14) 정보의 의식적인 제한
   - 비밀유지
15) 지리적 거리

9 조직 내 의사소통의 개선방향

관리자자가 보다 좋은 의사전달자가 되기 위해서는 전달하고자 하는 정보의 메시지를 개선하고 구성원들에게 의사소통 하고자 하는 내용에 대한 이해를 증진시키는 과업이 중요하다.

조직 내의 의사소통을 개선하기 위하여 추적조사, 정보 흐름의 규제, 피드백의 활용, 감정이입, 반복, 상호 간에 신뢰감 증대, 효과적인 기대의 선택, 언어의 단순화, 효과적인 정취, 개인연결망(grapevine)의 활동 등을 유효적절하게 활용하는 기술을 배양해야 한다.

1) 추적조사(following up)

추적조사는 자신의 뜻이 잘못 이해되었다고 가정하고 의도하였던 어떤 의미가 구성원들에게 전달되었는지를 확인하는 과정으로 메시지의 전달의미는 수신자에 의해서 결정하고 해석하기 때문에 추적조사가 필요하다.

2) 정보흐름의 규제(regulating information flow)

정보흐름의 규제는 경영자에게 전달되는 정보의 흐름의 질과 양을 적정 수준으로 조절함으로서 의사소통의 과중을 막아보려는 활동이다. 정보흐름의 규제의 배경에는 예외의 원칙관리 하에서 상위자는 오직 정책이나 절차에 크게 벗어나는 예외적인 일들에만 관심을 가지고 의사소통을 해야 한다.

3) 피드백의 활용

피드백이란 효과적인 의사소통의 주요 요소 중 하나로 피드백은 수신자가 메시지를 전달받아서 의도한 반응을 나타내었는지에 대한 반응을 송신자에게 전달해 주는 주 통로를 제공하여 주어야 한다. 상향적 의사소통의 경우에는 직접적인 피드백이 가능하지만 하향적 의사소통의 경우에는 수신자로부터 피드백을 받을 수 있는 기회가 불충분하기 때문에 가끔 부정확성이 증가하게 된다. 중요한 정책사업에 대한 공식적인 공문을 조직 내 모든 직원들에게 나누어주었다고 해도 실제적으로 의사소통이 이루어졌는지를 확인할 수 없는 경우가 생긴다. 조직이 건전해지려면 하향적 의사소통이 효과적으로 달성될 수 있도록 상향적 의사소통이 원활해져야 한다.

4) 감정의 이입(empathy)

감정의 이입은 송신자 위주보다도 수신자 지향적인 태도를 가지는 것을 말하며 의사소통의 형태는 수신자에 대하여 알고 있는 사실에 근거를 두어야 한다. 즉, 수신자가 메시지를 어떻게 해독할 것인지를 파악하기 위해서 송신자 자신이 수신자의 입장에서 생각해보는 것이다. 관리자가 해독과정을 이해하고 평가하는 것은 필수적이지만 메시지는 수신자의 여과과정을 통하여 선택적으로 지각하게 된다. 즉, 감정이입이란 자신이 타인의 역할과 관련지어서 그 사람의 관점에서 감정을 분석해내는 능력을 말한다. 그래서 의사소통의 효과적인 측면을 방해하는 요인들이 감정이입을 통해서 감소될 수도 있다. 수신자와 송신자 사이에 과거의 경험이나 성숙과정상의 큰 갭이 상존할수록 경험영역(field of experience)이 중폭되는 부분이 이해의 공통적인 바탕을 발견하기 위해서 많은 노력을 해야 한다. 그래서 경영자의 감정이입 능력을 증진시킬 수 있는 한 방법으로써 감수성 훈련이 있다.

5) 반복(repetition)

반복은 학습원리의 하나로 기술적으로 communication 과정에 반복되거나 장황한 정보의 제공이 메시지의 일부를 이해하지 못했다고 하더라도 다른 부분을 통하여 이해가 가능하게 된다. 신규직원이 조직에 유입하여 여러 가지 형태로 동일한 기본적인 정보를 제공받게 되는 경우이다.

6) 상호 간의 신뢰감 증대

상호 간의 신뢰감 증대는 시간의 압박이 종종 경영자가 모든 의사소통에 대하여 추적조사하거나 피드백 그리고 상향적 의사소통을 조장하는 것을 방해하기도 하는 상황 하에서는 관리자와 구성원들 사이에 상호 신뢰감이나 믿음이 의사소통을 용이하게 해줄 수도 있다. 일상적인 직장생활에서 상사와 부하 사이의 신뢰성을 형성해 두면 관리자는 구성원들의 이해를 손상시키지 않고서도 힘들지 않게 의사소통에 대한 추적조사를 할 수 있고 신뢰성에 대한 정보원이란 느낌을 주는 것이 필요하다.

7) 효과적인 기대의 선택

효과적인 기대의 선택은 관리자 자신이 구성원들과 의사소통을 하려 할 때 수신자들이 다른 메시지들을 동시에 받아들이고 있기 때문에 의사소통의 효율성을 향상시키려면 메시지를 전달할 때 다른 메시지들과 함께 경쟁하지 않는 시기에 전달하는 것이 좋다. 대부분의 경영자들은 중요한 정책이나 변화를 준비하기 위해서는 다른 의사소통의 메시지에 노출되지 않고 하나의 메시지에 대한 일에 전념하도록 하기 위하여 중요한 과업을 담당한 사람을 격리시켜서 수행하게 하면 매우 효과적이다. 그러나 일상적인 의사소통에서 효과를 높이기 위해서 수신자를 격리시킬 수는 없지만 적절한 시점에서 의사소통을 하는 것이 중요하다. 즉, 의사소통의 장애요인들은 가끔 왜곡이나 가치판단을 초래하는 시점을 택하여 의사소통을 하기 때문에 생긴다. 그래서 효과적인 의사소통에 장애요인이 되는 준거의 틀의 차이, 선택적 청취, 가치판단의 차이, 정보원의 신뢰도, 언어상의 문제, 여과과정, 집단의 언어, 지위의 차이, 시간의 압박, 커뮤니케이션의 과중함을 피하여 어떤 시점을 통하여 의사소통을 하는 것이 좋다.

가령 예를 들면, 병원의 경영자가 간호과장은 항상 병원의 일에 대하여 적당히 요령이나 피우고 부정적이며, 불평이나 하는 사람이라고 생각하면 그가 보낸 메시지에 대하여 거의 주의하지 않고 무관심으로 볼 수도 있고, 병원 내의 응집력이 강한 작업집단이나 비공식 집단의 구성원들은 병원 경영의 모든 활동에 대하여 부정적인 가치 판단을 하게 될 수도 있다.

8) 언어의 단순화

복잡하고 다양한 언어의 사용은 효과적인 의사소통을 방해하고 있기 때문에 단순하고 용이한 언어의 사용이 의사소통을 향상시킨다. 가령, 직원들의 교육 시에 수신자 집단의 직업이나 교육의 정도를 고려치 않고 지나치게 한 분야에서만 드물게 사용하는 전문용어를 사용한다면 수신자의 수신능력은 저하된다.

9) 효과적인 경청

효과적인 경청은 관리자가 자신을 이해시키고 구성원들을 이해하기 위해서는 직원들의 메시지에 귀 기울여야 하고 송신자의 진실한 감정이나 요구와 느낌을 표현하도록 초점을 마련하여 주어야 한다. 그러나 대개의 경영자들은 조직 내에서 효과적인 청취능력을 얼마나 가지고 있는지에 대하여 한번 생각해 보아야 한다. 그래서 효과적인 청취를 위한 Keith Davis의 경청의 십계명(ten communication for good listening)은 다음과 같다.

(1) 효과적인 청취의 십계명

① 말하지 말 것
② 말하는 사람을 편안하게 해줄 것
③ 말하는 사람에게 당신이 그의 말을 듣고 싶어 한다는 것을 보여줄 것
④ 주위를 산만하게 하지 말 것
⑤ 말하는 사람과 감정이입을 할 것
⑥ 인내심을 가질 것
⑦ 자신의 감정을 억제할 것
⑧ 항의나 비판에 대하여 가벼운 마음을 가질 것
⑨ 질문할 것
⑩ 말을 멈출 것

말을 하지 말 것이 ①번과 ⑩번에 두 번 들어 있음은 듣는 기술(listening skill)을 향상시키기 위한 것이다. 즉, 상대를 알려면 그 사람이 어떤 사람인가의 질문을 하기보다 이야기할 기회를 제공하여 주고 그 사람이 누구인가를 분석하여 평가해야 하는 것이다. 서양의 격언에 따르면「그 사람이 누구인가를 알고자 하면 그 사람에게 말을 시켜보고 판단하면 알 수가 있다.」는 것이다.

10) 개인연결망의 활용

⑩ 비공식 조직(Informal system)의 활동

비공식 조직이란 조직의 구조상에 따른 관리계층에 따른 공식적인 조직이 아니라 직원들끼리 자생적으로 형성되어진 자발적인 조직을 말한다. 비공식적 조직의 의사소통의 경로를 개인연결망(grapevine)이라 하는데 대가적 의사소통의 수단으로서 측로 메커니즘을 이용하기 때문에 매우 신속·정확하게 전달되고 피드백의 허용이 가능하기 때문에 수신자들에게는 보다 강력한 효과를 미칠 수 있다. 개인연결망의 활용의 경우에 약 75% 정도는 정확하게 전달되고 25% 정도는 왜곡되어 전달되므로 정보가 치명적일 수도 있다. 더욱이 정보 전달자와 감정적이나 불화의 관계에 있는 사람들에게 먼저 전달되는 경우에는 매우 신속하고 왜곡의 현상이 더욱 크게 된

다. 직장 내에서는 필연적으로 자연 발생적인 현상으로 비공식조직이 존재함으로써 관리자는 공식적인 권한과 개인연결망의 활용을 할 수 있는 방법을 찾아야 하고 최소한의 정확성을 증진시키려고 노력해야 하고 개인연결망이 바람직하지 않고 효과가 적을 시에는 이를 극소화할 수 있는 공식적인 의사소통의 경로를 이용하여야 한다.

11 의사소통의 요약

조직 활동에서 의사소통을 활성화하기 위해서는 구성원들이 공통적인 관심을 가지도록 유도하는 기술이 필요하다. 즉, 각자 나름대로의 고정관념이 굳어진 상태에서 조직에 유입되어 조직활동에 참여하게 된다. 그래서 communication의 장애요인들을 개선하면서 효과적인 communication과정을 구성하는 모든 요소들을 적절하게 활용해야 한다.

경영관리 측면에서도 구성원들이 정확한 검사결과를 얻을 수 있도록 하기 위한 "지속적인 경영관리 체계"의 확립을 위해 적극적이고 긍정적인 지각태도를 가질 수 있게 하기 위해서는 지각이론에 communication이론을 결합하고 개선함으로서 경영관리에 대한 확고한 신념과 공유된 가치를 가지도록 할 수 있을 것이다. 진단검사의학과내에서의 communication은 그림 10에서와 같이 진료과장, 검사실장, 부서의 감독들과 부서원들 사이에 수직과 수평으로 원활한 communication이 이루어져야 조직의 목표를 원만히 성취할 수 있을 것이다.

의사소통은 시간과 장소에 따라서 같은 내용도 상이하게 전달되고 수신자가 선택적으로 지각하기 때문에 다르게 해석하기 마련이다. 구성원들의 지각태도나 조직의 문제점을 정확히 파악하고 유용한 의사소통을 고려하여 유효적절하게 선택하는 것이 필요하다.

1) 의사소통의 표현의 차이점

(1) 긍정적 의사표현

(2) 부정적 의사표현

전달내용이 매우 중요하거나 전하려는 정보의 양이 많은 경우에는 written communication을 이용하고 전달내용이 일상적이거나 중요하지 않을 경우에는 oral communication을 이용하는 것이 시간과 경비를 절약할 수 있다. 가급적이면 위계질서에 의한 의사소통의 경로를 이용하고 전달내용은 간단명료하고 핵심적이어야 한다. **표 8-1**의 communication 시에는 발신자와 수신자 사이에 긍정적인 의사소통의 표시(positive communication sign)로는 자발적인 태도, 열성적이고 대화의 음성이 느리지도 빠르지도 않고, 논리적으로 명확히 말을 한다든지, 눈을 자연스럽게 움직이면서 상대를 응시하고 여유있는 웃음, 머리를 끄덕이는 것들이 있다. 부정적인 의사소통의 표시(negative communication sign)로는 망설임, 열성의 결여, 말이 느리거나 너무 빠름, 중얼거림, 얼굴을 마주보지 않고 다른 사물을 응시하는 것, 입의 삐뚜름, 입이나 눈이 긴장되는 것, 짓궂은 얼굴표정 등의 경우이다.

표 8-1. 의사소통의 표현의 차이

긍정적인 의사소통의 표현	
구두전달(Verval Communication)	**비말전달(Nonverval Communication)**
다정하게 이야기하다	여유 있는 웃음
이름을 부르며 인사하다	자발적인 태도를 보인다
감사의 말을 전한다	열정적인 태도를 보인다
일의 진행사항을 설명하다	눈동자가 자연스럽다
논리적이고 명확히 말을 잘한다	대화중에 상대를 응시한다
말이 매우 자연스럽다	머리를 끄덕이다
예의를 지키며 적극적으로 말한다	감동적인 태도
	씩 웃는다

부정적인 의사소통의 표현	
구두전달(Verbal Communication)	**비말전달(Nonverbal Communication)**
비판적이다	망설이는 태도
빈정대다	비열성적인 태도
시비를 걸다	입을 비쭉거리다
잡담을 하다	입이나 눈이 긴장하다
중얼거리다	짓궂은 얼굴표정
말이 너무 느리거나 빠르다	시선을 멀리하다
약점을 말하다	한숨을 쉬다
큰 소리 치다	눈을 굴리다

의사소통의 차이를 극복

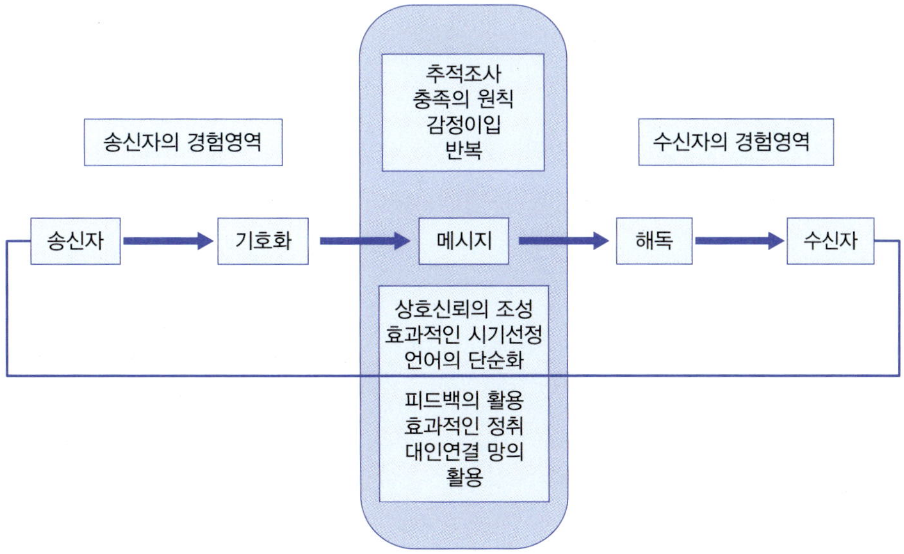

그림 8-9. 조직 내 의사소통의 개선(커뮤니케이션 갭의 극복)

2) 비언어적 의사소통(Nonverbal Communication)

표 8-2의 의사소통의 표현의 차이에서와 같이 비말 의사전달은 얼굴의 표정, 제스처, 눈동자의 움직임 등에 의한 의사소통을 말한다. 인체언어(body language)는 감정을 표현해 주며, 대화를 규제하기도 하고, 구두 메시지를 대처하기도 하기 때문에 얼굴, 눈, 음성, 기대는 등의 신체의 자세, 걷는 것, 신체 움직임, 악수, 신체의 접촉 등을 통해서 전달된다. 대부분의 비언어적 의사소통은 개인의 과거의 학습이나 경험에 의해서 훈련된 무의식적 측면이 대부분으로 거짓말 없이 자동적으로 무의식의 마음을 표현하는 것이므로 상대의 진실된 마음을 읽는 데 매우 유용하다. 즉 무의식적 행동이란 자동기억체계(automatic memory system)에 의한 행동으로 구두전달보다 더 정확하다.

3) 의사소통의 방법

표 8-2와 같이 의사소통의 방법에서 하버드 대학과 UCLA의 연구결과는 아래와 같다.

표 8-2. 의사소통방법

하버드 대학	UCLA
쓰기 ~ 9%	음성 메시지 ~ 7%
읽기 ~ 16%	단어 ~ 38%
말하기 ~ 30%	음정, 고저, 억양, 몸짓표현 ~ 48%
듣기 ~ 45%	기타 ~ 7%
매 분당 120~140단어 경청 집중하면 600단어 경청 가능	

(1) 하버드 대학 연구

의사소통 시간의 쓰기가 9%, 읽기가 16%, 말하기가 30%, 듣기가 45%를 활용하는 것으로 나타났다. 매 분당 120~140단어로 이야기를 하나, 집중을 하면 600단어까지 들을 수 있다.

(2) UCLA 연구

음성 메시지의 7%는 단어로, 38%는 음정, 고저, 억양, 비율, 강조로, 몸짓으로 표현은 48%를 사용하는 것으로 연구가 되었다.

⑫ 간추린 의사소통(Simple Communication)

1) 검사실 메시지의 일반적 오류

(1) 검사의뢰지의 부족한 수기기록

(2) 왜곡된 전화메시지

(3) 의뢰에 대한 임상정보의 부족

(4) 모호한 결과서 또는 부족한 형태의 결과표시

(5) 잘못된 곳에 입력된 결과

(6) 소수점 위치 오류

(7) 많은 정상결과들, 필요한 몇 가지 형태의 기호를 표시함으로 숨겨지는 비정상결과들

(8) 의뢰지나 결과들이 다른 과 또는 부서 또는 잘못된 다른 곳에 보내지는 것

2) 조직의 의사소통

우리는 그것이 하향, 상향, 또는 수평 그리고 공식적 또는 비공식적인가에 따라 조직적 의사소통을 분류할 수 있다.

(1) 하향식 의사소통

① 공시된 규칙, 규정, 정책 그리고 절차

② 사보, 회람, 그리고 게시

③ 게시판 또는 상호통신으로 알림

④ 메모, 보고서, 그리고 통계

⑤ 회의

⑥ 개별 의사전달

⑦ 전화

⑧ 수행도 평가

(2) 상향 의사소통

계급체계에서 상향으로 움직이는 상향식 의사소통은 피드백을 위해 필수적이다. 그것은 관리자의 참여형태에 따라 특징지어지고, 다음과 같다.

① 사람 간의 회의

② 그룹회의, 특히 브레인스토밍 회의
③ 정형적인 불만의 절차
④ 제안함과 직접 보고 채널
⑤ 위원회 보고서
⑥ 수행도평가회의
⑦ 의견조사와 다른 설문지
⑧ 출구면담
⑨ 문제 해결 조사

3) 긍정적 의사소통 신호

(1) 자발성

말하는 사람은 그가 잘못된 일을 말하는 것을 걱정하지 않을 때에는 빠르고 자유롭게 메시지를 전달한다.

(2) 의욕(열정)

사람은 질문을 하거나 대화에서 그의 관심을 나타내도록 의견을 표시한다.

(3) 좋은 목소리의 음색(친근한 목소리)

대화자는 똑똑하게 발음하거나 중얼거리지 않는다; 그는 너무 신중하지도 않고, 너무 빠르지도 않게 말한다.

(4) 충분한 눈 맞춤

사람은 다른 사람을 직접적으로 쳐다보지만 노려보지 않는다. 그의 시선은 눈에서부터 코, 얼굴의 다른 부분까지 편하게 움직인다.

(5) 좋은 신체언어

사람은 너무 멀리 떨어져 있지 않고 다른 사람의 개인적 공간을 침범하지 않고 인정한다. 그는 편하게 하고, 웃으며, 머리를 끄덕인다. 그는 수락과 호의를 보여 줌으로써 다른 사람의 마음을 움직인다. 그는 편안하게 몸짓하고, 마루에 그의 다리를 쭉 펴고 앉거나 편한 자세로 꼰다.

4) 부정적 의사소통 신호

(1) 우유분단(머뭇거림)

사람의 메시지는 그가 그들이 받아들이게 될 방법과 관련하여 제안하는 것이 과도하게 정형적이거나 딱딱해 보인다.

(2) 열정부족

그 사람은 설명, 해명, 또는 다른 정보 없이 요청한다. 그는 요청하거나 위반할 수 있는 어떤 일을 마지못해 말하는 것보다 더 없이 대답한다.

(3) 부족한 목소리 음색

말하는 사람은 중얼거리거나 너무 느리거나 너무 빠르게, 또는 단조로운 톤과 고저를 사용하여 말한다.

(4) 부족한 눈 맞춤

이런 사람은 다른 사람을 좀처럼 쳐다보지 않는다.; 그의 시선은 방 주위를 옮기거나 어떤 사물에 고정한다.

(5) 부족한 신체언어

긴장한 입, 굳게 다문 입술, 굳은 표정, 찡거려서 주름이 지게 함. 그는 좀처럼 웃지 않는다. 그는 헛기침을 하거나 신경질적으로 기침한다. 그는 위협적인 방법으로 전방으로 이동하거나 마치 퇴각하는 것처럼 후방으로 이동한다.

그는 의자에 경직되게 앉아 있거나 다른 사람들로부터 일부 외면할는지 모른다. 그는 그의 가슴에 팔짱을 끼고(답은 없을 것이다.), 격분해서 그의 팔을 휘 젖고, 그의 주먹을 꽉지고, 의자의 팔을 꽉지고 있다. 그는 그의 목뒤를 문지르고, 단추, 연필, 몇 개의 다른 물건을 만지작거리거나, 또는 그의 귀나 머리를 잡아당길는지 모른다.

5) 효율적 경청의 할 것과 하지 말 것

(1) 긍정적인 경청방법(할 것)

① 무엇을 말하고 있는지 집중하라.

② 관심 있고 편하게 쳐다보기

③ 적당한 미소와 눈살 찌푸림

④ 대화자의 얼굴에 집중함으로써 적당한 눈 맞춤을 유지하라.

⑤ 신체언어, 특히 얼굴표정과 팔과 손짓에 주의를 기울여라.

(2) 부정적인 경청방법(하지 말 것)

① 당신의 의자에 단정치 못하게 앉아 있거나, 당신 신체를 다른 방향을 틀거나, 어린이처럼 몸을 비트는 것
② 당신의 팔을 꽉끼게 접은 것처럼, 신문을 이리저리 옮기거나, 당신의 손가락들을 두드리거나, 당신의 시계를 쳐다봄으로써 부정적 신호를 보내는 것.
③ 당신이 듣고 있는 때를 말하는 것.
④ 당신의 다음 반응의 생각을 붙들어라
⑤ 대화에 관계하라-두 사람이 서로 교대로 듣지 않는다.

6) 시각적 의사소통(제스쳐)

"듣기"는 청각뿐만 아니라 보는 것이다. 사실, 우리가 뭔가 "본다"는 것은 뭔가 듣는 것과의 차이가 있다. 시각적 메시지는 일반적으로 진정한 듣기이다. 여기에 통상적으로 몇 가지 관찰되는 시각적 메시지들은 다음과 같다.

(1) 목 가다듬는 소리, 눈을 깜빡임 = "긴장된다."
(2) 귀를 잡아당김 = "난 듣고 있지 않다."
(3) 코를 문지름 = "난 그걸 믿지 않는다."
(4) 머리 뒤로 두 손을 깍지 끼는 것 = "나는 여기를 관리하고 있다."
(5) 손바닥을 비빔 = "가자" 혹은 "내가 이기고 있다."
(6) 가슴 위로 팔을 꼰다 = "그 답은 아니다."
(7) 원을 그리며 발을 움직임 = "나는 참을 수가 없다."
(8) 한 쪽 눈썹을 올리며 = "믿을 수가 없다."
(9) 두 눈썹을 올리며 = "날 놀라게 하는군."

⑬ 경청자의 자기평가분석

경청기술은 말하기보다 더 중요하다. 당신은 경청자로서 자신의 경청능력을 평가하기 위하여 다음 질문 10개를 주의 깊게 읽고 보통, 가끔, 이따금 중에서 자신과 일치하는 것에 *0* 표를 하도록 한다. 환자, 관리자, 감독, 전문의, 동료 직원들과 대화 시에 당신은 어떤 행동을 합니까?

1) 경청자의 자기 질문서

(1) 당신은 명확한 경청을 위해서 대화자의 얼굴을 보면서 대화 상황에 따라서 앉거나 서서 대화할 준비를 합니까?

가. 보통　　나. 가끔　　다. 이따금(드물게)

(2) 당신은 몸짓, 표정 등의 비말 전달과 말로 직접 전달하는 구두 전달을 위해서 대화자를 관찰합니까?

가. 보통　　나. 가끔　　다. 이따금(드물게)

(3) 당신은 대화중 들을 만한 가치가 있든 없든 간에 대화자의 얼굴 표정이나 이야기하는 말투와 의도를 고려하여 의사를 결정합니까?

가. 보통　　나. 가끔　　다. 이따금(드물게)

(4) 당신은 아이디어를 위해서 직접 경험을 하고 느낌을 표시해 둡니까?

가. 보통　　나. 가끔　　다. 이따금(드물게)

(5) 당신은 선입견이나 생각할 여유를 가지고 의사결정을 합니까?

가. 보통　　나. 가끔　　다. 이따금(드물게)

(6) 당신은 대화중에 대화하는 사람의 말이 무슨 뜻인지에 대하여 마음을 집중 합니까?

가. 보통　　나. 가끔　　다. 이따금(드물게)

(7) 당신은 당신 자신이 틀리다고 느끼는 말을 들으면 즉시 그 말을 받아서 가로막습니까?

가. 보통　　나. 가끔　　다. 이따금(드물게)

(8) 당신은 타인의 관점에서 확인하려는 노력을 보입니까?

가. 보통　　나. 가끔　　다. 이따금(드물게)

(9) 당신은 대화중에 마지막 말까지 귀를 기울이는 노력을 합니까?

가. 보통　　나. 가끔　　다. 이따금(드물게)

(10) 당신은 당신이 경청하고 있는 것에 대하여 논리나 진실성을 평가하기 위하여 의식적인 노력을 합니까?

가. 보통　　나. 가끔　　다. 이따금(드물게)

점수 합계　　　　　점

2) 경청자의 자기 평가방법

상기 10개의 질문을 통해서 "경청자의 자기평가방법"의 점검표는 완전한 것을 뜻하지는 않지만 당신 자신의 경청능력을 측정하는 데 도움을 주게 된다. 대개의 사람들은 자신이 말을 하고 싶은 마음에서 듣기보다는 타인이 들어주길 바란다. 그렇지만 조용히 경청하고 분석하고 평가하는 습성은 쓸 데 없는 에너지의 소비를 줄이고, 대화시간을 단축하는 데 매우 도움을 주게 된다. 이상적인 대화시간은 말하기를 40%만 하고 경청을 60% 하는 것이다.

(1) 문제를 계산하는 방법 :

① 문제는 10개이며 만점은 100점이다.

② 문제 1, 2, 4, 5, 6, 8, 10번은 보통은 10점, 가끔은 5점, 드물게는 0점이다.

③ 문제 3, 7, 9번은 보통이면 0점, 가끔은 5점, 드물게는 10점이다.

④ 평가방법은 합계점수가 70점 이하면 경청기술의 개선이 요구되고, 75~85점이면 경청기술이 낮으므로 경청기술을 개발해야 하나 어느 정도는 잘하고 있다는 증거이나, 합계가 90점 이상이면 당신은 훌륭한 경청자임에 틀림없고 성공하는 관리자가 될 수가 있다.

연 습 문 제

1. 지각의 외부적 주요요인이 안 것은 ?

1) 강도와 크기- 외부자극이 강하고 클수록 지각되기 쉽다(그림 2)

2) 대조- 배경에서 벗어나 있거나 혹은 그렇지 않은 것이 주의를 끌기 쉽다

3) 반복- 반복은 주의를 끌 기회를 증가시킬 뿐만 아니라 자극에 대한 감수성을 높인다.

4) 운동성- 정지물 보다는 환경 속에서 움직이고 변하는 것이 주의를 더 끈다.

5) 새로운 것과 친숙도- 친숙한 환경 속에서의 새로운 사물과 환경에서의 익숙한 사물, 사건 등은 보다 주의를 끌지 않는다.

2. 지각의 내부적 자세요인과 관련되지 않은 것은 ?

1) 과거의 경험(학식의 정도)　2) 동기부여의 수준

3) 인성　4) 자극을 받아들일 때의 개인의 심적인 자세

5) 가치관과 연령 등과는 무관하다.

3. 지각의 조직화와 관련이 없는 것은 ?

1) 전경(주제)과 배경　2) 근접성　3) 유사성　4) 연속성　5) 무 완결성

4. 사회적 지각과 관련이 없는 것은 ?

1) 귀속화

2) 귀속화 과정에 영향을 미치는 요인(외부적 요인- 환경, 내부적 요인- 개인자신)

3) 귀속이론은 타인의 행위에 대한 각자의 원인해석에 따라 그 행위에 대한 대응행동과 미래에 대한 예측과 관련된다.

4) 상동적 태도화

5) 현혹 효과(Halo effect)와는 관련이 없다.

5. 의사소통의 과정이 아닌 것은 ?

1) 송신자　2) 기호화　3) 매시지

4) 매체　5) 해독과 수신자와는 관련이 없다.

6. 비공식적인 연결망(grapevine)이 아닌 것은?

1) 새로운 뉴스에 대해 자주 이야기를 한다.
2) 자신의 일에 영향을 주는 것에 대하여 이야기를 한다.
3) 친한 사람만 이야기를 한다.
4) 업무절차 상 자주 접촉하는 사람들의 경로가 있다(grapevine)
5) 가까이 있는 사람들끼리만 이야기를 하지 않는다.

7. 비공식적인 의사소통경로의 이점이 아닌 것은?

1) 타인들의 긍정적인 의견을 전달받으므로 직원들의 사기가 진작된다.
2) 직원들에게 안정감, 소속감을 제공하여 만족과 안정감을 준다.
3) 감정폭발을 억제하도록 하는 안전 밸브역할을 한다.
4) 잘못된 계획, 감정개입의 의사결정, 편파적 감정의 발생을 막고, 균형을 잡아준다.
5) 피드백의 원천으로 활용이 안 된다.

8. 의사소통의 경로가 아닌 것은?

1) 공식경로와 비공식경로와 대각적 의사소통
2) 비공식적인 연결망(grapevine)
3) 하향적 의사소통
4) 상향적 의사소통과 비수평적 의사소통
5) 편향적 의사소통

9. 미국경영관리학회의 효과적인 의사소통방법이 아닌 것은?

1) 의사 전달을 하기 전에 우선 아이디어를 명료화한다.
2) 의사전달의 참된 목표를 검토해야 한다.
3) 전반적인 물리적, 인간적 상황을 고려한다.
4) 의사전달을 계획함에 있어서 다른 사람과 미리 상담한다.
5) 전달하고자하는 내용과 전달자의 태도에 대해서는 조심할 필요는 없다.

10. 의사소통의 장애요인이 아닌 것은?

1) 사용하는 용어상의 문제와 용어에 대한 관습의 차이
3) 환경과 표정에 따른 의미의 가감과 가치관의 차이
4) 투사에 의한 왜곡과 선입관에 의한 왜곡
5) 정보의 정확한 전달

11. 조직내 의사소통의 개선방향이 닌 것은 ?

1) 추적조사와 정보흐름의 규제

2) 피드백의 활용과 감정의 이입

3) 비 반복과 상호간의 신뢰감 증대

4) 비효과적인 기대의 선택

12. 효과적인 청취의 방법이 아닌 것은 ?

1) 말하지 말 것과 말하는 사람을 편안하게 해줄 것

2) 말하는 사람에게 당신이 그의 말을 듣고 싶어 한다는 것을 보여줄 것

3) 주위를 산만하게 하지 말 것과 말하는 사람과 감정이입을 할 것

4) 인내심을 가질 것과 자신의 감정을 억제할 것

5) 항의나 비판에 대하여 가벼운 마음을 가질 것과 질문할 것 그리고 말을 계속할 것 .

13. 긍정적인 구두 의사소통의 표현이 아닌 것은 ?

1) 다정하게 이야기 하다

2) 이름을 부르며 인사하다

3) 감사의 말을 전한다

4) 일의 진행사항을 설명한다

5) 여유 있은 웃음

14. 긍정적인 비말 의사소통의 표현이 아닌 것은 ?

1) 논리적이고 명확히 말을 하고 말이 매우 자연스럽다.

2) 자발적인 태도를 보이고 열정적인 태도를 보인다.

3) 눈동자가 자연스럽게 하고 대화중에 상대를 응시를 한다.

4) 머리를 끄덕이거나 감동적인 태도.

5) 씩 웃다.

15. 부정적인 구두 의사소통의 표현이 아닌 것은 ?

1) 비판적이고 빈정대다.

2) 시비를 걸고 잡담을 하다.

3) 중얼거리고 말이 너무 느리거나 빠르게 한다.

4) 약점을 말하고 큰 소리 치다.

5) 짖궂은 얼굴표정

16. 부정적인 비말 의사소통의 표현이 아닌 것은 ?

1) 약점을 말하다.
2) 망설이는 태도나 비 열성적인 태도
3) 입을 비쭉거리거나 입이나 눈이 긴장하다.
4) 짖궂은 얼굴표정이나 시선을 멀리하다.
5) 숨을 쉬거나 눈을 굴리다.

17. 검사실 메시지의 일반적 오류가 아닌 것은 ?

1) 검사의뢰지의 부족한 수기기록과 왜곡된 전화메시지
2) 의뢰에 대한 임상정보의 부족이나 모호한 결과서 또는 부족한 형태의 결과표시
3) 잘못된 곳에 입력된 결과와 소수점 위치 오류
4) 많은 정상결과들, 필요한 몇 가지 형태의 기호를 표시함으로 숨겨지는 비정상결과들
5) 정확한 검사결과의 제공

18. 조직의 상향식 의사소통 ?

1) 공시된 규칙, 규정, 정책 그리고 절차
2) 사보, 회람, 그리고 게시
3) 게시판 또는 상호통신으로 알림
4) 메모, 보고서, 그리고 통계
5) 회의와 개인연결망

19. 조직의 하향식 의사소통이 아닌 것은 ?

1) 사람 간의 회의와 그룹회의, 특히 브레인스토밍 회의
2) 정형적인 불만의 절차와 제안함과 직접 보고 채널
3) 위원회 보고서와 수행도평가회의
4) 의견조사와 다른 설문지와 출구면담
5) 제안서 사정

20. 긍정적인 경청방법이 아닌 것은 ?

1) 무엇을 말하고 있는지 집중하라
2) 관심 있고 편하게 쳐다보기
3) 적당한 미소와 눈살 찌푸림
4) 대화자의 얼굴에 집중함으로써 적당한 눈 맞춤을 유지하라
5) 신체언어, 특히 얼굴표정과 팔과 손짓에 관심을 가질 필요는 없다.

정답 1. ⑤ 2. ⑤ 3. ⑤ 4. ⑤ 5. ⑤ 6. ⑤ 7. ⑤ 8. ⑤ 9. ⑤ 10. ⑤ 11. ④ 12. ⑤ 13. ⑤ 14. ① 15. ⑤ 16. ① 17. ⑤ 18. ⑤ 19. ⑤ 20. ⑤

참고문헌

1. Umiker,W.O., Six Weeks to more Effective Time Management, MLO, May, 1979, PP. 60-66.
2. Umiker, W.O., Good Position Description Help Fit Employment to the Job, MLO, Sep. 1981, P. 32.
3. Umiker, W.O., SPs belong in your Managerial Portfolio, MLO, April, 1981, PP. 33-36.
4. Umiker, W.O., Do you Orient or Disorient Your New Employees ? MLO, May, 1980, P.127.
5. Umiker,W.O., Performance Standards Make Evaluations Along Easy, MLO, Aug.,1979, P. 127
6. Umiker,W.O., How to Turn Negative Massages into Positive Ones, MLO, Oct., 1979, PP. 61-65.
7. Umiker, W.O., Winning and Losing With Job Enrichment, MLO, May, 1980, NLOL, PP.111-119.
8. Umiker, W.O., Help Your Employees become Problem Solvers, MLO, Nov., 1979, PP.65-72.
9. Umiker,W.O., The lab Personnel, laboratory Medicine, Jan., 1981, PP.19-22.
10. Umiker,W.O., How to Spot the Fight and the Wrong Job Cadidates, MLO, Apr., 1980, PP.73-81
11. Umiker,W.O., and Winter,N., The gantt chart: a Planning Tool to Speed Up Projects, MLO, Mar., 1981, PP.63-65.
12. Umiker,W.O., Management Skills for the New Health Care Supervisor, An Aspen Pubication, 1998.
13. Umiker, W.O., Management Skills for the New Health Care Supervisor, An Aspen Publication, 1994.
14. Umiker,W.O., Management Skills for the New Health Care Supervisor, An Aspen Publication, 1988.
15. Umiker, W.O., The Customer-Oriented Laboratory, Practical Laboratory Management Series, ASCP Press, 1991.
16. Umiker,W.O., The Empowered Laboratory Team: A Survival Kit for Supervisors, Team Leaders, and Team professionals, Practical Laboratory Management Series, ASCP Press, 1996.
17. Umiker, W.O., Coping with Difficult People in the Health Care Setting, ASCP Press, 1994.
18. Umiker,W.O., Do You Have An Intrapreneur in your Lab ? MLO, 1986;18:48-50.
19. Umiker,W.O., Performance Feedback: the Crown Jewel of Communication, MLO, 1994;26:43-54.
20. Umiker,W.O., Applied Creavity, SAM Adv Management Journal, 1988;53:9-12.
21. Umiker,W.O., Strategies For Boosting Lab Productivity, MLO, 1998;14:60-65.
22. Trevers, E.M, Wolke, JC, Johnson,R, Changing the Way Lab Medicine is Practiced at the Point of Care, MLO, 1994;26;33-40.
23. Umiker,W.O., How to Present and Cope With resistance Change, Health Care Supervisor, 15, Nov. 4,(1997):35-41.
24. Umiker,W.O., Workplace Loyalty in the 1990s, Health Care Supervisor, 13, No.3,(1995):2250-35.
25. Grover,F, Wallace P, Laboratory Organization Management, Butterworth & Co.,Ltd., 1979.
26. El-Nageh,M.M.Heuck C, Kallner A, Maynard S, Quality System for Medical Laboratories, Guideline for Implementation and Mornitoring, WHO, 1995.
27. Houang,L, El-Nageh, MM, Principles of Management of Health Laboratories,WHO, 1993.
28. Snyder, ER, Larson AL, Administration and Supervision, The Laboratory Medicine, Harper & Raw Publishers, Inc., 1983.
29. Newell, JE, Laboratory Management, Little Brown and Company, 1972.
30. Shuffstall RN, Hemmaplarph, B., The Hospital Laboratory; Modern Concepts of Management, Operation, and Finanace, The C.V. Mosby, Co., 1979.
31. Hutchison,D., Total Quality Management in the Clinical Laboratory, ASQ Press, AAB, 1994.
32. Wallace,MA, Klosinski,DO, Clinical Laboratory Science: Education and Management,W.B. saunder Co., 1998.
33. Bozzo, P, Cost-Effective Laboratory Management, Iippincott-Raven, 1998.
34. Howanitz,PJ, Howanitz, JH, Laboratory Quality Assurance, McGraw-Hill Co., 1987.
35. Castleberry,BM, Lung,ME, Sahl, BL, Board of Registry Study Guide, Clinical Laboratory Certification Examination, 4th Edition, ASCP Press, 1996.
36. Trevers, EM, Managing Cost in Clinical Laboratories, A Manager's Effectiveness and Productivity, McGraw-Hill Inc., 1989.
37. Beck,SJ, NCA review for the Clinical Laboratory Science, 3rd Edition, Little, Brown and Co., 1994.
38. Steiner, JW, Michel RL, Watt, DK, Case Stuies for Laboratory Restructuing; Developing Prctical Business Solution, Chi laboratory

System, Inc., Clinical Laboratory Management Association, 1995.

39. Steiner, JW, Root, JM, Watt, DK, Roading for Laboratory Restructuring: Practical Approaches & Effective Solutions, Chi Laboratory Ststem, Inc.,1996.
40. CAP Workload Recording Method & Personnel Management, College of American Pathologists, 1992.
41. ASQ, Quality Engineering, American society for quality,1998;11:No. 1.
42. Snyder JR, Wilkinson, DS, Management in Laboratory Medicine, William & Wilkins,Co., 1997.
43. Trevers,EM, Clinical Laboratory Management, William & Wilkins, Co., 1997.
44. McQeen,J, Journal of Society for Health System, Society for Health System, 1995;5:No.1.
45. Aydin Ce, Bolton LB, Weincarten,S, Patient-Focused Care in the Hospital: Restructuring and Redesign Methods to Achieve better Outcomes, Faulkner & gray,Inc., 1995.
46. Stewart, M, Brown, J.B., Weston, WW, Mcwhinnery LR, Mcwilliam,CL, Freeman, TR, Patient-Centered Medicine: Transforming the Clinical Methods, Gage Publications,Inc., 1995.
47. Parson, ML, Murdaugh,CL, Patient-Centered Care: A Model for Restructuring, An Aspen Publication, Inc., 1994.
48. CAP, Evaulation Verification & Maintenance, and Methods, A Practical Guide for the Medical Laboratory, College of American Pathologists, 1984.
49. Clark, G.B, Systematic Quality Management: Practical Laboratory Management Series, ASCP Press, 1995.
50. CAP, Standards, Reference Materials, and Methods, A Practical Guide for the Medical Laboratory, 2nd Edition, College of American Pathologists, 1984.
51. Varnadoe, LA, Medical Laboratory and Supervision: Operation review, and Study guide, I.A. Davis, Co., 1996.
52. Henrry, JB, Clinical :aboratory Management by Laboratory Methods,W.B. Saunders, Co., 1984.
53. Thomas, S.F., The Ups and Downs of Customer-Driven quality, Quality Progress, ASQ, 1998,No. 10, PP.67-72.
54. Stratton,B, Overlook Hospital Emergency Depaertment Meeting the Competition With Quality, Quality Progress, ASQ, Aug. 1998. PP. 41-44.
55. Jaycox, M, How to Get Nonbelievers to Participate in Team, Quality Progress, No. 3, 1998, PP. 54-49.
56. Champman,B, Does Team Management Work ? CAP Today, No. 8, 1997,PP.52-57.
57. Rice, E.J., Are You Listening ? Quality Progress, No. 5, 1998, PP.25-48.
58. Young,C., Patient-Focused Maketing for Clinical Laboratories, Probe, Clinical Laboratory Management Association, No. 10, 1998, PP. 2-7.
59. Wilson, L.T., Asay,D., Putting quality In Knowledge Management, Quality Progress, No. 1, 1998, PP. 25-37.
60. Stein, K.E., Rossler, G., Valdes,R., Performance of Quality Control Materials Does Not Always Refled Patient Biases: A Case report, Journal of Clinical Immunoassay, Clinical Ligand Assay Society, 1990;13(2):85-96.
61. Hiromi, Kataoka, Standardization of Laboratory Automation Systems: Information and Communication, In: Integrated Laboratory Automation, A & T Corporation, 1997.
62. James C, A Review of New Marketing Strategies for the Clinical Laboratory, In: ASCLS Today, 1998:12(10);9.
63. College of American Pathologists, CAP Inspection Checklist, Commission on Laboratory Accreditation, CAP, 1995.
64. American Association of Clinical Chemistry, A Comprehensive Forum Series CLIA' 88 Inspections, AACC Press, 1995.
65. American Association of Clinical Chemistry, Avoiding CLIA's Top Ten Traps: Correcting Frequently Cited Deficiencies, AACC Press, 1995.
66. Curtin L, Quality Thinking: A Feast for your Mind, In: Proceeding of 51th Annual Quality Congress, ASQ Quality Press, 1997;5:336-338.
67. Hick JM, Young DS, Directory of Rare Analysis, AACC Press,1997.
68. Jacobs DS, Demott WR, Grady HJ, Horvat RT, Huestis DW, Kasten BL, Laboratory Test Handbook with Key Word Index, 4th Edition, Lexi-Comp Inc., 1976.
69. Hutchson D., Total Quality Management in the Clinical Laboratory, AAB and ASQ Quality Press, 1994.
70. Travers H, Quality Improvement Manual in Anatomic Pathology, College of American Pathologists, 1993.

71. Cembrowski GS, Cornbleet PJ, Calibration Verification in Heamatology: what's necessary and what's not, CAP TADAY, 1996;4:25-28.
72. Davis BH, Clinical practice in reticulocyte testing, CAP TODAY, 1996;4:25-28.
73. Hartmann AE, Imroving Enzyme Analytical Performance, CAP TODAY,1996;1:59-60.
74. Kroll MH, Impact of matrix effects on linearity evaluation, CAP TODAY, 1995;10:68-69.
75. Fischbach GD, Mind and Brain, Scientific American, A Scientific American Special Report, Scientific American, 1992;1-11.
76. Miortimer M, Appenzeller T, The Anatomy of Memory, A Scientific American Special Report, Scientific American, 1987;1-12.
77. Emory M. Mission Control, Trainig & Development, American Society for Training & Development, 1996;6:51-53.
78. Whitehead TP, Quality Control in Clinical Chemistry, John Wiley & Sons, Inc., 1977.
79. Hogarth M, Hutchison D., An Internet Guide for the Health Professional, New Wind Publishing, 1996.
80. Linden T, Kienholz ML, Dr. Tom Linden's Guide to Online Medicine, McGraw-Hill Book Company, 1995.
81. Lorimer W, Manion J, Team-Based Organization, Patient Focused Care Association Review, PFCA, 1996;2:15-19.
82. McQueen J, Overcoming the Barriers to Implementing Patient-Care, Journal of the Healthcare Information and Management Systems Society, 1993.
82. Laine C, Daviddoff F, Patient-Centered Medicine, A Professional Evolution, In: Journal of American Medical Association, 1996;275:152-156.
83. Apolloni KK, Flowchart in the Laboratory, Medical Laboratory Observer, 1996;28:102-104.
84. Sweetman, Evolution of Biochemical Genetics Proficiency Testing, CAP TODAY, 1996;7:87-88.
85. Skjei E, Lab's guest for efficiency culminates in CLAS, with labor and volume in Mind, South Bend Medical Foundation Gamblen on the Clinical Laboratory Automation System, CAP TODAY, 1997;11;30-40.
86. Chapman B, Does team mangement work ?, Washington Hospital Center laboratory's two-years transformation is testimony to its starting power, CAP TODAY, 1997;11:52-57.
87. Check WA, What automation offers microbiology, CAP TODAY, 1997;11:1-25.
88. Nevalainen DE, Berte LM, Pounding the drum for quality: a new beat, long enterenched in quality improvement, laboratories may benefit from a new approach to implementing quality management, 1997;11:10-20.
98. American Health Consultants, ED's paradigm shift cuts corts, streamlines care, improves quality, In: Patient-Focused Care, 1997;5:61-72.
90. American Health Consultants, Cross-training strategies, for Patient-Focused Care, 1997;5:61-72.
91. Demers R, Forrer Se, Leibowitz Z, Chahill C, Change Management, Training & Development, 1996;8:23-26.
92. Nauman E, Giel K, Customer Satisfaction Measurement and Management, Thomson Executive Press, 1995.
93. Capan F, The Quality System, A Sourcebook for Managers and Engineers, Second Edition, 1990.
93. Aydin CE, Bolton LB, Weingaten S, Patient-Focused Care in the Hospital: Restructuring and Redeign Methods to Achieve Better Outcomes, Faulkner & Gray, Inc., Volume 4, 1995.
94. Scholtes PR, The TEAM Handbook, Joiner, 1988.
95. Wheeler DJ, Short Run SPC Press, Inc., 1991.
96. Crom S, France H, Teamwork Brings Breakthrough Improvements in Quality and Climate, Quality Progress, American Society for Quality Quality Press, 1996;3;39-42.
97. Crsce RP, Lifshitz MS, Logue LJ, Managed Care and the Hospital Laboratory: Survival of the Fittnest, Cliniacl Laboratory Management Review, CLMA, 1994;8:472-483.
98. Cooper WS, Quality Control Practices and Preferences in Today's Clinical Laboratory, Mediacl Laboratory Observer, 1997;29(6) 56065.
99. Demeritt D, More from patient focused care model to point of care testing: transitioning of laboratory services, Clinical: Laboratory Mangement Review, 1996;10;568-581.
100. Mear P, Organization Teams Buliding Continuous Quality Improvement, St. Luice Press, 1994.
101. Skjei E, Minesota humming with medical hookup, CAP TODAY, 1997;10(1)
102. Leslie K, Choosing the appropriate control technique for immunohistochemistry, CAPTODAY, 1995;8:65-67.

103. Ringel M, Phone Fitness Speaks Volumes about a Reference Laboratory, CAP TODAY, 1995;8:5-11.
104. Gilmer PR, Laboratory Accreditation, problem labs to promising statistics, CAP TODAY, 1996;9:61-64.
105. Skjei E, A long way to go in managing POC data, CAP TODAY, 1996;19:1-71.
106. Hall SS, Quality Assurance in the Hospital Industry, ASQ Quality Press, 1990.
107. Camphbell JM, Camphbell JB, Laboratory Mathematics, Medical and Biological Appliactions, The C.V. Mosby Company, 1990.
108. Morris AS, Measurement & Calibration for Quality Assurance, Premtice-Hall, 1991.
109. Edosomwan JA, Customer and Market-Driven Quality Management, ASQ Quality Press, 1993.
110. Brow SW, Nelson AM, Bronkess SJ, Wood SD, Partient Satisfaction Pays, Quality Servivces for Practice Sucess, An Aspen Publication, 1993.
111. Leebor W, Ersoz CJ, the Health Care Manager's Gude to Continuous Quality Improvement, American Hospital Publishing, Inc., 1991.
112. Sperman LR, Larsen HS, The Rotation Manual for Clinica Laboratory Science, William & Wilkins, 1995.
113. Quality Resources, Baldrige Award Winning Quality, 5th Edition, ASQ Quality Press, 1995.
114. Schneier CE, Russell CJ, Beaty RW, Baird LS, The Training and Deverlopment Sourcebook, 2nd Edition, Human Resource Development Press, 1994.
115. Kessler S, Total Quality Service, A Simplified Approach to Using the Baldrige Award Criteria, ASQ Quality Press, 1995.
116. Weisbrot JM, Statistics for the Clinical Laboratory, J.B. Lippincott Company, 1985.
117. Bruce AW, Basic Quality Assurance and Quality Control in the Clinica l Laboratory, Little, Brown and company, 1984.
118. Arin H, Colton RR, Tables for Statisticians 2nd Edition, Barnes & Nobles, 1963.
119. Barnett RN, Weisbrot IM, Clinical laboratory Statistics, 2nd Edition, Little, Brown and Company, 1979.
120. Metpath, the Metpath Pocket Reference Manual, Services, Tests and Methods, Specimen Requirements, Guidelines for Interpretation, 1995.
121. Slockbower JM, Blumenfeld TA, Collection and Handling of Laboratory Specimens, A Practical Guide, J.B. Lippincott Compnay, 1993.
122. White DL, Vanness SA, Angstadt DS, Pennell BJ, Errors, Mistakes, Blunders, Outliers, or Unacceptable Results: How Many ?, Clinical Chemistry, 1997;43:(8)1352-1356.
123. SmithKline Clinical Laboartories, The SmithKline Bioscience Laboratories Handbooks, 4th Edition, SKBL, 1987.
124. Henry JB, Giegel JL, Quality Control in Laboratory Medicine, Masson Publishing USA Inc., 1977.
125. Mayo Medical Laboratories, Interpretive Handbook, Reference Laboratory of the Mayo Clinic, 1990.
126. Melum MM, Sinioris MK, Total Quality Management, The Health Care Pionerrs, American Hospital Publishing, Inc., 1992.
127. Dharan M, Total Quality Control in the Clinical Laboratory, The C.V. Mosby Company, 1977.
128. Bauer EL, A Statistical Manual for Chemists, 2nd Edition, Academic Press, 1971.
129. Hinton T, Schaeffer W, Customer-Focused Quality, What to do on Monday Mornitoring, Prentice-Hall, 1994.
130. Clark GB, Systematic Quality Management, Practical Laboratory Management Services, ASCP Press, 1995.
131. O'connor SJ, Lanning JA, The new healthcare quality: value, outcomes, and contonuous improvement, An overview of the carren perspectives, Clinical Laboratory Management Review, Clinical Laboratory Management Association, 1991;5:221-229.
132. Simpson KN, Kaluzny AD, McLaughlin VP, Total quality and the management of laboratories, Clinical Laboratory Manageement Review, Clinical Laboratory Mabnagement Association, 1991;5;448-456.
133. Westgard HO, Barry PL, Cost-Effective Qualiry Control: Manging the Quality and Productivity of Analytical Processess, AACC Press, 1996.
134. Howanitz PJ, Howanitz JH, Laboratory Quality Assurance, McGraw-Hill Company,1987.
135. Omachonu VK, Total Quality and Productivity Management in the Health Care Organization, ASQ, Industrial Engineering and Management Press, Industitute of Industrial Engineers, 1989.
136. Clark GB, Qualityu Assurance, and Administrative Means to a Managerial End part II, The JCAHO ten-steps process selecting indicators of quality, Clinical Laboratory Management Review, CLMA, 1990;4:224-242.

137. Clark GB, Quality Assurance, and Administrative Means to a Managerial End: part III, A transition from quality assurance to continuous quality improvement, Clinical Laboratory Management Review, CLMA,1991;5:463-472.
138. Clark, GB, Quality Assurance, a Administrative Means to a Managerial End: part IV, Choosing quality improvement indicators in a TQM and CQI Environment, Cliniacl Laboratory Management Review, CLMA, 1992;6:426-436.
139. Scheuing EE, Creting a quality culture in your organization, meeting customer requirements makes the profitable difference, Clinical Laboratory Management Review, CLMA, 1991;5:86-92.
140. Jones BF, Practiacl Laboratory Linearity from Clinical Software Solutions, Clinical Software Solutions, 1995.
141. Kelly MR, Everyone's Problem Solving Handbook, Step-By-Step Solutions for Quality Improvement, Quality Resources, 1992.
142. Westgard HO, Barry Pl, Tomar RH, Implementing Total Quality Management(TQM) in health care laboratories, Clinical Laboratory Mangement Review, CLMA, 1991;5:353-364.
143. Clark GB, Quality Assurance an Administratve Means to a Managerial End: part I , Clinical Laboratory Management Review, CLMA, 1990;4:7-15.
144. Westgard JO, Planning and Validating Workshop Manual, 1st Edition, WesTgard Quality Corporation, 1995.
145. Westgard JO, OPSpecs Manual, Operating Specifications for Precision, Accuraccy, and Quality Control, WesTgard Quality Corporation, 1995.
146. Joint Commission on Accreditation of Healthcare Organization, How to Prepare for A Joint Commission Survey, A Self-Assessment Checklist for Pathology and Clinical Services, JCAHO, 1996.
147. Steinber SR, Krowinski WJ, Measuring and Managing Patient Satisfaction, American Hospital Publishing, Inc., 1990.
148. VanGundy AB. IDEA POWER, Techniques & Resources to Unleash the Creavity in your Organization, American Management Association, AMACOM, 1992.
149. Quinlivan-Hall D, Renner P, In Search of Solutions, Sixty Ways to Guide your Problem-Solving Group, PFR Training Associates Ltd, 1994.
150. Hutton DW, The Change Agents' Handbook, A Survival Guide for Quality Improvement Champions, ASQ Quality Press, 1993.
151. Singer DC, Upton RP, Guidelines for Laboratory Quality Auditing ASQ Quality Press, 1993.
152. Bozzo P, Implemeting Quality Assurance, Practiacl Laboratory Mangement Series, ASCP Press, 1991.
153. Umiker OW, The Customer-Oriented Laboratory, Practical Laboratory Management Series, ASCP Press, 1991.
154. Martin BG, The CLMA Guide to Managing a Clinical Laboratory Management Association, 1991.
155. Welch SL, QA Issues in Clinical Toxicology, AACC Press, 1992.
156. Hays BE, Measuring Customer Satisfaction, Development and Use of Questionnaires, ASQ Quality Press, 1992.
157. Horovitz J, Pank MJ, Total Customer Satisfaction, Putting the World's Best Programs to Work, Financial Times, Irwin Professional Publishing, 1994.
158. Reddy W, Jamison K, Team Building, National Training Laboratory Institute for Applied Behavioral Science and Pfeiffer & Company, 1988.
159. Anido G, et al., Quality Control in Clinical Chemistry, Waterde Gruyter, 1975.
160. Cembrowski GS, Carey RN, Laboratory Quality Management, ASCP Press,
161. Cava R, Dealing With Difficult People, Proven Strategies for Handling Stressful Situations and Defusing Tension, Key Porter Books, 1990.
162. Jhonson RS, Leadership for the Quality Transformation, ASQ Quality Press,
163. Sloan MD, Chmel M, The Quality Revolution and Health Care, A Primer for Purchases and Provinders, ASQ Quality Press, 1991.
164. Flakas OH, Molecular Biology and Pathology, A Guidebook for Quality Control, Academic Press, Inc., 1993.
165. Gerteis M, Edgman-Levitan S, Daley J, Delbanco Tl, Through The Patient's EYES, understanding and promotioning Patient-Centered Care, Jossey-Bass, Inc., 1993.
166. Rankin SH, Stalling KD, Patient Education, Issues, Principles, Practices, 3rd Edition, Lippincott Company, 1996.
167. Lawton RL, Creating a Customer-Centered Culture, Leadership in Quality, Innovation, and Speed, ASQ Quality Press, 1993.
168. Stewart M, Brown JB, Weston WW, Mcwsinney IR, Mccoilliam CL, Freeman TR, Patient-Centered Medicine, Transforming the

Climate Method, SAGE Publications, 1995.

169. Simmers NR, A tool to evaluate equipment purchase, Medical Laboratory Observer, 1993;3:37-40.
170. Kamath RR, Elmer J, Capital Investment Decisions in Hospitals: Survey Results, Health Care Management Review, 1989;14(2):45-55.
172. Horani O, Wrap your Organization Around Each Customer Management Review, American Management Association, AMACOM, 1997;7:29-32.
172. Pascarella Perry, Right VS. Right and You're in the Middle, Management Review, AMACOM, 1997;12:41-45.
173. Lundberg GD, Managing the Patient-Focused Laboratory, Montvale, NJ, Medical Laboratory Observer, 1977;9(8):27-34.
174. Lundberg GD, Critical(Panic) Value Notification; An established laboratory practice policy(paramenter), Editorial, JAMA,1990;263:709.
175. Kost GJ, Critical Limits for Emergency Clinician Notification at United States Children's Hospitals, Pediatrics, 1991;88:597-603.
176. Passy RB, How to Prepare for Survive a CLIA Inspection, MLO, 1993;3:31-35.
177. Buffone GJ, Cheng MH, Hill JG, Pesce MA, Soldin SJ, Turley CP, Pediatric Clinical Chemistry, Reference Values, AACC Press, 1984.
178. Rose Sl, Clinical Laboratory Safety, J.B. Lipincott Company, 1989.
179. Lotspeich-Steinger, CA, Stienemartin EA, Koepke JA, Clinical Hematology, principles, procedures, correlations, J. B. Lippincott Company, 1992.
180. Balows A, Hausler WJ, Herrmann KL, Isenberg HD, Shadomy HJ, Manual of Clinical Microbiology, 5th Edition, American Society for Microbiology, 1991.
181. Reitman S., et al., PER Handbook, AAB/ISCLT, Mo. 1997.
182. Cembrowski GS, Thoughts on Quality Control System: a laboratorians's perspective, clinical chemistry, 1997:43:886-892.
183. Phillips DL, Quality for unit-use testing devices, Clinical Chemistry, 1997;43:893--896,
184. Westgard JO, Quality Management Series, Clinical Laboratory Mangement Review, CLMA, 1996;10:377-0403.
185. Hap TS, Chiang H, Applicatiopn of Delta Checking to 160,000 Samples Examined in a Clinical chemistry, In quality Control in the Clinical Laboratory 95; Toward a New QC-QA-QM Paradigm, Tokyo, Excerpta Media, 1995.
186. Mortland KK, Facility Redesign for your Future Laboratory Requirement, Clinical Laboratory Management Review, CLMA,1997;11:145-152.
187. Timm PR, Froim Slogans to Strategy A Workable Apoproach to Customer Satisfaction and Retention, Clinical Laboratory Mangement Review, CLMA, 1997;11:153-158.
188. Seehafer JJ, Corrective Actions: What to do when control results are out of control, Medical Laboratory Observer, 1997;10:66-68.
189. Blyth Pl, The dirt on disinfection-Do labels tell the truth ?, Health Facilities Management, 1997;10:66-68.
190. Kennedy MM, Pickett RB, Career Development Strategies, Will your Laboratory be Ready for the Future ?, Clinical Laboratory Mangaement Review, CLMA, 1997;11:232-233.
191. Butros FA, The Manager's Financial Handbook, Clinical Laboratory Management Review, CLMA, 1997;11:243-249.
192. Chang RY, The Criteria: A Looking Glass to Americans' Understanding of Quality, Quality Progress, 1997;30:134-143.
193. Cornbleet JC, Fernandes BJ, Miers M, Streamline your Automated Hematology Laboratory, Medical Laboratory Observer, Medical Economics Company, 1997;29:68-73.
194. Dybkaer R, Quality Management Laboratory 1995, Tokyo, Excerpta Mediea, 1995.
195. Umiker WO, How to Neutralize Maniputors, Medical Laboratory Observer, 1997;29(8), 90-94.
196. 문행란,장상우,이남희, 종합적 정도경영:고객만족의 정도관리,제1권 고려의학,1998.
197. 장상우,문해란,안정열,이남희, 종합적 정도경영:고객만족의 정도관리, 고려의학, 제2권,1998.
198. 유승흠, 병월경영이론과 실제, 수문사, 1998.
199. 장상우,김완,서한익, 임상화학검사실의 시스템 정도관리, 대한임상검사경영관리 학회자, 제1권 제1호, 1999, PP. 83-90.
200. 신형식,최종태, 전자동화검사실, Total Laboratory Automation, 대한임상검사경영관리학회지, 제1권 제1호, 1999, PP.54-64.
201. 정수경, 검사실 ABC원분석, 대한임상검사경영관리학회지, 제1권 제1호, 1999, PP. 10-53.
202. 안광섭, 신속검사실의 운영모형, 대한임상검사경영관리학회지, 제1권, 제1호, 1999, PP.65-82.

203. 조기학,서순팔, 검사실 재고관리, 대한임상검사경영관리학회지, 제1권,제1호, 1999, PP. 91-100.
204. 김각현, 검사시스템의 구축전략과 타당성조사, 임상검사경영관리학회 연구회 연수집, Medical Laboratory Management, 1997, PP. 39-44.
205. 이도훈, 김진규, 오원일, 민원기, 김상인, Delta 및 Panic check를 이용한 임상화학검사결과의 평가, 대한임상병리학회지, 제8권, PP. 237-50, 1988.
206. 임채승, 황미원, 손보라, 김영기, 이갑노, Cr51 방사선 동위원소를 이용한 Automatic Micropipet의 정도관리, 임상병리와 정도관리, 제18권, 제1호, PP. 127-132, 1996.
207. 한국산업안전공단, 산업보건연구원, 산업위생실험실의 자체정도관리 지침서, 1996.
208. 오홍백, 총오차에 의한 정도관리, Quality Control by Total Error, 임상검사경영관리, Medical Laboratory Mangement, 임상검사관리학회 연구회 연수집, 1997, PP. 21-37.
209. 의료기관서비스평가협의회, 의료기관서비스평가지침, Guidelines for Hospital Services Evaluation Programme, 1995.
210. 강영태 이국성, 이창규, 최명제 외, 최신임상화학, 이론과 실제, 대학서림, 1994.
211. 김문연, 하경임, 자동화학 분석기기 ISP-1000의 평가, 임상병리와 정도관리, 제18권, 제2호, PP. 333-338, 1996.
212. 신정원, 박계숙, 김현숙, 권오현, 효소면역법의 네가지 제품을 이용한 항인 지질항체 검사결과, 제18권, 제2호, PP. 323-332, 1996.
213. 장상우, 임상병리경영관리학의 본질의 이해, Nature and Understanding of Medical Laboratory Management, 임상검경영관리학회 연구회, Medical Laboratory M Management Association, 1997, PP. 3-20.
214. 윤종현, 박성섭, 박효순, 조한익, 예방검진기관의 연차별검사종목 확대방안, 임상병리와 정도관리, 제17권, 제1호, PP. 87-99, 1995.
215. 오홍범, 박성섭, 이명숙, 석종성, 김의종, 수술실내 공기중 부유세균수 측정, 임상병리와 정도관리, 제17권, 제1호, PP. 141-148, 1995.
216. 민원기, 이재옥, Workstaion을 이용한 실시간 Delta Check 시스템의 개발, 임상병리와 정도관리, 제 18권, 제1호, PP. 133-142, 1996.
217. 장상우, 김완, 정도관리개선활동에 대한 연구, 임상병리와 정도관리, 제18권, 제2호, PP. 273-276, 1996.
218. 장상우, 종합적 정도시스템, 제35회 전국종합학술대회 연제집, 대한임상병리사협회, PP. 21-34, 1996.
219. 대한임상검사정도관리협회, 임상화학분과위원회편, 임상화학 외부정도관리 표준코드 및 해설집, 1995.
220. 장상우, 총오차에 의한 정도관리, 경희의료원, 임상병리과, PP. 1-28, 1995,
221. 장상우, 총오차관리, 한향대학병원, 임상병리과, 1996.
222. 장상우, 총오차에 의한 정도관리, 카토릭의대 부속성모자애병원, 임상병리과, 1996.
223. 장상우, 검사실경영관리, 인적자원의 개발, Human Resource Development, 대한임상병협회 조직세포검사학회, PP. 1-29, 1997.
224. 장상우, 검사실 안전관리, Laboratory Safety Control, 대한임상병리사협회 조직.세포검사학회, PP. 1-28, 1997.
225. 장상우, 총오차와 검량보정, 대한임상병리사회, 인광역시회 연수교육교제, 1993.
226. ISCLT , Laboratory Management , Management Skills for Medical Lab Development, An Individual Study Program for Laboratory Managers & Supervisors , ISCLT , Volume 1 & 11 , 1978.
227. Rothwell , W. J., Sredl , H. J., The ASTD Reference Guide Professional Human Resource Development Roles And Competencies, Volume 1 & 11, Second ㄸdition, Human Resource Development Press, 1992.
228. Umiker, W. O., Interviewing Skills for Laboratory Supervisors, Medical Economics Books, 1984.
229. Umiker , W. O., Yohe , S. M., Performance Standards for Laboratory Personnel, Medical Economics Company, Inc., 1984.
230. 장상우, 환자중심병원경영관리: 병원관리자를 위한 새로운 사고방식, Patient-Oriented Hospital Management, A new Way of Thinking for Hospital Managers, 고려의학 , 1995.
231. 문해란 , 장상우 , 종합적 정도관리:Total Quality Management for Clinical Laboratory Science , 고려의학 , 1993.
232. Hicks R, et al., Laboratory Instrumentation, Second Edition, Harper & Row, 1980.
233. 조한익 , 박효순 , 정보화를 위한 의료조직관리 , 고려의학 , 1996.
234. Cana , R., Dealing with Difficult People, Proven Strategies for Handling Stressful Situiations and Defusing Tensions, Judy Piatkus Publishers, 1990.
235. 장상우, 환자중심병원의 검사실운영의 효율화, Patient Focused Hospital for Efficiency, 대한병원협회 종합학술대회 연제집, 1996. PP. 281-295.

236. 장상우, 고객중심병원 검사실의 운영전략, 대한병원협회지, 제26권 4호, 1997, PP. 13-28.
237. 장상우, 환자중심병원의 새로운 운영전략, 병원관리, 대한의무행정관리자협회, 1995;3:78-90.
238. SHS, Patient-Focused Care, Journal of the Society for Health System, 1995, PP. 1-201.
239. 장상우, 임상병리경영관리학의 최근동향, Recent Trends of Clinical Laboratory Management, 병리협보, 대한임상병리사협회, February 1, 1997.
240. 강운형, 임상병리경영관리학의 위력, Power of Clinical Laboratory Management, 병리협보, 대한임상병리사협회, August 1, 1997.
241. 장상우, Total Quality Management, in : 환자중심병원경영관리 ; 병원관리자를 위한 새로운 사고방식, Patient-Oriented Hospital Management ; A New Way of Thinkng for Hospital Managers, 고려의학, 1995.
242. 이은엽, 이봉우, 도정화, 서광섯, 이상욱, 손한철, 김순호, 김병창, 김우석, 신이식에 있어서 유세포 교차적합검사의 적용, 임상병리와 정도관리, 제18권, 제2호, 1996, PP. 353-361.
243. 장상우, 자동화기기의 calibration의 기본원리, Workshop Manual for H Series, 테크랜 드, 1995.
244. 장상우, 김완, 문해란,이은희, H2 기기의 총오차분석에 대한 연구, 임상병리와 정도관리, 17;171-177,,1995.
245. 장상우, 장석배, 서한익, 이은희, 문해란, 정도관리 총오차의 최소화방법에 대한 연구, 임상병리사회지, PP. 41-55, 1994.
246. 장상우, 김영주, 정도관리에 시스템적 사고의 응용관찰, 임상병리사회지, 17 : 152-60,1995.
247. ASQ, Certified Quality Manager Self-Directed Learning Program, ASQ Quality Press, 1997.
248. 장상우, 조영주, Hitach 7150 System의 총오차분석에 대한 연구, 임상병리검과학회지,PP. 128-133, 1996.
249. 윤종현, 김진규, PC를 이용한 요검사 프로그램의 개발, 임상병리와 정도관리, 제18권, 제2호, 1996, PP. 249-257.
250. 김영기, 김경철, 한상기, 임인수, 박영남, 국산 자동요분석기 URISCAN S-300 및 Uriscan Strip의 평가, 임상병리와 정도관리, 제18권, 제2호, 1996, PP. 295-303.
251. 장상우, 황병철, 김완, 조영주, 김양호, 표준편차지수관리도에 대한 실증적 연구, An Empirical Study of Standard Deviation Index Chart for Total Quality Management, 임상병리검사과학회지, 1997;29:21-28.
252. 장상우, 황병철, 김완, 조영주, 김양호, 표준편차지수관리도에 대한 실증적 연구, 임상병리과학회지, 1997;29:21-8.
253. 김각현, 최영수, 전희선, 곽연식, 임상병리사의 검사업무 전산회에 대한 태도 및 요구조사, 임상병리과학학회지, 1997;29:252-62.
254. 이귀녕, 이종순, 임상병리화일, 의학문화사, 1993.
355. 윤수영, 김영기, 임상검사 관리물질 제조원리 외부정도관리평가에 미치는 영향, 임상병리와 정도관리, 1997;19(2):303-22.
356. 원융희, 노민경,. 병원 서비스 코디네이터 이론과 실무, 도서출판 대학서림, 2005
356. Listro, MM, MT(ASCP), Massachusetts General Hospital, Town Hall on Patient Safety and Quality Management, CLMA ThinkLab 12, 2011,CLMA ThinkLab 12, 2011.
357. Edna M. Parker, MA, Quality Assurance, LabCorp, Cost of Quality, CLMA ThinkLab 12, 2011.
358. Gerald A. Hoeltge , MD, FCAP, Quality Review Officer, Pathology and Laboratory Medicine Institute, Cleveland Clinic Foundation, College of American Pathologists Checklist Updates 2012, CLMA ThinkLab 12, 2011.
259. Susan M. Foerch, BS, MT(ASCP), Spectrum Health Hospitals,Do You Know How Much it Costs Your Laboratory to Do a CBC?, CLMA ThinkLab 12, 2011.
260. Diana Mass, MA, MT(ASCP), Consultant, Associated Laboratory Consultants Colleen Shaw, MPH, Health Scientist, Centers for Disease Control and Prevention, An Evidence-Based Approach to Design and Document Laboratory Medicine Quality Improvement, CLMA ThinkLab 12, 2011.
261. Herri Huber, MT(ASCP), Laboratory, Health Partners, Developing an Automated Electronic Reporting Process for Reportable Test Results: More than Just Meeting Meaningful Use, CLMA ThinkLab 12, 2011. H
262. Katheryn Inglis, MS, Laboratory, St. Elizabeth Medical Center, To Coach or To Mentor – That is the Question, CLMA ThinkLab 12, 2011.
263. Keoppel, MBA, Intermountain Healthcare,Facing Reality: Healthcare Costs versus Healthcare Quality, CLMA ThinkLab 12, 2011.
264. A. Munoz, BS, President, Legendary Impressions, LLC ,Creating LEGENDARY Customer Service, CLMA ThinkLab 12, 2011.
265. G. Keary, MS, MBA , Pathology, Irwin Army Community Hospital 267. ership: Hope is Not a Method, CLMA ThinkLab 12, 2011.
266. Ted Eytan, MD, MS, Improving Patient Safety and Satisfaction via Patient Portals, Clinical Laboratory News: April 2011
267. Lynne Shore Garcia, Clinical Laboratory Management, ASM, 2004.

268. Jane Hudson Ph.D. MT (ASCP) SM CLS (NCA), Principles of Clinical Laboratory Management: A Study Guide and Workbook, Crashing Rocks Books, 2003.

269. Denise M. Harmening, Laboratory Management: Principles and Processes, DH Publishing and Cosulting, Inc., 2007.

270. Lionel A. Varnadoe, Medical Laboratory Management and Supervision, 2nd Edition, F.A. Davis, Co.,2008.

271. Candis Kinkus and Michael Laposata MD PhD , Laboratory Management, Demos Medical Publishing, 2011.

272. Kathy Barker, At the Helm: Leading Your Laboratory, Second Edition, Cold Spring Harbor Laboratory Press, 2010.

273. Carl Cohen and Suzanne Cohen, Lab Dynamics: Management Skills for Scientists, Cold Spring Harbor Laboratory Press, 2006.

274. Denise M. Harmening and Dr. Denise Harmening, Laboratory Management, Principles and Processes, Third Edition, D. H. Publishing and Consulting Co., 2012.

275. 진단검사의학과 수련목표집, 대한진단검사의학회, 2판, 2007.

276. 이유재, 허태학, 고객 가치를 경영하라, 21세기, 2009.

277. 문해란, 장상우, 분석방법의 정도관리, 정문각, 2012.

찾아보기

ㄱ

ㄴ

ㄷ

ㄹ

ㅁ

ㅂ

ㅅ

ㅇ

ㅈ

ㅊ

ㅋ

ㅌ

ㅍ

ㅎ

번호

INDEX

A

B

C

D

E

F

G

H

I

J

K

L

M

N

O

P

R

S

T

U

V

W

임상검사 경영관리학

2013년 3월 11일 인 쇄
2013년 3월 15일 발 행

대표저자 : 장상우 · 김영권 · 김대식 · 정동진 · 최완수

정가 30,000원

발 행 자 : 최 병 진

발 행 처 : 도서출판 **고 려 의 학**
(136-821) 서울 성북구 성북동1가 115-24 보문빌딩 3층
Tel. 765-0333, 0337
Fax. 743-2288

ISBN 978-89-7043-926-6

등록번호 : 제 1-519호 1978. 6. 29.

※이 책은 저자와의 계약에 의해 고려의학출판사에서 발행합니다.
※불법복사에 관여하는 자는 저작권법 제97의 5(권리의 침해죄)에 따라 5년 이하의 징역 또는 5천만원 이하의 벌금에 처하거나 이를 병과할 수 있습니다.

※ 낙장 및 파본은 교환해 드립니다.